3D Printed Prosthesis
Theory and Practice of Reconstruction of Large Bone and Joint Defects after Bone Tumor Resection

3D打印人工假体重建骨肿瘤切除后大段骨关节缺损——理论与实践

主 编 / 郭 卫　　副主编 / 杨 毅

北京大学医学出版社

3D DAYIN RENGONG JIATI CHONGJIAN GUZHONGLIU QIECHU HOU DADUAN GUGUANJIE QUESUN —— LILUN YU SHIJIAN

图书在版编目（CIP）数据

3D打印人工假体重建骨肿瘤切除后大段骨关节缺损：理论与实践 / 郭卫主编 . — 北京：北京大学医学出版社，2021.4
ISBN 978-7-5659-2356-2

Ⅰ. ① 3… Ⅱ. ①郭… Ⅲ. ①立体印刷—印刷术—假体—应用—骨肿瘤—外科手术 Ⅳ. ① R738.1

中国版本图书馆 CIP 数据核字 (2021) 第 022044 号

3D打印人工假体重建骨肿瘤切除后大段骨关节缺损——理论与实践

主　　编：郭　卫
出版发行：北京大学医学出版社
地　　址：（100191）北京市海淀区学院路 38 号　北京大学医学部院内
网　　址：http://www.pumpress.com.cn
E - mail：booksale@bjmu.edu.cn
印　　刷：北京强华印刷厂
经　　销：新华书店
责任编辑：张其鹏　　**责任校对：**靳新强　　**责任印制：**李　啸
开　　本：889 mm × 1194 mm　1/16　**印张：**20.25　**字数：**544 千字
版　　次：2021 年 4 月第 1 版　2021 年 4 月第 1 次印刷
书　　号：ISBN 978-7-5659-2356-2
定　　价：220.00 元

编者名单

（按姓氏汉语拼音排序）

杜志业	北京大学人民医院
郭　卫	北京大学人民医院
姬　涛	北京大学人民医院
李大森	北京大学人民医院
梁海杰	北京大学人民医院
曲华毅	北京大学人民医院
汤小东	北京大学人民医院
尉　然	北京大学人民医院
杨荣利	北京大学人民医院
杨　毅	北京大学人民医院
臧　杰	北京大学人民医院

前言

preface

近年来，随着增材制造技术的发展和进步，3D 打印个性化金属假体在骨肿瘤外科中也得到了快速普及与应用，骨肿瘤切除后造成的大段骨关节缺损修复重建的难题也获得到了更好的解决方案。本书是一部全面阐述及评价关于 3D 打印金属假体在骨肿瘤切除后大段骨缺损修复重建中应用的专著，旨在解决国内外骨科医师处理大段骨缺损时所面临的诸多问题。北京大学人民医院骨与软组织肿瘤诊疗中心近年来积累了丰富的 3D 打印人工假体重建骨肿瘤切除后大段骨关节缺损的临床经验。希望本专著能为国内骨肿瘤外科医生在应用增材制造技术修复大段骨及关节缺损方面提供有力的理论和技术支持，同时能成为从事骨肿瘤外科修复重建工作的医师有价值的参考书。

3D 打印人工假体的技术优势主要体现在两个方面，一是适形匹配，二是骨整合功能。传统铸造或锻造技术加工的假体重建肿瘤切除后缺损的共性问题在于假体 - 骨整合效果欠佳，整合效果取决于人工假体和患者自体骨的匹配和愈合。传统铸造或锻造工艺无法实现加工的人工假体与骨缺损精确匹配，无法提供骨长入界面以实现骨整合。3D 打印增材制造技术为个性化、定制型人工假体的加工带来了技术上的巨大进步，该技术势必会革命性地改变各类复杂骨缺损及骨肿瘤切除后的个性化人工假体重建的应用现状。

本书分为上肢篇、下肢篇、骨盆和脊柱篇及假体翻修篇，涵盖了全身各个部位的大段骨及关节缺损的重建方法，也详述了传统铸造或锻造技术加工方式生产的人工假体无法实现满意的骨整合及形状匹配的骨盆、长骨大段骨缺损、肩关节、肘关节及踝关节等部位的修复重建方法。本书通过大量实际病例，图文并茂地详细描述了肿瘤切除后修复重建的方法、人工假体设计的方法和理念、功能重建的效果及并发症预防等。本书不仅内容丰富全面，而且提供了大量的病例资料及手术图片，是一本难得的、集人工假体设计思想、手术方法及功能评价于一体的骨肿瘤切除、修复重建的参考书。

我衷心希望该书可以更有效地指导和规范骨肿瘤外科医生的临床实践，如读者在阅读本书及实际应用中发现本书内容有所疏漏，请予以批评指正。

郭 卫

2020 年 12 月

目录

contents

第一章　概述 ······ 001

第一节　3D 打印人工假体技术的优势 ······ 001

第二节　3D 打印人工假体在骨肿瘤外科中的应用 ······ 003

上肢篇

第二章　3D 打印肱骨中段节段假体 ······ 022

病例一　左肱骨中段软骨肉瘤 ······ 023

病例二　右肱骨中段软骨肉瘤复发 ······ 028

病例三　左肱骨中段软骨肉瘤复发 ······ 033

病例四　右肱骨中段骨肉瘤 ······ 036

病例五　右肱骨中段尤因肉瘤 ······ 042

第三章　3D 打印全肱骨假体 ······ 046

病例一　左肱骨全段骨肉瘤 ······ 047

病例二　右肱骨全段骨肉瘤 ······ 053

第四章　3D 打印人工肘关节肿瘤型假体 ······ 058

病例一　肾癌右肱骨远端转移 ······ 059

病例二　右肱骨远端尤因肉瘤 ······ 064

病例三　左肱骨远端滑膜肉瘤 ······ 067

病例四　右肱骨远端肿瘤原位复发 ······ 072

病例五　右肱骨远端骨肉瘤 ······ 076

病例六　右肱骨远端尤因肉瘤 ······ 081

病例七　右肩胛骨及右尺骨骨巨细胞瘤 ······ 086

病例八　右尺骨近端多形性未分化肉瘤 ······ 091

第五章　3D 打印桡骨肿瘤型假体 ······ 096

病例一　右桡骨远端骨肉瘤复发 ······ 097
病例二　右桡骨远端（移植腓骨）骨巨细胞瘤复发 ······ 102
病例三　右桡骨近端骨肉瘤 ······ 105

第六章　3D 打印融合型肩关节假体 ······ 108

病例一　右肱骨上段恶性肌上皮瘤 ······ 109
病例二　右肱骨上段骨肉瘤 ······ 112
病例三　右肩胛骨骨肉瘤 ······ 115

下肢篇

第七章　3D 打印股骨中段肿瘤型节段假体 ······ 122

病例一　右股骨中下段骨肉瘤 ······ 123
病例二　左股骨中段尤因肉瘤 ······ 129
病例三　左股骨中段骨肉瘤 ······ 135
病例四　左股骨中段骨肉瘤骨搬运术后搬运断端不愈合 ······ 138
病例五　右股骨中段尤因肉瘤 ······ 145
病例六　左股骨中下段骨肉瘤 ······ 150
病例七　右股骨中下段骨肉瘤 ······ 155
病例八　右股骨中段尤因肉瘤 ······ 160

第八章　3D 打印胫骨中段肿瘤型假体 ······ 166

病例一　右胫骨中下段骨肉瘤 ······ 167
病例二　左胫骨中下段尤因肉瘤复发 ······ 171
病例三　右胫骨中下段骨肉瘤 ······ 176
病例四　右胫骨远端骨肉瘤复发 ······ 181

第九章　3D 打印胫骨远端肿瘤型踝关节融合假体 ······ 188

病例一　左胫骨中下段骨肉瘤 ······ 189
病例二　左胫骨中下段骨肉瘤 ······ 193
病例三　左胫骨中下段骨肉瘤 ······ 198
病例四　右胫骨远端骨巨细胞瘤或动脉瘤样骨囊肿 ······ 203
病例五　左胫骨远端骨肉瘤 ······ 209
病例六　左胫骨中下段骨肉瘤 ······ 214

骨盆和脊柱篇

第十章 3D 打印组配式人工半骨盆假体 …… 222

病例一 右骨盆巨大肿瘤术后复发 …… 223
病例二 左骨盆巨细胞瘤 …… 228
病例三 骨盆Ⅰ区骨肉瘤 …… 232
病例四 右骨盆Ⅰ+Ⅱ区骨肉瘤 …… 236

第十一章 3D 打印定制型人工半骨盆假体 …… 242

病例一 右骨盆巨大软骨肉瘤 …… 243
病例二 左骨盆软骨肉瘤术后复发 …… 248

第十二章 3D 打印人工椎体——组配式和定制型 …… 252

病例一 上胸椎软骨肉瘤 …… 253
病例二 左胸膜顶巨大软骨肉瘤 …… 259

第十三章 3D 打印全骶骨假体 …… 268

病例一 骶骨脊索瘤 …… 269
病例二 骶骨脊索瘤 …… 274

假体翻修篇

第十四章 3D 打印技术在肿瘤型假体翻修中的应用 …… 282

病例一 左股骨下段肿瘤型假体置换术后假体柄断裂 …… 283
病例二 左股骨中上段软骨肉瘤复发 …… 287
病例三 右股骨骨肉瘤术后假体周围骨折 …… 294
病例四 右胫骨上段骨肉瘤术后假体下沉 …… 298

第十五章 3D 打印假体置换术后的翻修病例——金属骨小梁骨整合的直接证据 …… 304

病例一 左骨盆肌成纤维细胞瘤术后复发 …… 305
病例二 左股骨中段骨肉瘤术后复发 …… 308
病例三 右肱骨近端软骨肉瘤术后复发 …… 310

第一章 概 述

骨肿瘤外科中，肿瘤切除可能会导致大范围骨缺损，而且各个患者的骨缺损形态不一，个体差异大，且力学环境复杂，针对每位患者进行有效的个性化人工假体重建是传统机械加工技术难以实现的。如何安全有效地修复重建骨缺损是当前骨肿瘤外科领域研究的热点和难点。理想的重建是能够根据缺损部位结构特点和材料属性进行“个性化”重建，恢复结构和功能。目前对于骨骼缺损重建中的一些关键结构（如假体与宿主骨的界面）和特殊部位（如骨盆、长骨中段等）仍存在传统加工方法无法解决的问题。新的增材制造技术（3D 打印技术）的出现，可以很好地满足“个性化”制造的需求。

第一节 3D 打印人工假体技术的优势

在肢体恶性骨肿瘤切除后的重建方法中，人工关节假体置换术与其他重建方法相较，具有最好的功能重建结果，已经成为经典的功能重建方法，该技术在膝关节及髋关节的应用较为广泛且技术成熟，但在骨盆、长骨大段骨缺损、肘关节及踝关节等部位的应用由于传统机械加工方式生产的人工假体无法实现满意的骨整合及形状匹配，过去人工关节假体重建在这些部位一直没有得到很好的应用，这主要因为传统铸造或锻造工艺无法实现加工的人工假体与骨缺损精确匹配，无法加工出具有梯度孔隙结构属性的人工假体（避免应力遮挡，实现力学传导最优），无法提供骨长入界面以实现骨整合，且加工过程材料损耗大、制造成本高、空心结构加工难度大。3D 打印技术为个体化、定制型人工假体的加工带来了技术上的革新。该技术势必会革命性地改变各类复杂骨缺损及骨肿瘤切除后、个性化人工假体重建的应用现状。3D 打印技术可以实现假体规格的完全仿生化，但打印产物的结构强度、与宿主匹配方式等还需要深入研究，但它无疑是将来假体设计和发展的方向。

3D 打印人工假体技术的优势主要体现在两个方面，一是适形匹配，二是骨整合功能。机械加工肿瘤型假体重建的共性问题在于假体－骨整合效果欠佳，整合效果取决于人工假体和患者自体骨的匹配和愈合。匹配主要指结构和功能两方面，功能匹配指植入假体在结构上满足患者关节活动要求，在力学性能上符合重建部位的生物力学环境，从而提高假体的远期完好率。愈合是指人工假体通过金属－骨界面与宿主骨的整合，对于人工假体与骨的接触面，结构和材料属性决定了其整合的效果。理想的结构和材料属性应与缺损区域骨骼的属性相近，但传统的加工方法无法实现人工假体梯度孔隙结构加工，无法使假体的结构和材料属性与缺损区域骨骼的结构与属性相近。

在基础研究方面，3D 打印技术的成熟性和可靠性正得到进一步验证。比如，3D 打印技术材料与传统金属材料的属性差异得到了进一步全面评价（Song et al.，2015）；3D 打印金属骨小梁与自体骨的整合在动物体内多次得到证实（Shah et al.，2016a；MacBarb et al.，2017）；3D 打印技术应用于植入物表面涂层处理的研究也是层出不穷（Xiu et al.，2016；Shah et al.，2016b；Palmquist et al.，2017）。此外，3D 打印技术在组织工程领域的应用也得到了充分认识，骨再生在 3D 打印技术的推动下已具有一定临床应用前景（Inzana et al.，2014；Brunello et al.，2016）。3D 打印技术为钛合金等硬组织植入材料的个性化制造开辟了新路线。

目前通过 CT 或 MRI 获取骨性解剖结构并通过软件进行建模的技术趋于成熟，特别是建模软件可以进行三维模型建立，通过模拟三维模型的测量实现三维空间中更为精准的测量，对于假体设计更有指导意义。随着金属增材制造技术（3D 打印技术）精度的逐渐提高，加工工艺的逐步完善，目前完全可以加工出微米级结构设计的金属假体，这为“仿生骨”连续复合假体制造提供了可行的解决方案。这一过程需要材料学、生物力学、临床医学和增材制造技术共同协同，目前相关基础研究的发展使得“仿生骨”结构设计及加工成为可能。随着材料学的发展，建模软件性能及有限元分析软件计算能力的提高，使得 3D 打印人工假体的设计及临床应用越来越普及。

近年来，3D 打印技术在骨科领域的最大进展在于人工金属假体的设计制造，其中最主要突破是人体负重骨缺损的金属假体快速成型。负重骨不同于一般上肢带骨，其在正常生理状态下需要承担一定重量，这对假体自身强度就提出了相应要求；此外，负重骨缺损要求假体不仅能填补缺损，还需要长期牢固固定，这对假体的生物相容性和骨长入能力又提出了更高要求。一般而言，基于电子束熔融（electron beam melting，EBM）技术和选择性激光熔融（selective laser melting，SLM）技术的钛合金 3D 打印已基本能够满足以上要求。当然，有一些负重骨还位于关节周围，除承担身体重量之外，还需满足关节活动需求，这对假体本身的力学设计也提出了极高的要求。骨肿瘤切除后骨缺损的修复重建是目前 3D 打印技术在骨科领域中应用最为成功的方向。

第二节 3D 打印人工假体在骨肿瘤外科中的应用

脊柱、骨盆及四肢是人体负重骨，是骨缺损重建的难点。由于金属假体重建具有早期稳定、功能恢复快等优点，目前已成为主流重建方法。缺损型（肿瘤型）人工关节在一些部位重建效果满意，但在肩关节、肘关节、踝关节、长骨中段骨缺损、骨盆和骶骨等部位无法实现满意的固定。人工假体重建中的一些问题一直没有得到很好的解决，这主要是因为假体－骨界面没有达到有效整合从而无法实现力学环境最优重建。究其原因，主要在于传统铸造或锻造工艺无法实现加工的人工假体与骨缺损精确匹配，无法加工出具有梯度孔隙结构属性的人工假体从而避免应力遮挡，实现最优的力学传导。3D 打印技术在骨科领域最适合应用的方面还是在骨肿瘤切除、大段骨关节缺损的重建方面。目前，已开展的包括：保留骨骺或关节面的 3D 打印假体置换，肩关节周围骨肿瘤切除后使用 3D 打印人工假体的重建，长骨骨干节段性人工假体置换，踝关节周围、肘关节周围、腕关节周围、骨盆肿瘤切除后使用人工假体的重建，脊柱肿瘤切除后人工椎体置换等。

2017 年，北京大学人民医院报告了 3D 打印金属骨盆假体的临床应用（Liang et al.，2017）。该研究报告了 35 例骨盆原发恶性肿瘤患者在接受骨盆肿瘤整块切除后，采用 3D 打印金属假体重建骨盆缺损的病例。其中采用 3D 打印人工髂骨假体重建骨盆缺损 3 例，采用 3D 打印人工半骨盆假体重建骨盆缺损 12 例，采用经腰椎固定 3D 打印可调式人工半骨盆假体重建骨盆缺损 20 例。平均随访 20.5 个月，患者生存率 85.7%。全部患者均未发生假体移位、断裂、脱位、松动等并发症，未发现假体周围骨吸收发生。该系列金属假体的成功应用，证明了 3D 打印金属假体在结构强度、生物相容性和骨长入方面均能满足人体负重骨缺损假体重建的各项要求。此外，通用性和可调性是该系列假体的另一优势，这避免了定制型骨盆假体设计制造的复杂测绘工作，缩短了术前准备时间，极大地提高了假体的适用性和时效性。

其他 3D 打印金属假体在负重骨缺损重建中的应用均为个案报道。Wyatt 报告了一例采用 EBM 3D 打印技术设计制造髋臼加强杯假体的案例（Wyatt，2015）。患者为髋关节术后患者，入院时髋臼松动移位。术者利用患者的骨盆 CT 数据重建髋臼缺损，并为患者个体化设计制造髋臼加强杯假体，再将植入的 3D 打印假体牢固固定于髋臼缺损部位，翻修手术得以成功实施。Zoccali 等报告了一例采用定制型 3D 打印假体重建髋臼肿瘤切除术后骨缺损的病例（Zoccali et al.，2017）。术者在术前设计截骨位置，并完全模仿骨盆缺损结构设计假体外形，再通过 3D 打印技术快速成型。同样是面对髋臼周围肿瘤，Wong 等不但采用 3D 打印金属假体重建髋臼缺损，还在术前采用塑料快速成型技术 3D 打印出了截骨导板，实现了术中的精确截骨和定制假体的顺利安装（Wong et al.，2015）。Arabnejad 等则利用 3D 打印技术设计制造了一款用于髋关节置换的钛合金股骨柄，该假体具有特殊的梯度孔隙结构，与传统股骨柄相比，该假体能够显著减少股骨柄对股骨的应力遮挡效应（Arabnejad et al.，2017）。目前，3D打印技术已在骨肿瘤切除、大段骨关节缺损的重建方面得到了广泛的应用。2016—2020年，北京大学人民医院已为200余例骨盆肿瘤患者、60余例四肢肿瘤患者采用3D打印金属假体实施了功能重建。

以下将详细介绍目前国内外应用3D打印技术修复重建骨肿瘤切除后大段骨缺损方面的进展及成果。

一、保留关节骨骺的3D打印假体置换

在儿童恶性骨肿瘤生长于四肢长骨的干骺及骨干部，未累及到骨端部位的情况下，应尽量保留关节的完整性。以往常用的方法包括大段异体骨移植、灭活瘤骨再植复合自体腓骨移植等。近年来定制化金属人工假体，特别是定制化3D打印人工假体技术逐渐得到应用（图1–1）。其优点包括：外形匹配，固定结实可靠，早期即可进行功能锻炼，界面制作金属骨小梁结构与自体骨的融合能力强，自体骨长入金属假体后可达到长期使用的效果。通过临床影像学随访，我们已经在部分病例中证实了3D打印人工假体与患者自体骨的完美融合。

二、肩关节周围骨肿瘤切除后使用3D打印人工假体的重建

肱骨上段是成人高度恶性骨肿瘤最好发的部位之一，也是成骨肉瘤的第三好发部位。约90%的肱骨上段恶性肿瘤可以用人工假体重建肱骨上段的骨缺损而施行保肢术（Ross et al.，1987；Malawer et al.，1995；Wittig et al.，2002；Kumar et al.，2003）。相对于其他部位的人工假体，肱骨近端假体的生存率最高，但是术后的功能恢复较差，这主要是因为肱骨近端人工假体置换为半肩关节置换，肌肉韧带切除较多，剩余关节囊不能很好地将金属肱骨头包裹固定，假体脱位发生率很高（图1–2）。Tang等报告使用LARS人工韧带（ligament advanced reinforcement system）修补关节囊以后，脱位

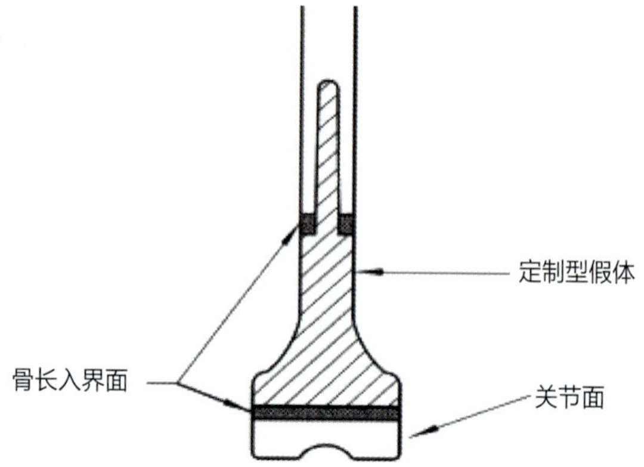

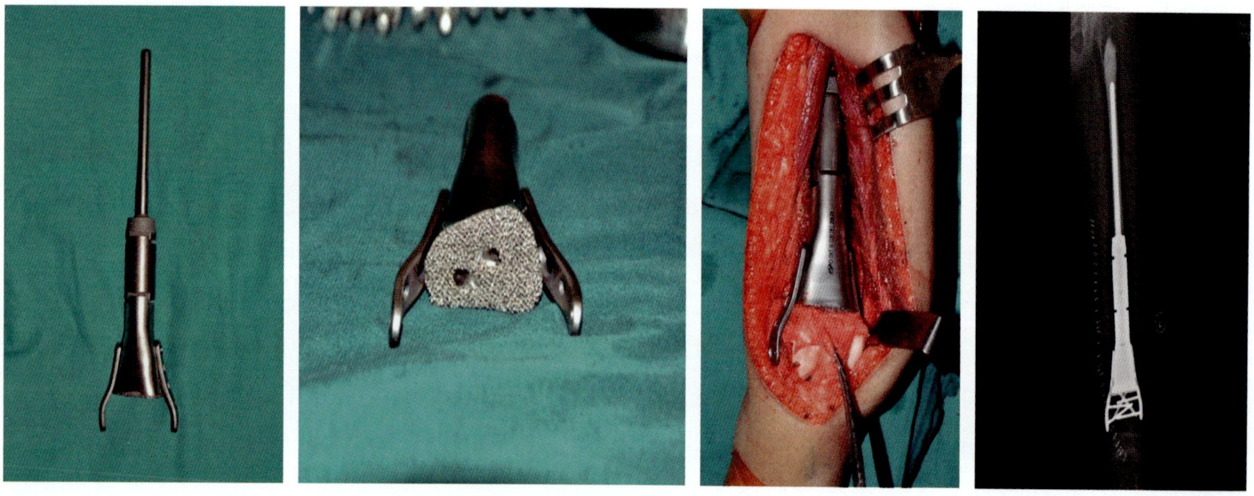

图1–1 3D打印保留关节面的长骨干假体重建肿瘤切除后骨缺损

率明显降低，关节功能恢复有所改善，但脱位仍然是肱骨近端人工假体置换最主要的并发症（Tang et al.，2015）。2016年北京大学人民医院骨肿瘤科设计使用3D打印肱骨近端融合假体（图1–3）。设计理念包括：稳定的肩关节，避免脱位、保持良好的肩部外形；肩部肌肉保持张力，改善外展肌力；与肩胛骨的运动形成联动，改善肩部活动范围。目前，已经完成20余例临床应用，与单纯肱骨近端人工假体置换病例对比，肩关节功能恢复有所改善，更重要的是没有出现肩关节脱位的病例，肩部外形保持良好。

如果在保持肩关节稳定、不脱位的前提下，能有一个活动的肩关节是一个理想的状态。2017年北京大学人民医院骨肿瘤科又设计了3D打印全肩关节假体（图1–4）。设计理念包括：3D打印的人工肩盂与肩胛骨融合；与肱骨近端假体组成全肩关节，增加关节活动度；采用防脱位装置避免脱位；保持肩部肌肉张力，增强肩外展肌力；3D打印人工肩胛盂分为大、中、小三个型号，方便术中匹配。通过5例临床应用的经验发现，

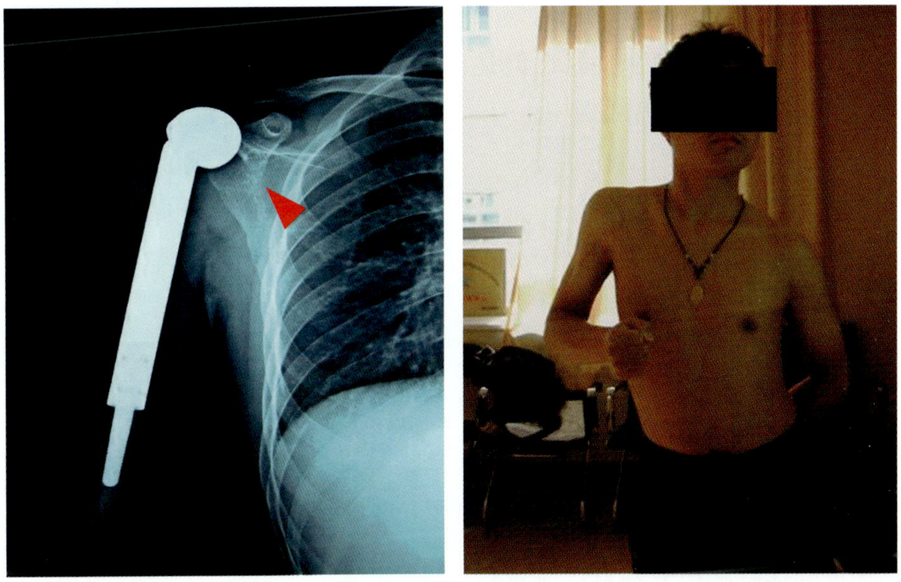

图1–2 肱骨上段人工假体置换，假体向上脱位、外展功能差

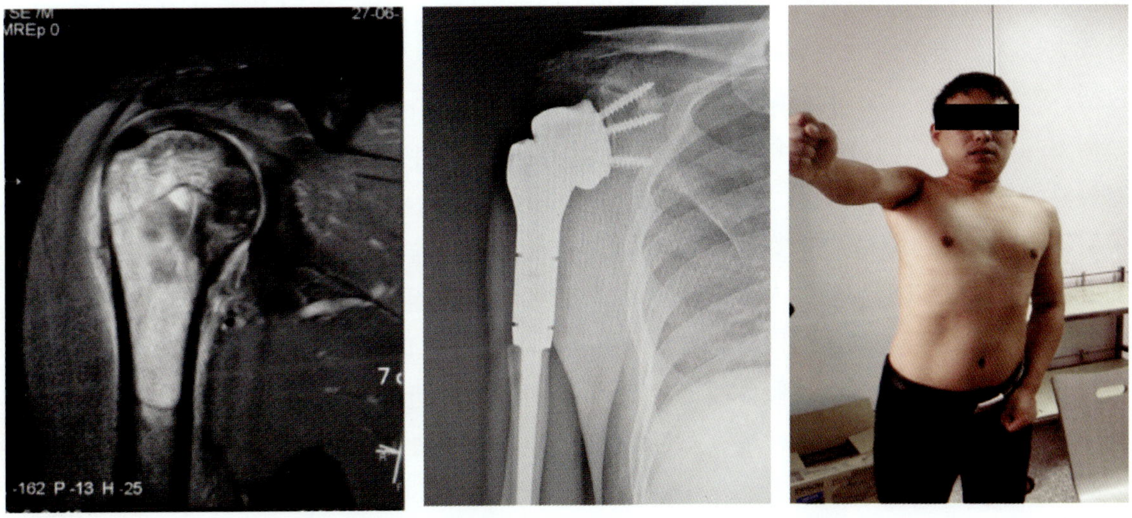

图1–3 3D打印肩关节融合假体重建肩部的稳定性

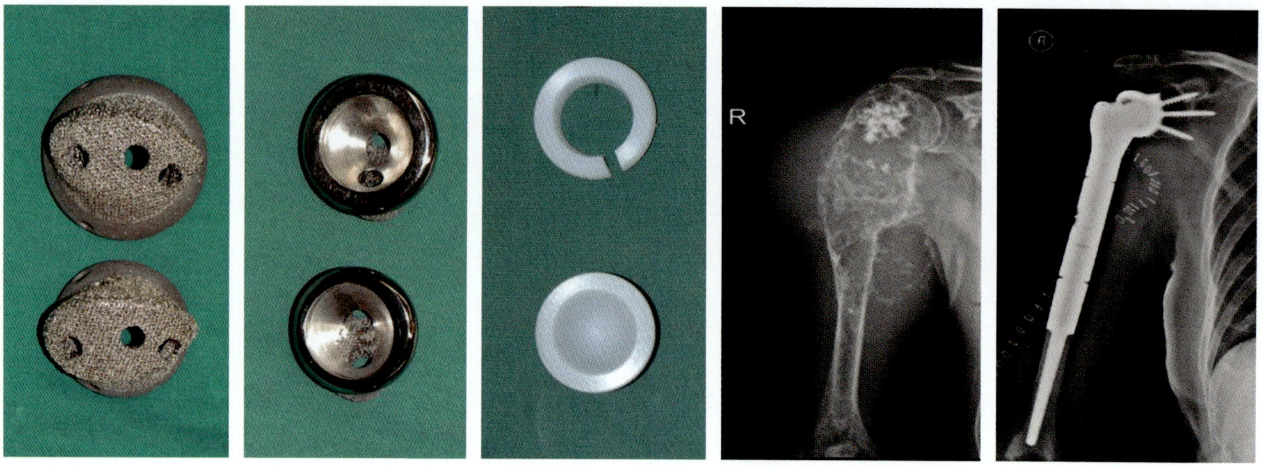

图 1-4 3D 打印全肩关节假体

3D 打印人工肩盂与自体肩胛盂融合良好，但是如何有效防止人工肩关节的脱位仍有待进一步研究。

三、长骨节段性人工假体置换

对于青少年长骨骨干部的恶性骨肿瘤患者，在瘤段切除后，如何能够既保留住邻近关节，又能使重建的长节段假体与自体骨愈合，达到长期使用的目的，这是多年来骨肿瘤科医生一直努力想实现的目标。以往常采用的方法包括：①大段异体骨移植；②大段异体骨移植复合自体腓骨移植（“热狗”技术）；③自体灭活瘤骨复合自体腓骨移植；④节段性人工假体重建骨缺损。大段异体骨或大段灭活瘤骨移植并发症发生率都比较高，包括：骨端不愈合、骨折、感染、骨吸收等。因而，需要与带血管蒂的自体腓骨复合移植。该方法需要显微外科技术吻合血管，因而耗时很长。有时采用不吻合血管的游离腓骨移植，但骨不连、骨折的发生率很高。采用节段性人工假体重建骨缺损方法的优点是术后可以达到即刻稳定，早期就能进行功能锻炼；缺点是金属假体不能与自体骨愈合，长期使用会出现假体柄松动、折断等并发症，因此，多在骨转移瘤的患者病例中使用。Qu 等报告使用 10% 高渗盐水灭活瘤骨复合腓骨移植重建大段骨缺损，具有操作技术简单、取材方便、精确匹配等优点（图 1-5）（Qu et al., 2015）。应用自体灭活瘤骨代替异体骨进行重建，优点包括：①相对于同种异体骨来讲，降低了骨连接部的不愈合发生率；②降低了局部感染发生率；③比较经济，患者负担轻。自体瘤骨灭活一般采用 62℃水温下 10% 高渗盐水自体瘤骨灭活法，其具有简单、方便、实用的特点，与冷冻等其他灭活方法比较，高渗盐水法具有穿透性强、对瘤骨的组织结构破坏小、骨强度保持良好、肿瘤局部复发率低等优点（彭长亮，等，2012）。

3D 打印技术的优势主要在于假体形状及界面构造的制作。3D 打印技术可以制作出任何形状的人工假体，可以与自体骨形状匹配。界面结构制作，即为应用电子束熔融技术（electron beam melting，EBM），通过多层熔融状态的钛合金按照电脑辅助设计（computer aided design，CAD）模型反复层叠融合成金属假体，假体的骨接触面被制造为多孔结构，以期通过假体－骨接触面孔隙结构诱导骨长入。

3D 打印技术在骨肿瘤切除后骨缺损重建中的应用是近年来研究的热点。应用 3D 打印技术能够根据骨缺损的形状精确制造出与各截骨面匹配的假体，准确置换手术造成的骨缺损；更重要的是，3D 打印技术可通过对骨接触面的孔隙化处理而在假体－骨接触面处制造出类似骨小梁样结构以促进骨长入，进而降低远期机械性并发症的发生率（如松动、断裂等）。Shah 等在其基础研究中证实应用 3D 打印假体制造的钛合金假体和钴铬合金假体均可取得满意的骨长入（Shah et al.，2016b）；MacBarb 等的研究中亦证实应用 3D 打印的假体－骨接触面其诱导骨长入的效果优于传统技术（MacBarb et al.，2017）。北京大学人民医院已对 20 余例长骨骨干部恶性骨肿瘤实施了瘤段切除后 3D 打印钛合金假体置换手术（图 1–6）。所有病例均获得肢体功能恢复、假体稳定。短期随访，可见自体骨长入假体界面的金属骨小梁内，实现了自体骨与人工假体的融合。Lu 等对骨干大段骨缺损的病例实施了 3D 打印管状节段假体复合带血管蒂的自体腓骨移植重建肿瘤切除后大段骨缺损，并取得了较好的临床结果（Lu et al.，2019）。Lu 等也发表了类似的个案报告（Lu et al.，2018b）。

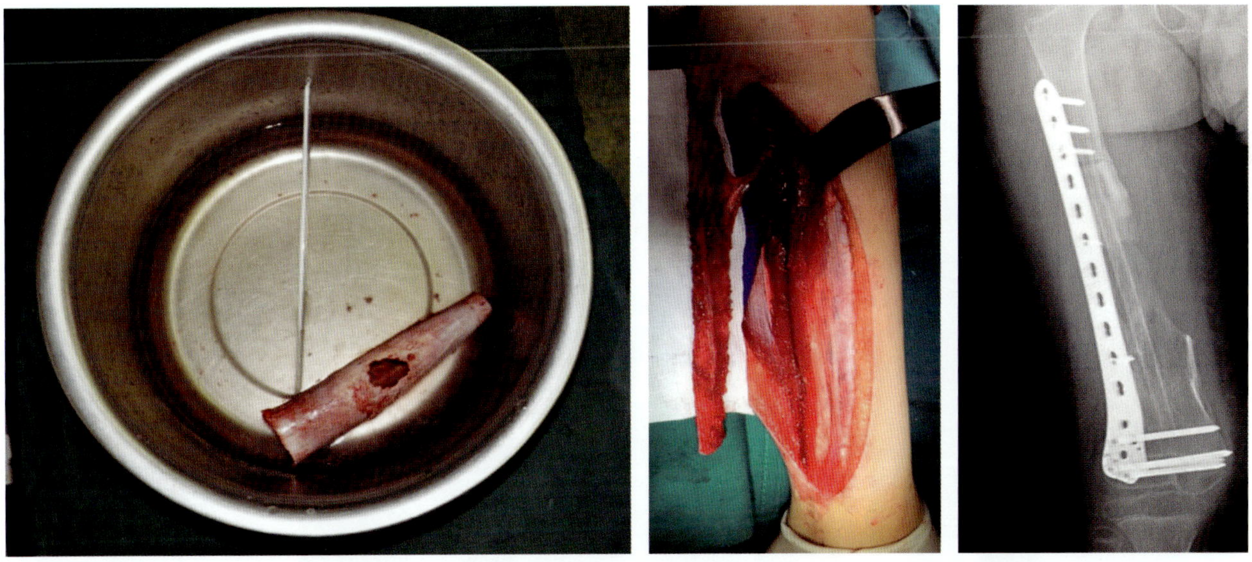

图 1–5 灭活瘤骨、复合带血管蒂的自体腓骨移植重建肿瘤切除后大段骨缺损

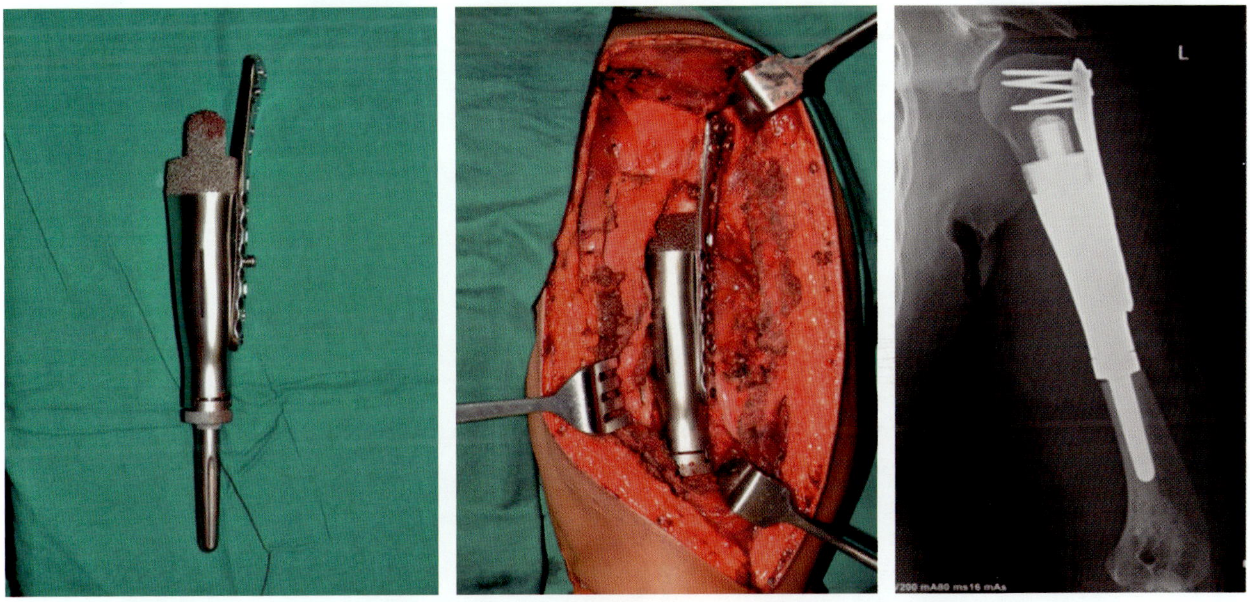

图 1–6 3D 打印保留关节面的肱骨骨干假体重建肿瘤切除后骨缺损，可见图中假体与肱骨头接触面的金属骨小梁结构

四、踝关节周围骨肿瘤切除后使用 3D 打印人工假体的重建

胫骨下段恶性骨肿瘤切除后一直以来没有理想的方法进行修复重建。常用的方法包括大段异体骨移植、灭活瘤骨再植及自体腓骨移植等(Zhao et al., 2019)。并发症包括骨不愈合、骨折、感染等。对于胫骨远端的修复重建来说，3D 打印技术提供了一个较为理想的技术方法。利用 3D 打印技术，可以制作出大小、形状与缺损匹配的人工假体，在假体－骨接触面上可以制作出供骨长入的金属骨小梁结构，可以使假体与自体距骨进行融合。也可以通过 3D 打印方法，制作出中空的假体，复合自体腓骨移植（“热狗”技术），使假体与距骨及胫骨融合。北京大学人民医院已对 7 例胫骨远端恶性骨肿瘤实施了瘤段切除 3D 打印胫骨远端钛合金假体与自体距骨整合术，取得了良好的临床效果。与大段异体骨移植相比，其并发症少、功能恢复快。人工假体采用组配式设计，假体节段及近端假体柄采用机械加工制作，使假体柄有足够的强度承重。假体远端组件采用 3D 打印技术制作，假体与距骨接触面制作金属骨小梁结构，以便于骨长入，与距骨整合（图 1-7）。另外，为了方便踝关节更好地融合，也可设计 3D 打印中空节段假体，复合自体游离腓骨进行踝关节融合术（图 1-8）。Fang 等报

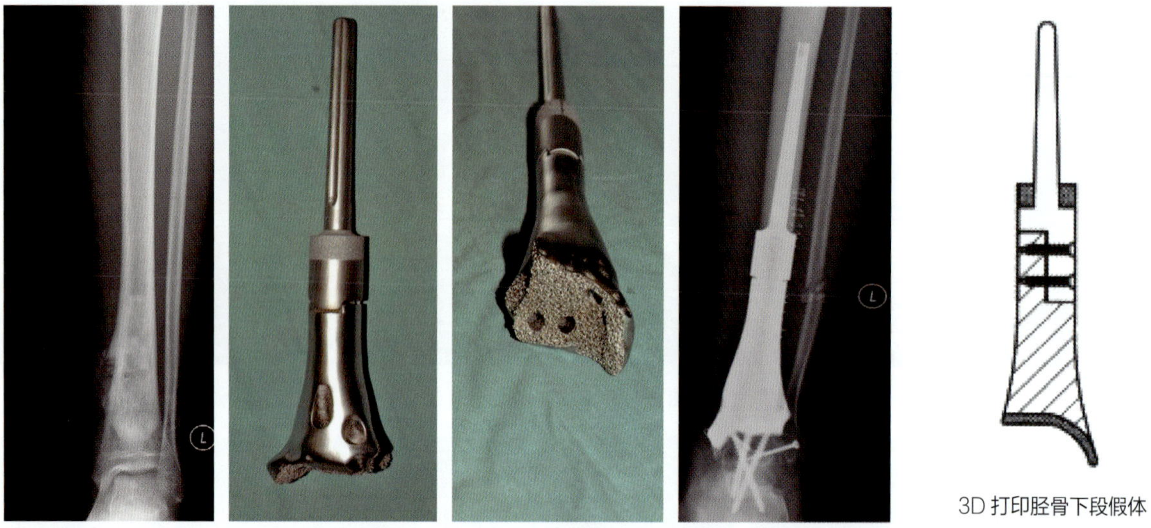

图 1-7 肿瘤切除后，3D 打印胫骨下段假体踝关节融合术

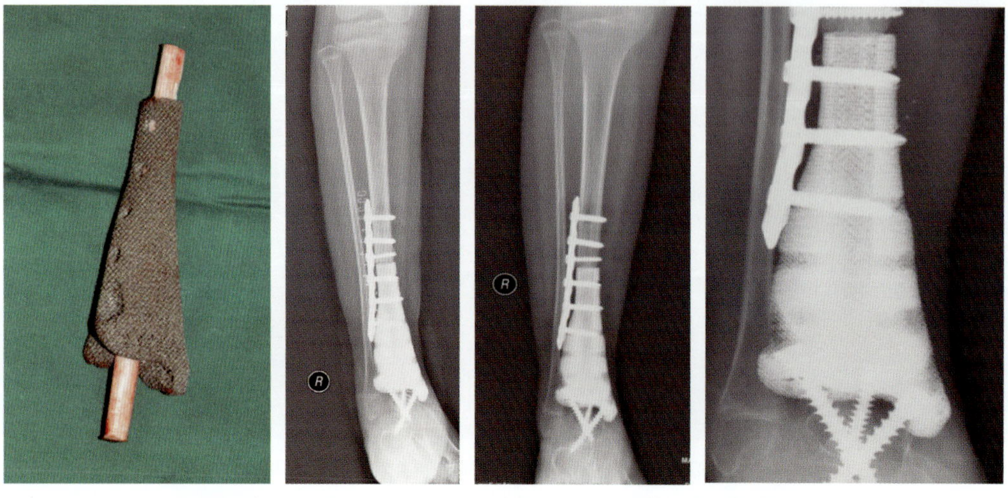

图 1-8 肿瘤切除后，3D 打印胫骨下段中空假体复合自体腓骨移植踝关节融合术

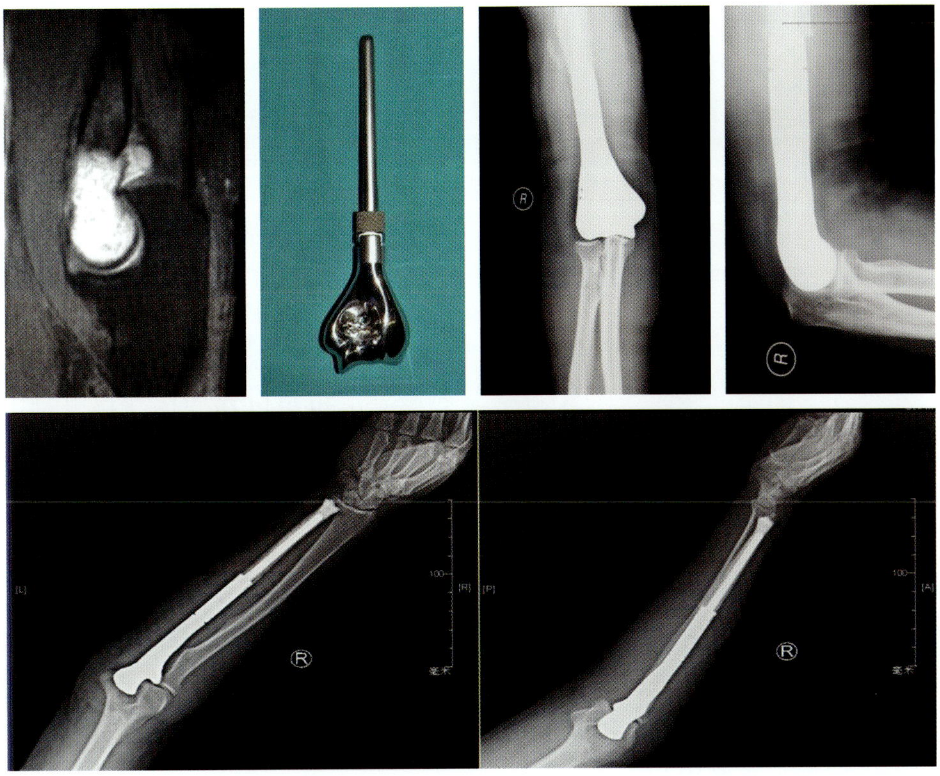

图 1-9 3D 打印肱骨远端或尺骨近端人工假体，肘关节半关节置换

告一例 3D 打印人工距骨，金属距骨底面设计金属骨小梁结构与跟骨整合，金属距骨的顶面镶嵌了聚乙烯关节面，与胫骨远端形成踝关节（Fang et al.，2018）。近期疗效良好，远期效果有待观察。

五、肘关节周围骨肿瘤切除后使用 3D 打印人工假体的重建

肘关节周围恶性骨肿瘤的切除及功能重建是一个非常困难的问题，主要难点是人工肘关节置换的失败率极高。原因是尺骨的髓腔很细窄且弯曲，人工假体的尺骨柄通常很细，尺骨髓腔内填充骨水泥困难，因此，人工假体的尺骨柄通常固定不牢固。由于肘关节的频繁运动，尺骨柄很容易松动，常穿出到骨外，造成假体置换失败。另外，由于肘关节局部缺乏肌肉覆盖，容易出现人工假体感染。因此，肘关节周围骨肿瘤切除后，假体重建的方法最好是选用半肘关节置换，即肱骨远端置换及尺骨近端置换，用人工韧带软性修复肘关节的连接，这样就可以将假体柄的应力降至零。但是由于肱骨远端及尺骨近端外形复杂，机械加工很难制作出与自体肱骨远端或尺骨鹰嘴外形一致的假体，3D 打印技术的出现完美地解决了这个问题。北京大学人民医院已对 7 例肱骨远端及 2 例尺骨近端恶性肿瘤实施了瘤段切除 3D 打印定制型人工假体置换术（图 1-9），术中使用 LARS 进行肘关节囊的修复重建。短期随访效果非常好，关节无疼痛，功能恢复快，肘关节活动范围与正常侧相同。长期的评估结果仍在随访中。

六、腕关节周围骨肿瘤切除后使用 3D 打印人工假体的重建

桡骨远端是骨肿瘤好发的部位之一，特别是骨巨细胞瘤。常采用的治疗方法是瘤段切除－自体腓骨移植－腕关节功能位融合术。由于腓

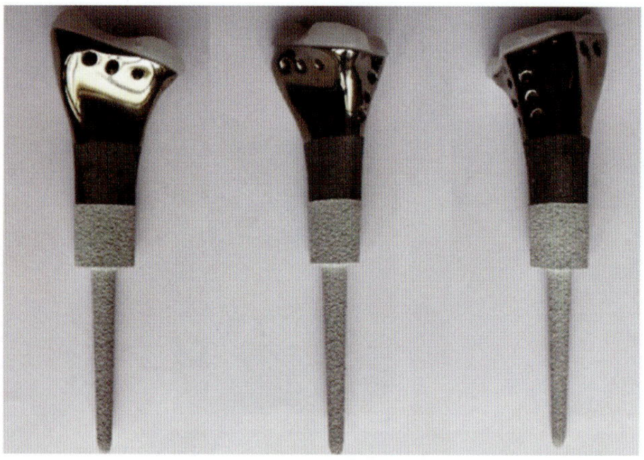

图 1-10 3D 打印桡骨远端假体

骨小头的外形与桡骨远端相似，因而使用自体腓骨头替代桡骨远端是一个经典的术式。此术式有两种类型，一种是在切取腓骨时尽量保留腓骨小头上的关节囊，移植至腕部时与腕关节囊缝合固定；另外一种是去除桡骨小头的软骨面及近排腕骨的软骨面，两者进行融合。前一种方法虽然保留了腕关节一定的活动度，但经常会出现腕部的畸形（枪刺刀畸形）；后一种方法则能够维持腕关节的外形及稳定，故使用更普遍。使用腓骨近端移植替代桡骨远端的方法虽然是一个经典的手术，但是切取腓骨也会造成一定的并发症，包括腓总神经损伤、取骨部位疼痛等。由于 3D 打印技术可以制作出与桡骨远端外形一致且接触面可以制作出金属骨小梁结构的特点，近年来，3D 打印桡骨远端人工假体置换术也得到了开展。对桡骨远端肿瘤实施瘤段切除 -3D 打印钛合金桡骨远端假体置换术（图 1-10），避免了切取腓骨造成的损伤及并发症，也缩短了手术时间。桡骨远端与假体接触面可以制作出金属骨小梁结构与近排腕骨整合，也可以在假体与桡骨远端接触面上镶嵌聚乙烯关节面，与近排腕骨形成关节（Lu et al.，2018a；Wang et al.，2020）。短期随访结果良好，长期结果有待观察。

七、骨盆肿瘤切除后使用 3D 打印人工假体的重建

（一）组配式人工半骨盆假体

骨盆人工假体的设计理念包括：恢复髋关节的功能，人工骨盆能够保持稳定长久使用，并发症相对较少。2002 年北京大学人民医院开始探索骨盆肿瘤保肢治疗的技术方法，包括切除及功能重建方法。研发了组配式人工半骨盆假体重建髋

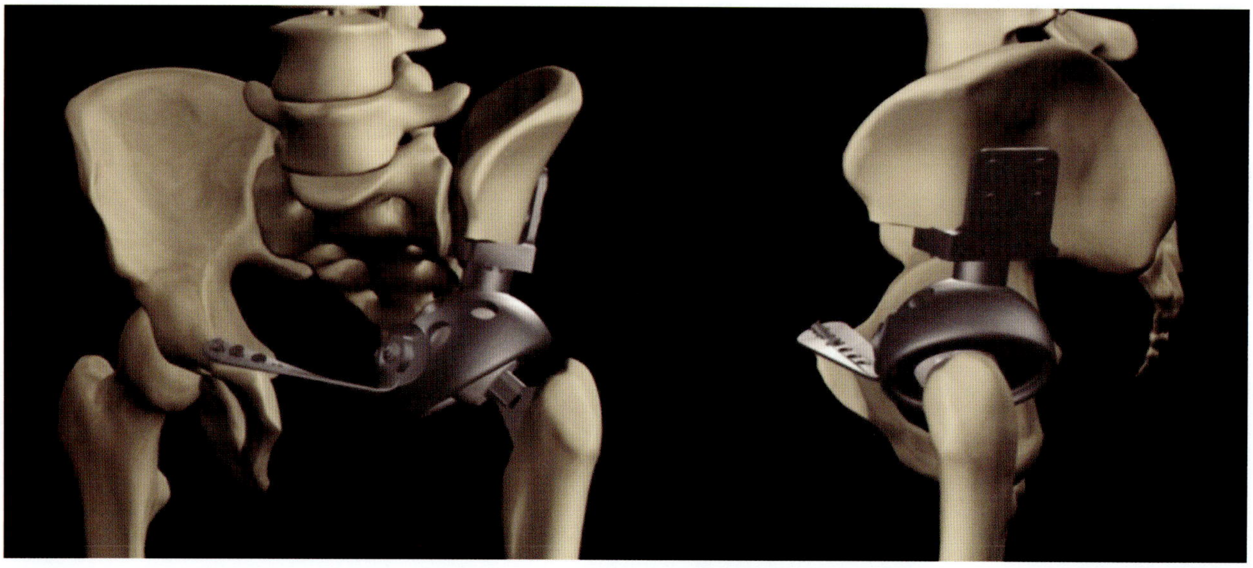

图 1-11 组配式人工半骨盆假体

臼周围肿瘤切除后骨缺损，并于 2003 年开始大范围应用于临床（图 1-11）。该假体是骨盆肿瘤切除重建的里程碑式进展，能够明显缩短手术时间，提高重建灵活性，降低术后感染率，使大多数骨盆肿瘤患者重新获得了行走能力。2007 年 Guo 等报告了组配式人工半骨盆假体的使用经验，并在国际会议上多次报告（Guo et al.，2007）。此后研究结果多次在国际顶级骨科杂志上发表（Tang et al.，2011；Ji et al.，2013）。

（二）3D 打印组配式人工半骨盆假体

为了进一步改善患者人工半骨盆假体置换术后的功能恢复，降低并发症的发生率，2015 年北京大学人民医院设计了 3D 打印组配式人工半骨盆假体，进一步优化了半骨盆假体的力学设计，使得假体的即刻稳定性得到了加强。假体 - 骨接触面 3D 打印出金属骨小梁的结构，增强了假体的骨长入（图 1-12）。至今，北京大学人民医院已开展此系列假体的临床使用 300 余例，均取得了很好的临床效果，并发症发生率大大降低。2017 年 Liang 等发表了一篇 3D 打印钛合金半骨盆假体重建骨盆功能的文章（Liang et al.，2017），报告了 3D 打印金属假体在结构强度、生物相容性和骨长入方面均能满足人体负重骨缺损假体重建的各项要求。随后，Ji 等（Ji et al.，2020）报告了大宗病例的长期使用随访结果，MSTS（Musculoskeletal Tumor Society）评分平均达到 87% 的结果，假体深部感染率只有 7%，为至今为止国际上报告的并发症发生率最低、功能恢复最好的人工半骨盆假体置换的治疗

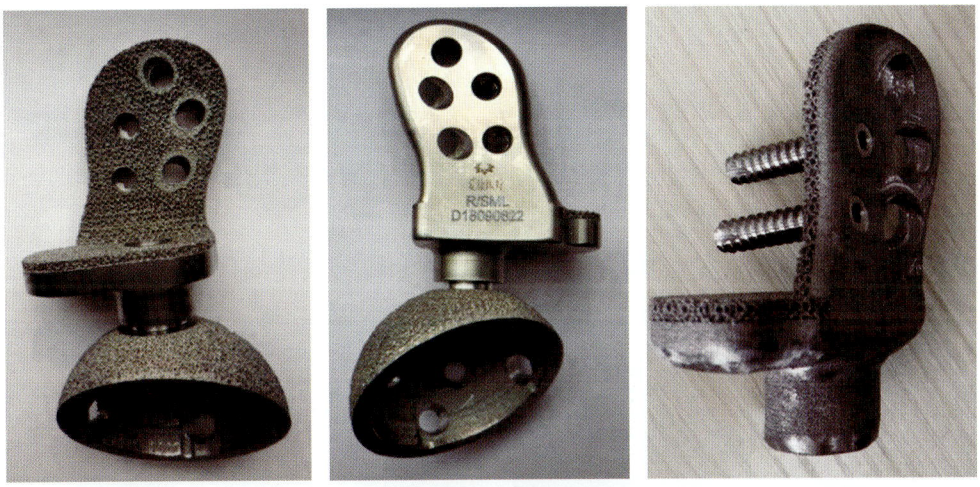

图 1-12 3D 打印组配式人工半骨盆假体

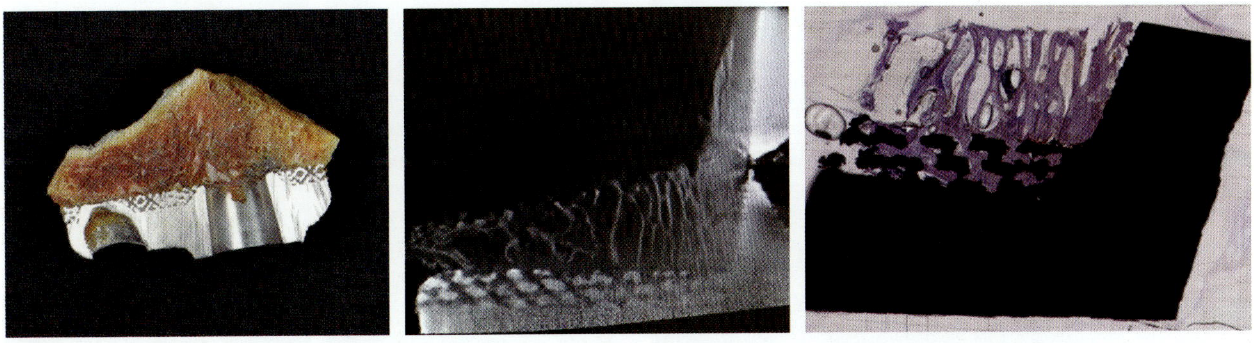

图 1-13 一例 3D 打印骨盆置换后肿瘤局部复发患者，行半骨盆截肢后所取的假体与髂骨的接触面标本，可见髂骨与人工假体的完美融合

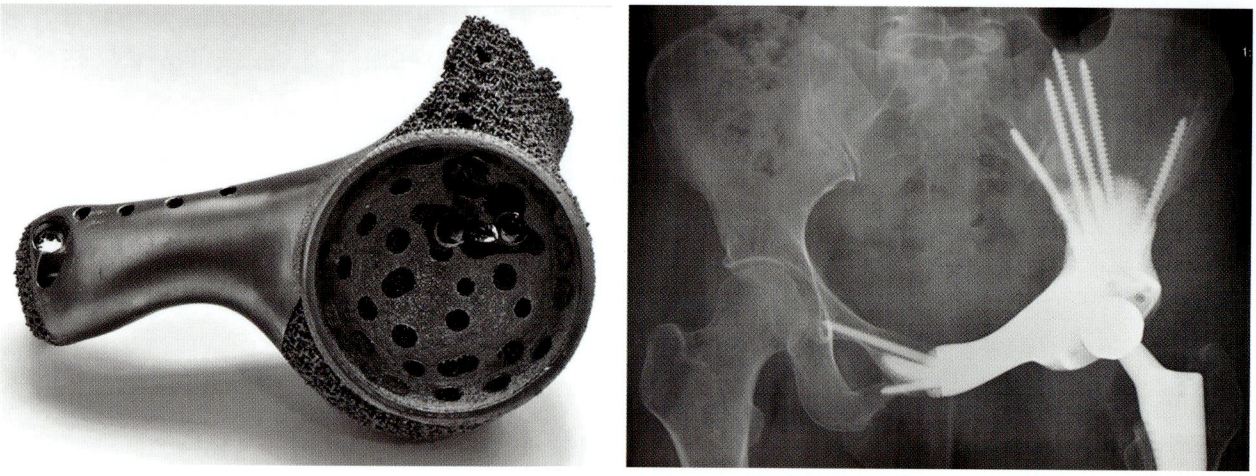

图 1-14 3D 打印定制型半骨盆假体

结果（Ji et al.，2020）。另外，在骨整合方面，对 2 例肿瘤局部复发患者实施半骨盆截肢的标本进行了骨整合方面的研究，通过微型计算机断层扫描（Micro CT）及硬组织切片研究，证实 3D 打印骨盆假体－骨接触面与患者自体骨盆骨得到了完美的融合（图 1-13）。

（三）3D 打印定制型半骨盆假体

3D 打印定制型人工半骨盆假体在国际上已有许多研究报告。3D 打印技术解决了人工骨盆与自体髂骨整合及人工半骨盆长期稳定的问题。而且，3D 打印技术可以制作出任意形状的人工假体（图 1-14）。但是，定制型人工半骨盆假体的缺点是术中不能调节，灵活度差，术中必须根据导板截骨。但是，骨盆恶性肿瘤往往长出很大的软组织肿块，导板难以与骨盆很好地贴合，术中难以精确截骨，导致骨缺损与假体不匹配。另外，3D 打印定制型半骨盆假体制作需要 3 ～ 4 周的时间，等人工骨盆假体做好，肿瘤可能已长得更大，术中可能需要扩大截骨的范围，导致缺损与定制的骨盆假体不匹配，导致不能使用。定制型人工半骨盆假体的临床应用，国际上已有相关报道（Wang et al.，2019）。

（四）髂骨翼（Ⅰ区及Ⅰ＋Ⅳ区）骨缺损的重建方法

髂骨翼切除后，由于负重后的“合页”效应，

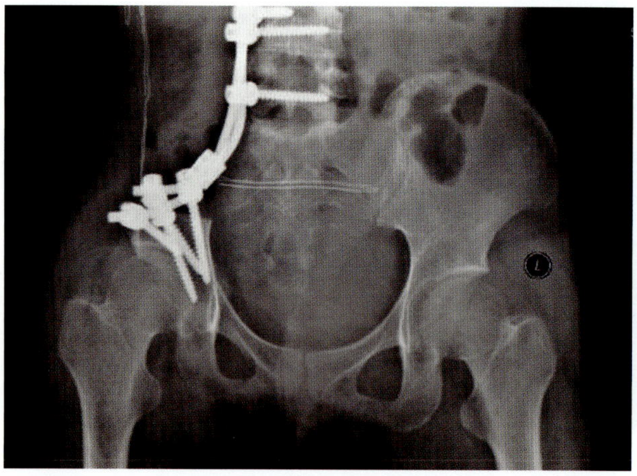

图 1-15 椎弓根钉棒固定重建髂骨切除后稳定性

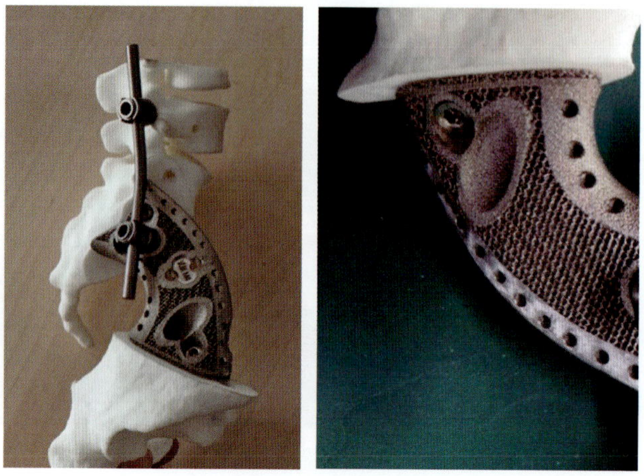

图 1-16 3D 打印髂骨假体重建骨盆环完整性

造成假关节形成、肢体短缩、脊柱代偿性侧弯等并发症。以往使用腓骨移植、髂骨翼瘤骨灭活再植等方法进行重建。其缺点包括：固定效果差、愈合时间长、植骨不愈合等，不能早期恢复功能。

2003 年北京大学人民医院设计使用椎弓根钉棒技术重建髂骨翼肿瘤切除后骨缺损，将 2 枚椎弓根螺钉固定于腰椎椎弓根上，1 ~ 2 枚固定于腰椎或骶骨椎体上，另外 2 枚固定于耻骨、坐骨。然后，应用 2 根钛棒连接固定相对的椎弓根钉（图 1–15）。该方法十分有效地重建了腰髂部的稳定性，相对于腓骨移植来说，具有操作简单、快捷，患者可以早期下地，无须等待骨愈合等优点。为了进一步降低并发症的发生率，2015 年设计使用了 3D 打印髂骨假体重建髂骨翼肿瘤切除后骨盆环完整性（图 1–16）。

（五）骨盆 Ⅰ + Ⅱ区及 Ⅰ + Ⅱ + Ⅳ区骨缺损的功能重建

对于整个髂骨及髋臼切除的病例，如何重建髋关节的功能，是一项非常困难的工作。文献报告使用定制型人工半骨盆重建，感染率高、并发症多。北京大学人民医院 2007 年设计研发了第一代“经腰椎固定半骨盆假体”，用于骨盆 Ⅰ + Ⅱ区 / Ⅰ + Ⅱ + Ⅳ区切除后的髋关节功能重建（Zang et al.，2014）。随后，在假体设计上引入了双轴齿轮结构，方便了术中随意调节髋臼的角度（图 1–17）。

Zhang 等报告了运用 3D 打印技术进一步改进“经腰椎固定半骨盆假体”设计，引入了假体的骨长入机制，解决了人工假体的长期稳定性问题（图 1–18）（Zhang et al.，2016；Zhang et al.，2018）。该人工骨盆的优点包括：①采用双齿轮结构，术中可以任意调节髋臼角度；②基座内侧面制作了金属骨小梁结构，可以与骶骨接触面或者自体股骨头植骨的接触面骨长入整合；③基座翼上有 3 个钉孔，可以向骶骨体拧入 3 枚松质骨螺钉，达到牢固的即时固定；④基座翼上备有 2 枚万向螺钉，可与腰椎椎弓根螺钉连接固定，加强了人工半骨盆假体的稳定性。其是目前国际上报告的相关部位骨缺损功能重建的最好方法。

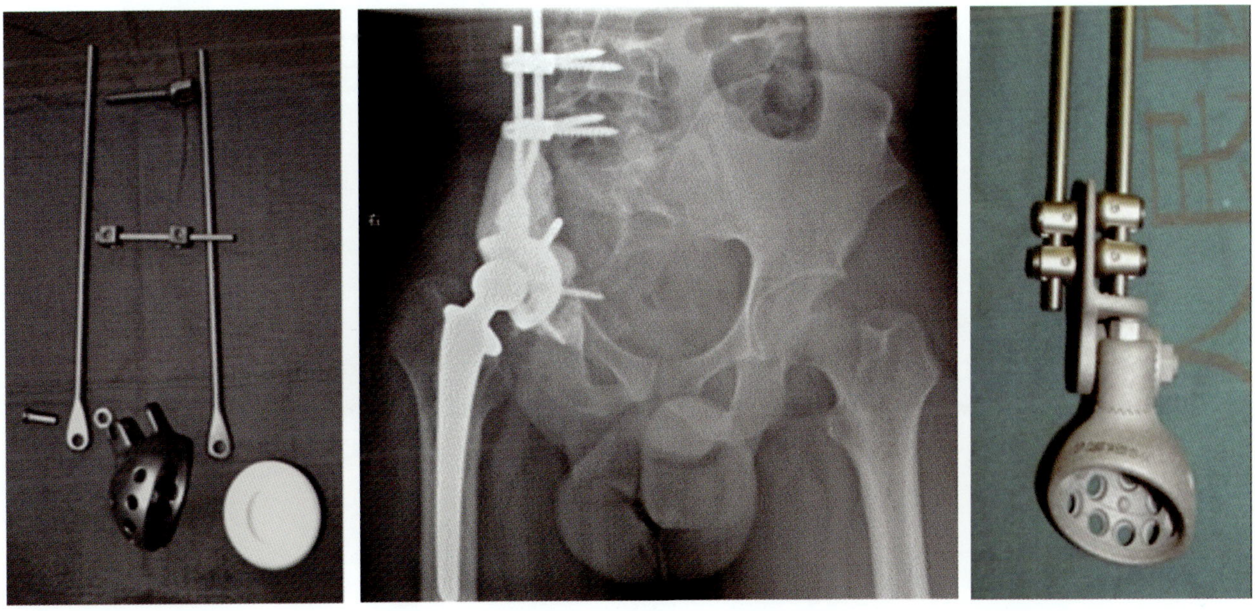

图 1–17 第一代“经腰椎固定半骨盆假体”

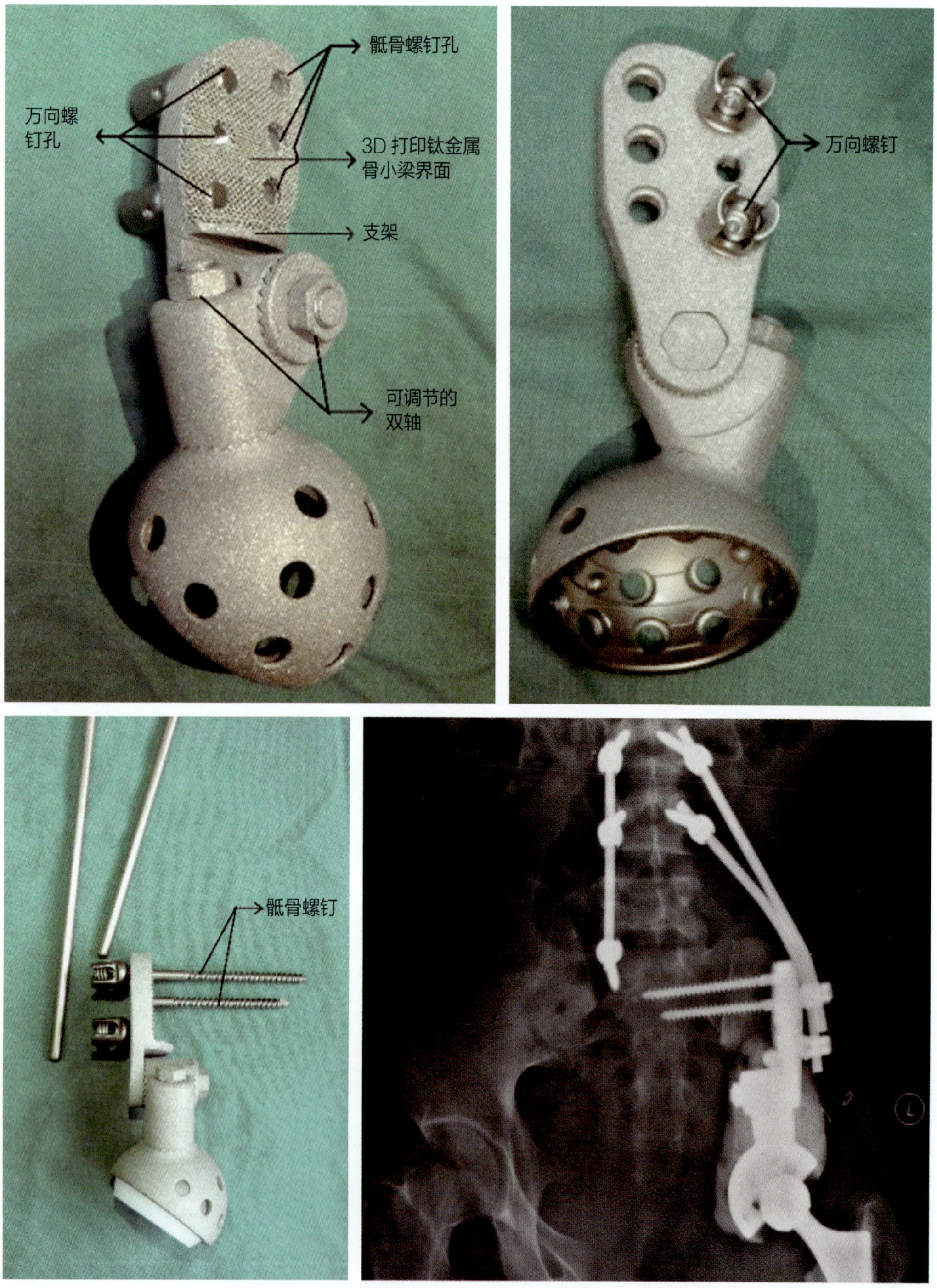

图 1-18 3D 打印基座组配式“经腰椎固定半骨盆假体”

八、使用 3D 打印人工骶骨假体的重建

2006 年以来，北京大学人民医院对于全骶骨切除的病例采用椎弓根钉棒系统进行腰骶部稳定性重建，即所谓的“教堂式”固定（图 1–19）。由于全骶骨切除后腰骶部金属钉棒承受巨大的应力，常会出现钉棒的断裂或松动（Bederman et al.，2014；姬涛，等，2015）。另外，由于骨盆后环没有闭合，常常出现后环张开、腰椎下沉。因此，需要更好的重建方法。

2017 年，Wei 等报告了 3D 打印人工骶骨假体重建全骶骨切除后骨盆环的完整性，达到了腰骶、脊椎前柱及骨盆后环的三维度立体固定（图 1–20）（Wei et al.，2017）。生物力学研究证实该重建方法更符合生理状态下的力学分布（Huang et al.，2019）。至今，在北京大学人民医院开展的治疗中已有 20 余例患者采用此方法，均取得了较为理想的临床效果。Wei 等（Wei et al.，2019）还报告了 10 例使用 3D 打印人工骶骨假体重建患者的长期随访结果。

九、脊柱肿瘤切除后使用 3D 打印组配式人工椎体的重建

脊椎肿瘤行全脊椎切除后，前方椎体需要人工椎体或钛网重建椎体高度，国内已有多家医

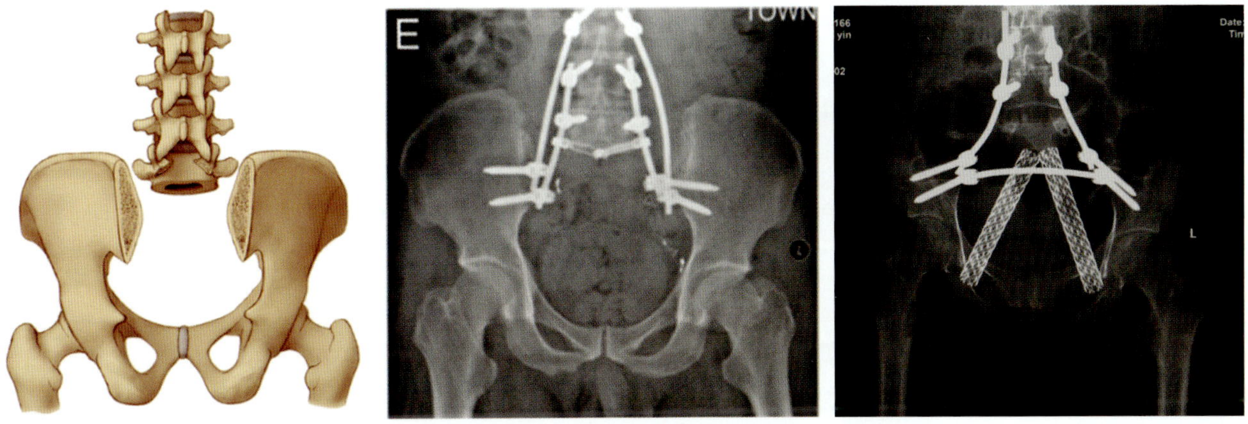

图 1–19　全骶骨切除后椎弓根钉棒腰骶部稳定性重建

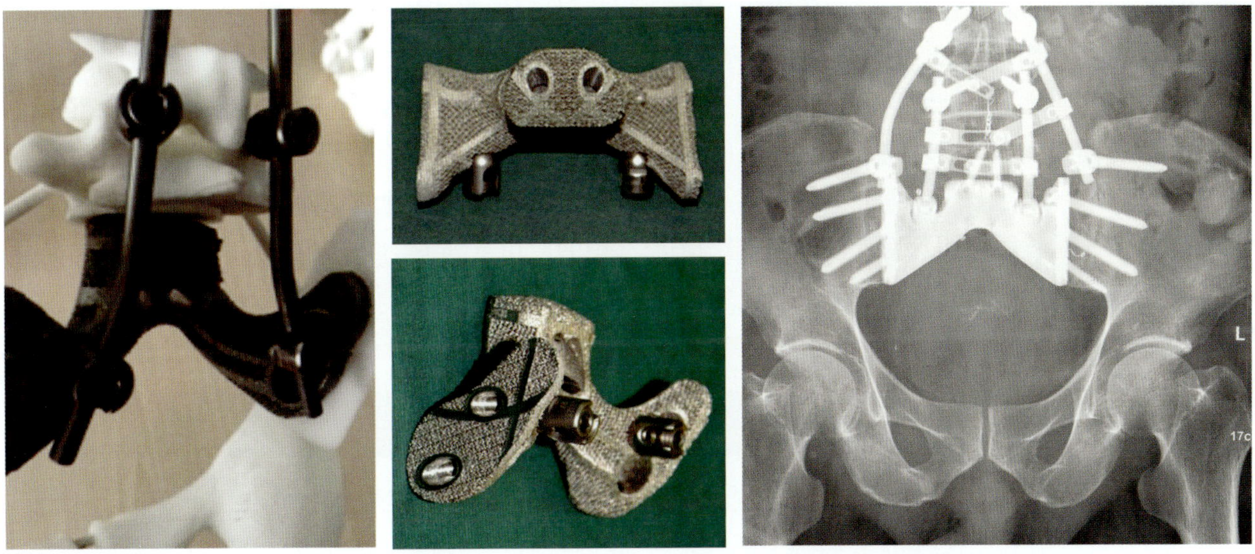

图 1–20　全骶骨切除后 3D 打印人工骶骨假体重建腰骶部稳定性

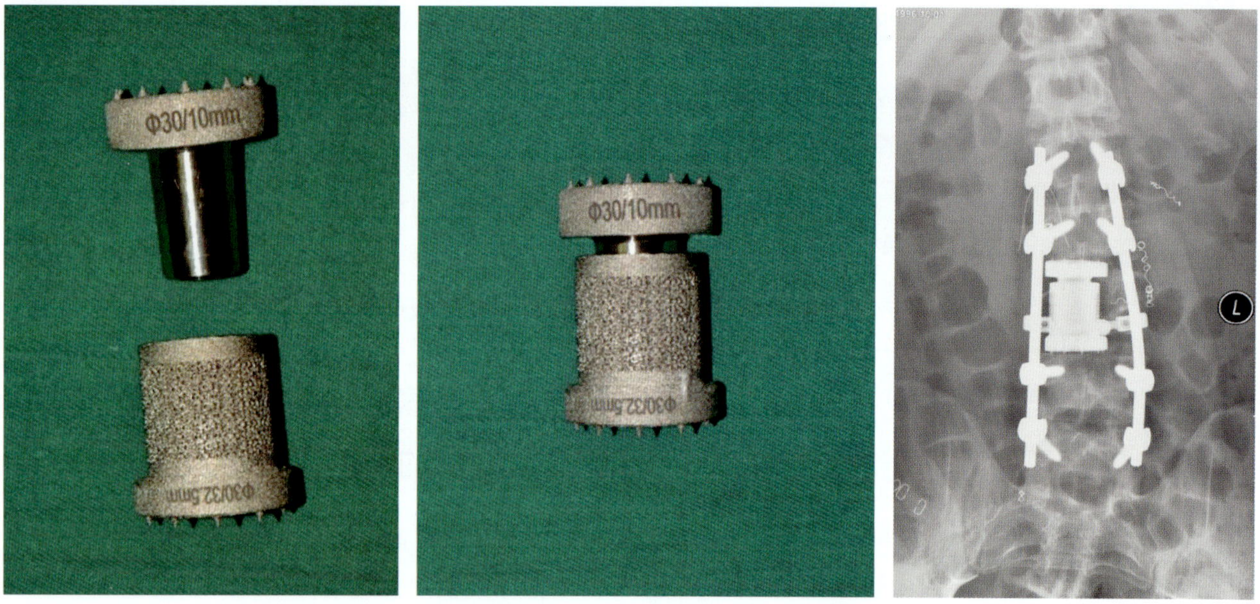

图 1-21 脊椎肿瘤切除后 3D 打印组配式人工椎体重建脊椎稳定性

院报告了 3D 打印定制型人工椎体的使用经验。2016 年，Xu 等报告了 3D 打印人工枢椎的使用情况，该方法取得了良好的临床效果（Xu et al.， 2016）。2015 年北京大学人民医院设计使用 3D 打印组配式人工椎体重建全脊椎切除后脊柱的完整性，该假体的设计通过“锥接结构”的引入，实现了缺损长度灵活组装，通过使用不同长度的椎体节段可以组合成任意长度的假体，并设计了不同角度的终板，适用于胸椎、腰椎肿瘤切除后的稳定性重建。通过终板上的金属骨小梁结构实现与邻近椎体的融合。此假体术中使用方便，无须定制（图 1-21），尤其适合于脊椎多节段的切除后重建。北京大学人民医院至今已在 50 余例患者使用此假体，取得了较为理想的临床效果。

应用假体对骨肿瘤切除后大段骨关节缺损进行重建要解决两个难点：一是如何精确重建骨缺损形态，二是如何提高假体 - 骨整合质量以确保重建的远期效果。3D 打印技术能够制作精确匹配骨缺损形态的假体，同时假体 - 骨接触面上的金属骨小梁结构能够有效促进骨长入，从而提高假体 - 骨的整合质量。因此，3D 打印假体可以作为骨肿瘤切除后大段骨及关节缺损重建的理想选择，特别是在复杂形态骨缺损（如骨盆、骶骨、脊柱等）的重建中。然而针对特定骨缺损形态定制 3D 打印假体制作周期较长，对肿瘤患者其应用存在时效性差的不足。如何将各解剖部位的 3D 打印假体组配化仍是目前亟待解决的问题。今后的研究应集中于国人解剖特征数据库的构建，并以此为基础设计 3D 打印假体的规格型号，真正实现 3D 打印假体的模块化、组配化，以利于其进一步在骨肿瘤切除后大段骨关节缺损重建中的应用（郭卫，等，2020）。

3D 打印假体设计的基本流程

（1）根据 MRI 检查结果确定截骨范围，主要应依据 T1 加权像结果；

（2）行双侧 CT（镜像），层厚 0.625mm；矩阵：512 × 512；像素大小：0.2 ~ 0.4mm；

（3）图像数据以 DICOM 格式记录，导入 Mimics 软件进行三维几何模型重建；

（4）设计假体框架结构（柄的粗细和长短、长度调节段、3D 打印骨小梁截面位置）；

（5）添加辅助固定设计（钢板、螺钉）；

（6）医师与假体设计制作方双方确定图纸后完成 3D 打印和再加工；

（7）假体与病变部位同框拍 X 线片后消毒；

（8）完成手术（术前应有相应备选方案：髓内钉和骨水泥的旷置方案、标准组配式假体、瘤骨灭活再植等，同时应和患者及家属充分交代病情）；

（9）完成手术后进行总结和向假体设计制作方反馈手术情况。

参考文献

郭卫，2020. 3D 打印金属假体修复骨肿瘤切除后骨关节缺损的应用现状与展望 . 中华骨科杂志，40(12):755-759.

姬涛，郭卫，杨荣利，等，2015. 高位骶骨肿瘤切除内固定术后内置物断裂原因分析 . 中国脊柱脊髓杂志，25(1):39-43.

彭长亮，杨毅，孙馨，等，2012. 高渗盐水灭活自体骨再植的动物实验 . 北京大学学报（医学版），44(6):950-953.

Arabnejad S, Johnston B, Tanzer M, et al., 2017. Fully porous 3D printed titanium femoral stem to reduce stress-shielding following total hip arthroplasty. J Orthop Res, 35(8):1774-1783.

Bederman SS, Shah KN, Hassan JM, et al., 2014. Surgical techniques for spinopelvic reconstruction following total sacrectomy: a systematic review. Eur Spine J, 23(2):305-319.

Brunello G, Sivolella S, Meneghello R, et al., 2016. Powder-based 3D printing for bone tissue engineering. Biotechnol Adv, 34(5):740-753.

Fang X, Liu H, Xiong Y, et al., 2018. Total talar replacement with a novel 3D printed modular prosthesis for tumors. Ther Clin Risk Manag, 14:1897-1905.

Guo W, Li D, Tang X, et al., 2007. Reconstruction with modular hemipelvic prostheses for periacetabular tumor. Clin Orthop Relat Res, 461:180-188.

Huang S, Ji T, Guo W, et al., 2019. Biomechanical comparison of a 3D-printed sacrum prosthesis versus rod-screw systems for reconstruction after total sacrectomy: A finite element analysis. Clin Biomech (Bristol, Avon), 70:203-208.

Inzana JA, Olvera D, Fuller SM, et al., 2014. 3D printing of composite calcium phosphate and collagen scaffolds for bone regeneration. Biomaterials, 35(13):4026-4034.

Ji T, Guo W, Yang RL, et al., 2013. Modular hemipelvic endoprosthesis reconstruction-experience in 100 patients with mid-term follow-up results. Eur J Surg Oncol, 39(1):53-60.

Ji T, Yang Y, Tang X, et al., 2020. 3D-Printed Modular Hemipelvic Endoprosthetic Reconstruction Following Periacetabular Tumor Resection: Early Results of 80 Consecutive Cases. J Bone Joint Surg Am, 102(17):1530-1541.

Kumar D, Grimer RJ, Abudu A, et al., 2003. Endoprosthetic replacement of the proximal humerus. Long-term results. J Bone Joint Surg Br, 85(5):717-722.

Liang H, Ji T, Zhang Y, et al., 2017. Reconstruction with 3D-printed pelvic endoprostheses after resection of a pelvic tumour. Bone Joint J, 99-B(2):267-275.

Lu M, Min L, Xiao C, et al., 2018a. Uncemented three-dimensional-printed prosthetic replacement for giant cell tumor of distal radius: a new design of prosthesis and surgical techniques. Cancer Manag Res, 10:265-277.

Lu M, Li Y, Luo Y, et al., 2018b. Uncemented three-dimensional-printed prosthetic reconstruction for massive bone defects of the proximal tibia. World J Surg Oncol, 16(1):47.

Lu Y, Chen G, Long Z, et al.,2019. Novel 3D-printed prosthetic composite for reconstruction of massive bone defects in lower extremities after malignant tumor resection. J Bone Oncol, 16:100220.

MacBarb RF, Lindsey DP, Bahney CS, et al., 2017. Fortifying the Bone-Implant Interface Part 1: An In Vitro Evaluation of 3D-Printed and TPS Porous Surfaces. Int J Spine Surg, 11(3):15.

Malawer MM, Chou LB, 1995. Prosthetic survival and clinical results with use of large-segment replacements in the treatment of high-grade bone sarcomas. J Bone Joint Surg Am, 77(8):1154-1165.

Palmquist A, Shah FA, Emanuelsson L, et al., 2017. A technique for evaluating bone ingrowth into 3D printed, porous Ti6Al4V implants accurately using X-ray micro-computed tomography and histomorphometry. Micron, 94:1-8.

Qu H, Guo W, Yang R, et al., 2015. Reconstruction of segmental bone defect of long bones after tumor resection by devitalized tumor-bearing bone. World J Surg Oncol, 13:282.

Ross AC, Wilson JN, Scales JT, et al.,1987. Endoprosthetic replacement of the proximal humerus. J Bone Joint Surg Br, 69(4):656-661.

Shah FA, Omar O, Suska F, et al., 2016a. Long-term osseointegration of 3D printed CoCr constructs with an interconnected open-pore architecture prepared by electron beam melting. Acta Biomater, 36:296-309.

Shah FA, Snis A, Matic A, et al., 2016b. 3D printed Ti6Al4V implant surface promotes bone maturation and retains a higher density of less aged osteocytes at the bone-implant interface. Acta Biomater, 30:357-367.

Song B, Zhao X, Li S, et al.,2015. Differences in microstructure and properties between selective laser melting and traditional manufacturing for fabrication of metal parts: A review. Front Mech Eng, 10(2):111-25.

Tang X, Guo W, Ji T, et al., 2011. Reconstruction with modular hemipelvic prosthesis for the resection of solitary periacetabular metastasis. Arch Orthop Trauma Surg, 131(12):1609-1615.

Tang X, Guo W, Yang R, et al., 2015. Synthetic mesh improves shoulder function after intraarticular resection and prosthetic replacement of proximal humerus. Clin Orthop Relat Res, 473(4):1464-1471.

Wang J, Min L, Lu M, et al., 2019. Three-dimensional-printed custom-made hemipelvic endoprosthesis for primary malignancies involving acetabulum: the design solution and surgical techniques. J Orthop Surg Res, 14(1):389.

Wang Y, Min L, Lu M, et al., 2020. The functional outcomes and complications of different reconstruction methods for giant cell tumor of the distal radius: comparison of osteoarticular allograft and three-dimensional-printed prosthesis. BMC Musculoskelet Disord, 21(1):69.

Wei R, Guo W, Ji T, et al., 2017. One-step reconstruction with a 3D-printed, custom-made prosthesis after total en bloc sacrectomy: a technical note. Eur Spine J, 26(7):1902-1909.

Wei R, Guo W, Yang R, et al., 2019. Reconstruction of the pelvic ring after total en bloc sacrectomy using a 3D-printed sacral endoprosthesis with re-establishment of spinopelvic stability: a retrospective comparative study. Bone Joint J, 101-B(7):880-888.

Westh RN, Menelaus MB., 1981. A simple calculation for the timing of epiphysial arrest: a further report. J Bone Joint Surg Br, 63-B(1):117-119.

Wittig JC, Bickels J, Kellar-Graney KL, et al., 2002. Osteosarcoma of the proximal humerus: long-term results with limb-sparing surgery. Clin Orthop Relat Res, (397):156-176.

Wong KC, Kumta SM, Geel NV, et al., 2015. One-step reconstruction with a 3D-printed, biomechanically evaluated custom implant after complex pelvic tumor resection. Comput Aided Surg, 20(1):14-23.

Wyatt MC., 2015. Custom 3D-printed acetabular implants in hip surgery-innovative breakthrough or expensive bespoke upgrade? Hip Int, 25(4):375-379.

Xiu P, Jia Z, Lv J, et al., 2016. Tailored Surface Treatment of 3D Printed Porous Ti6Al4V by Microarc Oxidation for Enhanced Osseointegration via Optimized Bone In-Growth Patterns and Interlocked Bone/Implant Interface. ACS Appl Mater Interfaces, 8(28):17964-17975.

Xu N, Wei F, Liu X, et al., 2016. Reconstruction of the Upper Cervical Spine Using a Personalized 3D-Printed Vertebral Body in an Adolescent With Ewing Sarcoma. Spine (Phila Pa 1976), 41(1):E50-E54.

Zang J, Guo W, Yang Y, et al., 2014. Reconstruction of the hemipelvis with a modular prosthesis after resection of a primary malignant peri-acetabular tumour involving the sacroiliac joint. Bone Joint J, 96-B(3):399-405.

Zhang YD, Guo W, Yang RL, et al., 2016. Malignant Pelvic Tumors Involving the Sacrum: Surgical Approaches and Procedures Based on a New Classification. Orthop Surg, 8(2):150-161.

Zhang Y, Tang X, Ji T, et al., 2018. Is a Modular Pedicle-hemipelvic Endoprosthesis Durable at Short Term in Patients Undergoing Enneking Type I + II Tumor Resections with or without Sacroiliac Involvement?. Clin Orthop Relat Res, 476(9):1751-1761.

Zhang Y, Guo W, Tang X, et al., 2018. En bloc resection of pelvic sarcomas with sacral invasion: a classification of surgical approaches and outcomes. Bone Joint J, 100-B(6):798-805.

Zhao Z, Yan T, Tang X, et al., 2019. Novel 'double-strut' fibula ankle arthrodesis for large tumor-related bone defect of distal tibia. BMC Musculoskelet Disord, 20(1):367.

Zoccali C, Attala D, Scotto di Uccio A, et al., 2017. The dual mobility cup in muscular skeletal oncology: rationale and indications. Int Orthop, 41(3):447-453.

上肢篇

第二章 3D 打印肱骨中段节段假体

单纯累及肱骨中段的恶性肿瘤并不罕见，为保留肩关节和肘关节功能，传统的手术方式包括大段异体骨移植、灭活瘤骨再植、腓骨移植和节段性假体置换等，但无论是异体骨移植，还是自体灭活瘤骨再植，都存在相同的并发症，包括骨不愈合、骨折、骨吸收等。节段性假体置换的并发症主要是假体柄松动。当病变距离肩关节和(或)肘关节很近时，很难实现髓内固定，而一旦远期无法实现生物愈合，一系列并发症的发生将不可避免。应用大段异体骨复合带血管蒂的自体腓骨移植重建长骨大段骨缺损的方法长期以来被认为是一种金标准，但该方法的劣势主要体现在两方面：①耗时长，需要显微外科技术；②需要大段异体骨，来源匮乏。目前，3D 打印仿生骨小梁假体，已经成为人工金属假体骨整合的金标准。

应用 3D 打印技术能够根据骨缺损的形状精确制作出与各截骨面匹配的假体，准确置换手术造成的骨缺损；更重要的是，3D 打印技术可以对假体 - 骨接触面做孔隙化处理而在假体 - 骨接触面处制作出类似骨小梁样结构以促进骨长入，进而降低远期机械性并发症(如松动、断裂等)的发生率。

病例一　左肱骨中段软骨肉瘤

一、病史

患者女性，15岁，因“扪及左上臂肿物1个月”入院，就诊时查体未见其他特殊不适。于当地医院行 CT 及 MRI 检查，提示左肱骨肿物，行穿刺活检，结果提示软骨肉瘤 I 级。

入院体格检查示：左上臂内侧可触及约鸡蛋大小肿物，边界较清，质硬，不能推动，局部皮温正常，皮肤颜色正常，无压痛，肢体感觉、运动、末梢血运均正常。

二、影像学检查

入院后行左侧肱骨 X 线片、磁共振增强扫描及 CT 增强扫描。X 线片结果显示左肱骨中上段骨质破坏合并软组织包块；CT 提示肿瘤包块可能源于一侧皮质，髓腔侧存在骨性边界；MRI 显示肿物边界清晰，髓腔无明显水肿信号，肱骨头未受累（图 2-1）。

全身骨显像显示肱骨单发病变，其余骨未见转移征象。肺部平扫 CT 未见异常。

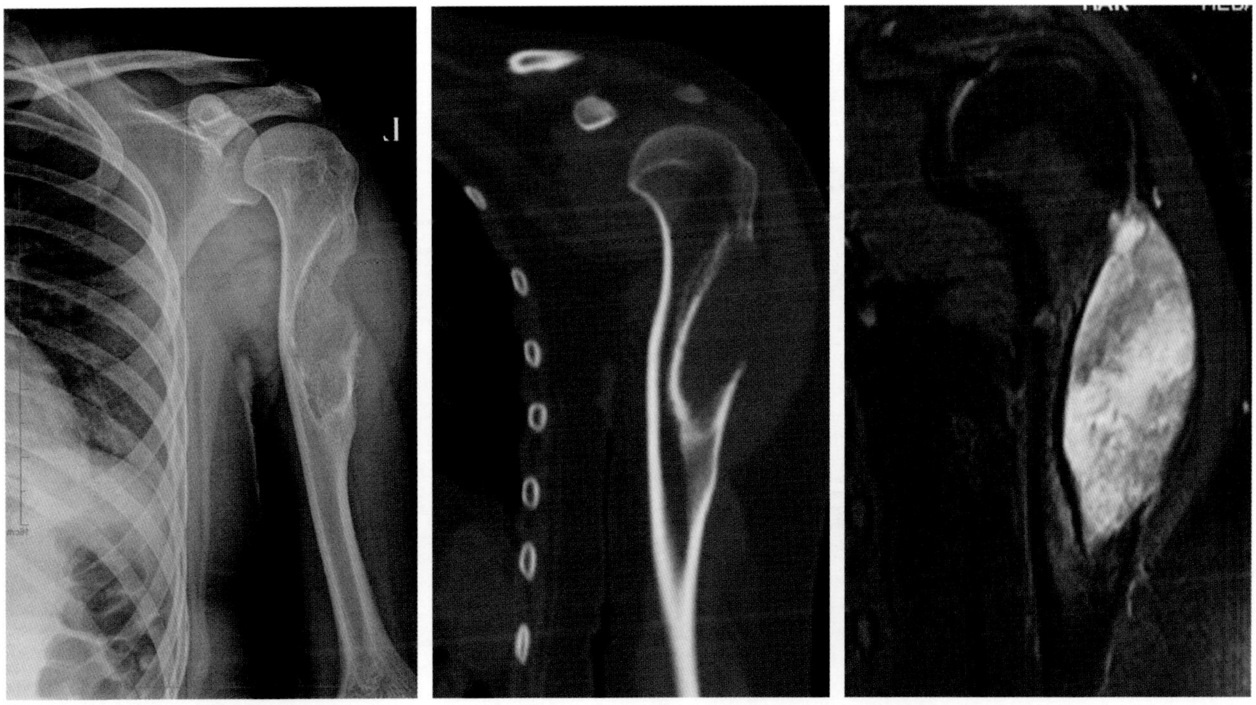

A　B　C

图 2-1　术前影像学检查

A. 术前 X 线可见肱骨中上段皮质破坏；B. 术前 CT 检查；C. 术前 MRI 的 T2 加权像

三、手术计划

1. 切除边界：患者 15 岁女性，肱骨中上段病变，穿刺活检提示软骨肉瘤 I 级，对于 I 级软骨肉瘤／非典型性软骨源性肿瘤，根据中国医师协会骨科医师分会骨肿瘤专业委员会《软骨肉瘤临床循证诊疗指南》，可行刮除或整块切除。然而，术前 MRI 可见肿瘤包块呈较均匀长 T2 信号，CT 未见钙化表现，且可见皮质破损，提示恶性程度高于 I 级（最终术后病理结果为软骨肉瘤 II 级）。因此，此病例应行整块切除。肿瘤位于肱骨中上段，肿瘤上极距离肱骨顶端 40mm，肿瘤下极距离髁上 95mm。整块切除有两种方式可选：①肱骨近端瘤段截除；②保留肱骨头，仅做中段瘤段截除。

2. 重建方式：无论是上述何种切除方式，均可使用骨移植物 + 内固定（灭活瘤骨再植或大段异体骨）或假体进行重建。然而，对于本案例，患者骨骼已发育成熟，骨移植物 + 内固定存在较高骨不愈合、内固定失败的风险，相比较而言，假体置换具有简便、稳定、并发症发生率低的优点，因此术者选择假体重建。

若患者行肱骨近端瘤段截除 + 肱骨近端肿瘤型假体置换，则预期肩关节功能会较差。若行中段截除，却无现成可用的假体，故术者选择 3D 打印定制假体。

四、假体设计

1. 行双侧肱骨 CT 扫描，并将 DICOM 数据发送工厂建模，使用对侧肱骨的数据作镜像转换作为参考数据。

2. 截骨计划：根据 MRI 结果，肱骨头顶端以下 35mm 行近端截骨，根据术中情况决定行水平截骨或斜形（与长轴成 45°）截骨；肱骨头顶端以下 150mm 行远端水平截骨（图 2–2）。

3. 假体设计要素（MAFOS）

材料（materials，M）：近端假体及髓内粗柄使用 Ti6Al4V 合金进行 3D 打印，远端假体柄使用机械加工的钴铬钼合金制作，这两种材料具有较好的生物力学特性和生物相容性。

关节机制（articulation，A）：该假体保留患者自身肩关节。

固定方式（fixation，F）：近端及远端均使用髓内固定。近端剩余肱骨头较短且主要为松质骨结构，适合生物固定，故近端髓内粗柄及截骨面设计为 3D 打印金属骨小梁结构。远端髓腔适合

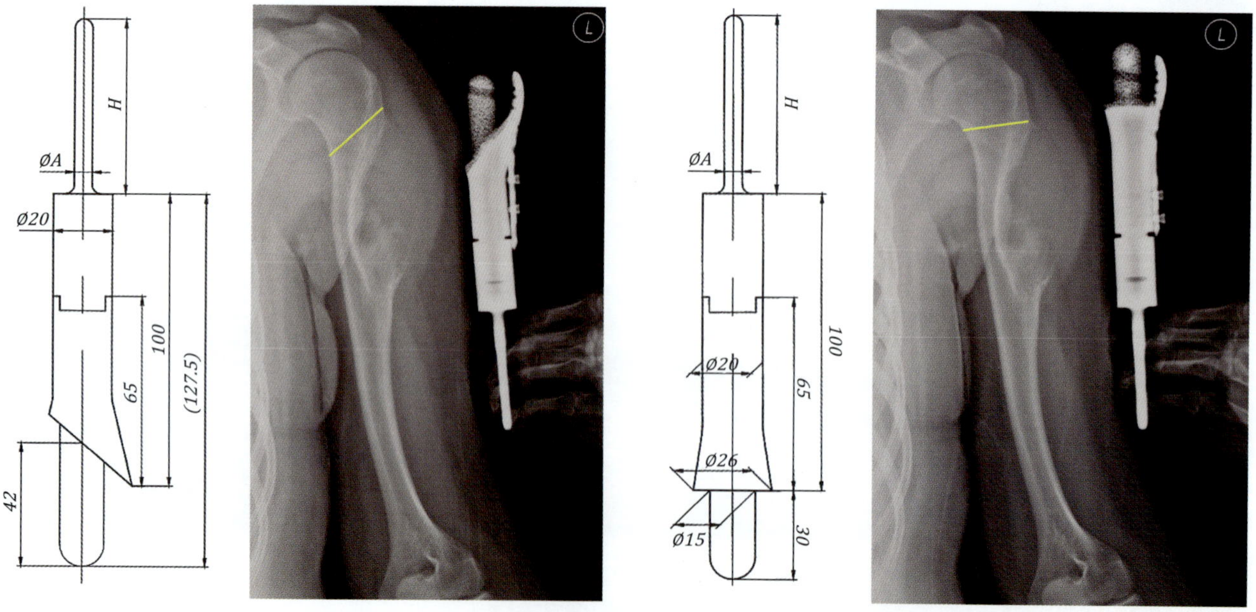

图 2–2 术前两款 3D 打印肱骨中段假体的设计图，假体与患侧肱骨同框拍片

假体柄选择肱骨组配式假体中标准组件，长度 *H* 和假体柄外径 *A* 根据术中情况决定。设计图中 Ø 代表直径；数值单位为 mm

骨水泥固定，但由于髓腔较细且存在轻度弯曲畸形，故准备了多枚不同尺寸的假体柄供术中选择。重建总长度为 100mm。由于近端为生物固定，抗旋转能力弱、且需要时间完成骨长入，故在假体外侧使用肱骨近端内锁系统（proximal humerus internal locking system，PHILOS）钢板辅助固定。假体缺损段上留有钉孔用于固定钢板，近端假体柄设计一个钉孔用以与钢板交锁（图 2–3）。

骨整合（osseointegration，O）：假体近端的 3D 打印多孔结构可实现骨长入。

软组织重建（soft tissue reconstruction，S）：假体比骨缺损长度短缩约 10mm，假体周围有良好的软组织覆盖，PHILOS 钢板上的缝合孔可用于重建三角肌止点。

五、术前准备

术前准备软轴式扩髓器、摆锯、线锯、骨水泥、骨水泥填充枪、不可吸收缝合线、血管标识带、引流管、假体及装配钢板所需专用器械。

假体与患者肱骨远端同框拍摄 X 线片做最后确认。此外，最好预先准备一套普通肱骨近端假体（或准备肱骨髓内钉 + 骨水泥，可制备临时假体），以备不时之需。

六、术中情况

1. 体位：患者取仰卧位，患侧肩下垫高。常规消毒患肢。

2. 肿瘤切除：使用 Henry 入路，切口起自喙突，沿肌间沟向肱骨外上髁延伸，经肌间沟分离、游离三角肌及胸大肌止点，暴露肱骨肿瘤。按术前计划，距肱骨头以下 150mm 截断肱骨干，提起肱骨，游离后方肌肉附着、旋肱后动脉及腋神经，使用摆锯作斜形截骨，标本离体（图 2–4，图 2–5）。

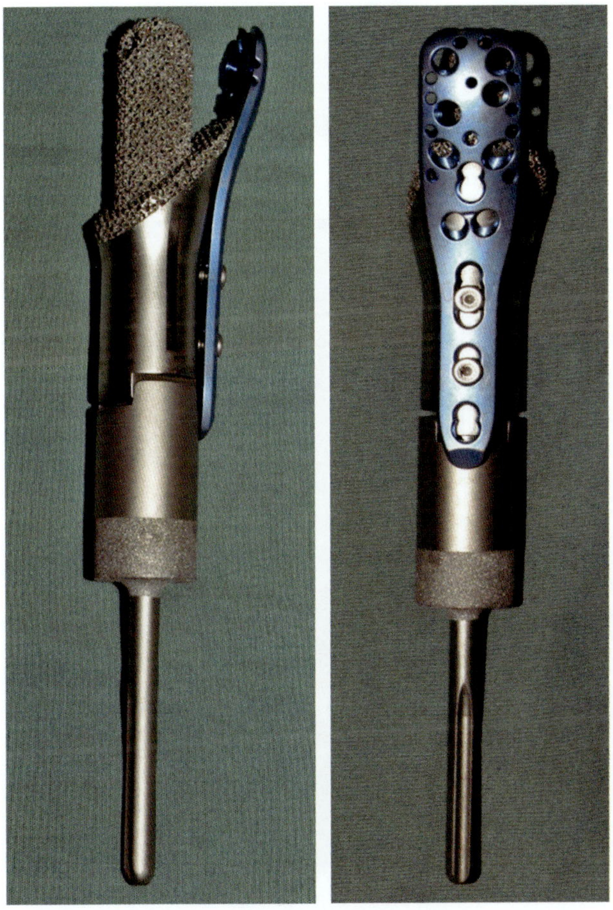

图 2–3　3D 打印肱骨中段假体

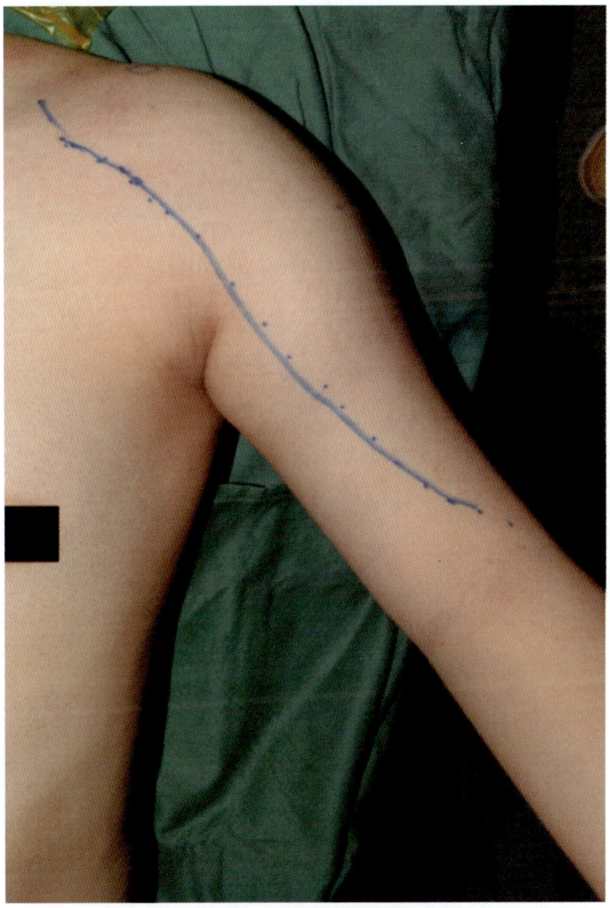

图 2–4　体位及切口

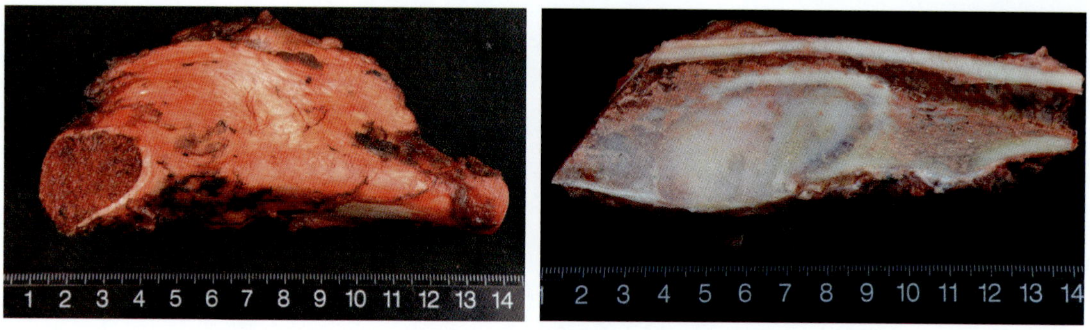

图 2-5 切除标本大体照

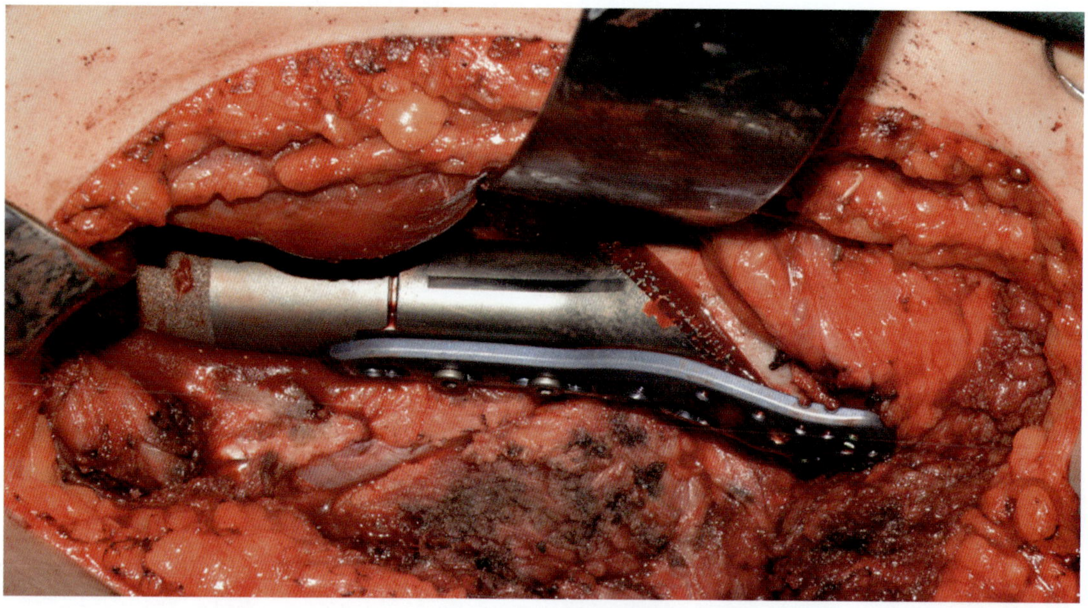

图 2-6 假体复位固定，外侧辅助钢板加固，术中大体像

3. 假体安装：使用刮勺刮除截骨端近端松质骨至假体柄大小，保留刮出的骨质，将假体近端髓内柄旋转拧入近端髓腔内，可见匹配良好。提起远端截骨端扩大髓腔，选用合适的假体柄，组装假体。向远端髓腔注入骨水泥并插入假体柄，在骨水泥硬化前将近端假体柄插入近端髓腔内，保持轴向加压至骨水泥凝固硬化。将 PHILOS 钢板通过螺钉固定于假体上，再经钢板向肱骨头内拧入数枚锁定螺钉加强固定（图 2-6）。

4. 软组织重建：将三角肌止点缝合于钢板的缝合孔上，缝合胸大肌与三角肌、肱二头肌与三角肌以覆盖假体。

患者术后 X 线片示假体位置良好，3D 打印斜面对合满意，钢板固定牢固（图 2-7）。

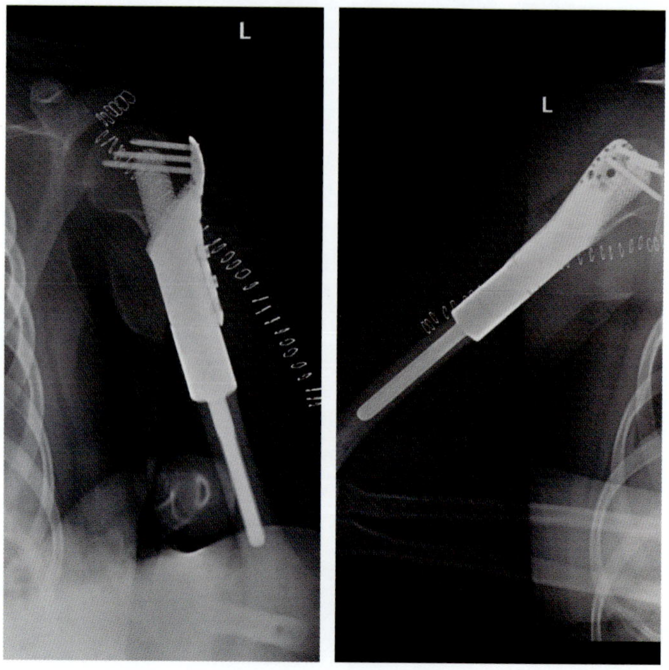

图 2-7 术后 X 线片

七、术后恢复

术后静脉滴注广谱抗生素（第三代头孢菌素）至引流管拔除，之后口服第二代头孢菌素 1 周。术区适当加压包扎以减少引流量。手术后立即开始腕部、手部和手指的主动和被动活动以及力量训练。术后早期尽量抬高患肢以减少肿胀，应关注手部活动情况，避免因过度加压包扎引起神经损伤。

由于手术操作所带来的三角肌无力会导致肩关节半脱位，故需佩戴外展支具维持肩关节位置固定 4 周，以保证肌肉充分愈合、张力恢复并形成瘢痕。术后 4 周后，开始被动活动及主动活动，主要锻炼肩关节的前屈、外展肌力。

八、随访

患者术后 6 周肩关节即基本恢复到正常的功能状态。术后6个月复查，患者无瘤生存（图2–8）。

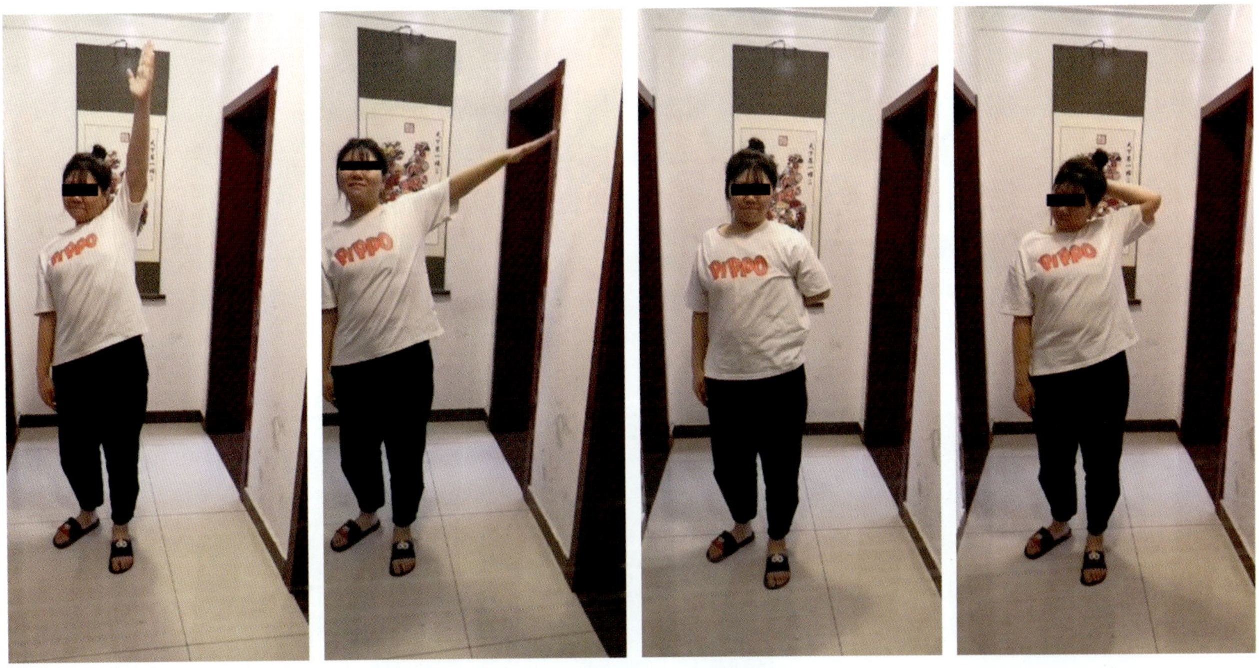

图 2–8　术后 6 个月功能体位像

病例二　右肱骨中段软骨肉瘤复发

一、病史

患者男性，30岁，因“右肱骨软骨肉瘤术后5个月，复发2个月”入院。患者5个月前因右上臂疼痛检查发现右肱骨肿物，于外院行肱骨肿物刮除＋异体骨植入＋钢板内固定术，术后病理为软骨肉瘤Ⅱ级。术后3个月再次出现上臂疼痛，复查MRI提示肿瘤复发。

体格检查：右上臂前内侧可见约10cm不规则切口瘢痕，右肱骨近端可触及肿物，质韧，有压痛，右侧肩部外展轻度受限，右上肢感觉、肌力基本正常。

二、影像学检查

入院行右侧肱骨X线片、磁共振增强扫描及CT增强扫描。X线片结果显示右肱骨术后，可见内固定物。CT显示占位性包块位于肱骨中段，包裹部分钢板，包块与肱动脉关系密切。MRI显示包块上极位于上数第二枚螺钉以远，下极位于倒数第二枚螺钉以近（图2-9）。

全身骨显像显示肱骨单发病变，其余骨未见转移征象。肺部平扫CT未见异常。

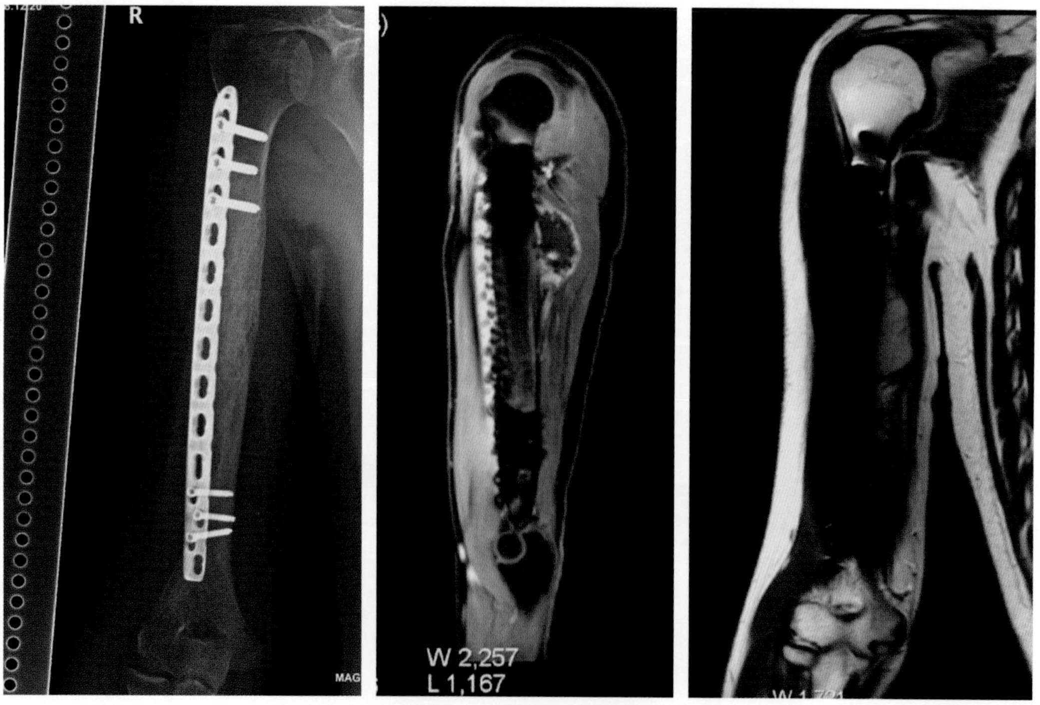

图2-9 术前影像学检查

A. 术前X线片；B、C. 术前MRI检查

三、手术计划

1. 切除边界：患者成年男性，肱骨中段软骨肉瘤术后复发，上次手术由于是刮除手术，可能会造成较广泛的污染，结合术前 CT 增强扫描及 MRI 的检查结果，可见复发肿瘤界限尚清晰，骨内边界上极至钢板第二枚螺钉以远，下极至倒数第二枚螺钉以近，故从第二枚螺钉以近、倒数第二枚螺钉以远截骨有可能获得良好的骨内边界。在软组织边界方面，桡神经和肱动脉可能会由于上次手术粘连而无法保留。手术切除方案包括截肢、肱骨中段瘤段截除、肱骨中上段（含肱骨头）瘤段截除、肱骨中下段（含肘关节）瘤段截除、全肱骨切除，并做好血管重建的准备。

2. 重建方式：根据不同的切除方案，设计相应的假体进行重建，包括 3D 打印肱骨中段假体、3D 打印肱骨近端假体、3D 打印肱骨远端假体、3D 打印全肱骨假体。

四、假体设计

1. 行双侧肱骨 CT 扫描，并将 DICOM 数据发送工厂建模，使用对侧肱骨的数据作镜像转换。

2. 截骨计划：根据 MRI 结果，确定两个可接受的截骨平面为第二枚螺钉以近、倒数第二枚螺钉以远。

3. 假体的设计有几方面难点：①保留肱骨头和（或）肱骨髁时，剩余髓腔长度较短，单靠髓内固定难以获得良好固定；②肱骨近端髓腔为松质骨结构，骨水泥固定效果欠佳；③手术方案的不确定性，需要准备多种方案供术中选择，可能会增加制作成本。鉴于此，术者提出下列解决方案：

（1）近端及远端髓腔使用髓内固定的同时附加钢板固定，近端使用 PHILOS 钢板，远端使用肱骨外侧髁板。其中近端使用生物固定，远端使用骨水泥固定，两处假体柄都需要定制。

（2）近端假体柄使用 3D 打印技术制作，使其具有多孔骨小梁结构利于骨长入。

（3）为了增加术中灵活性并降低制作成本，术者将假体设计成组配式。其中，肱骨近端假体及缺损段均为常规假体，不需额外制作。肱骨远端假体为使用 DICOM 数据设计的 3D 打印假体，各部件之间均可使用标准锥接来连接（图 2–10）。

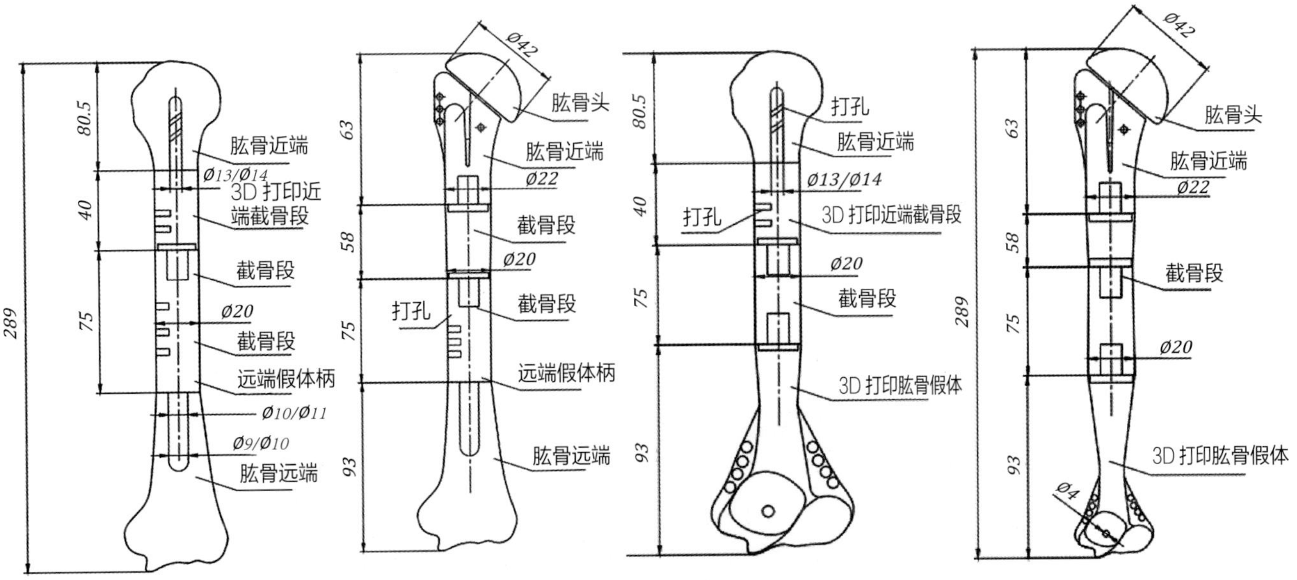

图 2–10 术前的假体设计图，4 种方案从肱骨中段节段假体到全肱骨假体

设计图中 Ø 代表直径；数值单位为 mm

五、术前准备

术前准备软轴式扩髓器、摆锯、线锯、骨水泥、骨水泥填充枪、不可吸收缝合线、血管标识带、血管外科器械、上次内固定物取出器械、引流管、全套肱骨假体及装配钢板所需专用器械。假体与患者肱骨同框拍摄 X 线片做最后确认。下肢做静脉彩色多普勒超声检查标记大隐静脉走行。

六、术中情况

1. 体位：患者左侧摇摆卧位，常规消毒右上肢及右下肢（备大隐静脉作血管搭桥）并铺巾。

2. 肿瘤切除：取右上臂 Henry 切口，起自喙突，沿肱骨头延伸后再延伸至肱骨外侧髁。切开皮肤、皮下组织，切开三角肌内侧束，暴露肱骨头前外侧，可见上次手术所置钢板。游离肱三头肌与肱肌之间隙，暴露桡神经，仔细分离桡神经并将其与肱肌一同向内轻拉，继续游离，暴露肱骨远端，可见钢板，按术前测量，取出远端 1 枚螺钉，于第二枚螺钉以远截断肱骨远端，并将钢板连同肱骨远端从桡神经下方向内侧牵拉，成功将桡神经旷置在术野外侧。提起截骨端，继续游离肱骨近端后外侧包块，纱布垫入止血。外展肩关节，切断胸大肌腱，向内侧牵开肱二头肌腹，探查可及肱骨前内侧包块，游离包块周围，发现肌皮神经穿入肿瘤，不能保留，遂予以切断。正中神经粘连不严重，顺利将其分离，肱动静脉与肿瘤粘连紧密，使用血管阻断钳临时阻断肱动脉，切断肱动脉约 1cm。取出钢板近端第一枚螺钉，于第二枚螺钉以近截断肱骨，标本离体（图 2-11）。

3. 血管重建：请血管外科医师台上会诊。于肱动脉破损两端剪断动脉，两端作局部肝素化后，使用 7-0 血管缝合线行端端吻合，松开血管阻断钳，见吻合口无渗漏，吻合口远端动脉搏动良好。

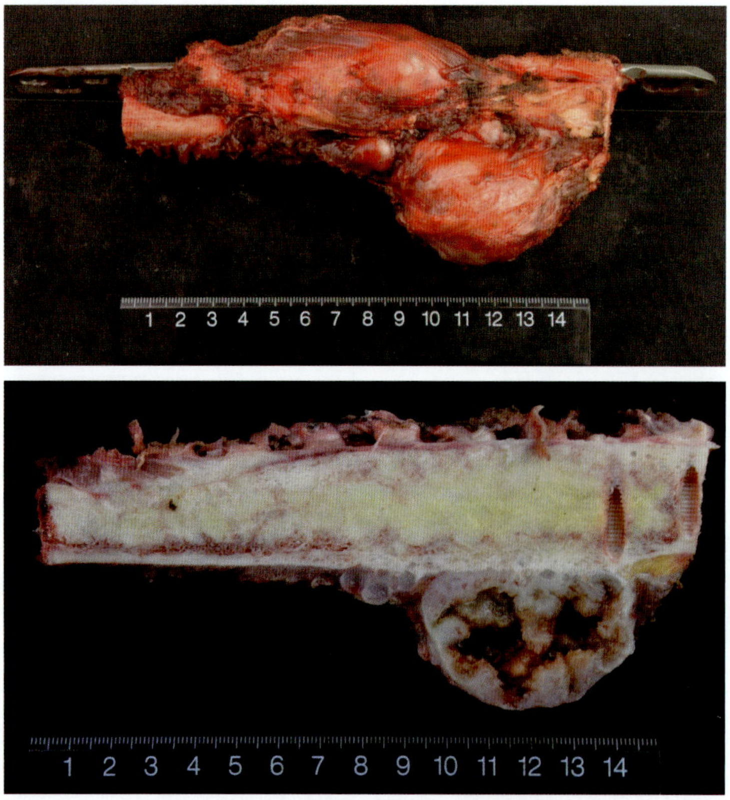

图 2-11 完整切除肿瘤标本大体像

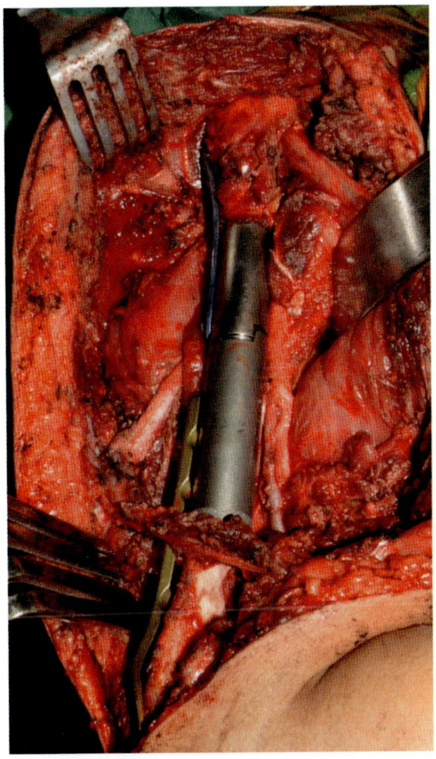

图 2-12 术中假体安装大体像

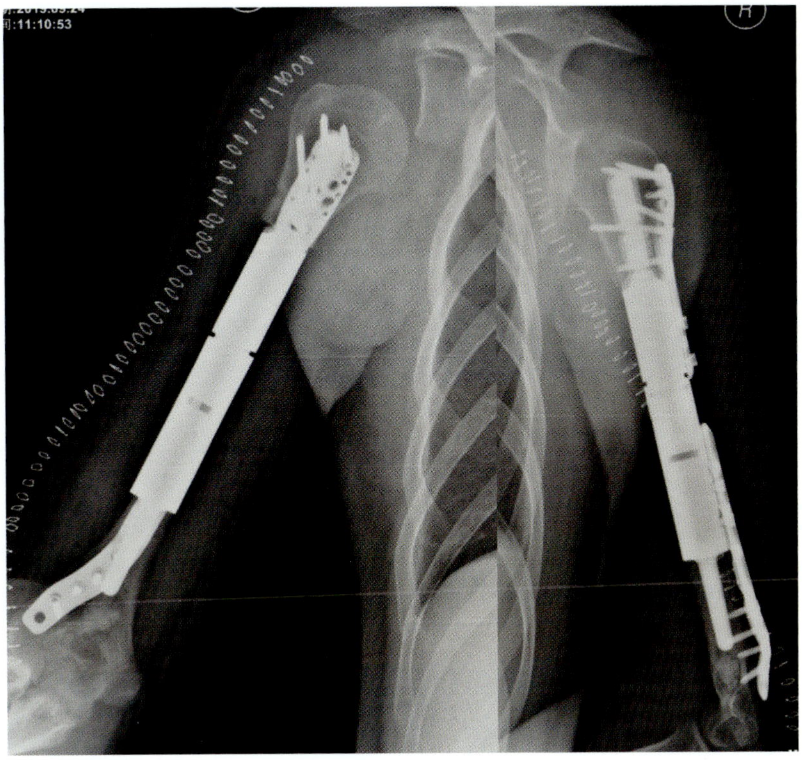

图 2-13 术后 X 线片

4. 假体安装：使用软轴式扩髓器准备近端髓腔，将近端组件试装入近端髓腔，可见假体柄与髓腔匹配良好。再准备远端髓腔，试装入定制短柄，见长度、粗细满意。组装合适长度假体（为减少血管张力特意短缩 3cm）并装入两侧髓腔中，取合适长度肱骨远端外侧髁钢板置于肱骨外侧髁后方，调整假体方向使得钢板与假体预留钉孔吻合，再取合适长度肱骨近端 PHILOS 钢板置于肱骨后外侧，使得钢板与假体预留钉孔吻合，可见假体及钢板位置均满意。取出假体，维持外侧髁钢板位置，使用锁定螺钉将其固定于外侧髁上。冲洗远端髓腔并干燥，注入骨水泥，插入假体并压紧，调整假体内旋外旋位置使钉孔对合，拧入固定螺钉 2 枚，同时经钢板再向肱骨远端骨质拧入 2 枚单皮质锁定螺钉。复位近端假体，拧入固定螺钉 2 枚将 PHILOS 钢板固定于假体上，轴向加压假体与肱骨近端接触面，再经钢板上钉孔向肱骨头拧入数枚锁定螺钉加强固定。C 形臂 X 线透视明确假体位置及内固定物长度位置满意（图 2-12，图 2-13）。

5. 软组织重建：将三角肌止点缝合于钢板的缝合孔上，缝合胸大肌与三角肌、肱二头肌与三角肌以覆盖假体。

七、术后恢复

术后静脉滴注广谱抗生素（第三代头孢菌素）至引流管拔除，之后口服第二代头孢菌素 1 周。术区适当加压包扎以减少引流量。手术后立即开始腕部、手部和手指的主动和被动活动以及力量训练。术后早期尽量抬高患肢以减少肿胀，应关注手部活动情况，避免因过度加压包扎引起神经损伤。该患者术后即出现桡神经麻痹，表现为虎口区麻木、垂腕，考虑为术中牵拉桡神经所致。

由于手术操作所带来的三角肌无力会导致肩关节半脱位，故需佩戴外展支具维持肩关节位置固定 4 周，以保证肌肉充分愈合、张力恢复并形成瘢痕。术后 4 周后，开始被动活动及主动活动，主要锻炼肩关节的前屈、外展肌力，肘关节屈伸肌力及手部活动。

八、随访

患者术后 2 个月余桡神经功能恢复，术后 3 个月复查见肩关节半脱位消失。术后 6 个月复查，肩、肘、腕关节功能基本同健侧。术后 6 个月复查提示手术瘢痕深方软组织肿瘤复发，无远处转移。复发灶局限于浅肌层，未累及血管，故予以局部切除（图 2-14，图 2-15）。

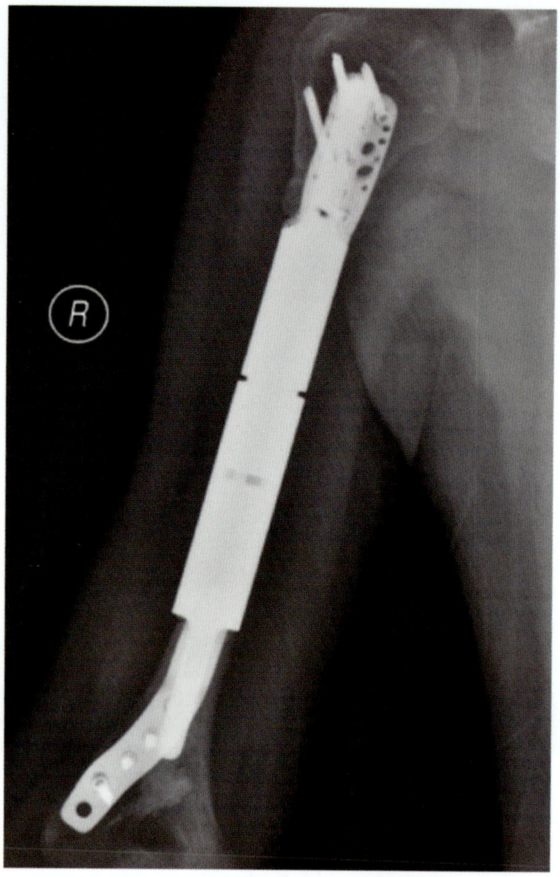

图 2-14　术后半年复查 X 线片

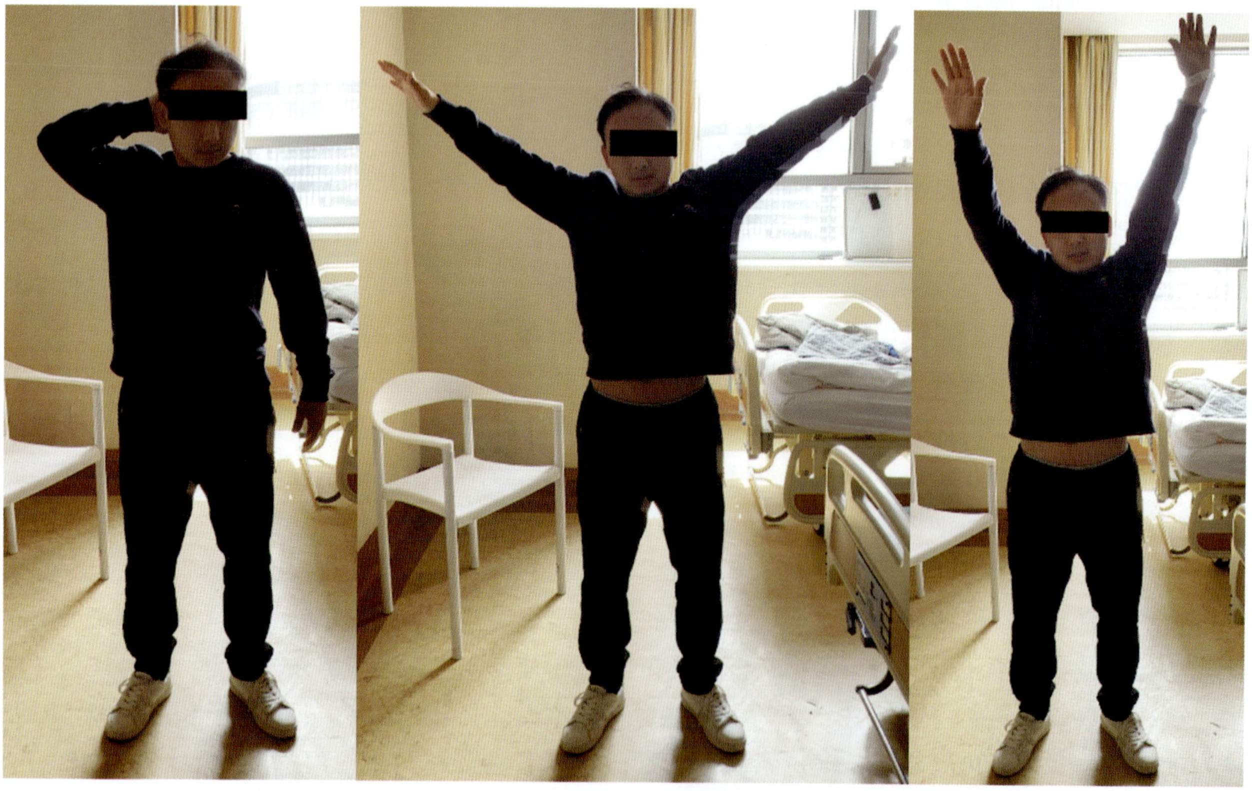

图 2-15　术后复查功能体位像

病例三　左肱骨中段软骨肉瘤复发

一、病史

患者男性，30 岁，因“左肱骨近端软骨肉瘤术后 2 年，发现复发 5 个月”收住入院。患者有遗传性多发骨软骨瘤病史，曾行多处手术。2 年前发现左肱骨近端肿物，行切除术，术后病理示软骨肉瘤。5 个月前出现左上臂不适，复查后考虑肿瘤复发。

体格检查：左上臂近端内侧皮肤可见约 10cm 纵向切口瘢痕，左上臂外侧略饱满，无压痛，左上肢感觉、运动、血运正常。

二、影像学检查

入院行左侧肱骨 X 线片、磁共振增强扫描及 CT 增强扫描。X 线片结果显示左肱骨术后。CT 显示占位性包块位于肱骨中段，主要位于骨皮质表面。MRI 显示包块位于肱骨中段表面，肱骨头未受累（图 2–16）。

全身骨显像显示多发骨病变，符合多发骨软骨瘤病表现。肺部平扫 CT 未见异常。

三、手术计划

1. 切除边界：病变位于肱骨中上段，在考虑安全边界的前提下尽量保留肱骨头（肩关节）。

2. 重建方式：使用中段假体重建，远端髓腔允许常规髓内柄及骨水泥固定。近端髓腔较短且为松质骨，不适合常规骨水泥柄或生物柄固定，需要 3D 打印定制假体。

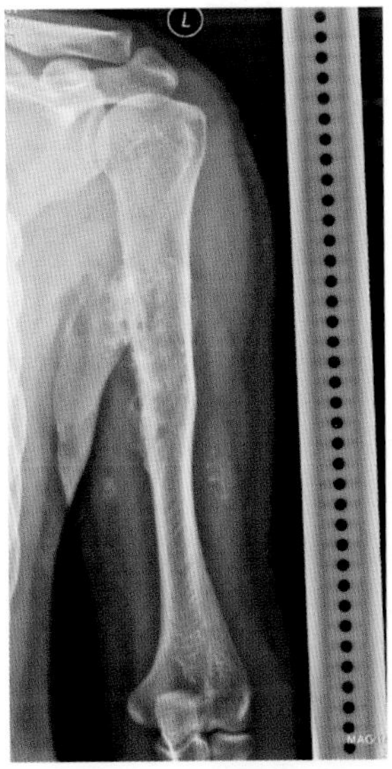

A

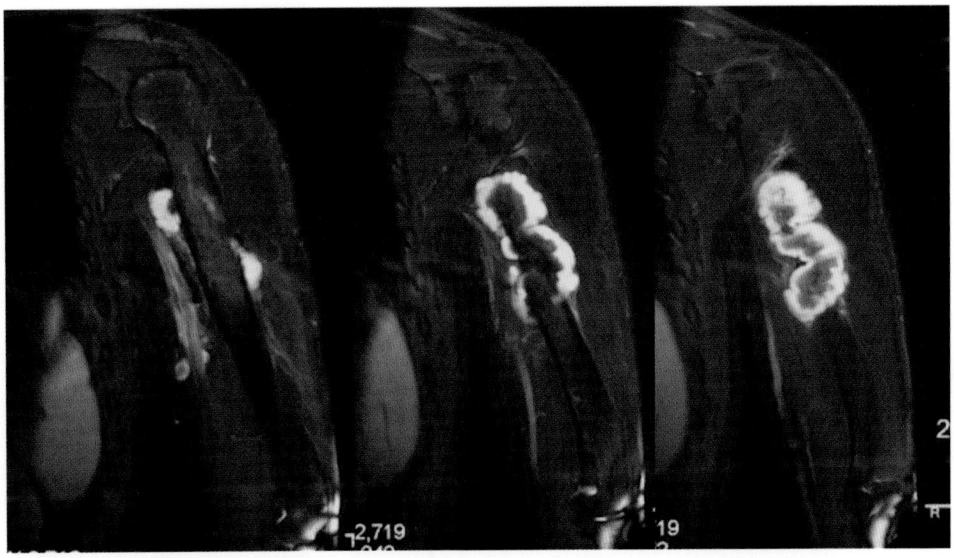

B

图 2–16　术前影像学检查

A.X 线片；B. 术前 MRI 的 T2 加权像

四、假体设计

1. 行肱骨 CT 扫描，并将 DICOM 数据发送工厂建模。

2. 截骨计划：根据 MRI 结果，肱骨头顶端以下 60mm、190mm 行水平截骨。

3. 假体设计要点

（1）近端假体及假体柄使用 Ti6Al4V 合金进行 3D 打印，假体柄表面及骨 – 假体接触面为多孔骨小梁结构；远端假体柄使用机械加工的钴铬钼合金制作，为光滑的骨水泥直柄（图 2–17）。

（2）由于近端为生物固定，抗旋转能力弱，故在假体外侧使用肱骨外侧 PHILOS 钢板辅助固定。假体缺损段上留有钉孔用于固定钢板。

五、术前准备

术前准备软轴式扩髓器、摆锯、线锯、骨水泥、骨水泥填充枪、不可吸收性缝合线、血管标识带、引流管、假体及装配钢板所需专用器械。假体与患者肱骨同框拍摄 X 线片做最后确认。

六、术中情况

1. 体位：平卧位，患侧肩下垫高。

2. 肿瘤切除：取 Henry 切口，逐层切开皮肤、皮下，沿胸大肌和肱二头肌间隙游离，可触及肿瘤包块位于肱骨中上段。小心保护内侧神经血管束，在肱骨后方三头肌内剥离，显露并小心保护桡神经不受损伤。根据术前影像学检查在距离肱骨头 60mm 和 190mm 处截断肱骨，肱骨中段肿瘤完整离体（图 2–18）。

3. 假体安装：骨水泥方法固定肱骨远端髓腔。将少量异体骨植入肱骨近端髓腔，打压密实，再将带有多孔结构的近端髓内柄插入肱骨近端髓腔，加压后通过钢板连接肱骨中段假体和近端肱骨头（图 2–19）。

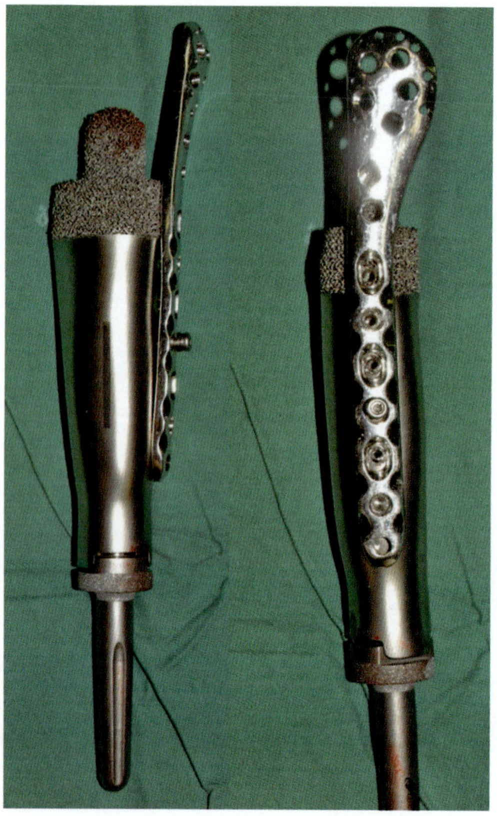

图 2–17 3D 打印肱骨中段假体

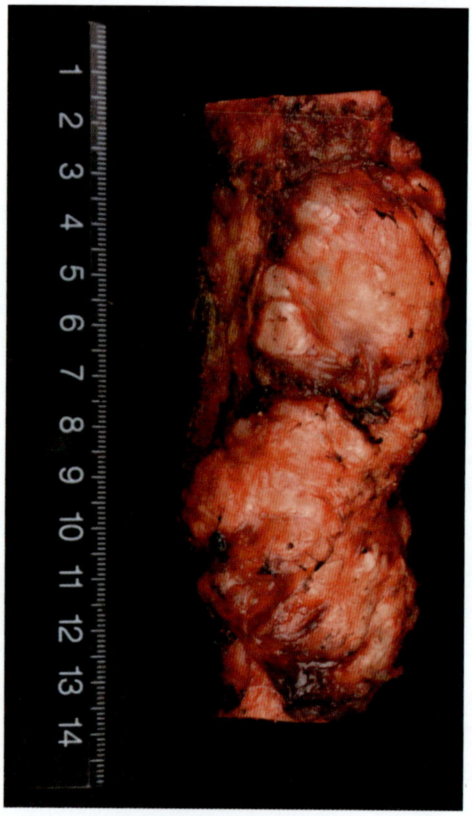

图 2–18 完整切除肿瘤标本大体像

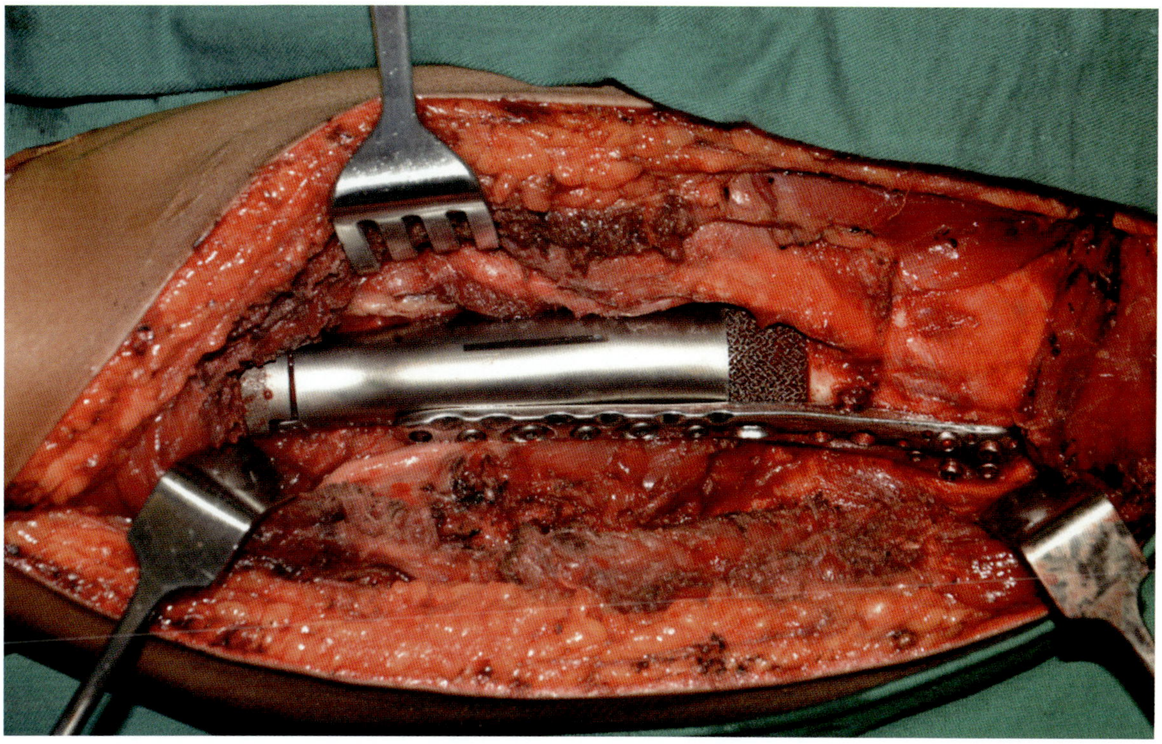

图 2-19　肱骨中段假体安装复位，钢板辅助加固

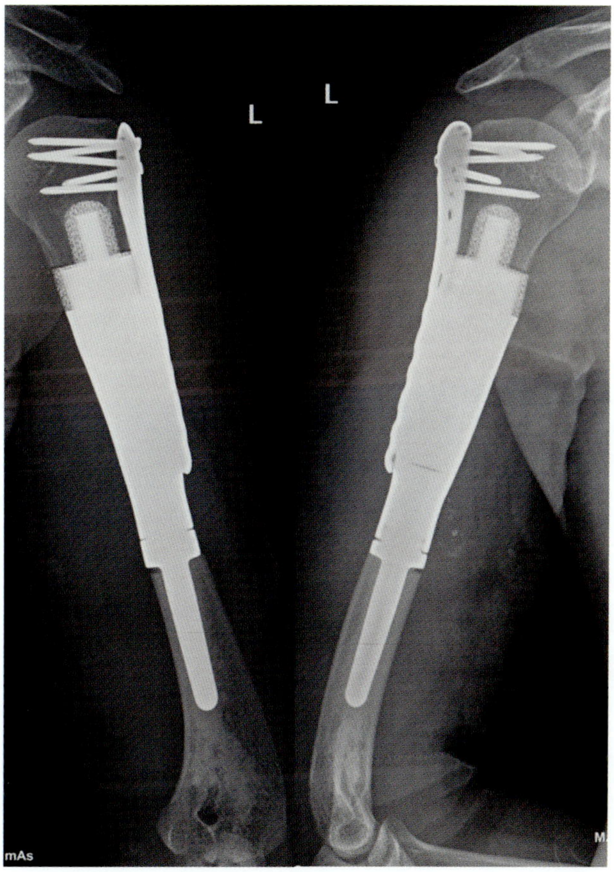

图 2-20　术后 X 线片

4．术后 X 线片示假体位置良好，3D 打印面对合满意，钢板固定牢固（图 2-20）。

七、术后恢复

术后静脉滴注广谱抗生素（第三代头孢菌素）至引流管拔除，之后口服第二代头孢菌素 1 周。术区适当加压包扎以减少引流量。手术后立即开始腕部、手部和手指的主动和被动活动以及力量训练。术后早期尽量抬高患肢以减少肿胀，应关注手部活动情况，避免因过度加压包扎引起神经损伤。

佩戴外展支具维持肩关节位置 4 周，以保证肌肉充分愈合、张力恢复并形成瘢痕。术后 4 周后，开始被动活动及主动活动，主要锻炼肩关节前屈、外展肌力。

八、随访

术后 6 周即基本恢复到正常的功能状态。术后 18 个月随访患者无瘤生存，功能恢复良好。

病例四　右肱骨中段骨肉瘤

一、病史

患者男性，13 岁，因“扪及右上臂肿物 1 个月”入院。于当地医院行 CT 及 MRI 检查，提示右肱骨肿物，行穿刺活检，结果提示骨肉瘤。经术前化疗后肿瘤体积缩小，边界清楚。

体格检查：右上臂可触及约鸡蛋大小肿物，边界较清，质硬，不能推动，局部皮温正常，皮肤颜色正常，无压痛，肢体感觉、运动、末梢血运均正常。

二、影像学检查

入院行右侧肱骨 X 线片、磁共振增强扫描及 CT 增强扫描。X 线片结果显示右肱骨中上段骨质破坏、骨膜反应合并软组织包块（图 2–21A）；MRI 显示肿物边界清晰，髓腔内病变范围较长，

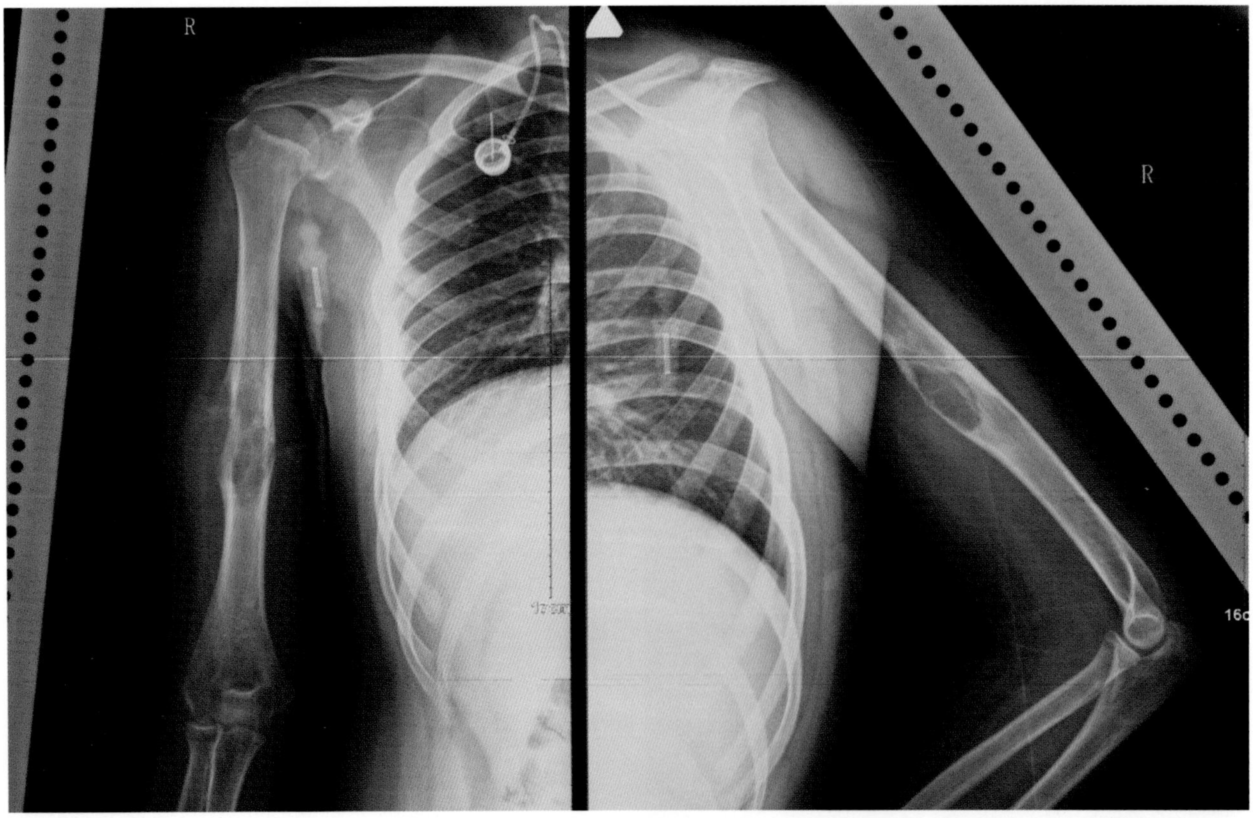

A

图 2–21 术前影像学检查

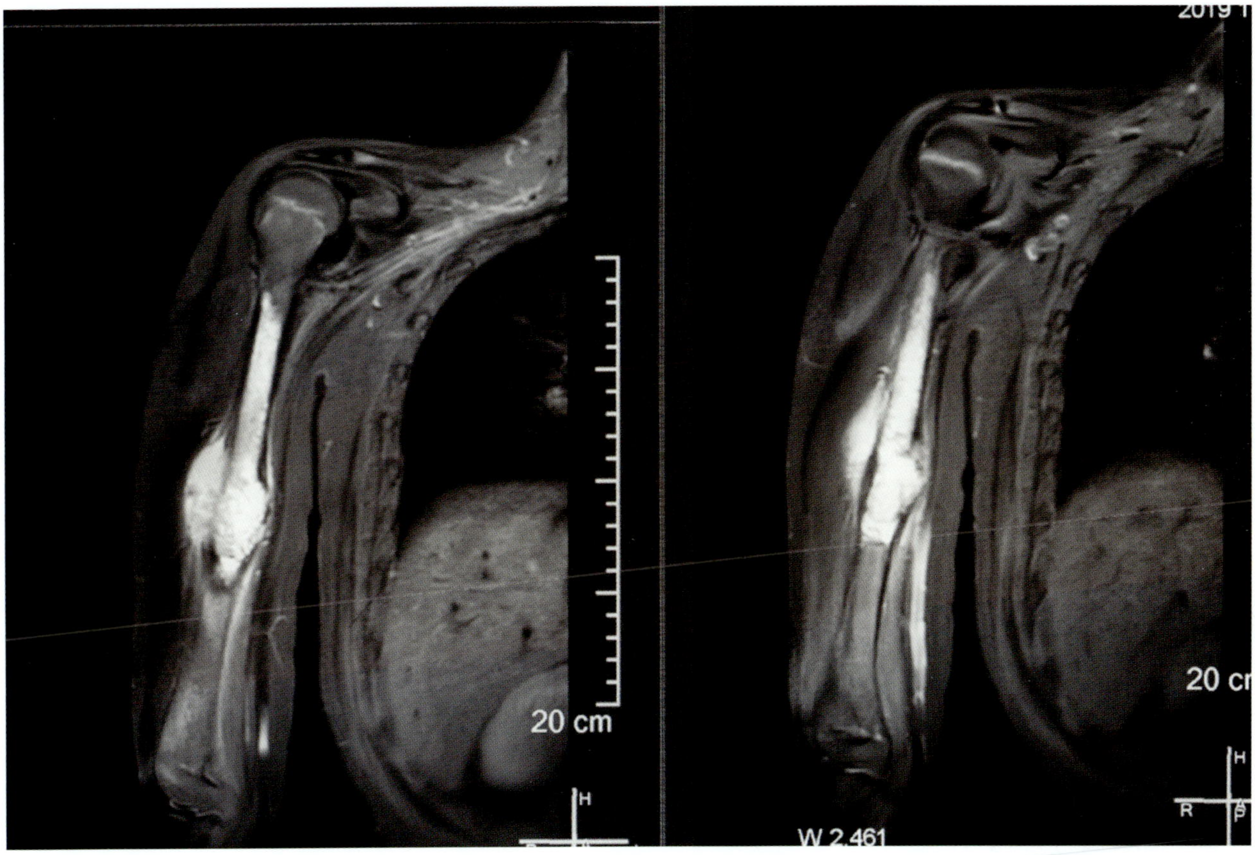

B

图 2-21　术前影像学检查

A. 术前 X 线片；B. 术前 MRI 的 T2 加权像

但肱骨头和肘关节未受累（图 2-21B）。

全身骨显像显示肱骨单发病变，其余骨未见转移征象。肺部平扫 CT 未见异常。

三、手术计划

（1）切除边界：患者 13 岁，肱骨中上段病变，穿刺活检提示骨肉瘤，应行整块切除。肿瘤位于肱骨中上段，肿瘤上极距离肱骨顶端 40mm，肿瘤下极距离髁上约 90mm。

（2）重建方式：术者选择 3D 打印定制假体，保留肩关节和肘关节。

四、假体设计

（1）行双侧肱骨 CT 扫描，并将 DICOM 数据发送工厂建模，使用对侧肱骨的数据作镜

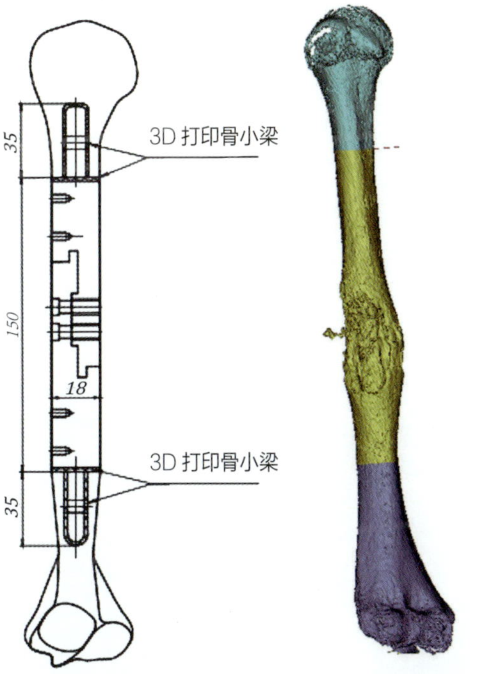

图 2-22　3D 打印肱骨中段假体设计图和模拟重建效果图

设计图中数值单位为 mm

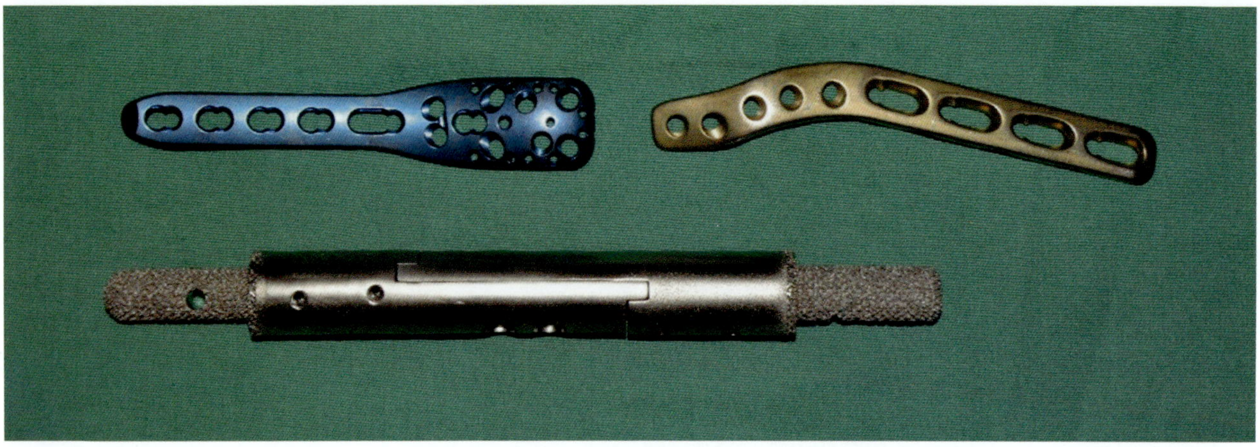

图 2-23 3D 打印肱骨中段假体及辅助加固钢板

像转换。

（2）截骨计划：根据 MRI 结果，肱骨头顶端以下 40mm 行近端截骨，肱骨头顶端以下 190mm 行远端水平截骨。

（3）假体近端和远端髓腔均采用 3D 打印骨小梁生物固定柄的设计，辅以钢板固定（图 2-22，图 2-23）。

五、术前准备

术前准备软轴式扩髓器、摆锯、线锯、骨水泥、骨水泥填充枪、不可吸收性缝合线、血管标识带、引流管、假体及装配钢板所需专用器械。

假体与患者肱骨远端同框拍摄 X 线片做最后确认。此外最好预先准备一套普通肱骨近端假体（或准备肱骨髓内钉 + 骨水泥，可制备临时假体），以备不时之需。

六、术中情况

体位：患者取仰卧位，患侧肩下垫高（图 2-24）。常规消毒患肢。

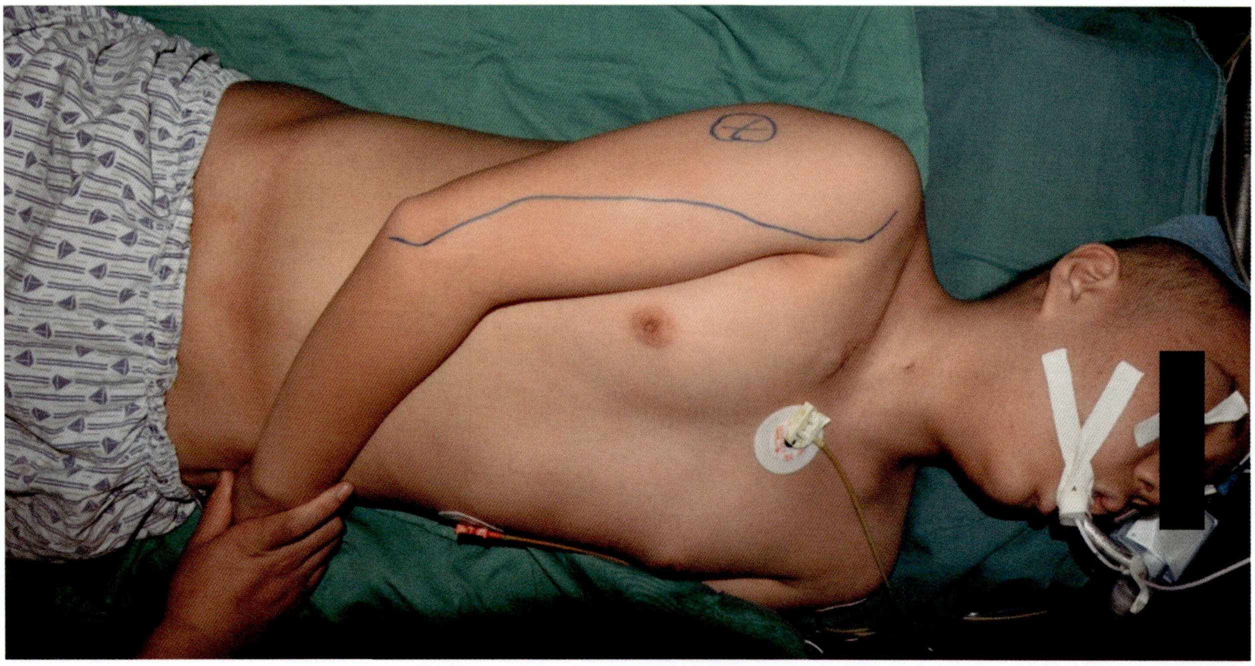

图 2-24 体位及手术切口

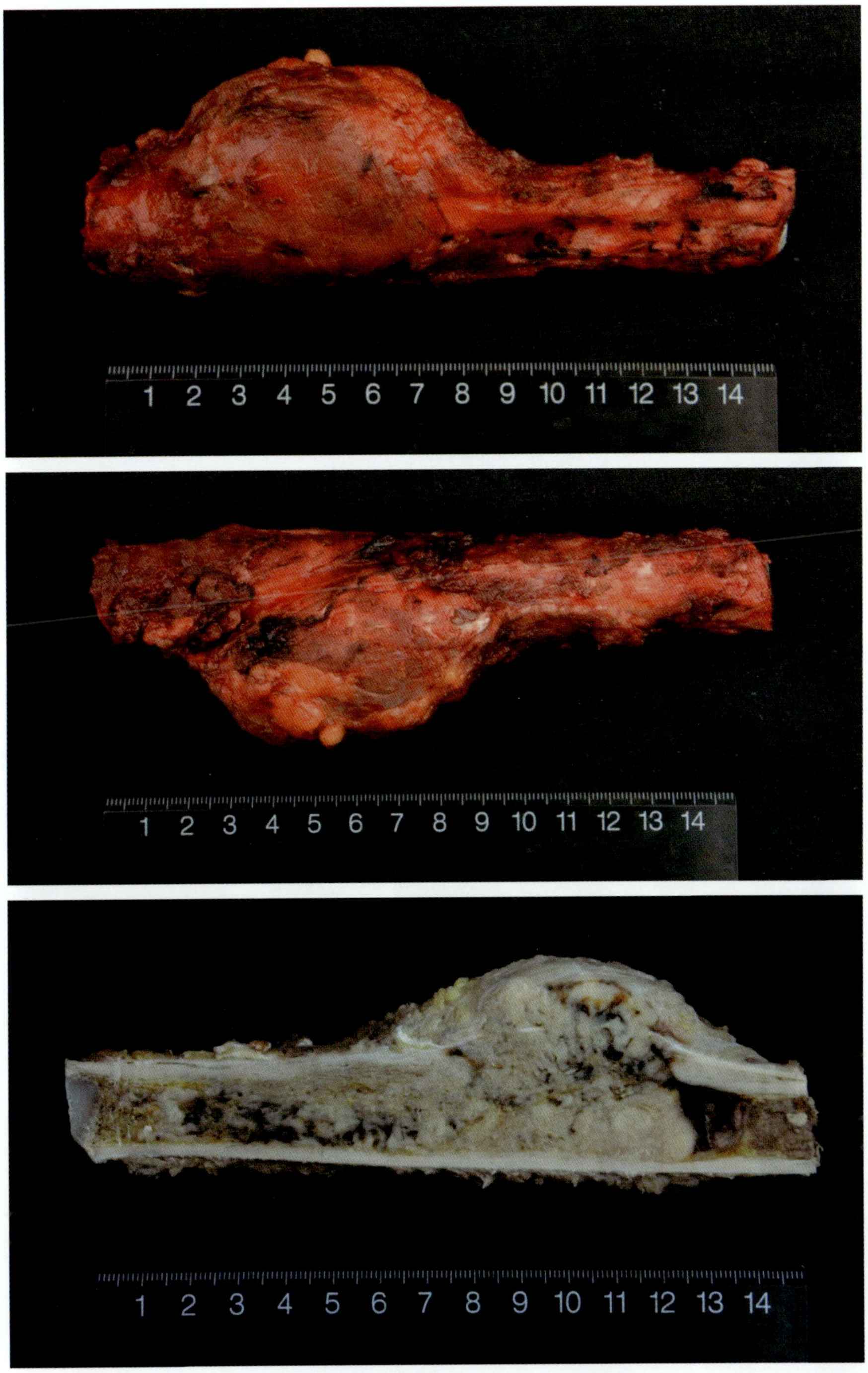

图 2-25　完整切除肿瘤标本大体像

肿瘤切除：使用 Henry 入路，切口起自喙突，沿肌间沟向肱骨外上髁延伸，经肌间沟分离，游离三角肌及胸大肌止点，暴露肱骨肿瘤。按术前计划，距肱骨头以下 190mm 截断肱骨干，提起肱骨，游离后方肌肉附着、旋肱后动脉及腋神经，使用线锯完成近端截骨，标本离体（图 2-25，图 2-26）。

假体安装：使用刮勺刮除截骨端两端松质骨至假体柄大小，保留刮出的骨质，将假体近端和远端髓内柄旋转拧入髓腔内，可见匹配良好。注意确定截骨线轴位。将 PHILOS 钢板和肱骨远端外侧钢板通过螺钉固定于假体上，再经钢板向肱骨头和肱骨远端外上髁内拧入数枚锁定螺钉加强固定。

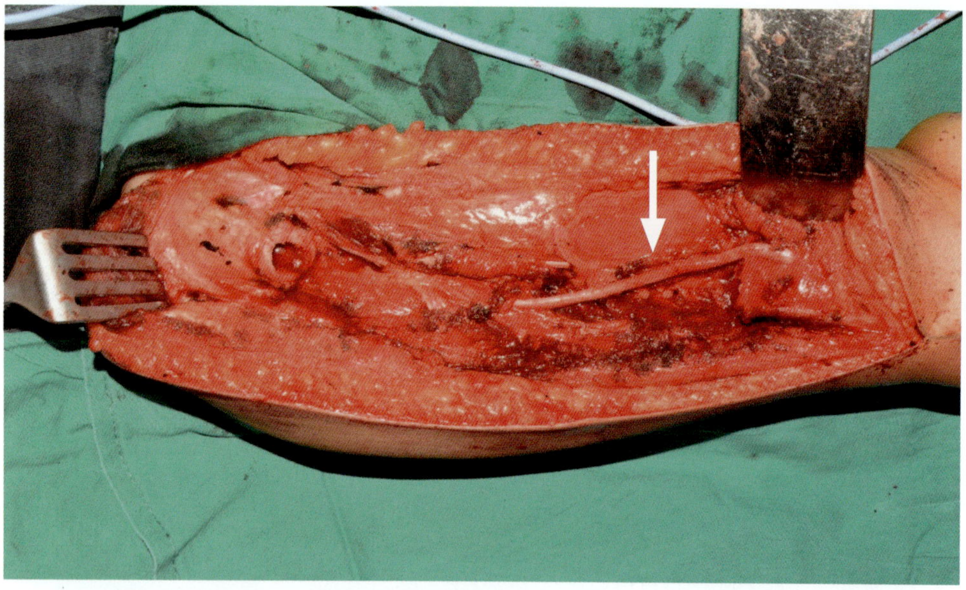

图 2-26 术中肿瘤切除后大体像，箭头所指为桡神经

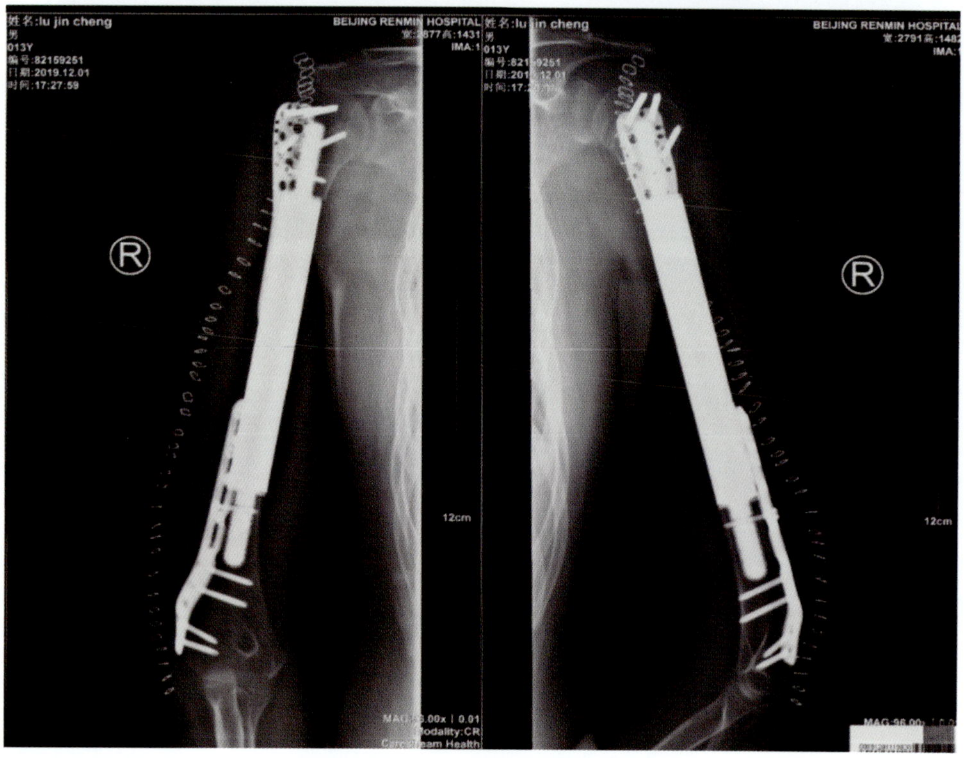

图 2-27 术后 X 线片

软组织重建：将三角肌止点缝合于钢板的缝合孔上，缝合胸大肌与三角肌、肱二头肌与三角肌以覆盖假体。

患者术后 X 线片示假体位置良好，3D 打印面对合满意，钢板固定牢固（图 2-27）。

七、术后恢复

术后静脉滴注广谱抗生素（第三代头孢菌素）至引流管拔除，之后口服第二代头孢菌素 1 周。术区适当加压包扎以减少引流量。手术后立即开始腕部、手部和手指的主动和被动活动以及

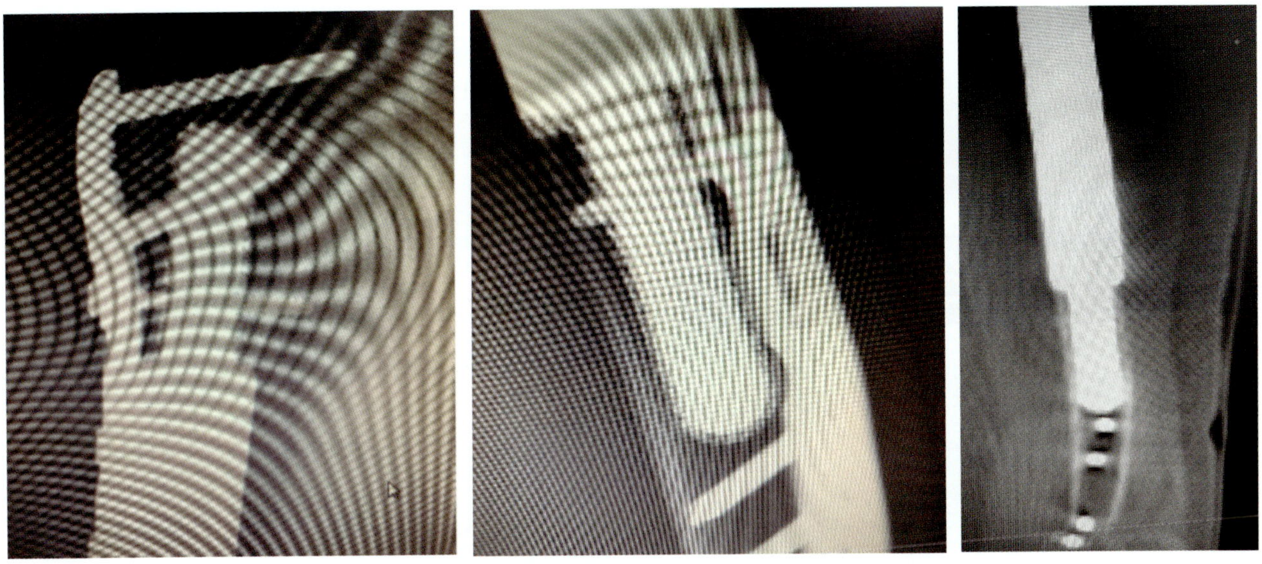

图 2-28 术后 6 个月复查 X 线及 CT 可见 3D 打印金属骨小梁有骨长入

力量训练。术后早期尽量抬高患肢以减少肿胀，应关注手部活动情况，避免因过度加压包扎引起神经损伤。

由于手术操作所带来的三角肌无力会导致肩关节半脱位，故需佩戴外展支具维持肩关节位置固定 4 周，以保证肌肉充分愈合、张力恢复并形成瘢痕。术后 4 周后，开始被动活动及主动活动，主要锻炼肩关节前屈、外展肌力。

八、随访

患肢术后 6 周即基本恢复到正常的功能状态。术后 6 个月复查，X 线及 CT 可见 3D 打印金属骨小梁有骨长入（图 2-28），患肢功能良好（图 2-29）。

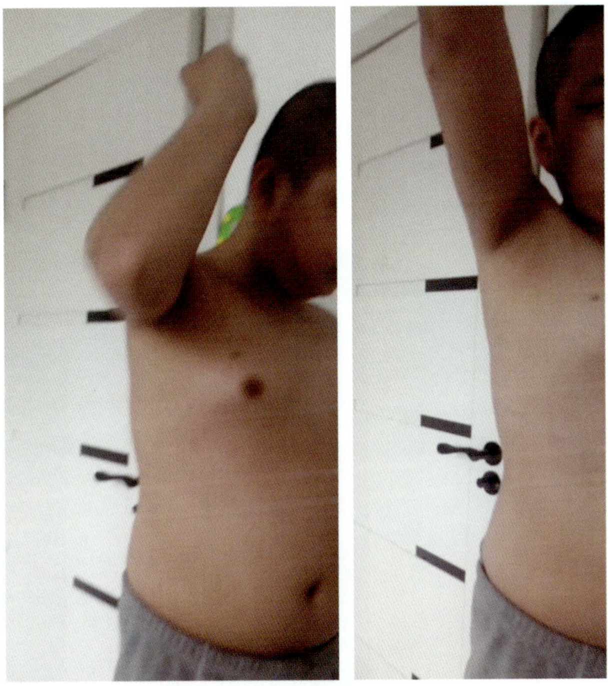

图 2-29 术后 6 个月患肢功能良好

病例五　右肱骨中段尤因肉瘤

一、病史

患者男性，13 岁，因右上臂尤因（Ewing）肉瘤入院。于当地医院行 CT 及 MRI 检查，提示右肱骨肿物，行穿刺活检，结果提示尤因肉瘤。经术前 VAC-IE 化疗（长春新碱 + 阿霉素 + 环磷酰胺 / 异环磷酰胺 + 磷酸依托泊苷）后肿瘤体积缩小，边界清楚。

体格检查：右上臂可触及约鸡蛋大小肿物，边界较清，质硬，不能推动，局部皮温正常，皮肤颜色正常，无压痛，肢体感觉、运动、末梢血运均正常。

二、影像学检查

局部检查包括右侧肱骨 X 线片、磁共振增强扫描及 CT 增强扫描。X 线片结果显示右肱骨中上段骨质破坏、骨膜反应并软组织包块；MRI 显示肿物边界清晰，髓腔内病变范围不长，肱骨头和肘关节未受累（图 2–30）。

全身骨显像显示肱骨单发病变，其余骨未见

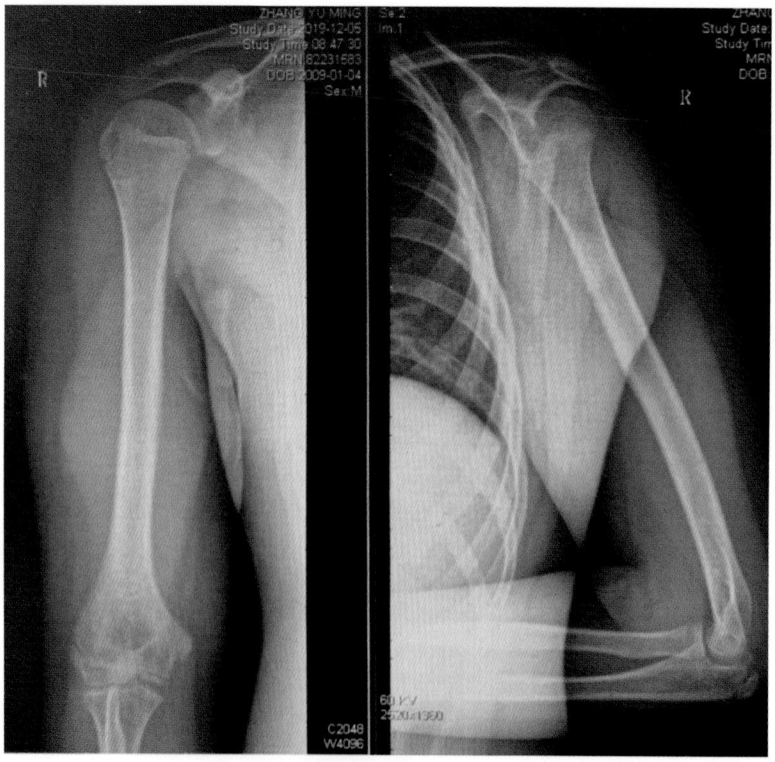

A

图 2–30　术前影像学检查

A. 术前 X 线片

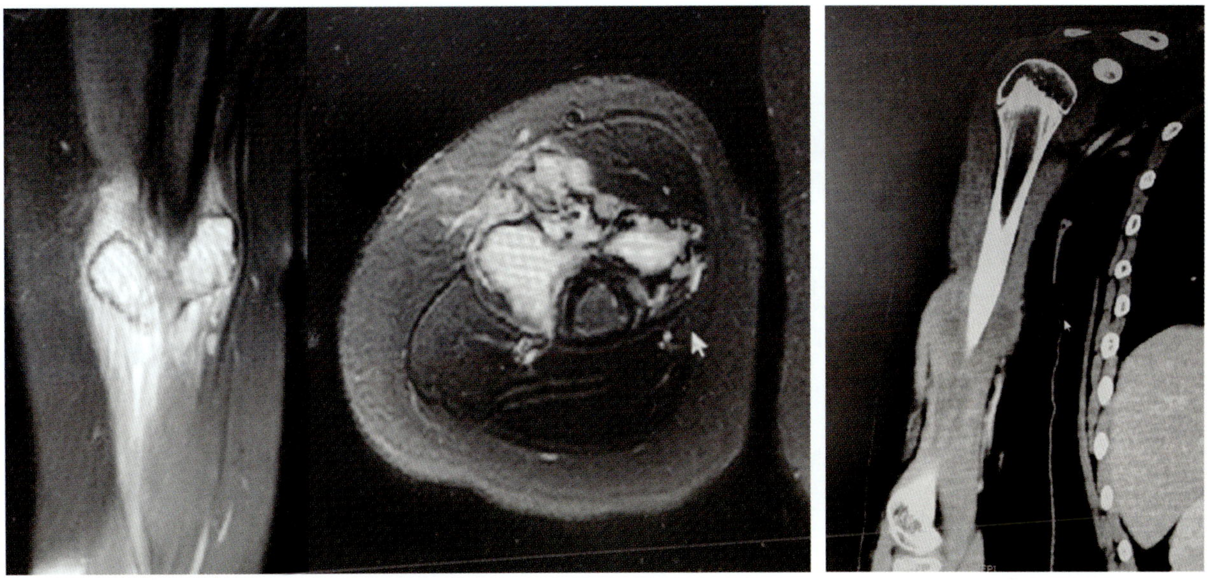

B　　　　C

图 2-30（续）　术前影像学检查

B. 术前 MRI 的 T2 加权像；C. 术前 CT

转移征象。肺部平扫 CT 未见异常。

三、手术计划

（1）切除边界：患者 13 岁，肱骨中上段病变，穿刺活检提示尤因肉瘤，应行整块切除。肿瘤位于肱骨中上段，肿瘤上极距离肱骨顶端 90mm，肿瘤下极距离髁上约 50mm。

（2）重建方式：术者选择 3D 打印定制假体，保留肩关节和肘关节。

四、假体设计

（1）行双侧肱骨 CT 扫描，并将 DICOM 数据发送工厂建模，使用对侧肱骨的数据作镜像转换。

（2）截骨计划：根据 MRI 结果，肱骨头顶端以下 80mm 行近端截骨，肱骨头顶端以下 190mm 行远端水平截骨。

（3）假体近端髓腔采用骨水泥固定柄。远端采用 3D 打印骨小梁生物固定柄的设计，并辅以钢板固定（图 2-31）。

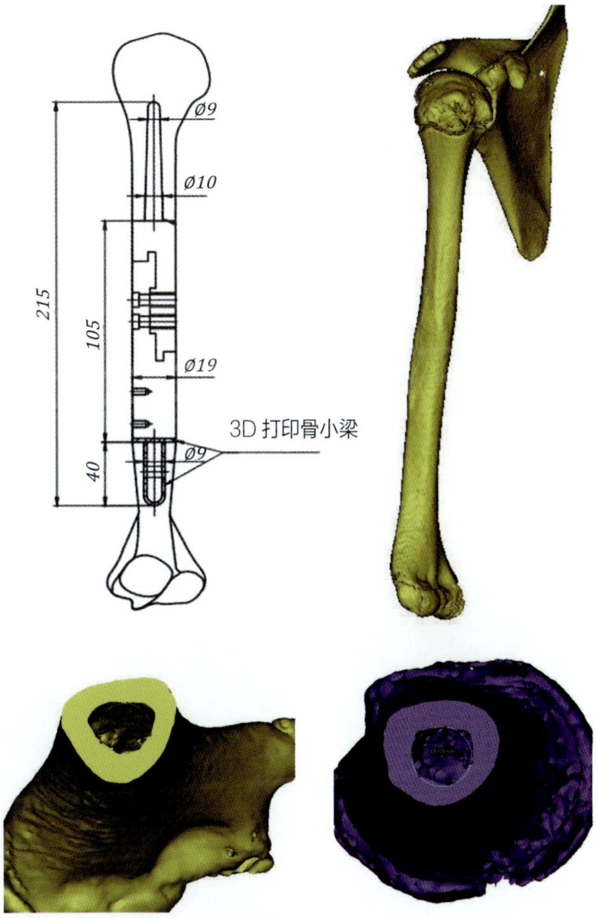

图 2-31　3D 打印肱骨中段假体设计图及模拟重建效果图

设计图中 Ø 代表直径；数值单位为 mm

五、术前准备

术前准备软轴式扩髓器、摆锯、线锯、骨水泥、骨水泥填充枪、不可吸收性缝合线、血管标识带、引流管、假体及装配钢板所需专用器械。

假体与患者肱骨远端同框拍摄 X 线片做最后确认。此外最好预先准备一套普通肱骨近端假体（或准备肱骨髓内钉 + 骨水泥，可制备临时假体），以备不时之需。

六、术中情况

体位：患者取仰卧位，患侧肩下垫高。常规消毒患肢。

肿瘤切除：使用 Henry 入路，切口起自喙突，沿肌间沟向肱骨外上髁延伸，经肌间沟分离，游离三角肌及胸大肌止点，暴露肱骨肿瘤。按术前计划，距肱骨头以下 190mm 截断肱骨干，提起肱骨，游离后方肌肉附着、旋肱后动脉及腋神经，肱骨头顶端以下 80mm 行近端截骨，标本离体。

假体安装：使用刮勺刮除截骨端远端松质骨至假体柄大小，保留刮出的骨质，将假体远端髓内柄旋转拧入远端髓腔内，可见匹配良好。提起近端截骨端扩髓，选用合适的假体柄，组装假体。向近端髓腔注入骨水泥并插入假体柄，在骨水泥硬化前将近端假体柄插入近端髓腔内，保持轴向加压至骨水泥凝固硬化。将肱骨远端外侧板通过螺钉固定于假体上，再经钢板向肱骨外上髁内拧入数枚锁定螺钉加强固定。

软组织重建：将三角肌止点缝合于钢板的缝合孔上，缝合胸大肌与三角肌、肱二头肌与三角肌以覆盖假体。

患者术后 X 线片示假体位置良好，3D 打印面对合满意，钢板固定牢固（图 2–32）。

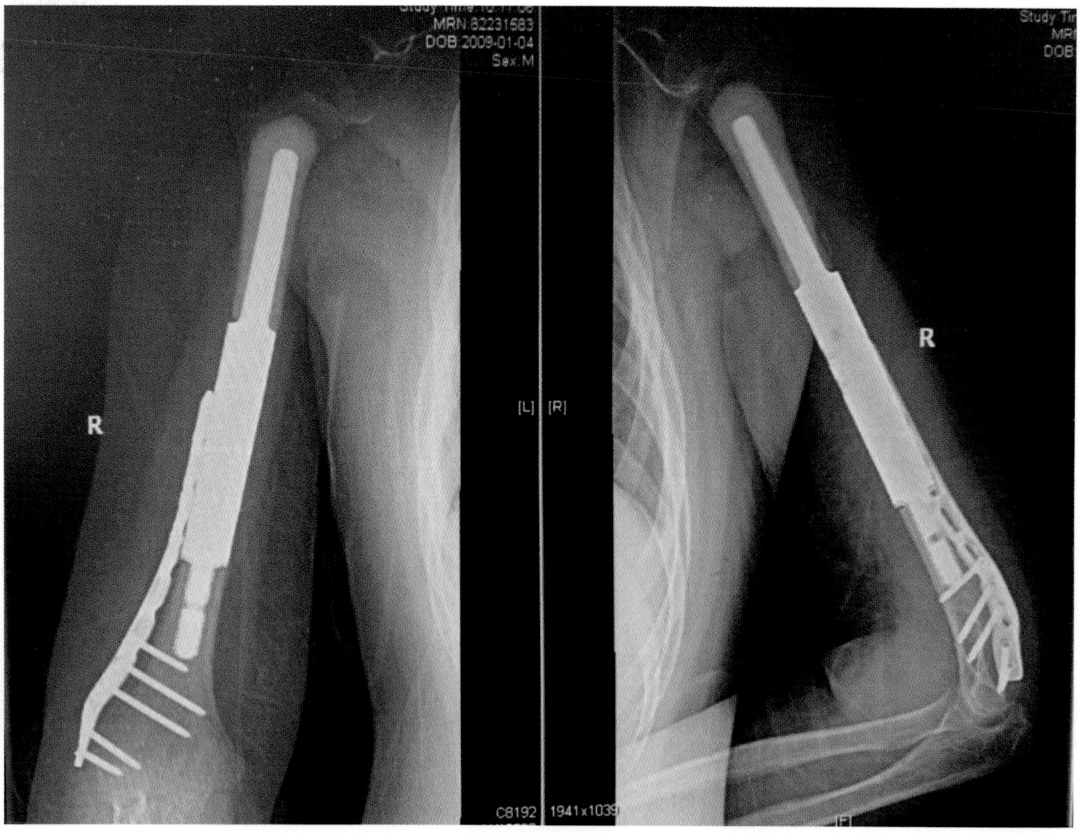

图 2–32 术后 X 线片

七、术后恢复

术后静脉滴注广谱抗生素（第三代头孢菌素）至引流管拔除，之后口服第二代头孢菌素 1 周。术区适当加压包扎以减少引流量。手术后立即开始腕部、手部和手指的主动和被动活动以及力量训练。术后早期尽量抬高患肢以减少肿胀，应关注手部活动情况，避免因过度加压包扎引起神经损伤。

由于手术操作所带来的三角肌无力会导致肩关节半脱位，故需佩戴外展支具维持肩关节位置固定 4 周，以保证肌肉充分愈合、张力恢复并形成瘢痕。术后 4 周后，开始被动活动及主动活动，主要锻炼肩关节前屈、外展肌力。

八、随访

患肢术后 6 周即基本恢复到正常的功能状态。术后 3 个月复查，患者无瘤生存（图 2–33，图 2–34）。

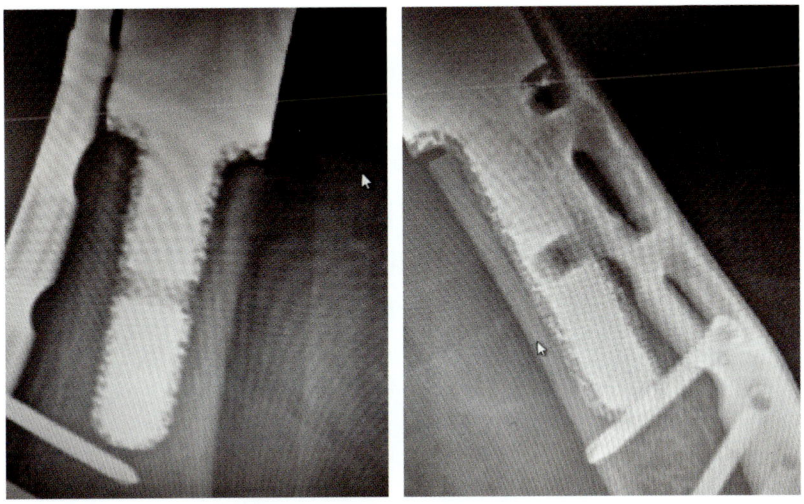

图 2–33　术后 3 个月复查 X 线片

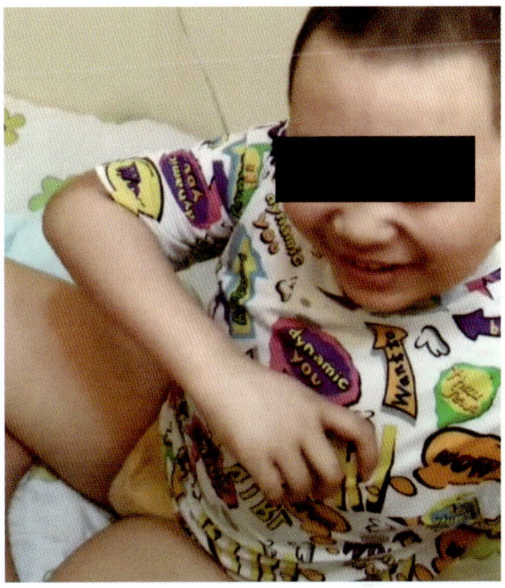

图 2–34　术后 3 个月功能体位像

诊疗体会

（1）应根据疾病恶性程度及磁共振成像检查结果制定安全的截骨计划；结合磁共振成像检查结果及 CT 检查结果测量剩余髓腔内径及长度。

（2）当患侧骨质破坏明显时，应使用对侧数据进行假体设计。

（3）复发肿瘤在制定切除计划和假体设计方面难度很大，术后复发风险较高。

（4）保留自体关节的有效重建与关节置换相比，一般能获得更好的功能状态。

（5）通过标准锥接，将定制假体组配化，既能增加术中灵活性，又能降低制造成本。

（6）肱骨近端骨质为松质骨，不适合采用常规的骨水泥固定。使用 3D 打印技术能生产出具有多孔金属骨小梁结构的假体柄，能达到良好的固定并实现骨长入，最终达到长期稳定。初期可使用钢板辅助固定抵抗旋转。

（7）肱骨远端剩余髓腔较短时，应使用肱骨远端外侧髁钢板辅助固定。

（8）假体制作完成后一定在术前与患者肱骨远端同框拍摄 X 线片做最后确认。

（9）若三角肌止点在术中被游离，术后常出现肱骨头半脱位，这种半脱位一般具有自限性，但术后早期需要佩戴支具固定肩关节位置 4 周。

第三章 3D 打印全肱骨假体

对于起源于肱骨上中段的恶性肿瘤，如果肿瘤沿着髓腔内向下蔓延，势必会累及整个肱骨，或者累及肱骨全长的 3/4 范围。以往这种情况下，外科手术的选择只有做全肱骨切除－人工全肱骨假体置换术。即使肱骨远端还没有被肿瘤累及，也只能选择全肱骨切除－人工假体置换。由于肱骨远端形态已逐渐变扁，剩余部分髓腔很短，不足以固定人工假体柄。以往全肱骨假体在肘关节常采用全限制的铰链设计，这会造成尺骨内假体柄应力集中，在长期的应用过程中会导致松动移位。随着 3D 打印技术的应用，我们开始尝试在全肱骨假体的远端肘关节部分采用仿生半关节设计，通过匹配的关节对合和周围韧带的修补，重建关节的活动度和稳定性。对于肱骨远端还没有被肿瘤累及的情况，可以通过 3D 打印技术，制作出一个表面带有金属骨小梁结构的较短的假体柄，使之与剩余髓腔紧密压迫、生物固定，骨外辅以钢板固定，防止假体柄早期旋转。后期（3 个月左右）假体柄通过骨长入达到假体柄与自体骨的融合，以达到长期使用的目标。

病例一 左肱骨全段骨肉瘤

一、病史

患者男性，11 岁，因“左侧肱骨骨肉瘤”入院。患者因左侧肱骨骨肉瘤于外院行术前化疗，化疗效果欠佳，肿瘤增大，可见腋静脉内瘤栓蔓延至右心房。

体格检查：左侧上臂肱骨上段可触及巨大肿物，皮温略高，无压痛。左肩外展、屈、伸功能明显受限，外展最大约 30°。左前臂无肿胀，左手感觉及运动正常。

二、影像学检查

入院行左侧肱骨 X 线片、磁共振增强扫描及 CT 增强扫描。X 线片显示左肱骨全长病变，成骨、溶骨混合，累及关节面（图 3–1）。

全身骨显像提示左肱骨异常浓聚，其余骨骼未见转移表现。肺部 CT 未见异常。

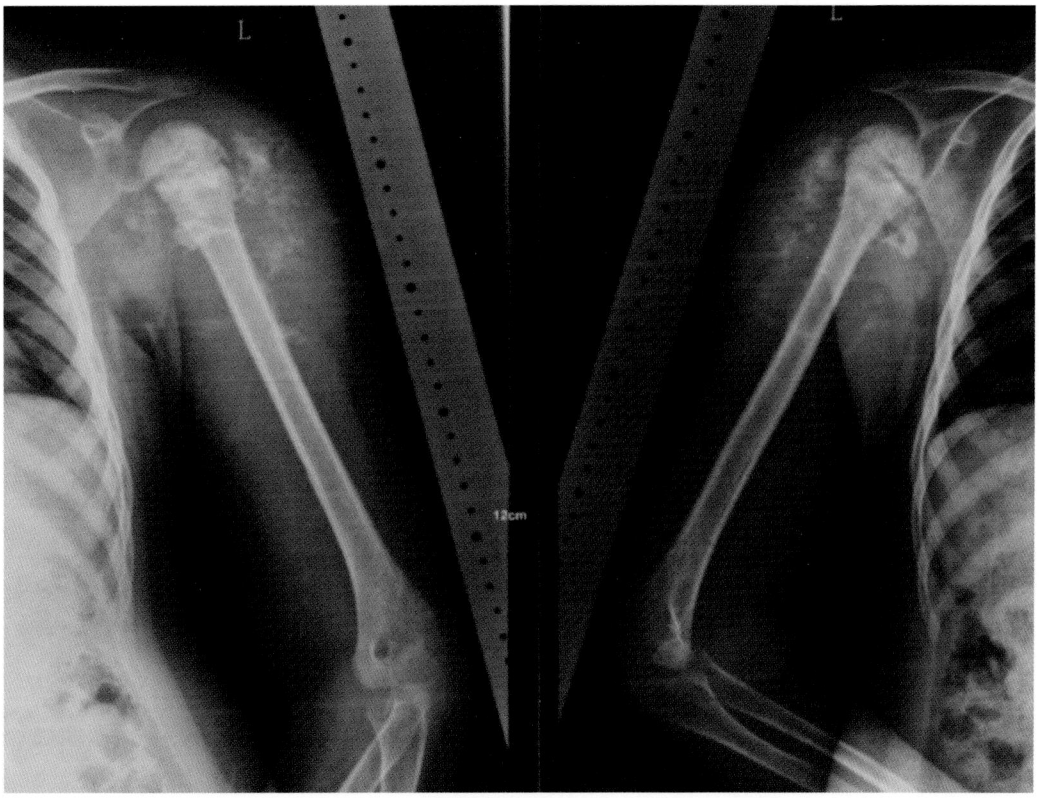

A

图 3–1 术前影像学资料

A. 术前 X 线片显示左肱骨中上段病变，成骨、溶骨混合

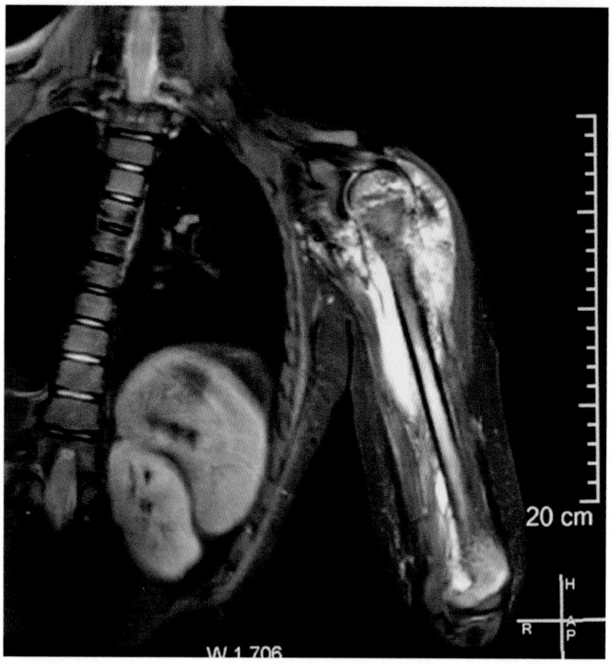

B

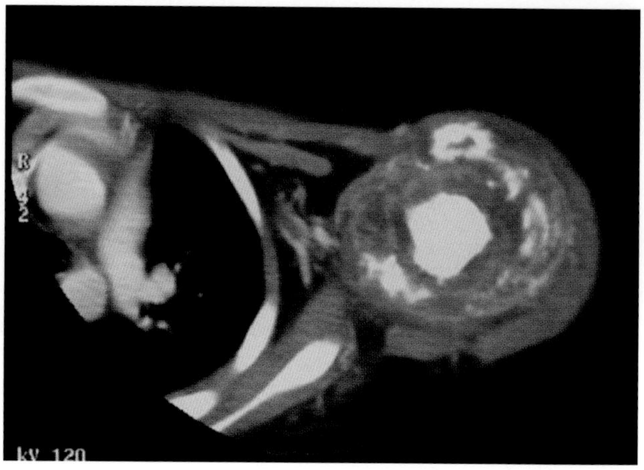

C

图 3-1（续） 术前影像学资料

B. 术前 MRI 的 T2 加权像显示左肱骨全长高信号病变；C. 术前 CT 可见左肱骨上段巨大肿瘤，软组织包块内可见肿瘤型成骨

三、手术计划

（1）切除边界：全肱骨切除，并做好截肢和血管重建的准备。腋静脉内瘤栓经血管外科会诊后，认为取栓发生肺栓塞的风险极高，决定术后辅助放疗。

（2）重建方式：全肱骨假体。肱骨远端为避免假体松动的发生，选择 3D 打印假体，假体的滑车关节面、鹰嘴窝和冠突窝的形态来源于对侧肱骨数据进行镜像反转。

四、假体设计

（1）行双侧肱骨 CT 扫描，并将 DICOM 数据发送工厂建模，使用对侧肱骨的数据作镜像转换。

（2）3D 打印肱骨远端假体的滑车关节面、鹰嘴窝和冠突窝的形态来源于对侧肱骨数据进行镜像反转。肱骨左右宽度缩减 10% 以利于软组织覆盖。假体鹰嘴窝和内、外侧髁预留缝合孔以便固定肘关节囊和韧带、肌肉。

（3）3D 打印肱骨远端假体长 120mm，其近端直径及锥度与通用的缺损段、肱骨近端假体及髓内柄相同，可根据实际情况组配使用（图 3–2）。

五、术前准备

术前准备不可吸收缝合线、引流管、假体安装所需专用器械。假体与患者肱骨同框拍摄 X 线片做最后确认。另准备普通全肱骨假体、髓内钉、骨水泥备用。

六、术中情况

体位：患者取仰卧位（图 3–3）。

肿瘤切除：沿上臂前方原切口中段切开皮肤并向外侧延伸至肘关节后方，向内侧分离肱二头肌及肱肌，显露肱骨及桡神经，探查发现肿瘤向肱骨外形成包块。切开关节囊，显露并保护尺神经，向外侧游离肱三头肌腱，在正常腱性组织内切断肱骨内、外上髁的肌肉附着，脱位肘关节。探查见关节面完好，未见肿瘤。保护尺神经、桡神经、桡动静脉，继续在正常

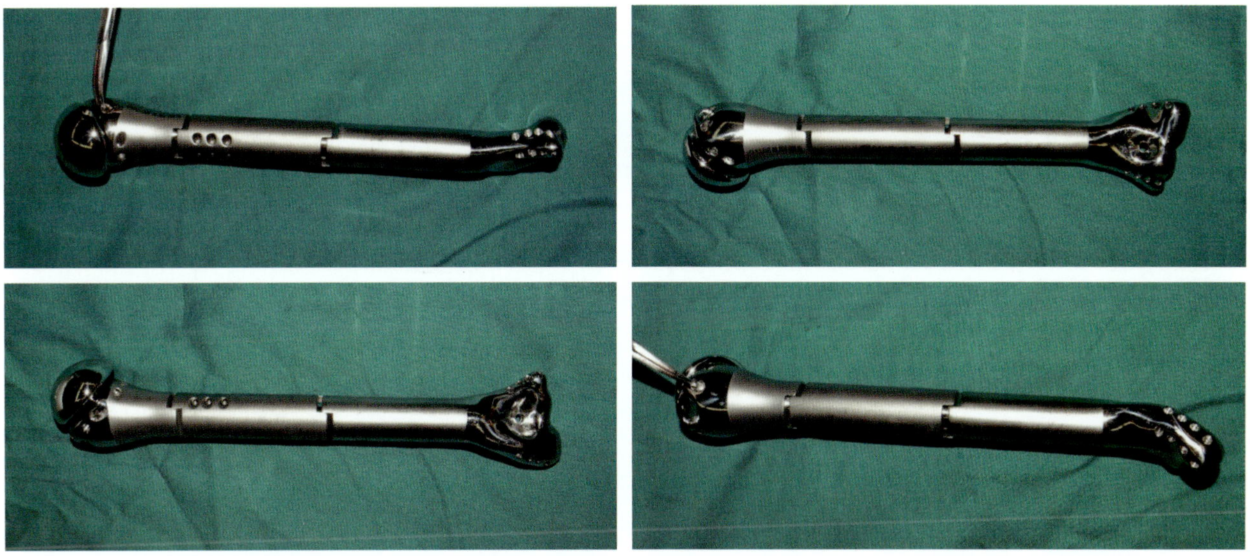

图 3-2 3D 打印肱骨假体，滑车关节面、鹰嘴窝和冠突窝的形态来源于对侧肱骨数据进行镜像反转

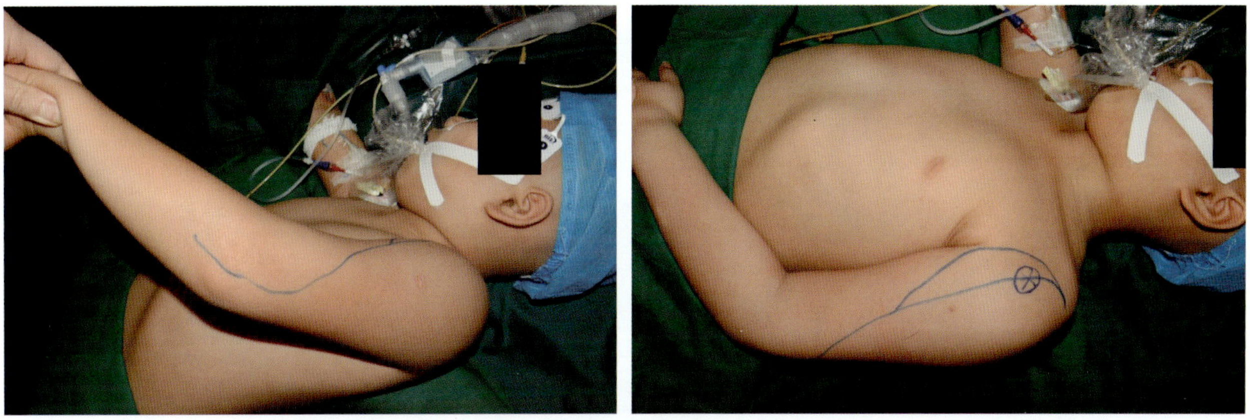

图 3-3 体位及手术切口

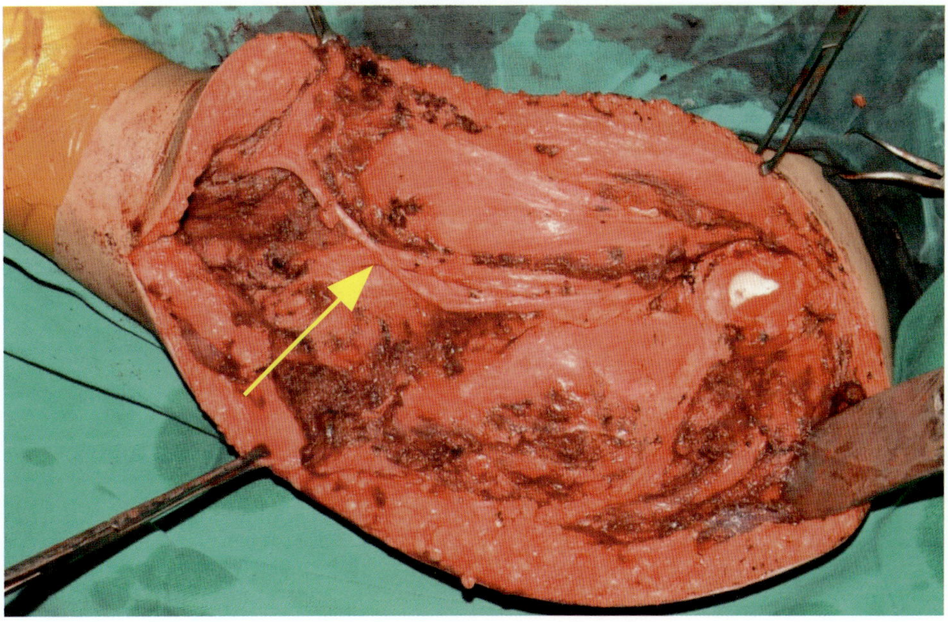

图 3-4 术中大体像，完整切除肿瘤（箭头所指为桡神经）

肌肉组织内向近端游离，显露到肱骨头，全肱骨肿瘤离体。剖视标本，见边界良好（图 3–4，图 3–5）。

假体安装及软组织重建：组装假体，将桡神经前置，复位肩关节及肘关节，使用韧带缝合线重建肩肘关节囊、肩袖、旋前圆肌、桡侧腕屈肌等软组织，缝合相邻肌肉以覆盖假体（图 3–6，图 3–7）。

术后 X 线片示假体位置良好（图 3–8）。

七、术后恢复

在术后早期，控制肢体肿胀很重要。患者从手到肩都用厚敷料包扎，同时用支具维持肘关节屈曲 75°。患者肢体抬高 3 ~ 4 天。引流管在 3 ~ 4 天后拔除。

手术后立即开始腕部、手部和手指的主动和被动活动以及力量训练，上臂用支具外固定。整个恢复过程持续进行手部和腕部的力量训练。

在 6 周后，给患者打开铰链式肘关节支具，允许在屈曲 0° ~ 150° 之间做主动活动、协助下主动活动以及被动屈曲活动。但该患者肘关节活动较差，术后 3 个月复查 X 线片提示肩关节、肘关节对位良好（图 3–9）。

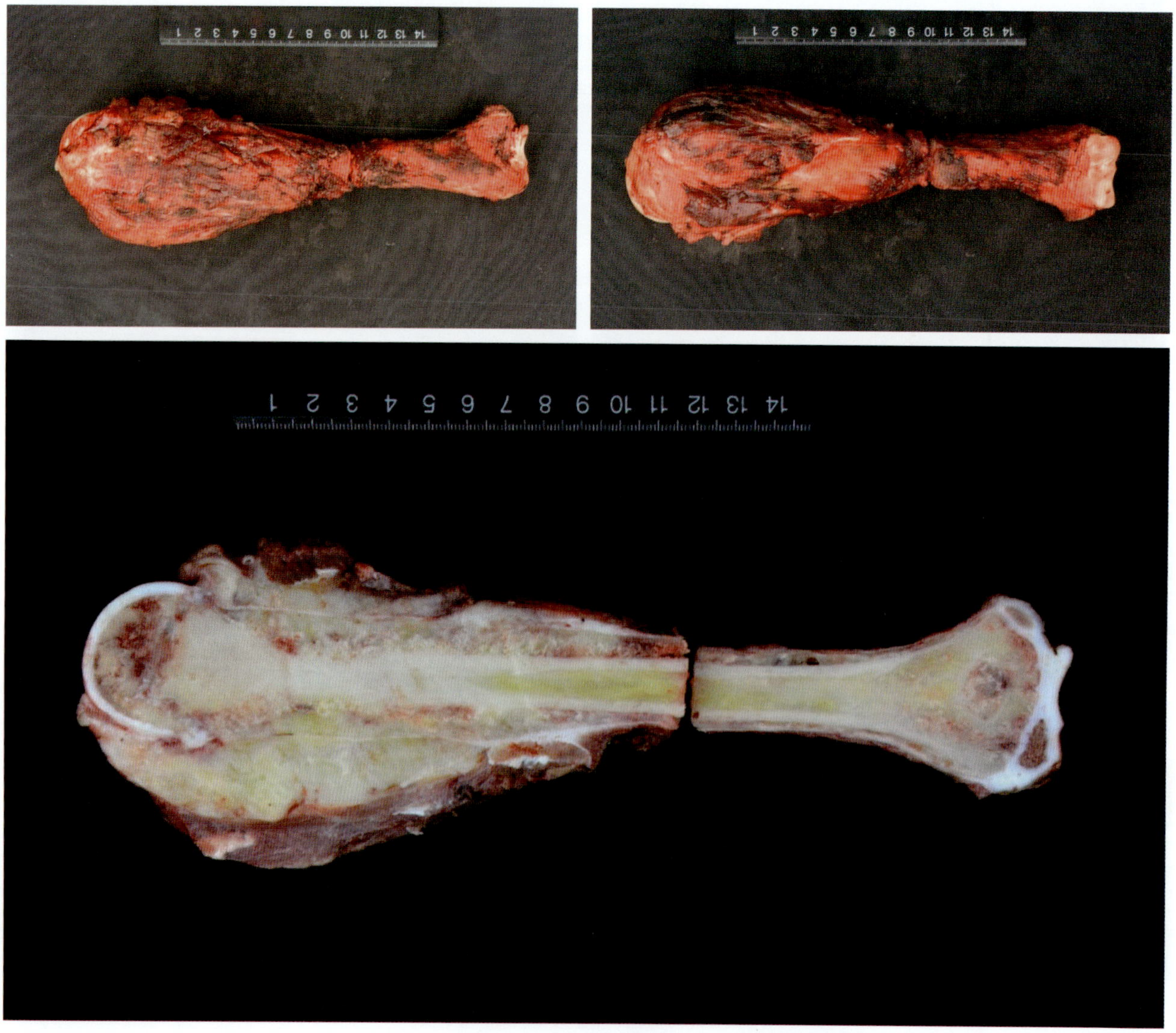

图 3–5 肿瘤标本

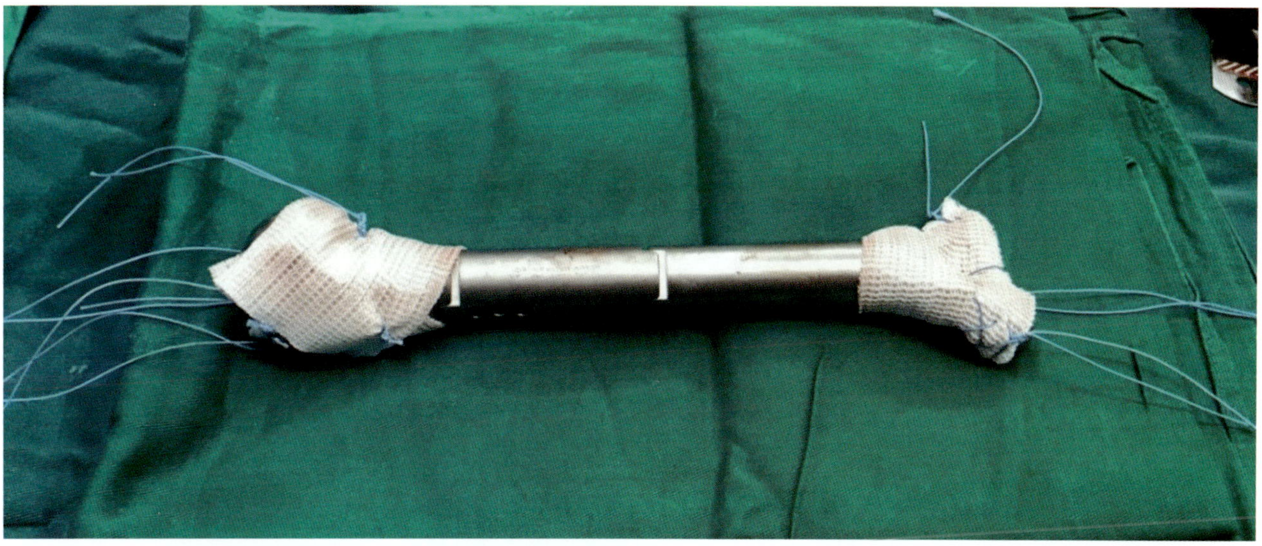

图 3-6　假体两端肩关节和肘关节部位以 LARS 韧带包裹，以利于软组织贴附和肌腱关节囊的修复重建

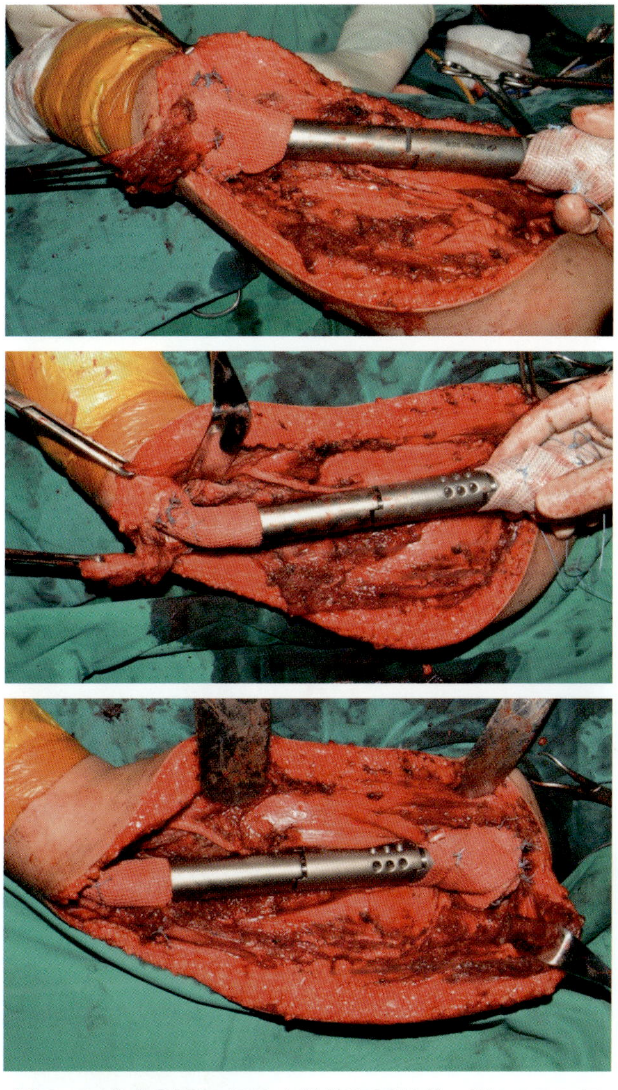

图 3-7　术中所见，复位肩关节和肘关节，以 LARS 韧带为辅助修复重建肌腱关节囊

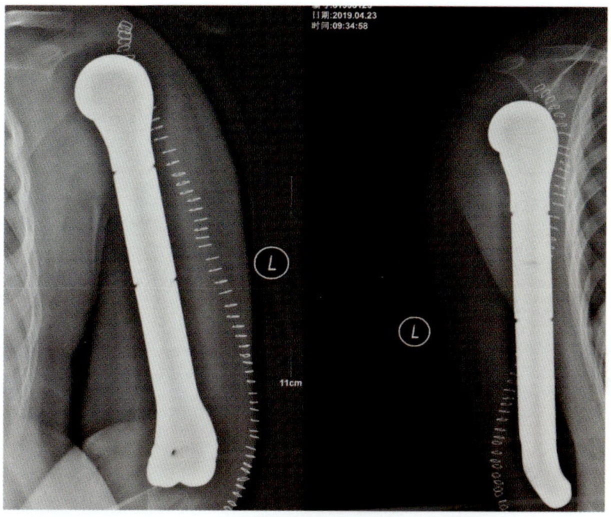

图 3-8　术后 X 线片

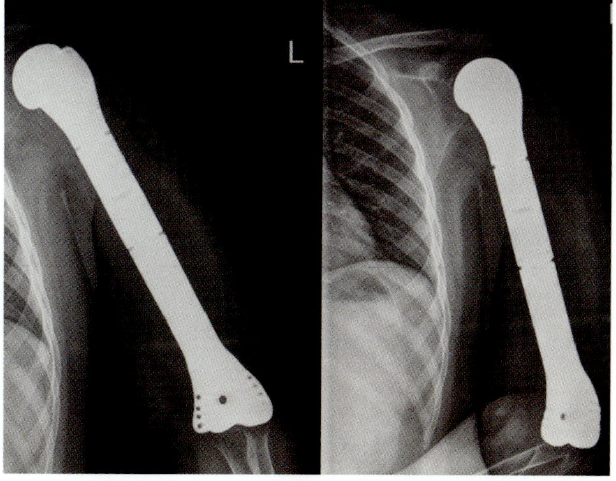

图 3-9　术后 3 个月复查 X 线，肩关节和肘关节对位良好

八、随访

术后 3 个月复查 X 线片提示假体位置良好，肩关节稳定，肘关节屈伸功能部分恢复，手指活动基本正常（图 3-10）。

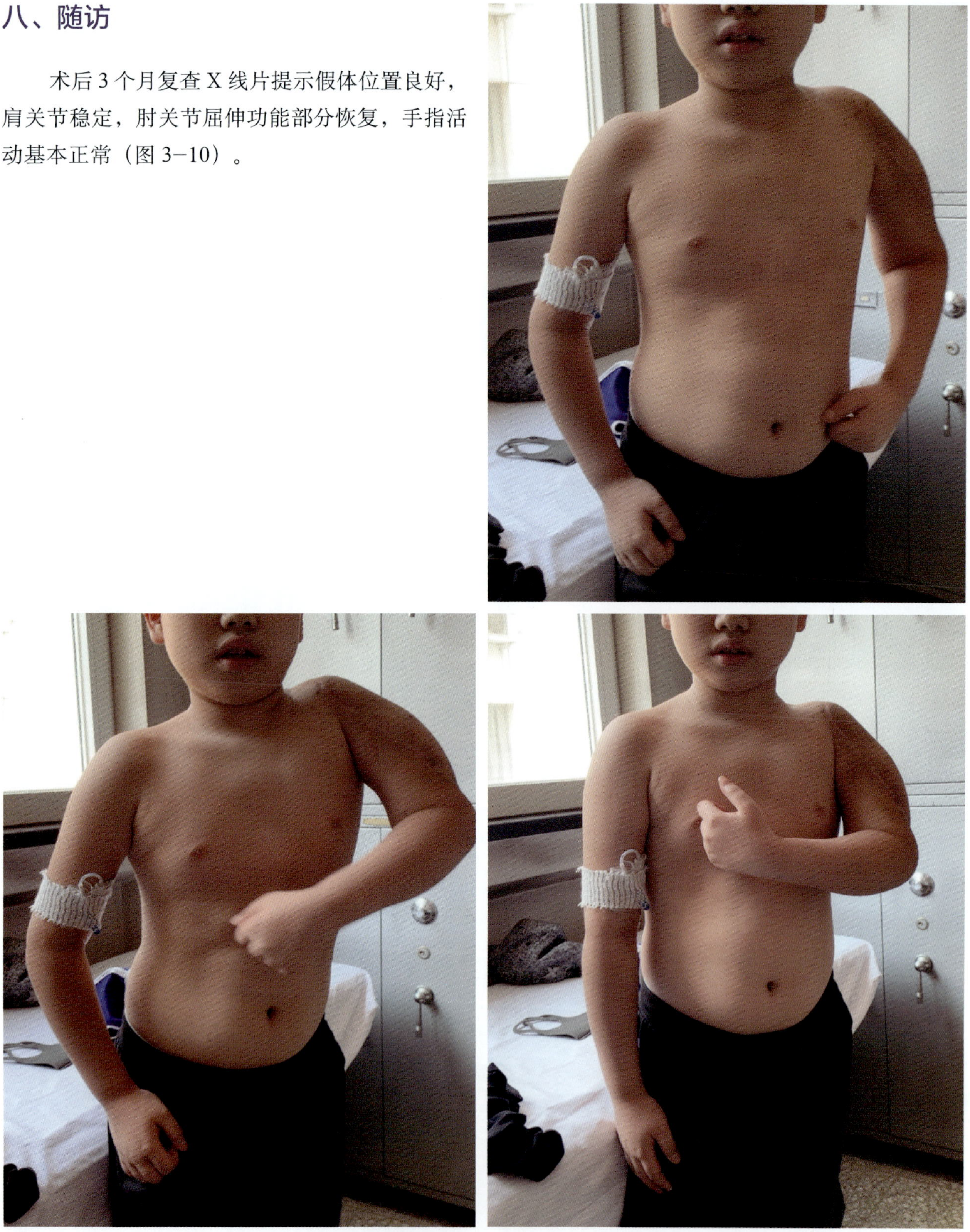

图 3-10 术后 3 个月复查，体位像显示肘关节屈伸功能基本正常，肩关节因三角肌和腋神经随同肿瘤一并切除，外展功能受限，但肩关节稳定性满意

病例二　右肱骨全段骨肉瘤

一、病史

患者男性，9 岁，因“右侧肱骨骨肉瘤”入院。患者因右肱骨骨肉瘤于外院行术前化疗，化疗效果欠佳，肿瘤增大，右手感觉、运动丧失。就诊我院后行 APMI（阿霉素＋顺铂＋氨甲蝶呤＋异环磷酰胺）化疗后肿物略缩小，PET−CT 显示肿瘤最大标准摄取值（maximum standard uptake value，SUV_{max}）显著降低。

体格检查：右侧上臂肱骨上段可触及巨大肿物，皮温略高，无压痛。右肩外展、屈、伸功能明显受限，外展最大约 30°。右前臂无肿胀，右肘以下感觉及运动丧失。

二、影像学检查

入院行右侧肱骨 X 线片、磁共振增强扫描及 CT 增强扫描。X 线片显示右肱骨全长病变，成骨溶骨混合，累及关节面（图 3−11）。

全身骨显像提示右肱骨异常浓聚，其余骨骼未见转移表现。肺部 CT 未见异常。

三、手术计划

（1）切除边界：全肱骨切除，并做好截肢

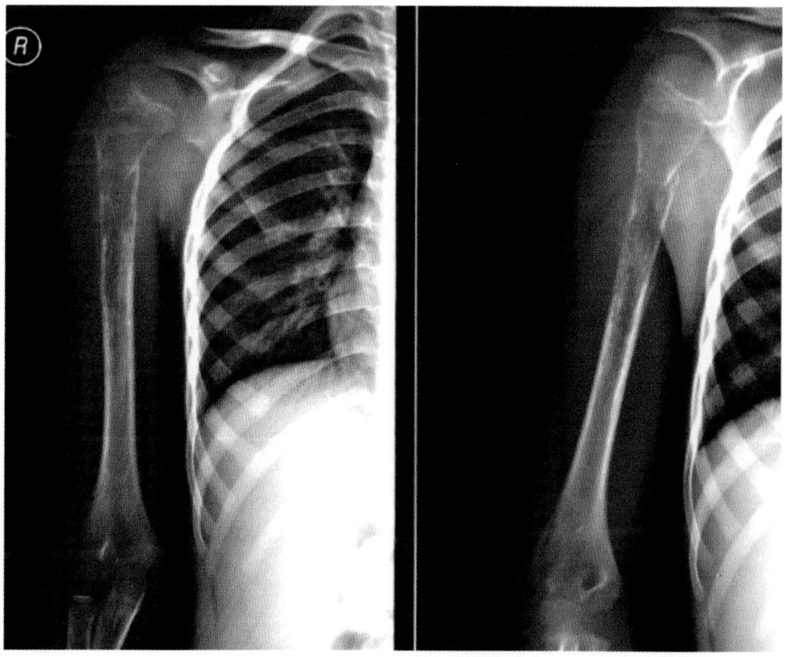

A

图 3−11　术前影像学检查

A. 初诊于外院的 X 线片

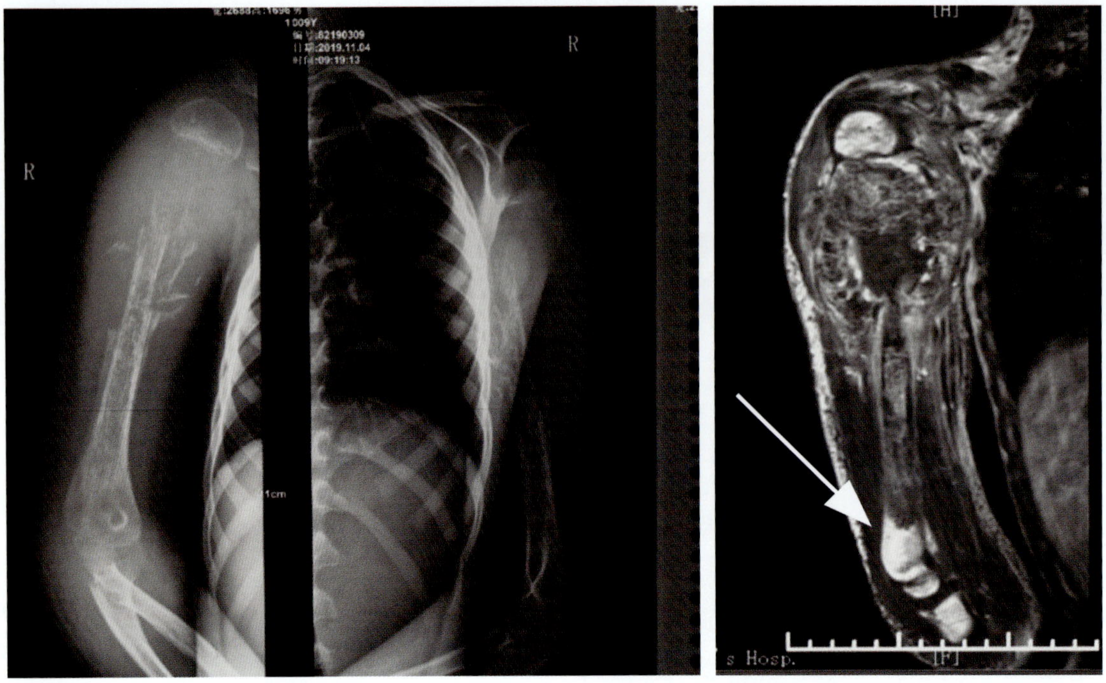

B　　　　　　　　　　C

图 3-11（续）　术前影像学检查

B. 于外院完成第一次化疗后复查 X 线片显示肿瘤增大，出现肘关节以远的感觉、运动丧失；
C. 就诊我院后复查的 MRI，可见肱骨髓腔病变蔓延至肱骨髁间窝（如箭头所指）

和血管重建的准备。

（2）重建方式：全肱骨假体。肱骨远端为避免假体松动的发生，选择 3D 打印假体，假体的滑车关节面、鹰嘴窝和冠突窝的形态来源于对侧肱骨数据进行镜像反转。

四、假体设计

（1）行双侧肱骨 CT 扫描，并将 DICOM 数据发送工厂建模，使用对侧肱骨的数据作镜像转换。

（2）3D 打印肱骨远端假体的滑车关节面、鹰嘴窝和冠突窝的形态来源于对侧肱骨数据进行镜像反转。肱骨左右宽度缩减 10% 以利于软组织覆盖。假体鹰嘴窝和内、外侧髁预留缝合孔以便固定肘关节囊和韧带、肌肉。

（3）3D 打印肱骨远端假体长 120mm，其近端直径及锥度与通用的缺损段、肱骨近端假体及髓内柄相同，可根据实际情况组配使用（图 3-12，图 3-13）。

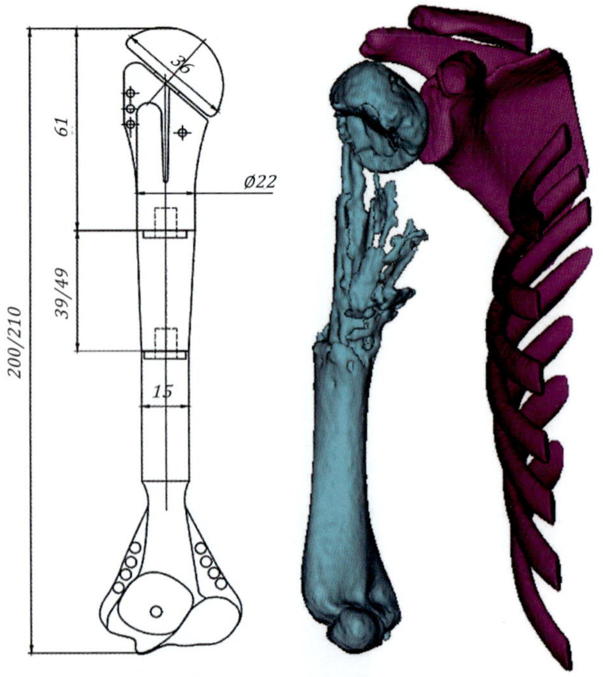

图 3-12　3D 打印全肱骨假体，滑车关节面、鹰嘴窝和冠突窝的形态来源于对侧肱骨数据进行镜像反转

设计图中 Ø 代表直径；数值单位为 mm

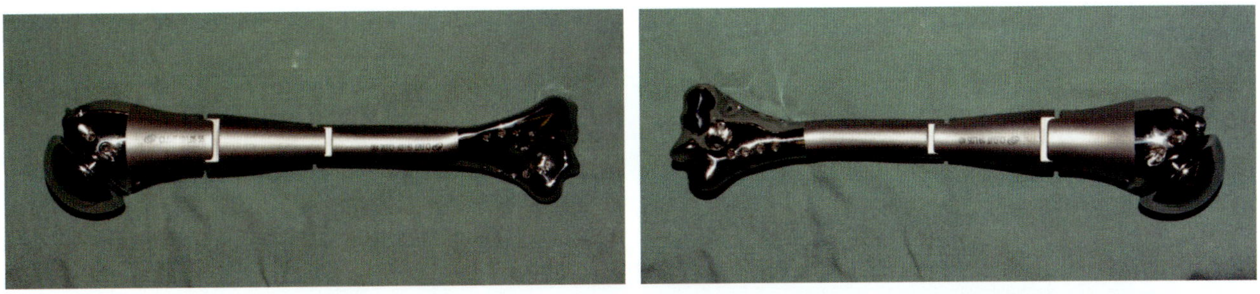

图 3-13 3D 打印全肱骨假体，滑车关节面、鹰嘴窝和冠突窝的形态来源于对侧肱骨数据进行镜像反转

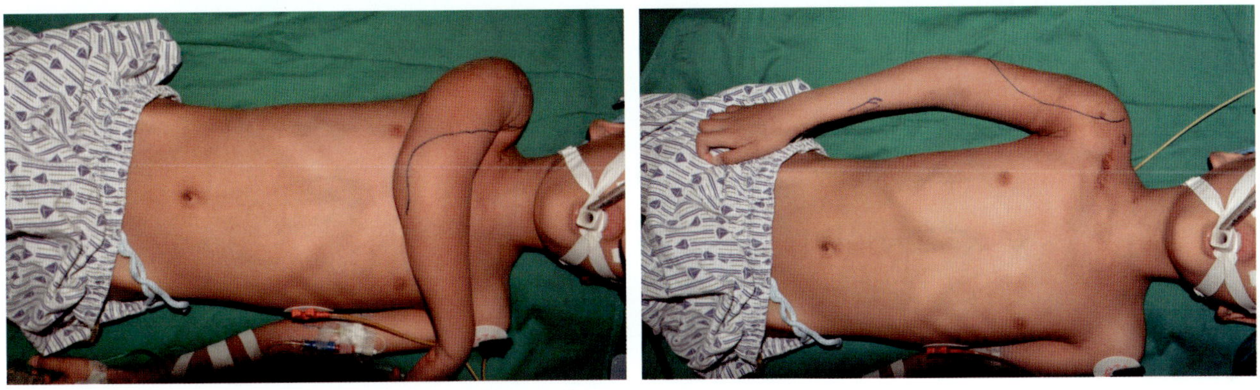

图 3-14 体位及手术切口

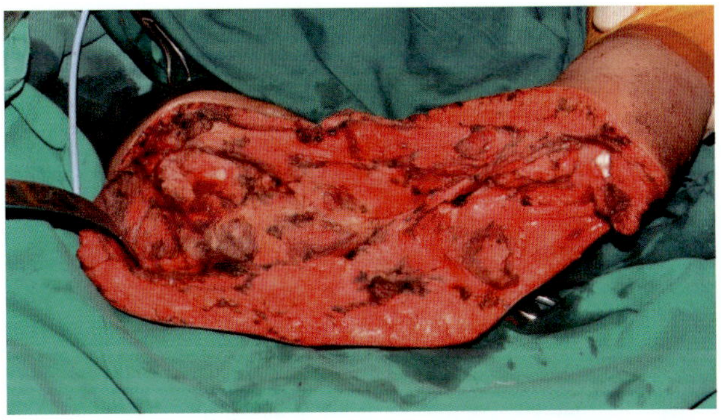

图 3-15 手术大体像，完整切除肿瘤

五、术前准备

术前准备不可吸收缝合线、引流管、假体安装所需专用器械。假体与患者肱骨同框拍摄 X 线片做最后确认。另行准备普通全肱骨假体、髓内钉、骨水泥备用。

六、术中情况

1. 体位：患者取侧卧位（图 3-14）。

2. 肿瘤切除：沿上臂前方原切口中段切开皮肤并向外侧延伸至肘关节后方，向内侧分离肱二头肌及肱肌，显露肱骨及桡神经，探查发现肿瘤向肱骨外形成包块。切开关节囊，显露并保护尺神经，向外侧游离肱三头肌腱，在正常腱性组织内切断肱骨内、外上髁的肌肉附着，脱位肘关节。探查见关节面完好，未见肿瘤。保护尺神经、桡神经、桡动静脉，继续在正常肌肉组织内向近端游离，显露到肱骨头，全肱骨肿瘤离体。剖视标本，见边界良好（图 3-15，图 3-16）。

3. 假体安装及软组织重建：组装假体，将桡神经前置，复位肩关节和肘关节，使用韧带缝合线重建肩关节和肘关节囊、肩袖、旋前圆肌、桡侧腕屈肌等软组织，缝合相邻肌肉以覆盖假体（图 3-17，图 3-18）。

术后 X 线片示肩关节和肘关节对位良好（图 3-19）。

七、术后恢复

在术后早期，控制肢体肿胀很重要。患者从手到肩都用厚敷料包扎，同时用支具维持肘关节屈曲 75°。患者肢体抬高 3 ~ 4 天。引流管在 3 ~ 4

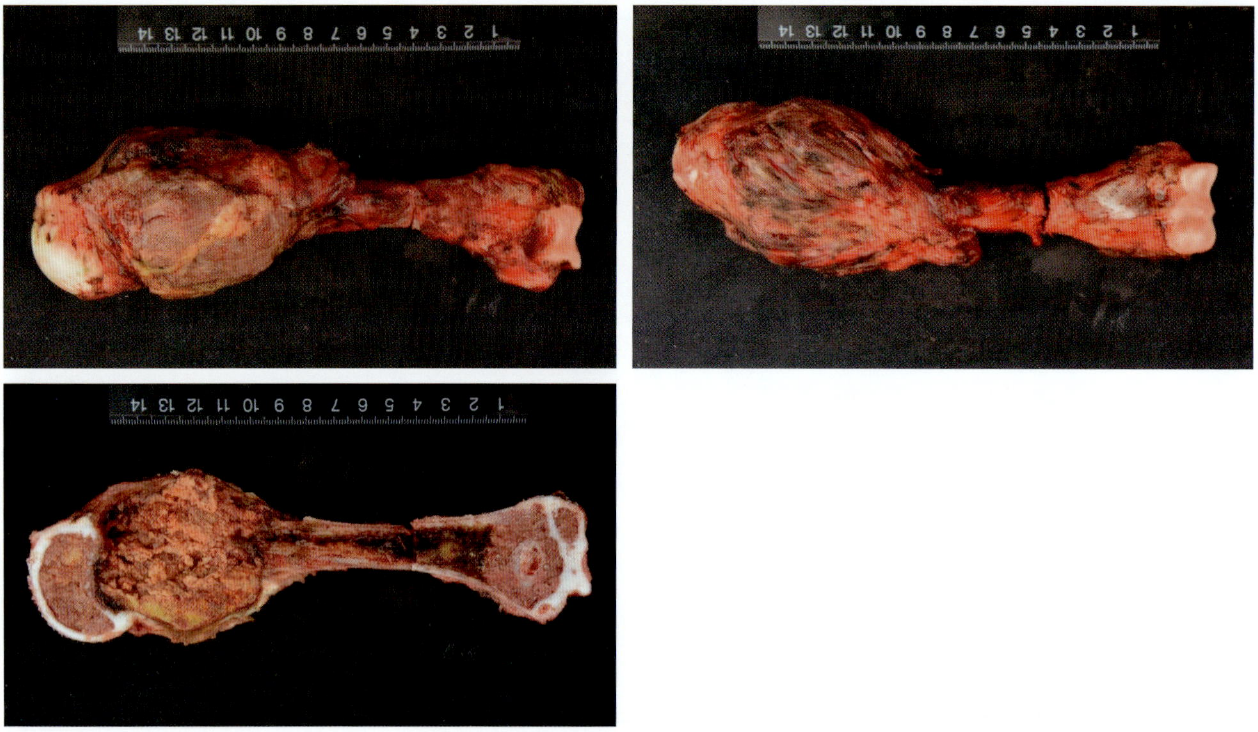

图 3-16 标本大体像，肿瘤切除完整

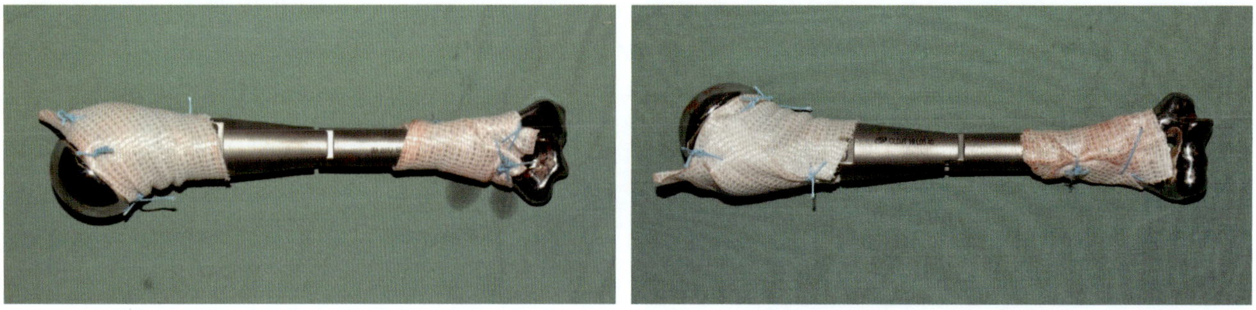

图 3-17 假体两端肩关节和肘关节部位以 LARS 韧带包裹，以利于软组织贴附和肌腱关节囊的修复重建

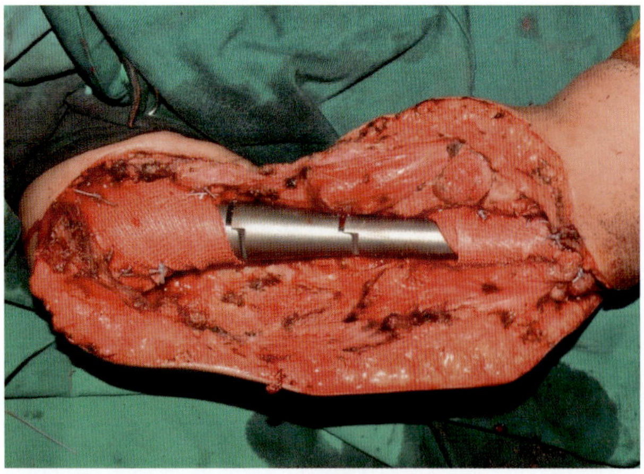

图 3-18 术中所见，复位肩关节和肘关节，以 LARS 韧带为辅助修复重建肌腱关节囊

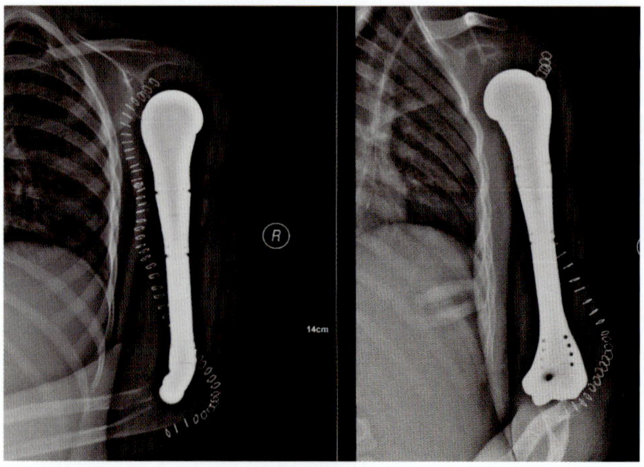

图 3-19 术后 X 线片示肩关节和肘关节对位良好

天后拔除。

手术后立即开始腕部、手部和手指的主动和被动活动以及力量训练，上臂用支具外固定。整个恢复过程持续进行手部和腕部的力量训练。

在 6 周后，给患者打开铰链式肘关节支具，允许在屈曲 0°～150° 之间做主动活动、协助下主动活动以及被动屈曲活动。该患者肘关节活动尚可，手部感觉、运动部分恢复。

八、随访

术后 3 个月复查 X 线片提示假体位置良好（图 3–20），肩关节稳定，肘关节屈伸功能基本恢复，手指运动功能部分恢复（图 3–21）。

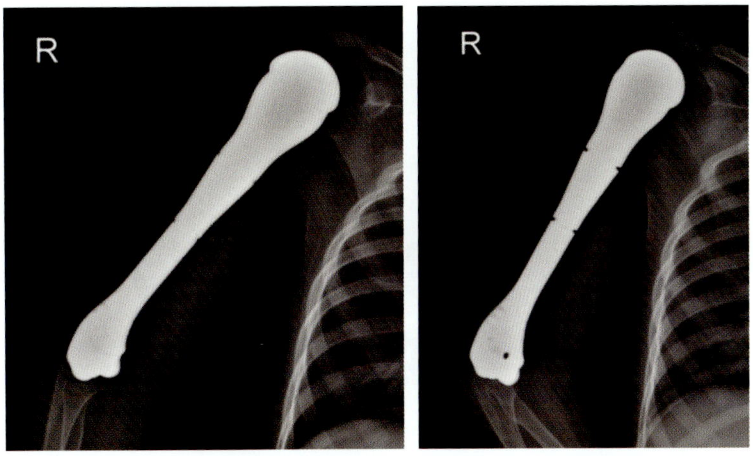

图 3–20　术后 3 个月随访，肩关节和肘关节对位良好

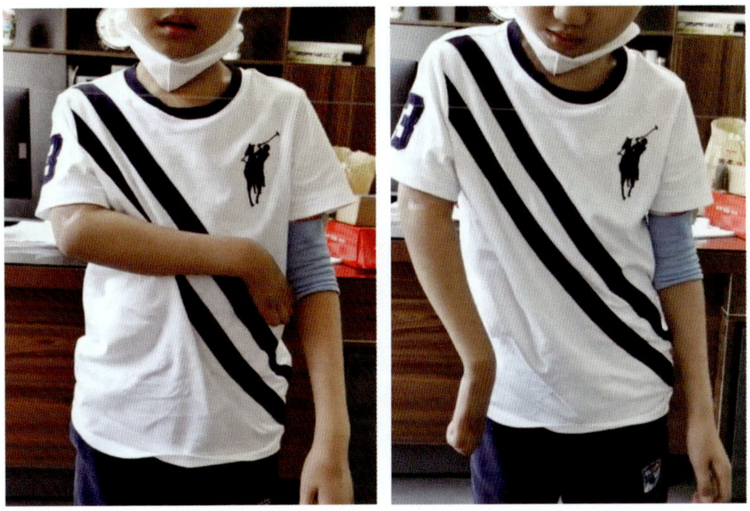

图 3–21　术后 3 个月复查，体位像显示肘关节屈伸功能基本恢复，肩关节稳定性满意，手指运动功能部分恢复

诊疗体会

（1）3D 打印全肱骨 + 半肘关节假体可避免远期肘关节尺骨侧假体松动的发生。

（2）假体可设计为组配式，通过不同缺损段长度在术中调节假体长度。

（3）使用 CT 检查的 DICOM 数据设计半肘关节假体时，应注意缩小左右宽度以减少软组织缝合张力，改善软组织覆盖。

（4）假体周围包裹 LARS 韧带或疝补片以便于缝合关节囊、韧带及肌腱止点，有助于降低脱位的发生率。

第四章 3D 打印人工肘关节肿瘤型假体

在人工全肘关节出现以前，肘关节周围肿瘤切除后功能重建仅有为数不多的几种方法可选择。关节融合术、切除成形术、异体骨关节移植术等，都存在各自的弊端，导致术后肘关节出现运动受限、关节不稳定等问题，且以上方法一般只能用于肘关节骨缺损范围较小的病例。以往肱骨远端和尺骨近端假体常采用肘关节全限制的铰链设计，这会造成假体柄应力集中，长期应用会导致假体松动、移位。肘关节肿瘤切除后使用铰链式人工关节置换失败率极高，其原因主要包括：①尺骨髓腔很细，很难注入足量的骨水泥，尺骨柄固定不牢固；②肘关节日常屈伸活动频繁，对人工肘关节柄的应力大，容易造成假体松动。因此，肱骨远端或尺骨近端切除后，理想的重建方法为半肘关节置换，即肱骨远端假体或尺骨近端假体置换。通过人工韧带修复肘关节囊及连接，这样肘关节屈伸运动时对假体柄的应力可减为零。随着 3D 打印技术的发展，在肱骨远端和尺骨近端假体采用仿生半关节设计开始被尝试应用。3D 打印技术可以制作出与肱骨远端或尺骨鹰嘴大小、形状与肘关节对侧骨完全匹配的人工假体，这样可以对肘关节进行完美的修复重建。通过匹配的关节对合和周围韧带的修补，可以恢复重建关节的活动度和稳定性。

2018 年至 2019 年，北京大学人民医院共接收了 7 名患者进行肱骨远端肿瘤关节内切除 –3D 打印肱骨远端半肘关节假体置换术。截至 2019 年 3 月，平均随访时间为 12 个月，所有患者均生存。并发症包括 1 例暂时性桡神经麻痹及 1 例肘关节早期脱位；无假体松动、假体折断、肘关节炎或肿瘤复发。1 例脱位病例未使用 LARS 韧带重建软组织附着，经重新缝合及制动后未再出现脱位。末次随访中，6 例无脱位患者肘关节活动范围平均屈曲 114°，平均伸肘受限 12°，平均活动度为 102°，MSTS–93 评分平均 27 分，MEPS 评分平均 96.7 分。

病例一　肾癌右肱骨远端转移

一、病史

患者女性，61 岁，6 年前因肾癌行右肾切除术，术后病理提示肾透明细胞癌。3 个月前提重物后出现右肘部疼痛，就诊当地医院行 MRI 检查发现右肱骨远端溶骨性破坏。

体格检查：局部无明显红肿，无压痛及叩痛。肘关节活动度为 0°～150°。肘关节屈曲及牵拉时疼痛加重。无上肢神经症状。

二、影像学检查

患者术前 X 线片未见明显骨质破坏；MRI T1 加权像可见肱骨远端低信号影，累及肱骨滑车区域软骨下骨及鹰嘴窝（图 4–1）。

全身系统检查包括胸腔、腹腔、盆腔 CT 增强扫描，全身骨显像，结果显示全身孤立性骨转移病变，无内脏转移迹象。

三、手术计划

术前计划需考虑的问题包括：

1. 切除边界：患者为肾癌孤立骨转移，病变累及肱骨滑车区域软骨下骨及鹰嘴窝，如果选择囊内刮除手术很难获得满意的边界，术后易出现复发；此外，在这一区域刮除后很难进行重建和固定，综合考虑上述因素，术者决定选择肱骨远端整块切除的广泛边界。

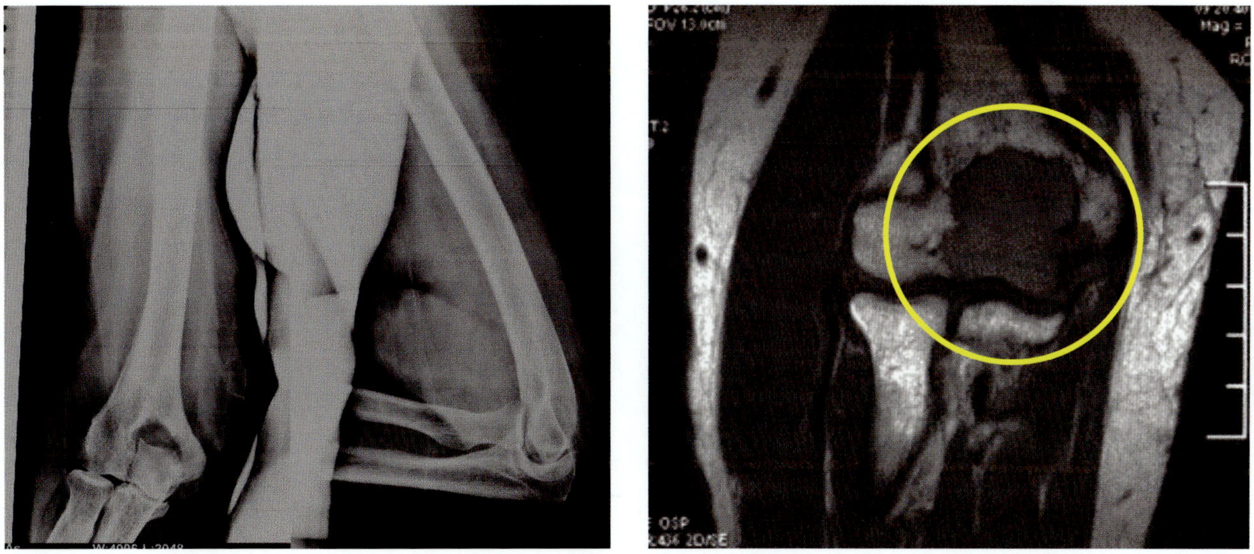

A　　B

图 4–1　术前影像学检查

A.X 线片，未见明显骨质破坏；B.MRI T1 加权像可见肱骨远端低信号影，累及肱骨滑车区域软骨下骨及鹰嘴窝（圈内所示）

2. 重建方式：肱骨远端大段骨缺损的常用重建方式是肿瘤型肘关节假体，原有的铰链式假体常出现尺骨柄松动现象，这主要由于前臂旋转与铰链单一运动方向的矛盾。因此，术者提出肱骨远端非铰链 3D 打印假体的设计理念。

四、假体设计

1. 行左右双侧肘关节 CT 扫描，DICOM 数据发送工厂建模。

2. 根据 MRI 数据由术者确定截骨长度。根据肱骨全长 MRI 冠状面的 T1 加权像检查结果，截骨横断面的位置在距离肿瘤骨内病灶近侧 20 ~ 30mm 处。设计截骨长度 65mm。

3.3D 打印肱骨远端假体的滑车关节面、鹰嘴窝和冠突窝的形态来源于患侧 CT 扫描数据，骨质破坏严重时需将对侧肱骨数据进行镜像反转。

4. 肱骨左右宽度缩减 10% 以利于软组织覆盖。肱骨假体长度 60mm，短于截骨长度 5mm。

5. 假体鹰嘴窝和内、外侧髁预留缝合孔以便固定肘关节囊和韧带、肌肉，包裹 LARS 韧带以利于软组织修复。

6. 柄的设计：选择组配式假体通用柄，与肱骨缺损假体部分进行锥接。本例选择骨水泥柄固定，因非铰链设计松动的发生率比较低，骨水泥固定可减少局部髓腔出血（图 4-2，图 4-3）。

五、术前准备

术前准备 LARS 韧带、软轴式扩髓器、摆锯、线锯、骨水泥、骨水泥填充枪、不可吸收缝合线、血管标识带和引流管。

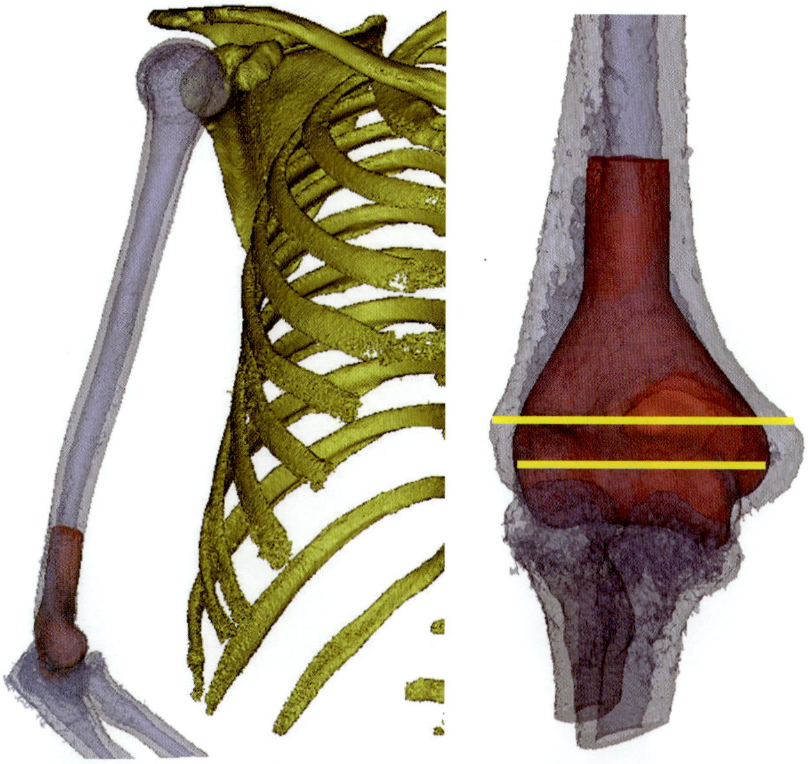

图 4-2 根据术前 CT 扫描结果重建肱骨下段，设计的假体左右径比正常肱骨小 10%

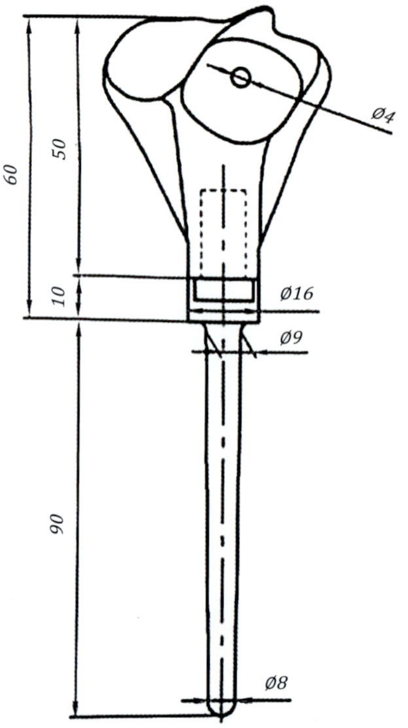

图 4-3 3D 打印肱骨远端假体，滑车关节面、鹰嘴窝和冠突窝的形态来源于对侧肱骨数据进行镜像反转

设计图中 Ø 代表直径；数值单位为 mm

假体与患者肱骨远端同框拍摄 X 线片做最后确认。此外最好预先准备一套普通肘关节假体（或准备肱骨髓内钉＋骨水泥，可制备临时假体），以备不时之需。

六、术中情况

1. 体位：患者取仰卧位，手臂外展或置于胸前。同侧肩胛骨下垫薄垫，使肩胛带轻微抬离床面。整个上肢，从锁骨中段和肩胛带一直到手腕，都要按照无菌原则的要求消毒、铺巾。使用无菌止血带控制出血（图 4–4）。

2. 肱骨远端瘤段切除：肘关节后方 S 形切口，术中注意保持肱三头肌腱附着的尺骨鹰嘴，与铰链假体不同，此法不用截断尺骨鹰嘴。在尺骨鹰嘴和桡骨头处环行切开关节囊。然后脱位肱尺关节和肱桡关节。清除截骨平面处附着的肱肌和肱三头肌。在肿瘤髓内病灶范围近端 20 ～ 30mm 处截断肱骨。在截断肱骨之前将桡神经找出并加以保护。通常用线锯截骨，截骨前标记肱骨中线。对于软组织包块不大的患者后方入路可以避开重要的神经血管，且可以保留肱三头肌腱的连续性（图 4–5，图 4–6）。

3. 假体重建：使用软轴式扩髓器将肱骨近端髓腔扩大以适应假体柄的宽度。尺寸增加 1 ～ 2mm 以保证骨水泥的填充。将假体柄用骨水泥固定在近端肱骨（图 4–7）。

4. 软组织及肌肉的重建：假体周围包裹

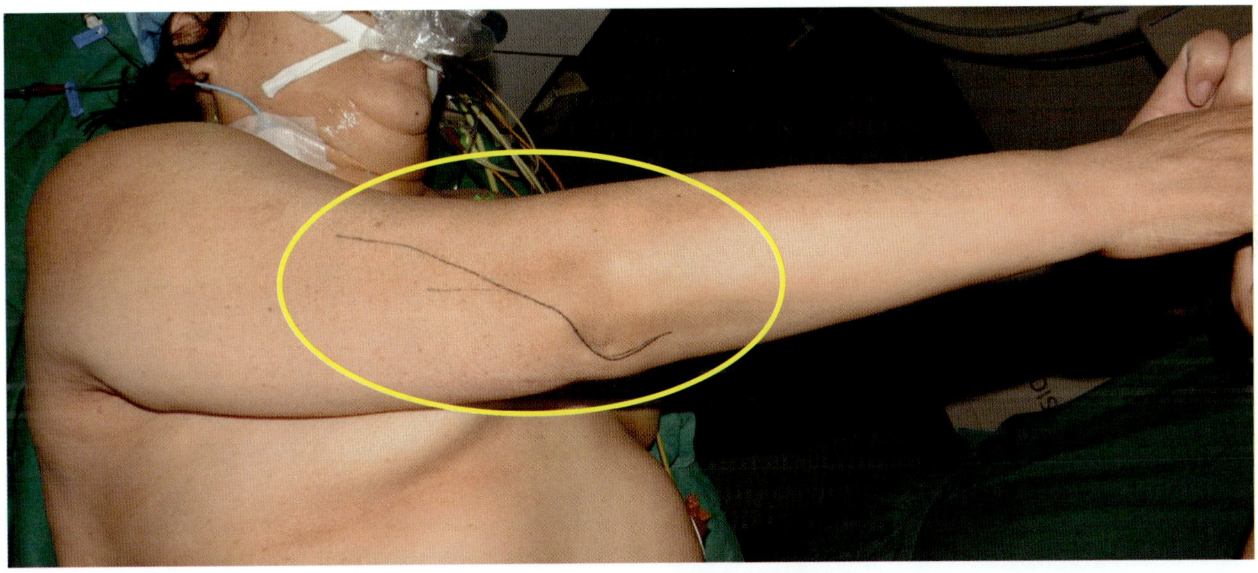

图 4–4　体位及手术切口（圈中 S 形画线）

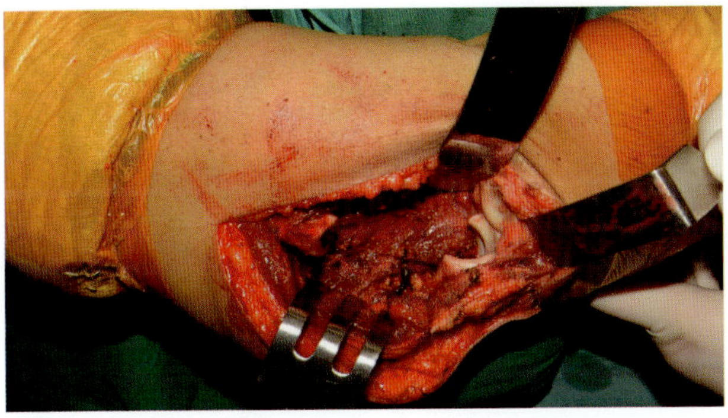

图 4–5　手术大体像，完整切除肿瘤

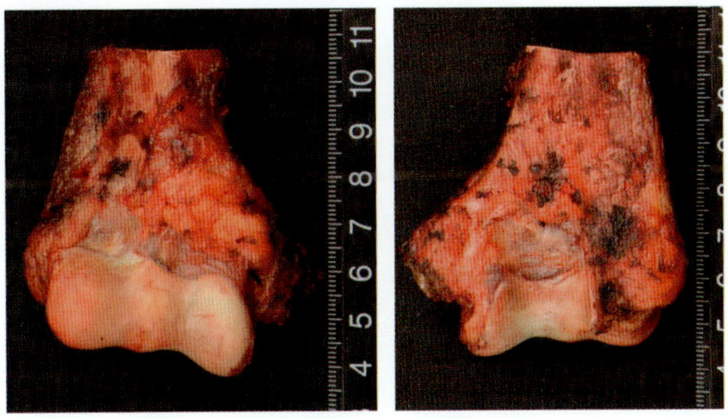

图 4–6　标本大体像，肿瘤切除完整

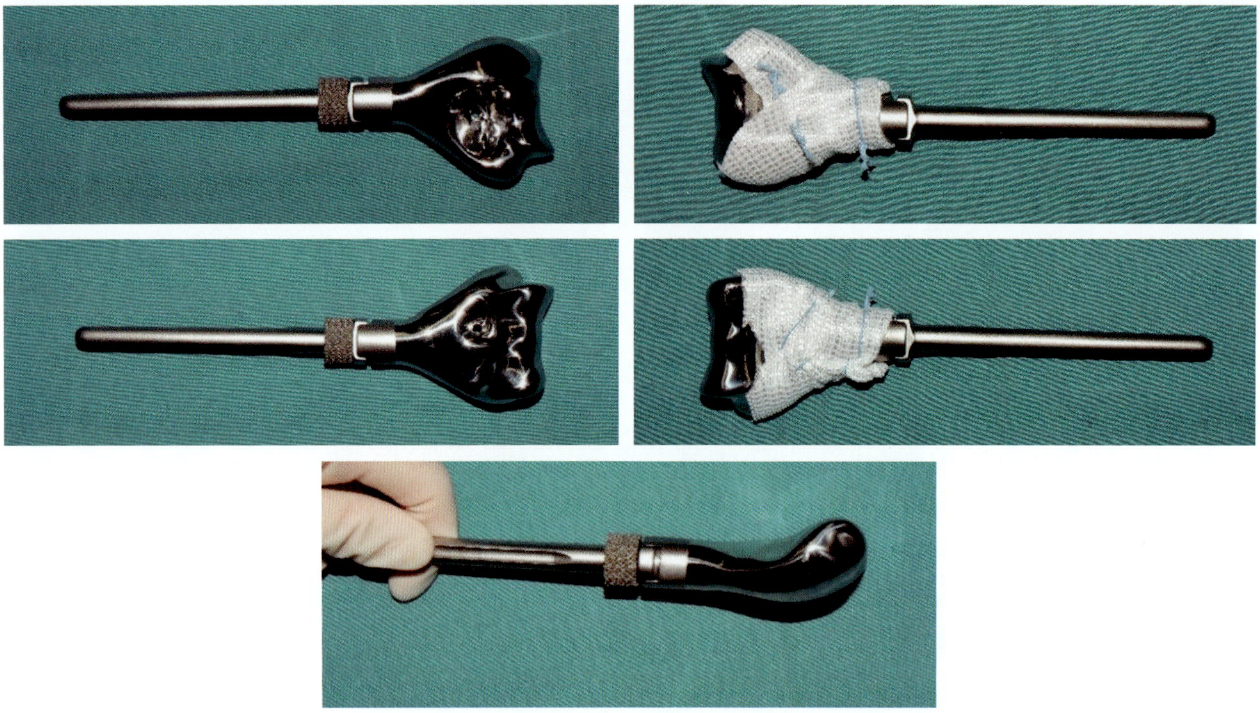

图 4-7 3D 打印肱骨远端假体，滑车关节面、鹰嘴窝和冠突窝的形态来源于对侧肱骨数据进行镜像反转

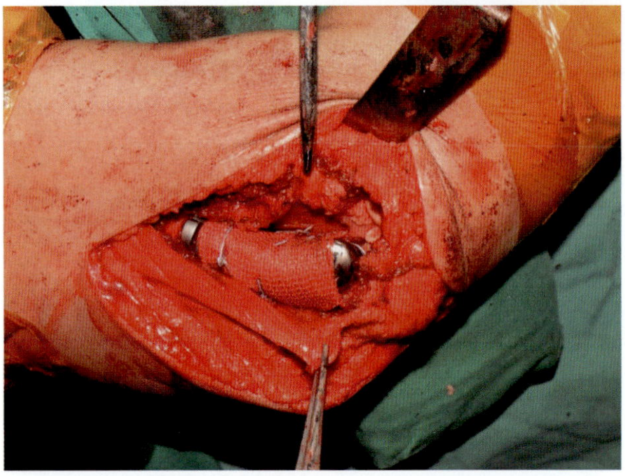

图 4-8 假体肘关节部位以 LARS 韧带包裹，以利于软组织贴附和肌腱关节囊的修复重建

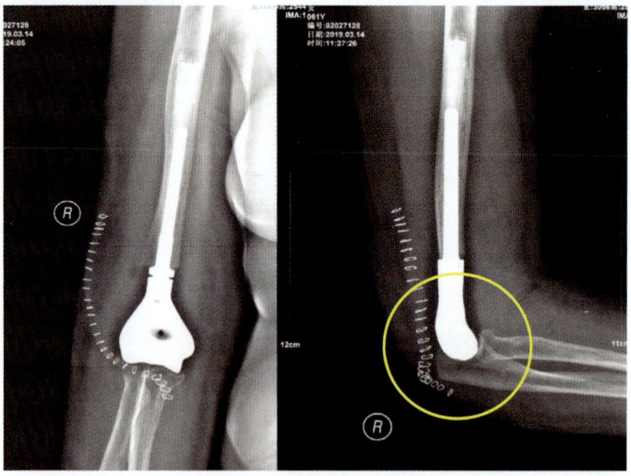

图 4-9 术后 X 线片，关节对位良好

LARS 韧带以便于软组织贴附和关节囊、肌腱修复。复位肘关节，用不可吸收缝合线将残余关节囊与内、外侧髁附着肌肉缝合在 LARS 韧带和假体的预留缝合孔上。为防止早期脱位，可将鹰嘴和冠状突以不可吸收缝合线悬吊在假体的中心缝合孔上（图 4-8）。

5. 患者术后 X 线片示关节对位良好（图 4-9）。

七、术后恢复

在术后早期，控制肢体肿胀很重要。患者从手到肩都用厚敷料包扎，同时用支具维持肘关节屈曲 60°。弹力绷带轻度加压包扎。患者肢体抬高 3 ~ 4 天。引流管在 3 ~ 4 天后拔除（图 4-10）。

手术后立即开始腕部、手部和手指的主动和被动活动以及力量训练，上臂用支具外固定。整

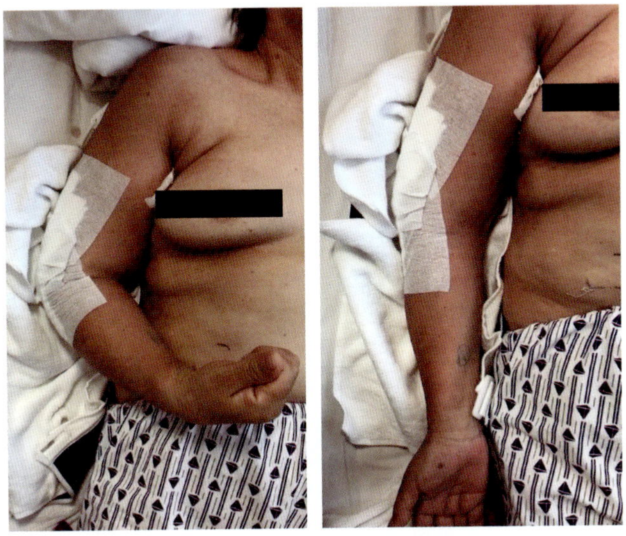

图 4-10 术后 10 天功能锻炼

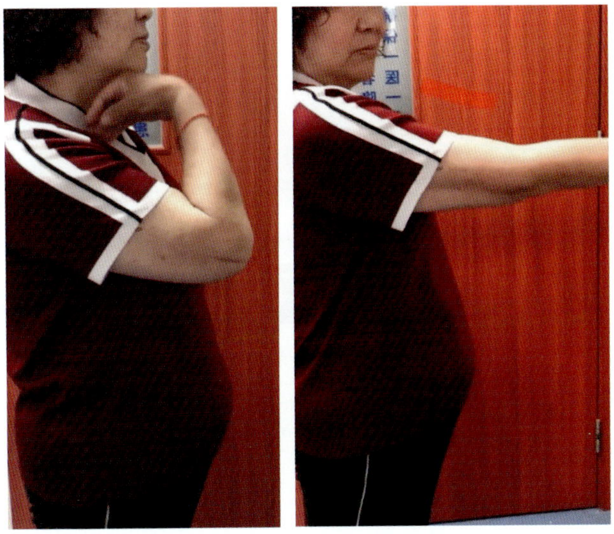

图 4-11 术后 4 个月复查功能像

个恢复过程持续进行手部和腕部的力量训练。肢体用支具固定 6 周，以保证肌肉充分愈合并形成瘢痕。在不负重的情况下，指导患者 1 周后开始肘关节屈伸锻炼。

在 6 周后，给患者打开铰链式肘关节支具，允许在屈曲 0° ～ 150° 之间做主动活动、协助下主动活动以及被动屈曲活动。肘部的力量锻炼限制重量在 1kg。术后 6 个月增加到 5kg。建议患者上肢持重不超过 5kg。

八、随访

患者术后 4 个月复查 X 线片示关节对位良好，功能良好。随访显示，非铰链的肘关节假体松动发生率更低，关节功能优于铰链假体（图 4-11，图 4-12）。

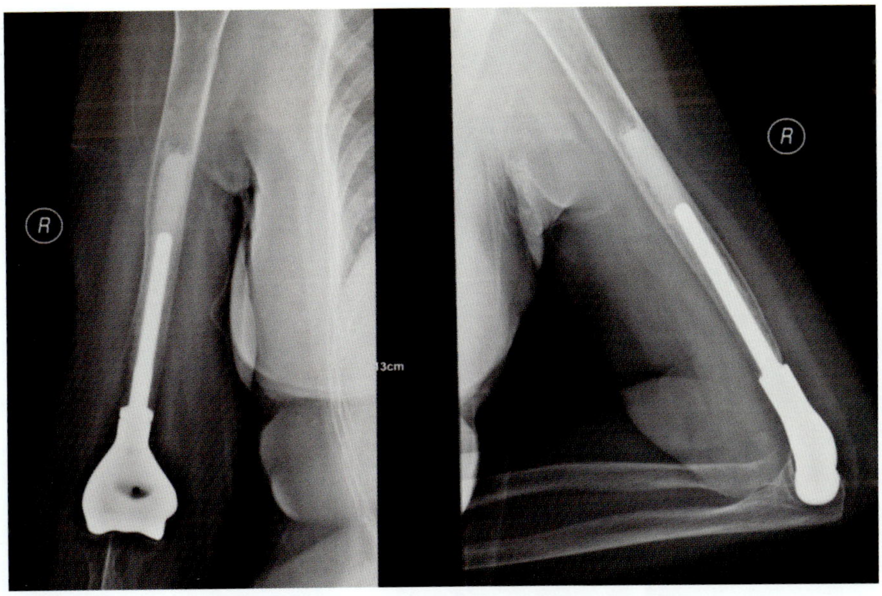

图 4-12 术后 4 个月随访，肘关节对位良好

病例二　右肱骨远端尤因肉瘤

一、病史

患者女性，30 岁，因“右肘部间断疼痛伴活动受限 3 个月”入院。因右肘部间断疼痛伴活动受限，在外院完善检查提示肱骨远端肿瘤，行穿刺活检，病理结果考虑小圆细胞恶性肿瘤、尤因肉瘤或原始神经外胚层肿瘤（primitive neuroectodermal tumor，PNET）可能性大。遂于我院行 2 周期 VAC–IE 方案术前化疗，化疗后症状有所缓解。

体格检查：右肘部未触及明显肿块，肘关节活动正常，前臂及手感觉、运动、血运正常。

二、影像学检查

入院行右侧肱骨 X 线片、磁共振增强扫描及 CT 增强扫描，上述检查在化疗后均需复查。X 线片结果显示右肱骨髁骨质密度异常。CT 显示肱骨骨质异常，未见软组织包块。MRI 显示肿瘤的软组织包块在化疗后均消退，残余髓腔内异常信号（图 4–13）。

全身骨显像显示肱骨单发病变，其余骨未见转移征象。肺部平扫 CT 未见异常。

三、手术计划

1. 切除边界：尤因肉瘤为原发骨恶性肿瘤，

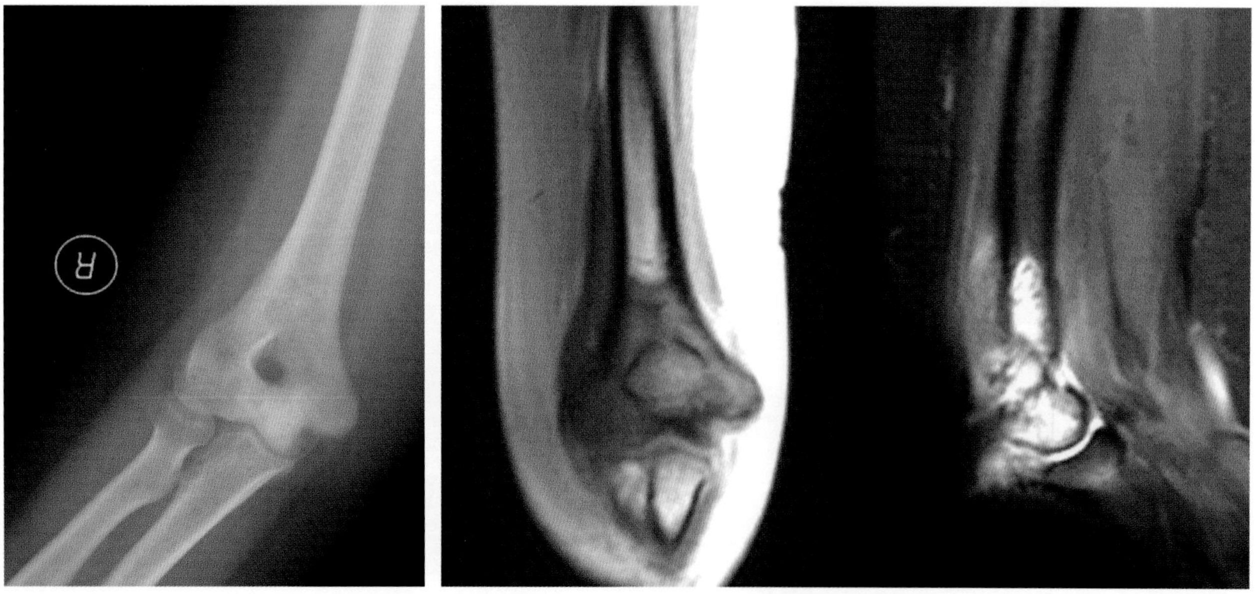

A　　B

图 4–13　术前影像学检查

A.X 线片；B. 术前 MRI 显示肱骨远端肿瘤范围

需行整块切除。病变位于肱骨远端，经化疗后肿瘤基本局限于骨内，有保肢手术的条件。

2. 重建方式：肱骨远端骨缺损的常用重建方式是肿瘤型全肘关节假体。常用的全肘关节假体为限制型或半限制型单纯铰链关节。在日常运动中，单纯铰链关节会产生较大应力，应力沿着髓内柄传递，常导致髓内柄松动。因此，术者提出肱骨远端非铰链 3D 打印假体的设计理念。

四、假体设计

1. 行左右双侧肘关节 CT 扫描，DICOM 数据发送工厂建模。

2. 根据 MRI 数据由术者确定截骨长度。根据肱骨全长 MRI 冠状面的 T1 加权像检查结果，截骨横断面的位置在距离肿瘤骨内病灶近侧 20 ～ 30mm 处。设计截骨长度 90mm。

3.3D 打印肱骨远端假体的滑车关节面、鹰嘴窝和冠突窝的形态来源于患侧 CT 扫描数据，骨质破坏严重时需将对侧肱骨数据进行镜像反转。

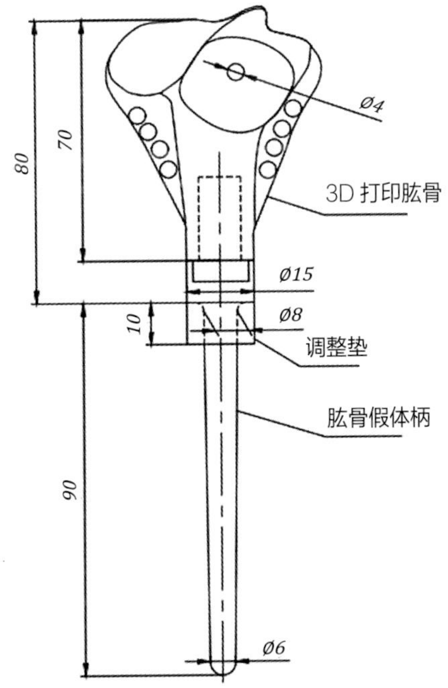

图 4-14 假体设计图

设计图中 Ø 代表直径；数值单位为 mm

4. 肱骨左右宽度缩减 10% 以利于软组织覆盖。

5. 假体鹰嘴窝和内、外侧髁预留缝合孔以便固定肘关节囊和韧带、肌肉，包裹 LARS 韧带有利于软组织修复。

6. 柄的设计：选择组配式假体通用柄，与肱骨缺损假体部分进行锥接。本例选择骨水泥柄固定，因非铰链设计假体发生松动的发生率比较低，骨水泥固定可减少局部髓腔出血（图 4–14）。

五、术前准备

术前准备 LARS 韧带、软轴式扩髓器、摆锯、线锯、骨水泥、骨水泥填充枪、不可吸收缝合线、血管标识带和引流管。

假体与患者肱骨远端同框拍摄 X 线片做最后确认。此外最好预先准备一套普通肘关节假体，以备不时之需。

六、术中情况

1. 体位：患者仰卧位，患侧肩下垫高，常规消毒铺巾，患肢远端无菌单包裹，游离于手术台上。

2. 肿瘤切除：取右肘关节后方偏尺侧纵向手术切口，长约 15cm，切开皮肤、皮下组织、筋膜，向两侧剥离皮瓣，显露尺神经，套带悬吊，进一步游离尺神经，显露肘关节，保留部分软组织于肿瘤侧，切开关节囊，缝合标记周围切开肌腱组织，自鹰嘴窝连同三头肌肌腱一同向桡侧牵开，进一步显露桡侧关节囊。根据术前影像学检查所示，在距离肘关节面 90mm 处引线锯截骨，上提截骨段，逐步分离周围肌肉组织，分离至远端，完整切除瘤段骨（图 4–15）。

3. 假体安装：用人工韧带包裹假体缺损段，将韧带缝合于假体周围（图 4–16）。逐步扩大髓腔，试安装假体，各向角度均满意，高压注射骨水泥，将假体柄打入，持续加压至骨水泥凝结。

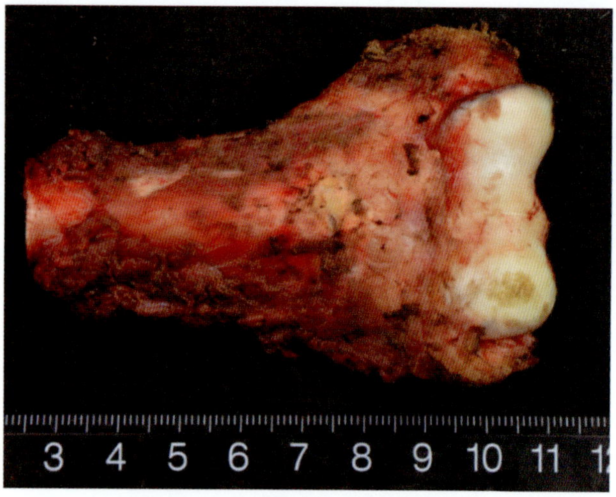

图 4-15 肿瘤切除大体标本情况

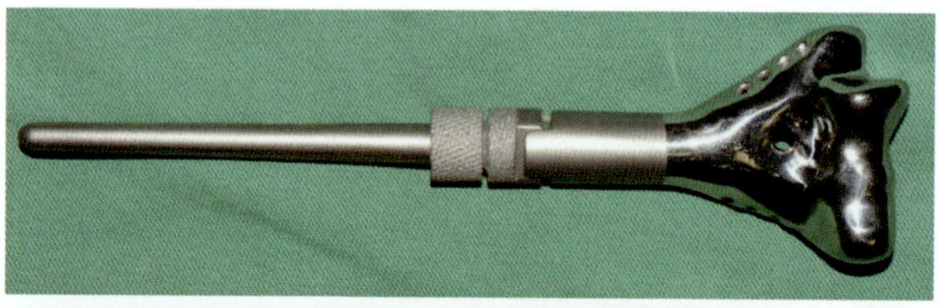

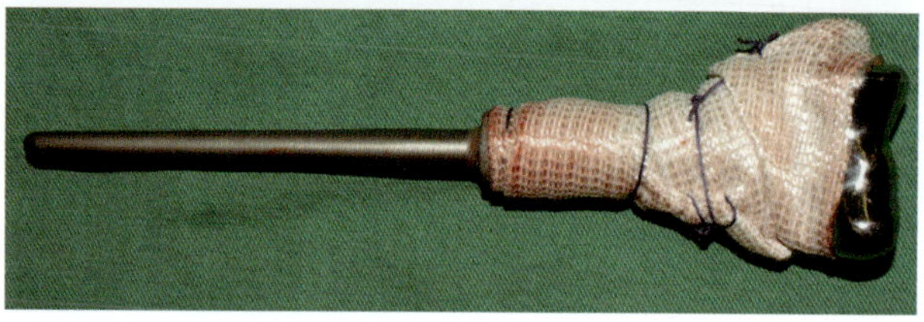

图 4-16 假体及 LARS 韧带包裹以利于软组织修复

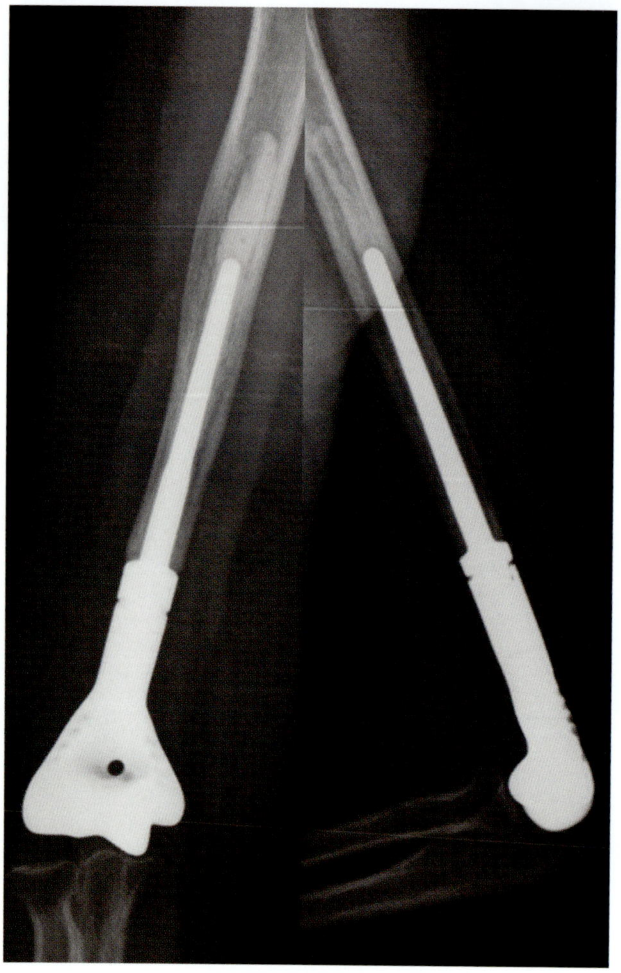

图 4-17 术后 1 年随访 X 线片，对位良好

4. 软组织重建：用韧带缝合线将内、外侧髁附着肌肉组织残端拉拢缝合固定于假体周围人工韧带上，注意保持软组织平衡，将剩余关节囊缝合于人工韧带上。

七、术后恢复

在术后早期，控制肢体肿胀很重要。患者从手到肩都用厚敷料包扎，同时用支具维持肘关节屈曲 60°。弹力绷带轻度加压包扎。患者肢体抬高 3 ~ 4 天。引流管在 3 ~ 4 天后拔除。

手术后立即开始腕部、手部和手指的主动和被动活动以及力量训练，上臂用支具外固定。整个恢复过程持续进行手部和腕部的力量训练。肢体用支具固定 6 周，以保证肌肉充分愈合并形成瘢痕。在不负重的情况下，指导患者 1 周后开始肘关节屈伸锻炼。

在 6 周后，给患者打开铰链式肘关节支具，允许在屈曲 0° ~ 150° 之间做主动活动、协助下主动活动以及被动屈曲活动。肘部的力量锻炼限制重量在 1kg。术后 6 个月增加到 5kg。建议患者上肢持重不超过 5kg。

八、随访

术后 12 个月复查，患者无瘤生存，X 线片显示关节对位良好。患者功能良好（图 4-17）。

病例三　左肱骨远端滑膜肉瘤

一、病史

患者男，59 岁，因“发现左肘部肿物”就诊，穿刺活检提示滑膜肉瘤。术前进行 MAID 方案化疗（美司钠＋阿霉素＋异环磷酰胺＋达卡巴嗪）。

二、影像学检查

入院行 X 线检查可见软组织包块影，未见明显骨破坏，全身 PET-CT 检查，结果显示全身孤立性病变，无内脏转移。化疗后行 MRI 检查提示病变位于肱骨远端，起源于软组织内，T2 加权像高信号，T1 加权像低信号，累及肱骨下段的皮质（图 4-18）。

三、手术计划

术前计划需考虑的问题包括：

1. 切除边界：患者为软组织恶性肿瘤，累及肱骨下段皮质。如果单纯性软组织切除，肱骨皮质侧容易出现局部复发，同时患者无远处转移，术者决定选择肱骨远端及软组织肿瘤整块切除，从而获得广泛的切除边界。

2. 重建方式：肱骨远端大段骨缺损的常用重建方式是肿瘤型肘关节假体，原有的铰链式假体常出现尺骨柄松动现象，这主要由于前臂旋转与铰链单一运动方向的矛盾。因此，术者提出肱骨远端非铰链 3D 打印假体的设计理念。

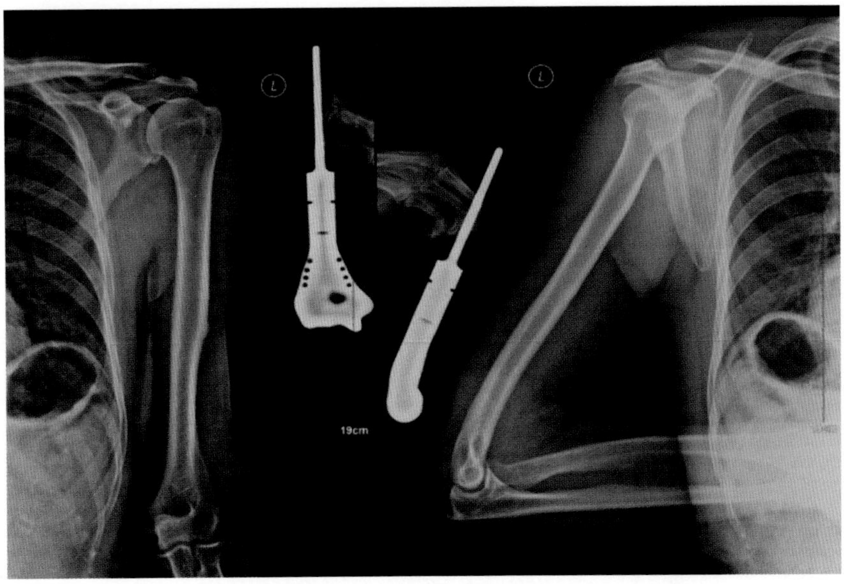

A

图 4-18　术前影像学检查

A.X 线片

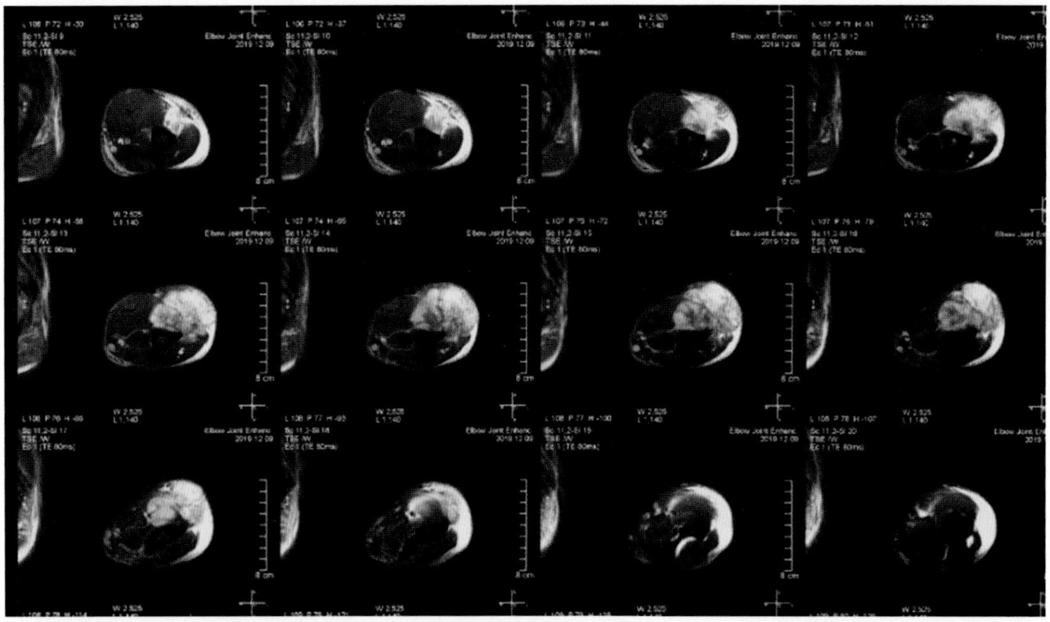

B

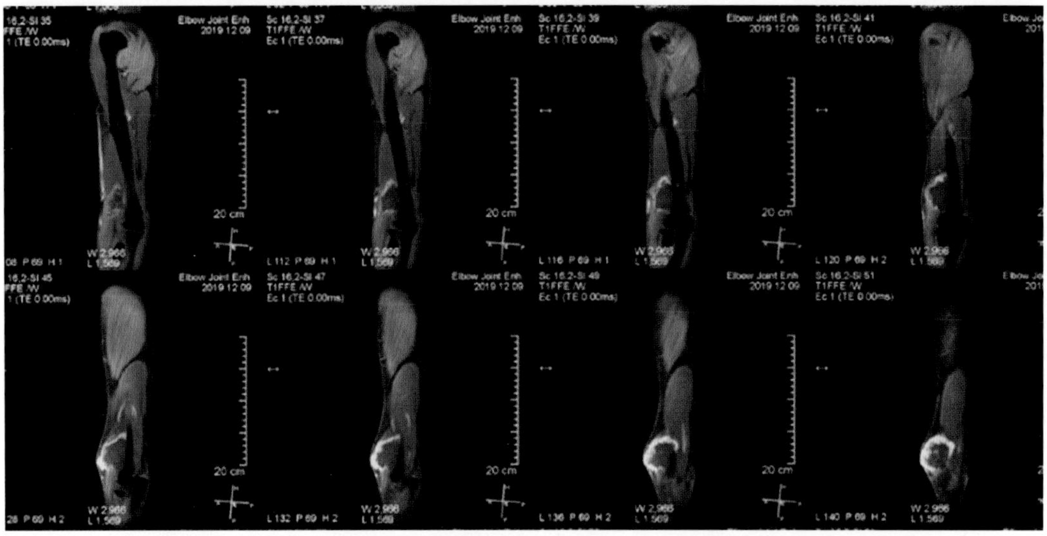

C

图 4-18（续） 术前影像学检查

B. 化疗后 MRI T2 加权像；C. 化疗后 MRI T1 加权像

四、假体设计

1. 行患侧肘关节 CT 扫描，DICOM 数据发送工厂建模。

2. 根据 MRI 数据由术者确定截骨长度。肱骨全长 MRI 水平面的 T1 加权像检查结果，截骨横断面的位置在距离肿瘤骨内病灶近侧 20 ~ 30mm 处，截骨长度 120mm。

3.3D 打印肱骨远端假体的滑车关节面、鹰嘴窝和冠突窝的形态来源于患侧 CT 扫描数据。

4. 肱骨左右宽度缩减 10% 以利于软组织覆盖。肱骨假体长度可短于截骨长度 10mm，假体长度 110mm。

5. 假体鹰嘴窝和内、外侧髁预留缝合孔以便固定肘关节囊和韧带、肌肉，包裹 LARS 韧带有利于软组织修复。

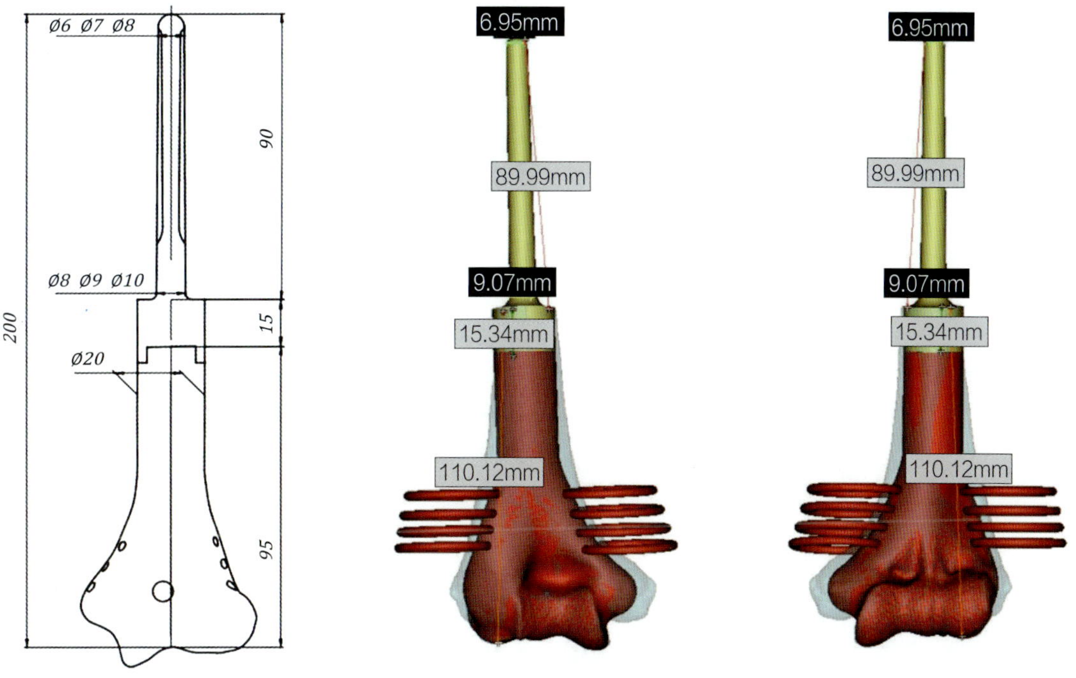

图 4-19 3D 打印假体设计图及假体模拟图

设计图中 Ø 代表直径；数值单位为 mm

6. 柄的设计：选择组配式假体通用柄，与肱骨缺损假体部分进行锥接。本例选择骨水泥柄固定，因非铰链设计发生松动的发生率比较低，骨水泥固定可减少局部髓腔出血（图 4−19）。

五、术前准备

术前准备 LARS 韧带、软轴式扩髓器、线锯、骨水泥、骨水泥填充枪、不可吸收性缝合线、血管标识带和引流管。

假体与患者肱骨远端同框拍摄 X 线片做最后确认。

六、术中情况

1. 体位：患者取仰卧位，手臂外展或置于胸前（图 4−20）。同侧肩胛骨下垫薄垫，使肩胛带轻微抬离床面。整个上肢，从锁骨中段和肩胛带一直到手腕，都要按照无菌原则的要求消毒铺巾。使用无菌止血带控制出血。

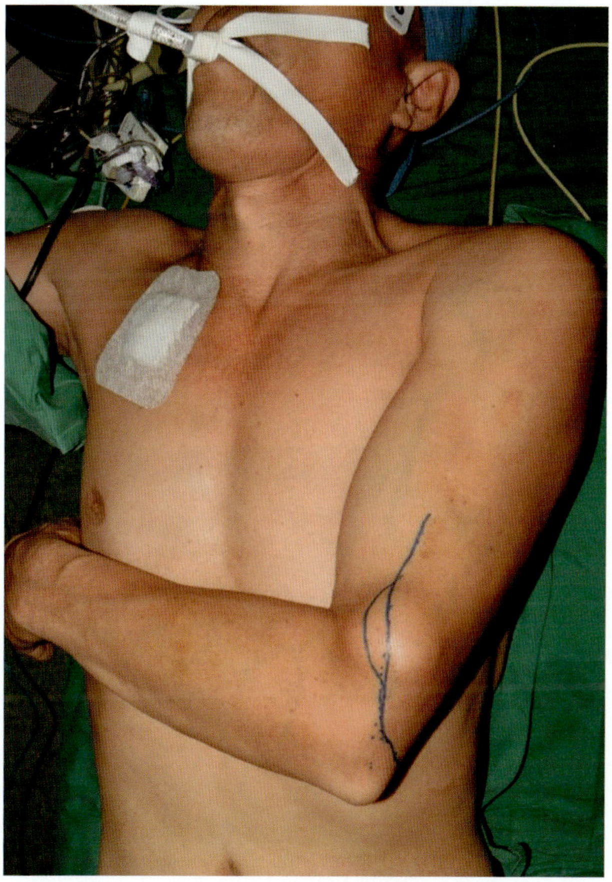

图 4-20 体位和切口

2. 肱骨远端瘤段切除：切口起自外侧肌间隔，

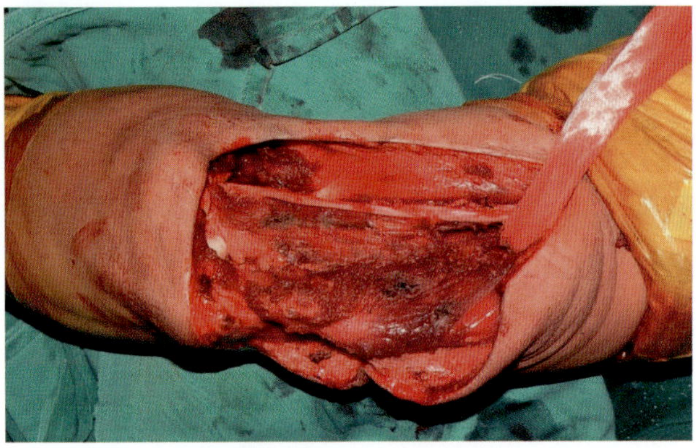

图 4-21 肿瘤切除后大体像

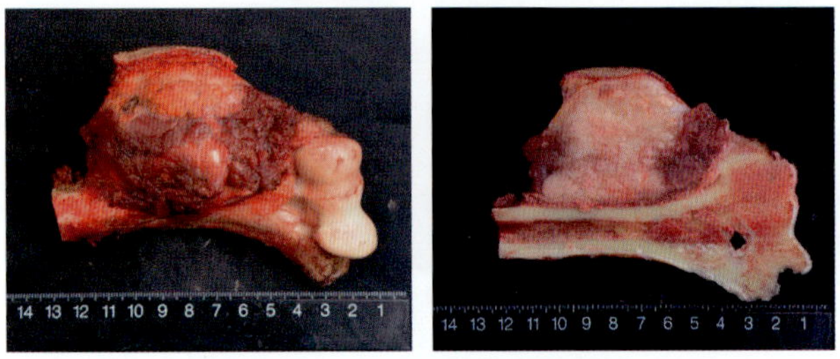

图 4-22 切除的肿瘤标本

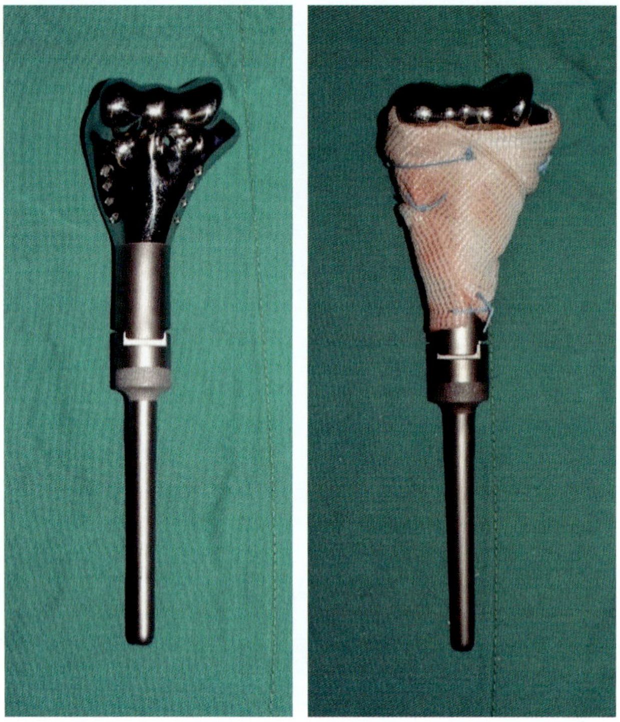

图 4-23 假体准备

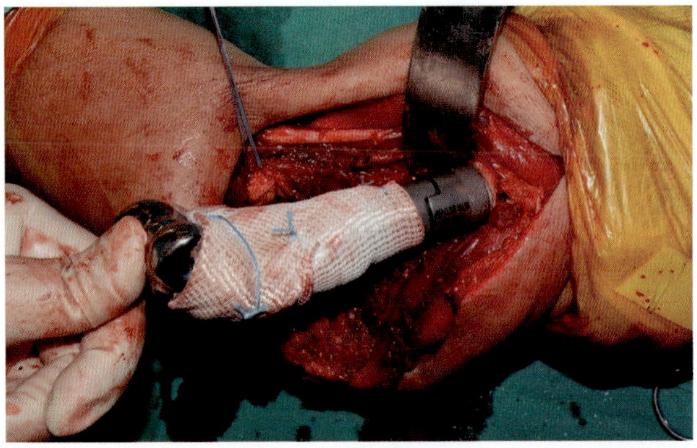

图 4-24 假体重建

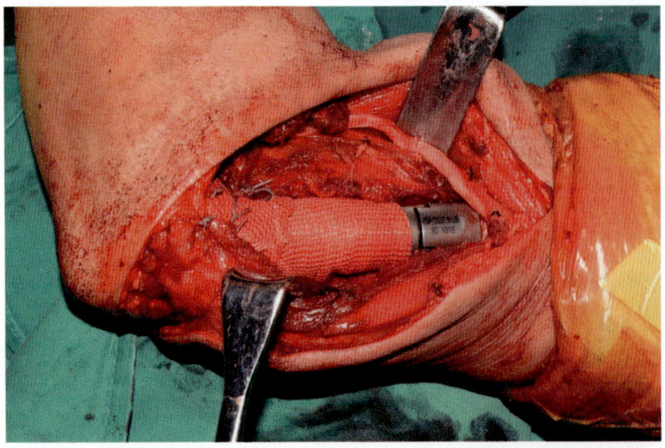

图 4-25 假体外侧包绕 LARS 韧带，将周围的肌肉缝合于假体和韧带上

肿瘤包块以近，沿肿瘤长轴延伸，绕尺骨鹰嘴近端止于肱骨内侧髁。切开皮肤，游离皮瓣，可见肱三头肌未受肿瘤侵犯，游离肱三头肌，横断其止点 1/2，继而切开肘关节后关节囊。沿肿瘤边缘切断肱肌，探查可见桡神经浅支穿经肿瘤，不能暴露，遂予以切断，游离可见桡神经主干未受累，予以游离保护。按术前测量，肱骨截骨 120mm，提起截骨端，切断残余肌肉附着，自尺神经沟游离并前置尺神经，游离屈肌总腱附着，切开前关节囊，标本离体。截骨前可在截骨线近端做标记，利于假体安装时控制内旋、外旋角度（图 4–21，图 4–22）。

3. 假体重建：使用软轴式扩髓器将肱骨近端髓腔扩大以适应假体柄的宽度。尺寸增加 1 ~ 2mm 以保证骨水泥的填充。将假体柄用骨水泥固定在近端肱骨（图 4–23，图 4–24）。

4. 软组织及肌肉的重建：将关节囊、屈肌总腱紧密缝合于假体之上。编制缝合肱三头肌腱，将残余伸肌止点尽量缝合于人造韧带上（图 4–25）。

5. 患者术后 X 线片示肘关节对位良好（图 4–26）。

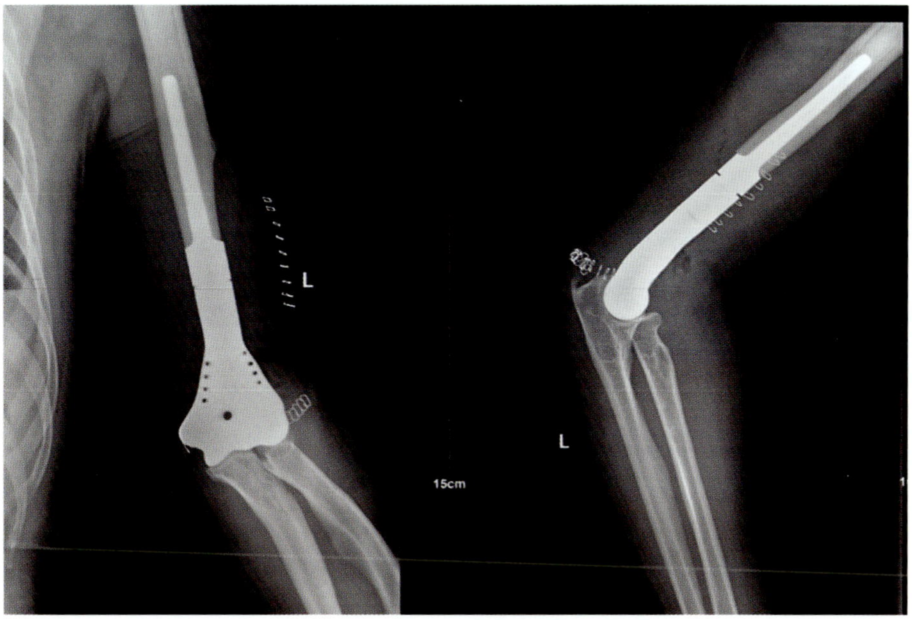

图 4-26　术后 X 线平片示肘关节对位良好

七、术后恢复

在术后早期，控制肢体肿胀很重要。患者从手到肩都用厚敷料包扎，同时用支具维持肘关节屈曲 60°。弹力绷带轻度加压包扎。患者肢体抬高 3 ~ 4 天。引流管在 3 ~ 4 天后拔除。

手术后立即开始腕部、手部和手指的主动和被动活动以及力量训练，上臂用支具外固定。整个恢复过程持续进行手部和腕部的力量训练。肢体用支具固定 6 周，以保证肌肉充分愈合并形成瘢痕。在不负重的情况下，指导患者 1 周后开展肘关节屈伸锻炼。

在 6 周后，给患者打开铰链式肘关节支具，允许在屈曲 0° ~ 130° 之间做主动活动、协助下主动活动以及被动屈曲活动。肘部的力量锻炼，重量限制在 1kg。术后 6 个月增加到 5kg。建议患者上肢持重不超过 5kg。

八、随访

患者术后 6 个月显示患者肘关节功能良好（图 4−27）。

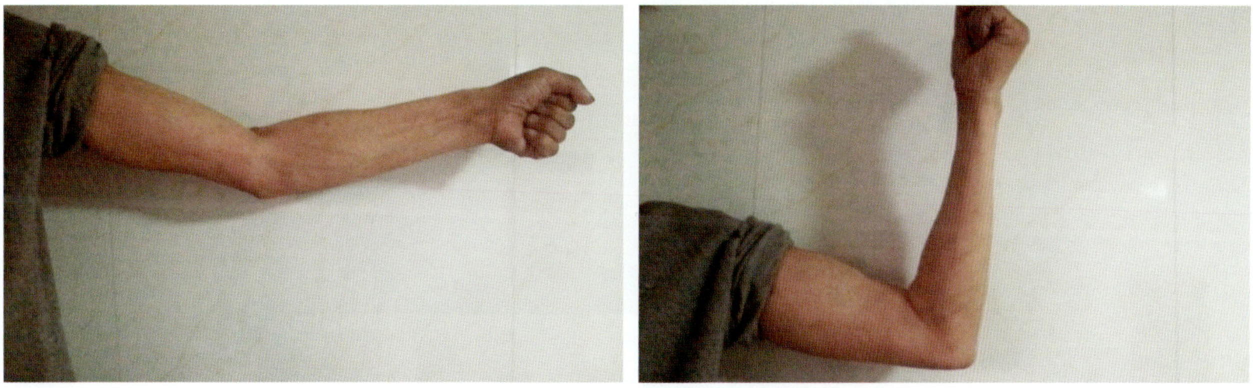

图 4-27　术后 6 个月显示患者肘关节功能良好

病例四 右肱骨远端肿瘤原位复发

一、病史

患者为男性，50 岁，1 年前因右上臂肿瘤，于外院行右肱骨肿瘤切除术。术后病理提示为骨化生性非典型纤维黏液样肿瘤。2 周前，右上臂突发疼痛，行影像学检查提示肱骨中断，内固定物断裂。行 MRI 及 CT 检查，考虑肿瘤局部复发。

二、影像学检查

全身骨显像及肺部 CT 检查提示右肱骨病变，无肺转移。局部检查（X 线片和 MRI T2 加权像）显示右上臂软组织内多发病变，肘关节的病变累及肱骨远端皮质。原肱骨病灶处局部复发，伴有内固定物断裂（图 4–28）。

三、手术计划

术前计划需考虑的问题包括：

1. 切除边界：患者为多发软组织肿瘤，肘关节部位的肿瘤累及肱骨远端骨皮质，需要进行局部广泛切除。

2. 重建方式：肱骨远端大段骨缺损的常用重建方式是肿瘤型肘关节假体，原有的铰链式假体常出现尺骨柄松动现象，这主要由于前臂旋转与铰链单一运动方向的矛盾。因此，术者提出肱

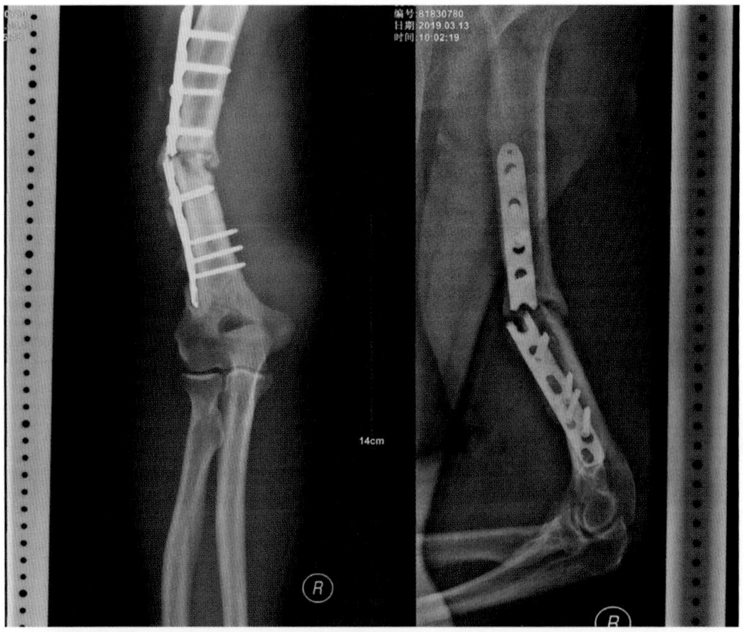

A

图 4–28 术前影像学检查

A.X 线片

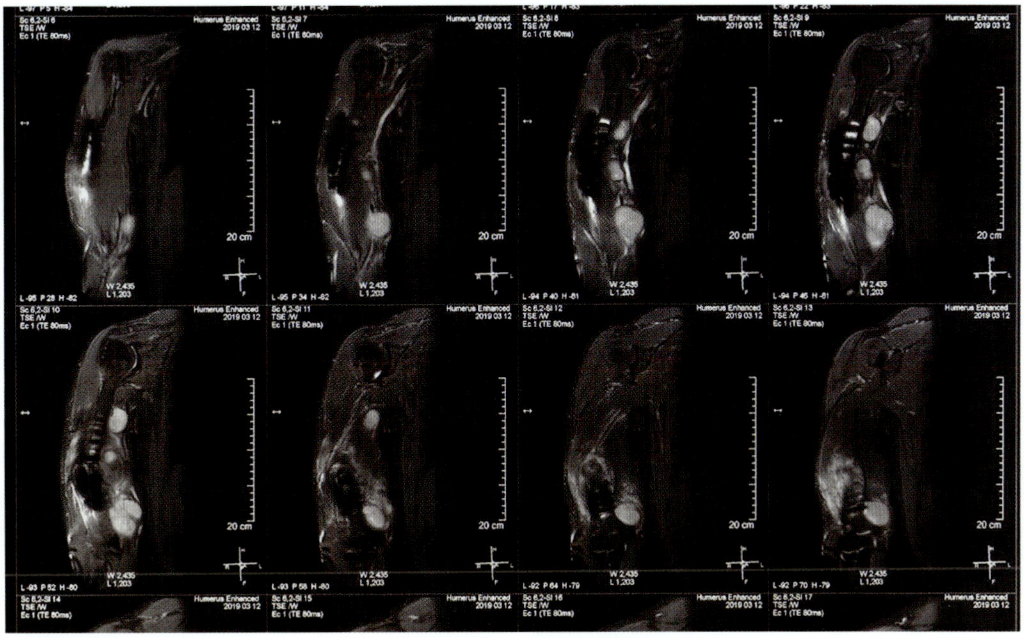

B

图 4–28（续） 术前影像学检查

B. 术前 MRI T2 加权像

骨远端非铰链 3D 打印假体的设计理念。

四、假体设计

1. 行左右双侧肘关节 CT 扫描，DICOM 数据发送工厂建模。

2. 根据 MRI 数据由术者确定截骨长度。根据肱骨全长 MRI 冠状面的 T2 加权像检查结果，截骨横断面的位置在距离肿瘤骨内病灶近侧 20 ~ 30mm 处，截骨 125mm。

3. 本例骨质破坏严重，将对侧肱骨数据进行镜像反转，3D 打印肱骨远端假体的滑车关节面、鹰嘴窝和冠突窝的形态来源于对侧 CT 扫描数据。

4. 肱骨左右宽度缩减 10% 以利于软组织覆盖，肱骨假体长度可短于截骨长度 10mm。

5. 假体鹰嘴窝和内、外侧髁预留缝合孔以便固定肘关节囊和韧带、肌肉。

6. 柄的设计：选择组配式假体通用柄，与肱骨缺损假体部分进行锥接。本例选择骨水泥柄固定，因非铰链设计发生松动的发生率比较低，骨水泥固定可减少局部髓腔出血（图 4–29）。

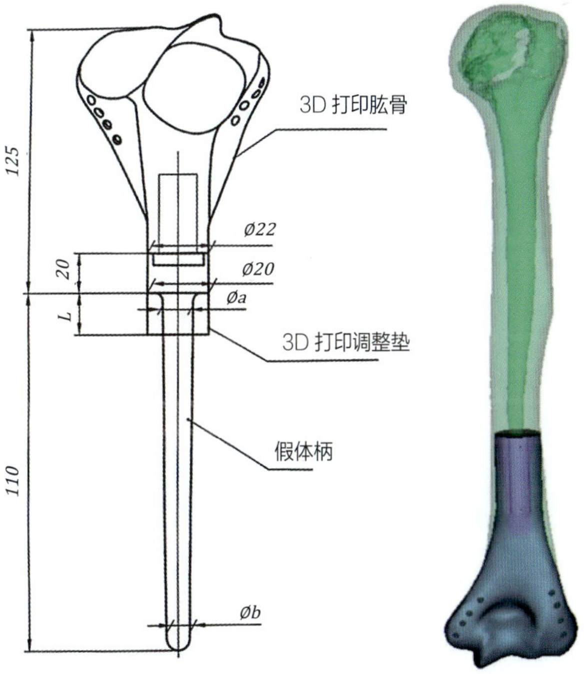

图 4–29 3D 打印肱骨远端假体设计图及模拟图

缺损长度 L，假体柄外径 a，b 根据术中情况确定

设计图中 Ø 代表直径；数值单位为 mm

五、术前准备

术前准备软轴式扩髓器、线锯、骨水泥、骨水泥填充枪、不可吸收缝合线、血管标识带和引流管、取锁钉的改锥。

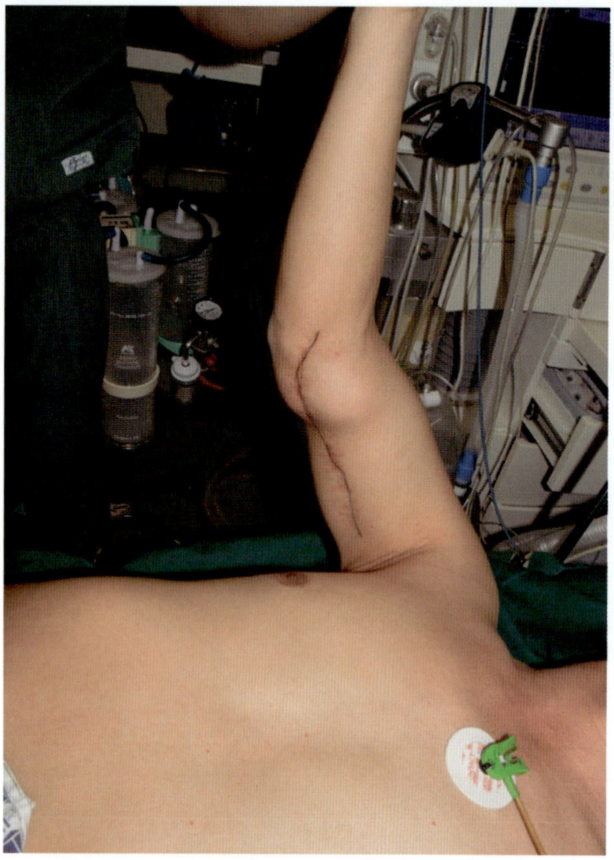

图 4-30 手术切口及体位

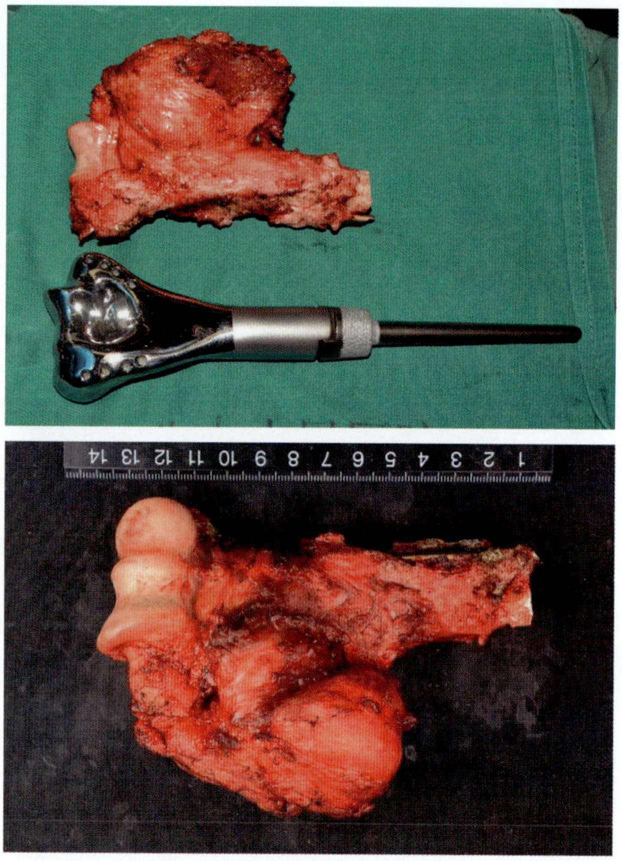

图 4-31 肿瘤切除标本和假体

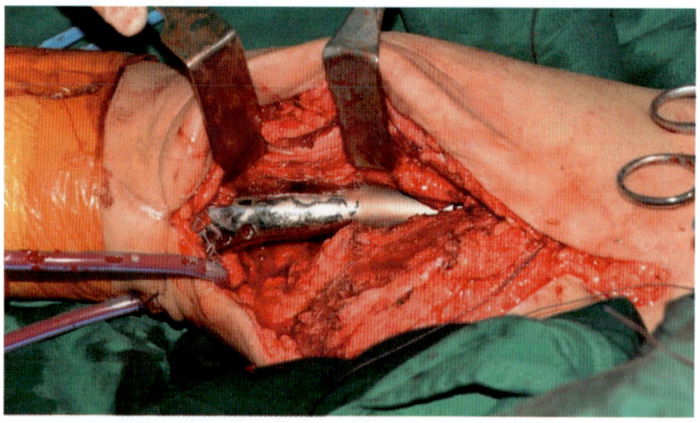

图 4-32 假体重建后大体像

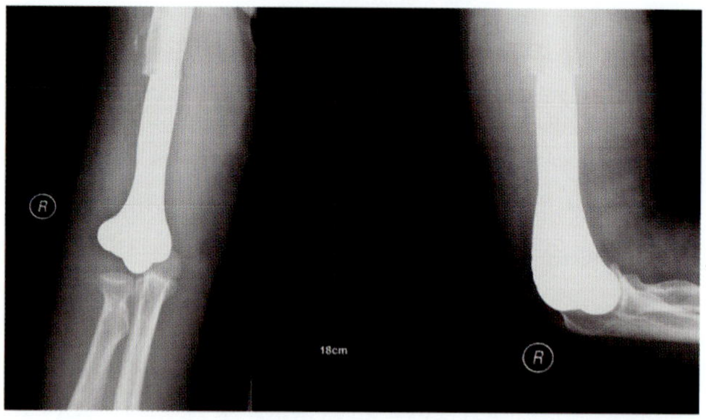

图 4-33 术后 1 周 X 线平片显示肘关节可疑半脱位

六、术中情况

1. 体位：患者取仰卧位，手臂外展或置于胸前。同侧肩胛骨下垫薄垫，使肩胛带轻微抬离床面。整个上肢，从锁骨中段和肩胛带一直到手腕，都要按照无菌原则的要求消毒、铺巾（图 4-30）。使用无菌止血带控制出血。

2. 肿瘤切除：取上臂肿瘤表面纵向切口，逐层切开皮肤及皮下组织，探查肿瘤位于肌肉深方，部分与肱动脉关系密切，肿瘤下部累及肱骨远端皮质，小心在肿瘤外正常组织内进行游离，将肿瘤连同部分肱骨远端一并完整切除。截骨前可在截骨线近端做标记，利于假体安装时控制内外旋角度。检查确认肿瘤彻底切除，肱动脉连续性完整（图 4-31）。

3. 假体重建：处理肱骨髓腔，用 3D 打印肱骨远端假体进行重建，髓内柄采用骨水泥固定。

4. 软组织及肌肉的重建：复位肘关节，用不可吸收线将残余关节囊与内、外侧髁附着肌肉缝合在假体的预留缝合孔上。为防止早期脱位，可将鹰嘴和冠状突以不可吸收线悬吊在假体的中心缝合孔上（图 4–32）。

5. 患者术后 1 周 X 线平片显示肘关节可疑半脱位（图 4–33）。

七、术后恢复

本例患者术后功能锻炼过程中，出现了肘关节脱位。再次进行翻修手术，术中探查发现之前缝合线断裂，导致假体脱位。应用补片包裹假体，复位肘关节，将周围的肌肉缝合在补片和假体预留缝合孔上，保证假体的稳定性。翻修后复查 X 线平片，显示关节位置良好（图 4–34）。

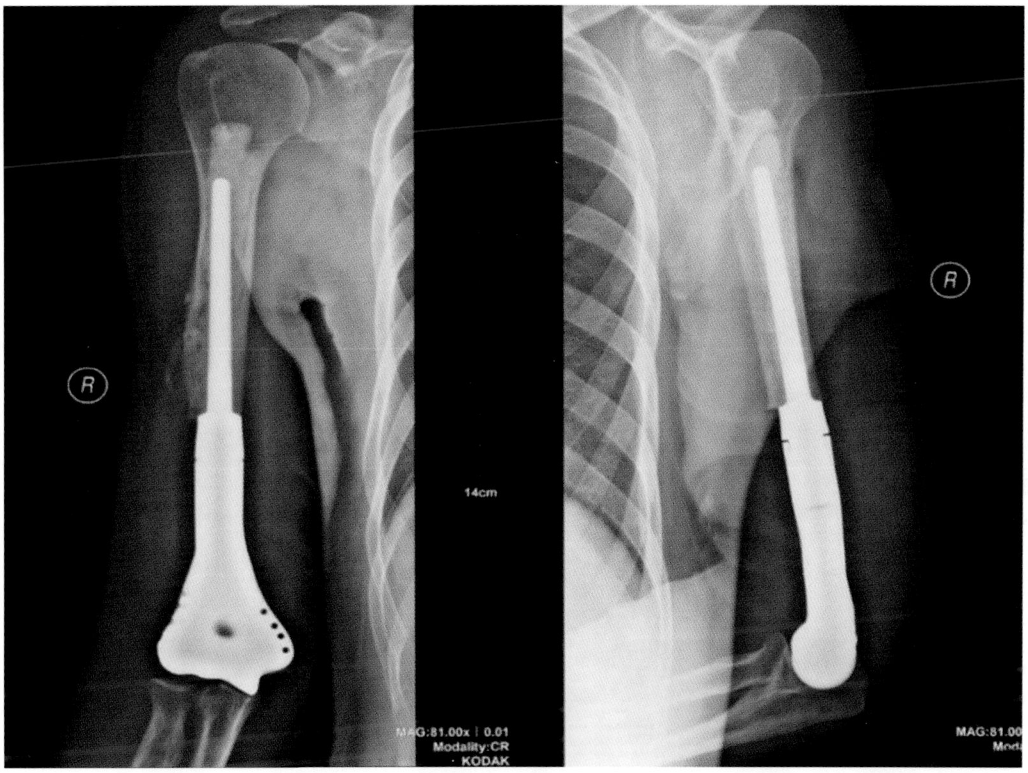

图 4–34 翻修后复查 X 线平片，显示关节位置良好

病例五　右肱骨远端骨肉瘤

一、病史

患者女性，12 岁，因“右肘部疼痛”就诊，穿刺活检提示骨肉瘤。术前进行化疗，使用的药物包括阿霉素、顺铂、氨甲蝶呤、异环磷酰胺。患者有陈旧孟氏骨折既往病史，入院查体发现右肘关节屈曲 60° 僵直伴桡骨小头脱位。

二、影像学检查

全身 PET-CT 检查提示右肱骨远端单发病变，无转移。化疗后行局部检查（X 线平片和 MRI T1 加权像）显示右肱骨远端骨质破坏，局部软组织包块形成。同时伴有右肘关节脱位。综合考虑患者为 Enneking 分期为Ⅱ B（图 4-35）。

三、手术计划

术前计划需考虑的问题包括：

1. 切除边界：患者为骨肉瘤，Enneking 分期Ⅱ B，需要进行局部广泛切除。既往有陈旧孟氏骨折病史，并遗留桡骨小头脱位。在切除肿瘤时，还需要切除部分桡骨，恢复肘关节的结构。

2. 重建方式：肱骨远端大段骨缺损的常用重建方式是肿瘤型肘关节假体。由于该患者存在陈旧孟氏骨折既往史，目前尺骨遗留畸形和内固定物，且尺骨髓腔狭窄，导致其不能采用尺骨假体柄植入。因此，对于该患者而言，肱骨远端

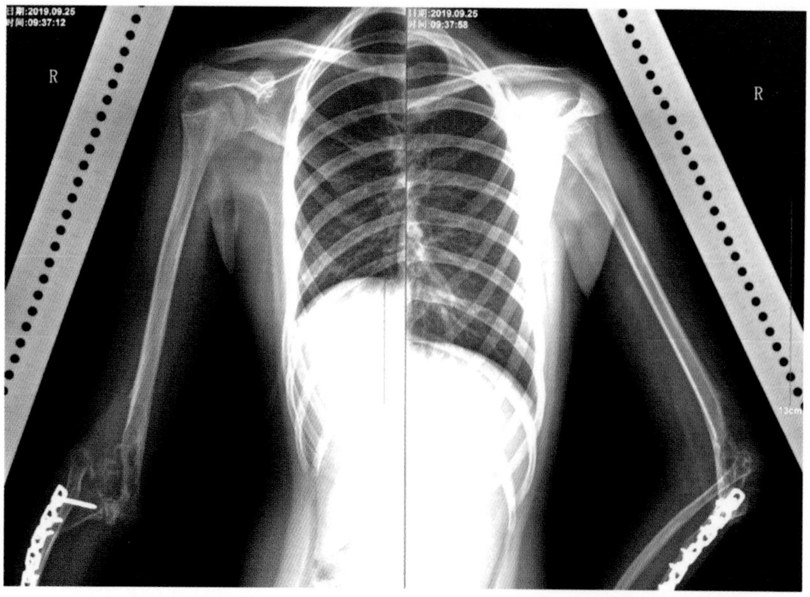

A

图 4-35 术前影像学检查

A.X 线片

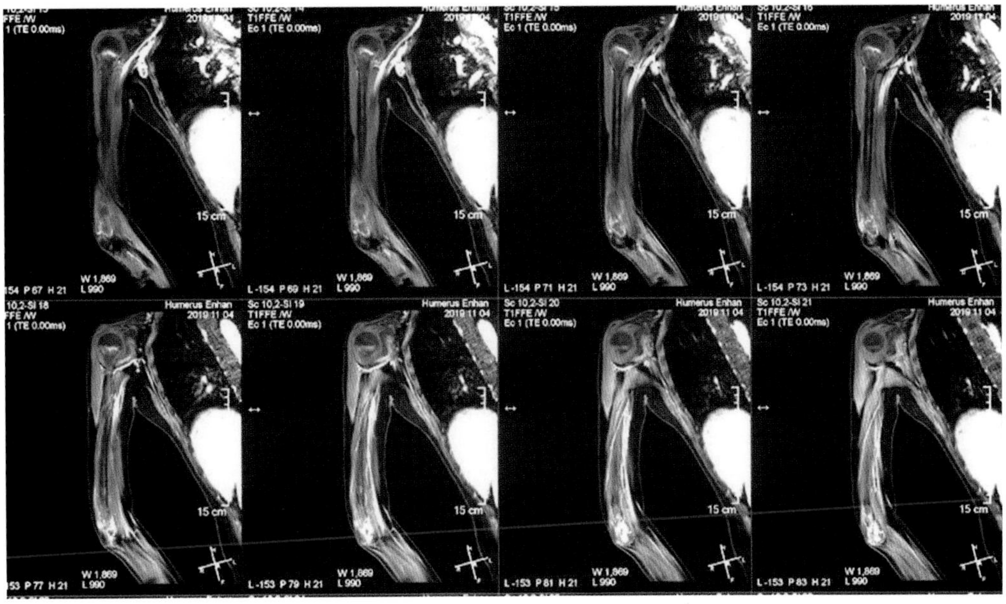

B

图 4-35（续）　术前影像学检查

B. 术前 MRI T1 加权像

3D 打印半肘关节假体可能是最佳的重建方式。

四、假体设计

1. 行左右双侧肘关节 CT 扫描，DICOM 数据发送工厂建模。

2. 根据 MRI 数据由术者确定截骨长度。根据肱骨全长 MRI 冠状面的 T1 加权像检查结果，截骨横断面的位置在距离肿瘤骨内病灶近侧 20 ～ 30mm 处，截骨 120mm。

3. 本例骨质破坏严重，将对侧肱骨数据进行镜像反转，3D 打印肱骨远端假体的滑车关节面、鹰嘴窝和冠突窝的形态来源于对侧 CT 扫描数据。

4. 本例患者肘关节长期脱位，屈曲挛缩，肱骨左右宽度缩减 10% 以利于软组织覆盖，肱骨假体长度可短于截骨长度 20mm。

5. 假体鹰嘴窝和内、外侧髁预留缝合孔以便固定肘关节囊和韧带、肌肉，包裹 LARS 韧带有利于软组织修复。

6. 柄的设计：选择组配式假体柄，与肱骨缺损假体部分进行锥接。本例选择骨水泥柄固定，因非铰链设计发生松动的发生率比较低，骨水泥固定可减少局部髓腔出血（图 4-36）。

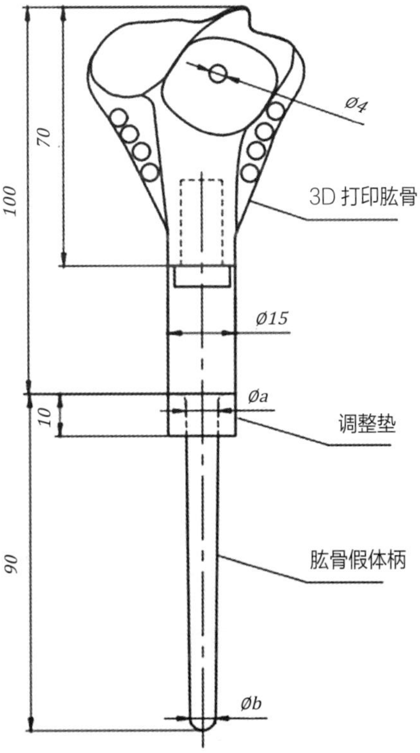

图 4-36 3D 打印肱骨远端假体图

设计图中 Ø 代表直径；数值单位为 mm

假体柄外径 *a*、*b* 根据术中情况决定

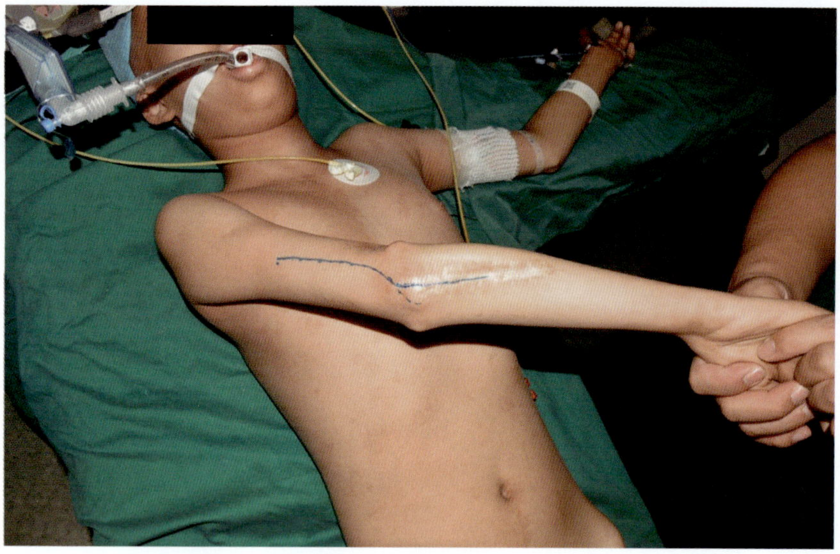

图 4-37 体位和切口

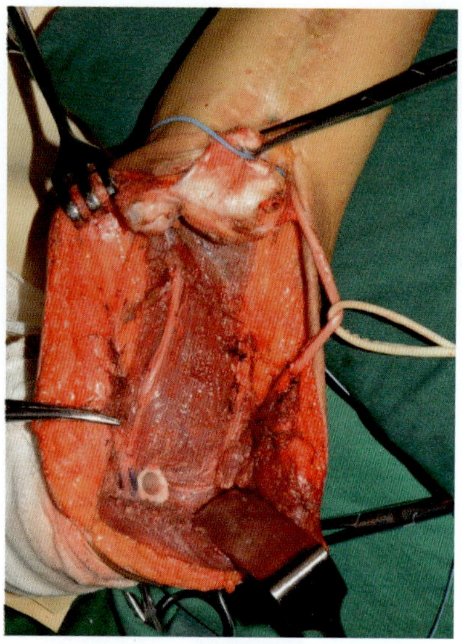

图 4-38 肿瘤切除后大体像

五、术前准备

术前准备 LARS 韧带、软轴式扩髓器、线锯、骨水泥、骨水泥填充枪、不可吸收缝合线、血管标识带和引流管。

假体与患者肱骨远端同框拍摄 X 线片做最后确认。

六、术中情况

1. 体位：患者取仰卧位，手臂外展或置于胸前。同侧肩胛骨下垫薄垫，使肩胛带轻微抬离床面。整个上肢，从锁骨中段和肩胛带一直到手腕，都要按照无菌原则的要求消毒、铺巾（图 4-37）。使用无菌止血带控制出血。

2. 肿瘤切除：肘关节 S 形切口，术中注意保持肱三头肌腱附着的尺骨鹰嘴，与铰链假体不同，此法不用截断尺骨鹰嘴。在尺骨鹰嘴和桡骨头处环行切开关节囊。然后脱位肱尺关节和肱桡关节。首先于肘后前臂内侧游离尺神经，予以保护。在肱三头肌止点近端的肌腱处切断，在三头肌和肱桡肌间隙进行锐性分离，将二者分别牵向后侧和前侧，充分显露肿瘤组织。注意保护桡神经，它从后方穿外侧肌间隔穿入前筋膜室。根据术前 MRI 检查，距离病变近端 20 ~ 30mm 处截骨，提起肿瘤，切断剩余的肌肉附着。截骨前可在截骨线近端做标记，利于假体安装时控制内旋外旋

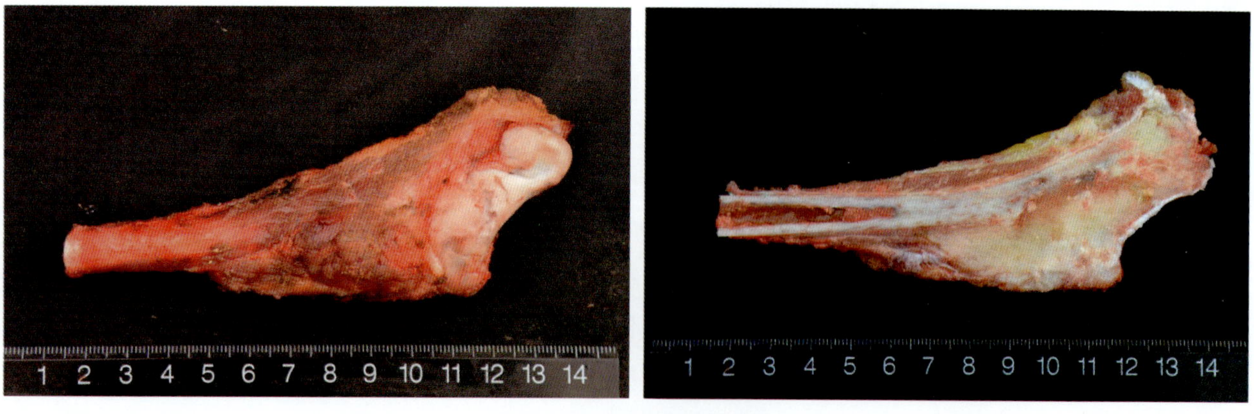

图 4-39 肿瘤标本大体像

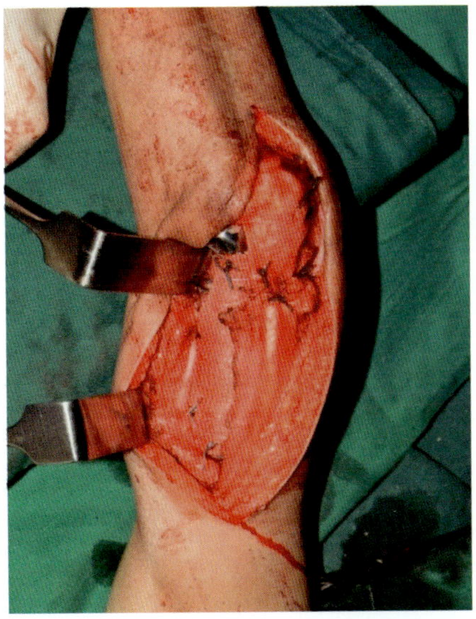

图 4-40　假体和软组织重建后

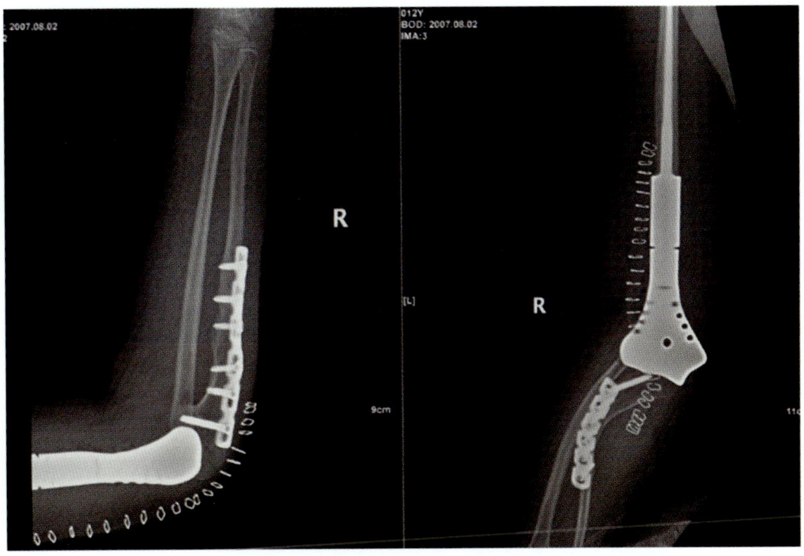

图 4-41　术后 X 线平片

角度（图 4-38，图 4-39）。

3. 假体重建：使用软轴式扩髓器将肱骨近端髓腔扩大以适应假体柄的宽度。尺寸增加 1 ~ 2mm 以保证骨水泥的填充。将假体柄用骨水泥固定在近端肱骨。同时去除桡骨近端至尺骨冠突水平，使得桡骨不影响肘关节活动，将肘关节复位。

4. 软组织及肌肉的重建：假体周围包裹 LARS 韧带以便于软组织贴附和关节囊、肌腱修复。复位肘关节，用不可吸收缝合线将残余关节囊与内、外侧髁附着肌肉缝合在 LARS 韧带和假体的预留缝合孔上。为防止早期脱位，可将鹰嘴和冠状突以不可吸收缝合线悬吊在假体的中心缝合孔上（图 4-40）。

5. 术后 X 线平片显示肱骨侧髓内柄固定满意，3D 打印肱骨远端和尺骨鹰嘴对合良好，关节脱位情况得到了纠正（图 4-41）。

七、术后恢复

患者术后第 2 天，为减小假体和软组织的残腔，切口给予加压包扎，4 个小时后发现患肢手腕不能自主背伸，考虑桡神经受到压迫，立刻松解绷带。患者术后 3 个月后恢复。

在术后早期，控制肢体肿胀很重要。患者从手到肩都用厚敷料包扎，同时用支具维持肘关节屈曲 60°。弹力绷带轻度加压包扎。患者肢体抬高 3 ~ 4 天。引流管在 3 ~ 4 天后拔除。

手术后立即开始腕部、手部和手指的主动和被动活动以及力量训练，上臂用支具外固定。整个恢复过程持续进行手部和腕部的力量训练。肢体用支具固定 6 周，以保证肌肉充分愈合并形成瘢痕。在不负重的情况下，指导患者 1 周后开展肘关节屈伸锻炼。

在 6 周后，给患者打开铰链式肘关节支具，允许在屈曲 0° ~ 130° 之间做主动活动、协助下主动活动以及被动屈曲活动。肘部的力量锻炼，重量限制在 1kg。术后 6 个月增加到 5kg。建议患者上肢持重不超过 5kg。

八、随访

患者术后 3 个月复查 X 线平片，肘关节对位良好（图 4-42），功能像显示肘关节功能良好（图 4-43）。

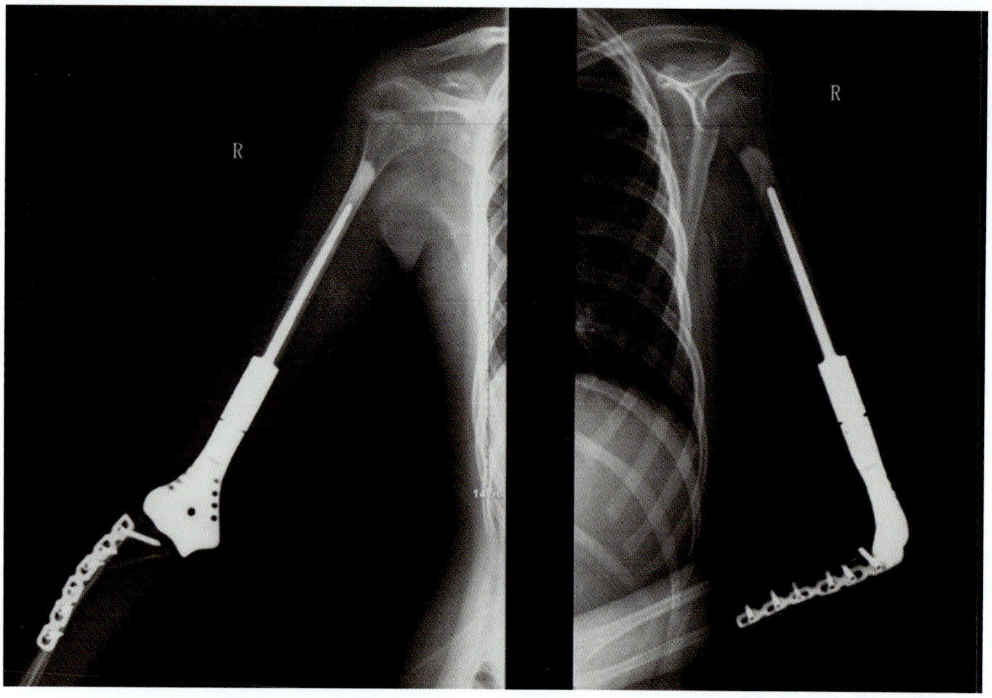

图 4-42 术后 3 个月复查 X 线片，肘关节对位良好

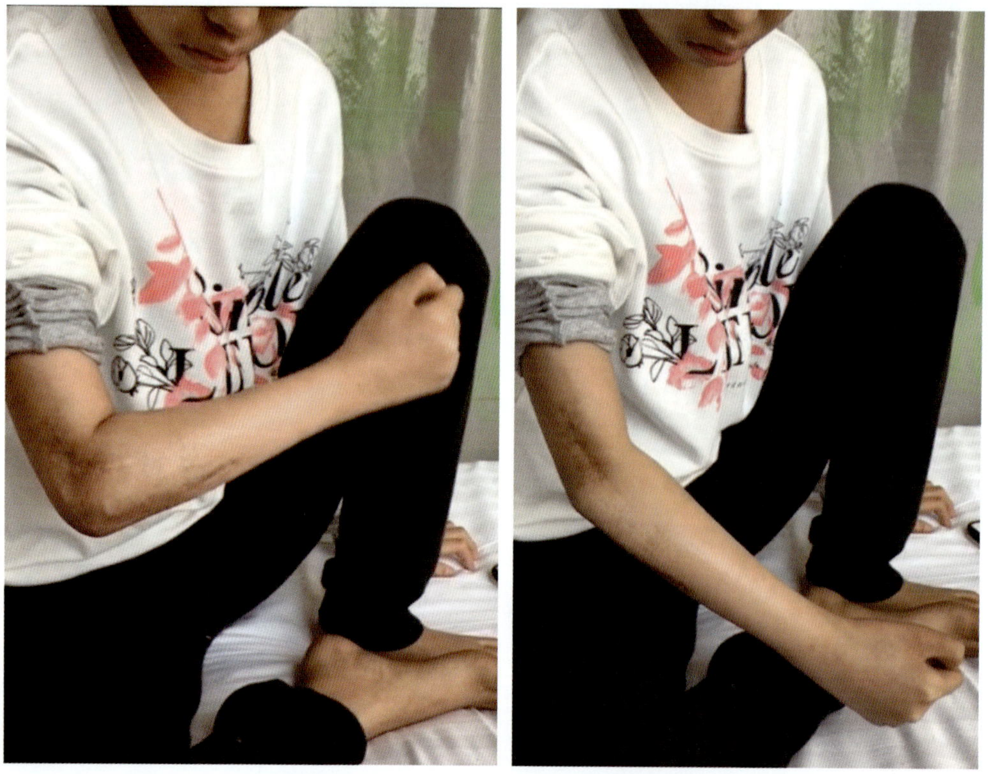
图 4-43 功能像显示肘关节功能良好

病例六 右肱骨远端尤因肉瘤

一、病史

患者男性，14 岁，因“外伤后发现右肱骨远端病变”就诊，穿刺活检提示尤因肉瘤。术前进行 VAC+IE 方案化疗。

二、影像学检查

全身骨显像和胸部 CT 检查提示右肱骨远端单发病变，无转移。化疗后行局部检查（X 线平片和 MRI T1 加权像）显示右肱骨远端骨质破坏，局部软组织包块形成。综合考虑患者为 Enneking 分期为Ⅱ B（图 4–44）。

三、手术计划

术前计划需考虑的问题包括：

1. 切除边界：患者为尤因肉瘤，Enneking 分期Ⅱ B，需要进行局部广泛切除。

2. 重建方式：肱骨远端大段骨缺损的常用重建方式是肿瘤型肘关节假体，原有的铰链式假体常出现尺骨柄松动现象，这主要由于前臂旋转与铰链单一运动方向的矛盾。因此，术者提出肱骨远端非铰链 3D 打印假体的设计理念。

四、假体设计

1. 行左右双侧肘关节 CT 扫描，DICOM 数

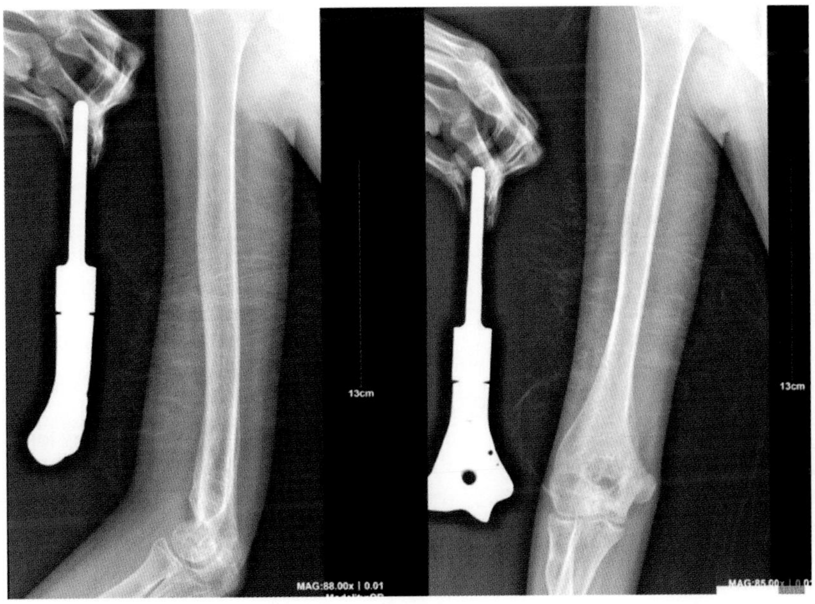

A

图 4–44 术前影像学检查

A.X 线片

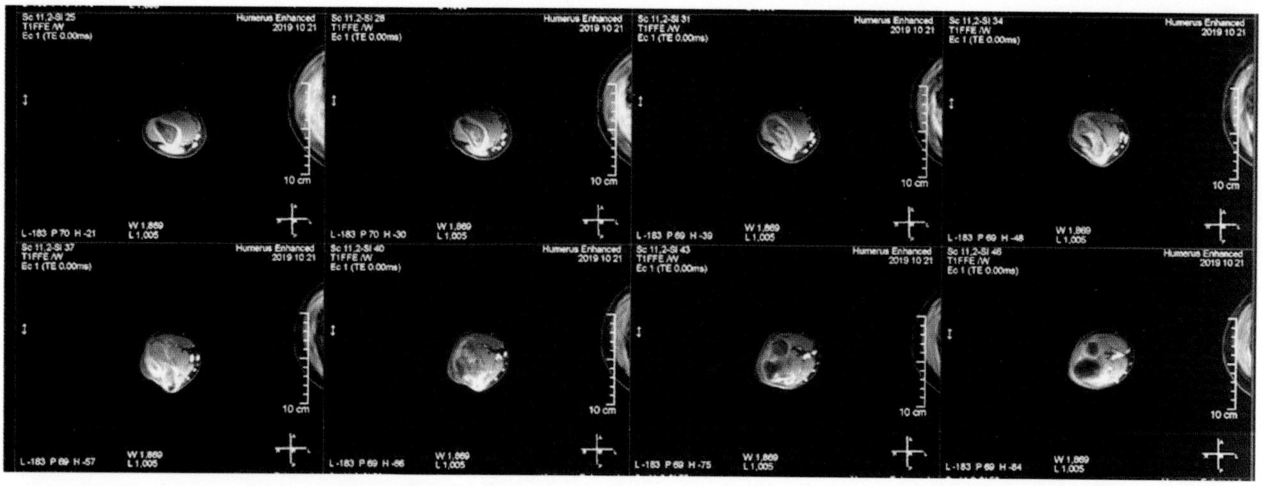

B

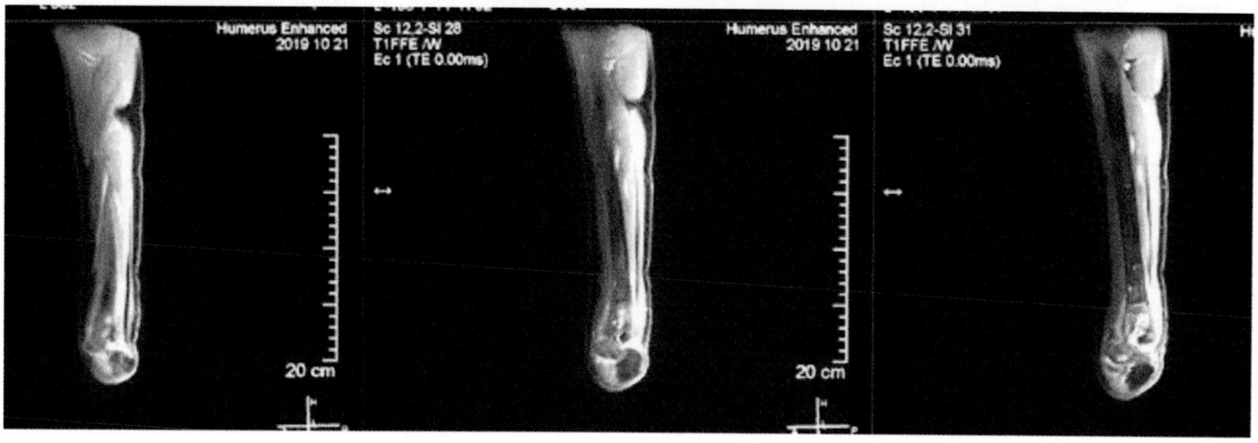

C

图 4-44（续） 术前影像学检查

B. 术前 MRI T1 加权像轴位；C. 术前 MRI T1 加权像冠状位

据发送工厂建模。

2. 根据 MRI 数据由术者确定截骨长度。根据肱骨全长 MRI 冠状面的 T1 加权像检查结果，截骨横断面的位置在距离肿瘤骨内病灶近侧 20 ~ 30mm 处，截骨 120mm。

3. 3D 打印肱骨远端假体的滑车关节面、鹰嘴窝和冠突窝的形态来源于对侧 CT 扫描数据。

4. 肱骨左右宽度缩减 10% 以利于软组织覆盖，肱骨假体长度可短于截骨长度 10mm。

5. 假体鹰嘴窝和内、外侧髁预留缝合孔以便固定肘关节囊和韧带、肌肉，包裹 LARS 韧带更利于软组织修复。

6. 柄的设计：选择组配式假体通用柄，与肱骨缺损假体部分进行锥接。本例选择骨水泥柄固定，因采用非铰链设计，松动的发生率比较低，骨水泥固定可减少局部髓腔出血（图 4-45）。

五、术前准备

术前准备 LARS 韧带、软轴式扩髓器、线锯、骨水泥、骨水泥填充枪、不可吸收性缝合线、血管标识带和引流管。

假体与患者肱骨远端同框拍摄 X 线片做最后确认。

六、术中情况

1. 体位：患者取仰卧位，手臂外展或置于胸前。同侧肩胛骨下垫薄垫，使肩胛带轻微抬离

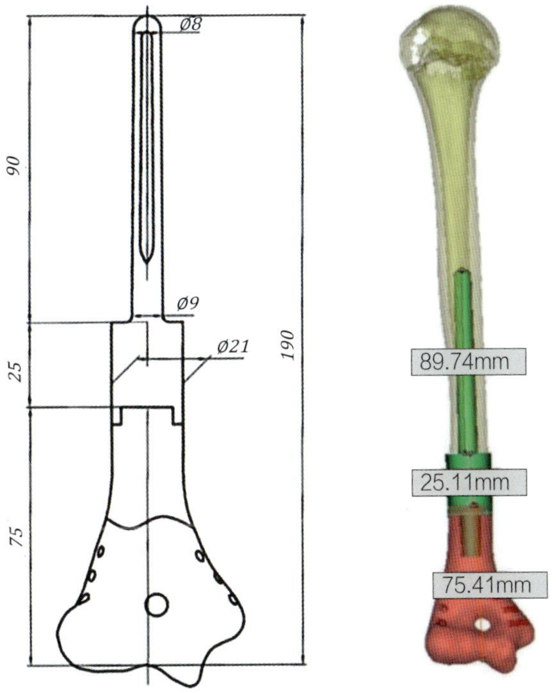

图 4-45　假体设计图及设计效果图
设计图中 Ø 代表直径；数值单位为 mm

床面。整个上肢，从锁骨中段和肩胛带一直到手腕，都要按照无菌原则的要求消毒、铺巾。使用无菌止血带控制出血。

2. 肿瘤切除：肘关节 S 形切口，术中注意保持肱三头肌腱附着的尺骨鹰嘴，与铰链假体不同，此法不用截断尺骨鹰嘴。在尺骨鹰嘴和桡骨头处环行切开关节囊。然后脱位肱尺关节和肱桡关节。首先于肘后前臂内侧游离尺神经，予以保护。在肱三头肌止点近端的肌腱处切断，在三头肌和肱桡肌间隙进行锐性分离，将二者分别牵向后侧和前侧，充分显露肿瘤组织。注意保护桡神经，它从后方穿外侧肌间隔穿入前筋膜室。根据术前 MRI 检查，距离病变近端 20 ~ 30mm 处截骨，提起肿瘤，切断剩余的肌肉附着。截骨前可在截骨线近端做标记，利于假体安装时控制内旋外旋角度（图 4-46，图 4-47，图 4-48）。

3. 假体重建：使用软轴式扩髓器将肱骨近端髓腔扩大以适应假体柄的宽度。尺寸增加

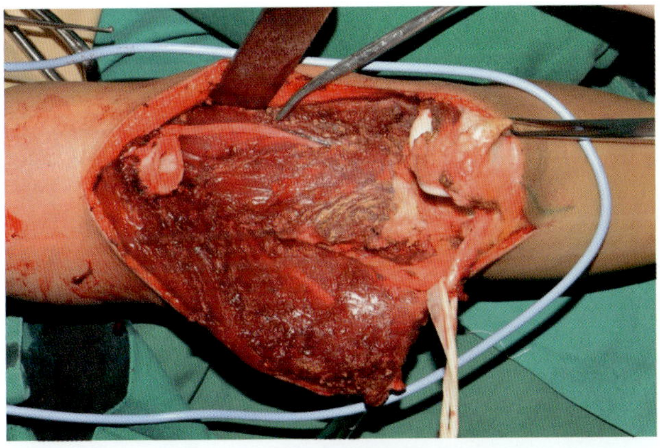

图 4-46　肿瘤切除后大体像

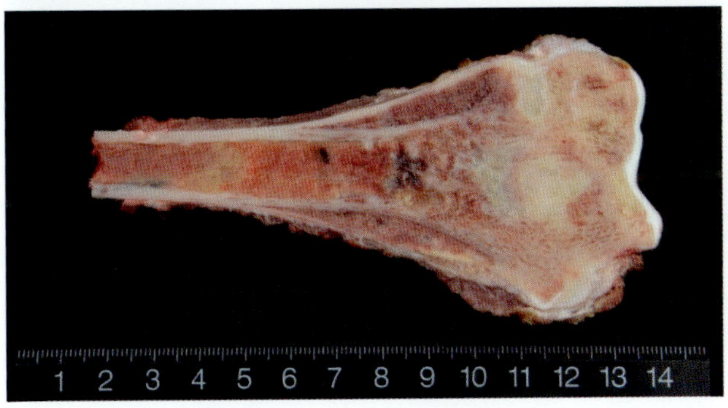

图 4-47　切除的肿瘤标本

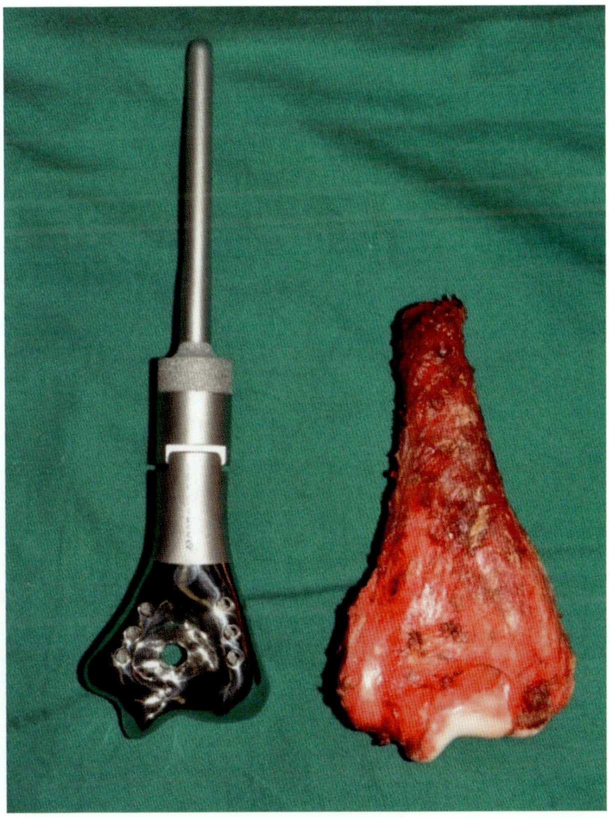

图 4-48　假体和肿瘤

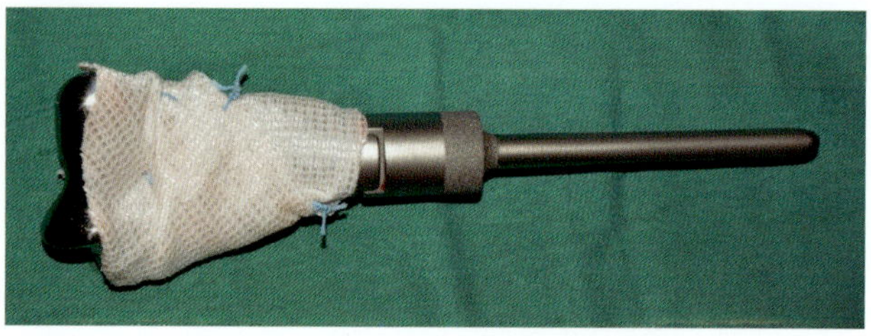

图 4-49 以 LARS 韧带包绕假体

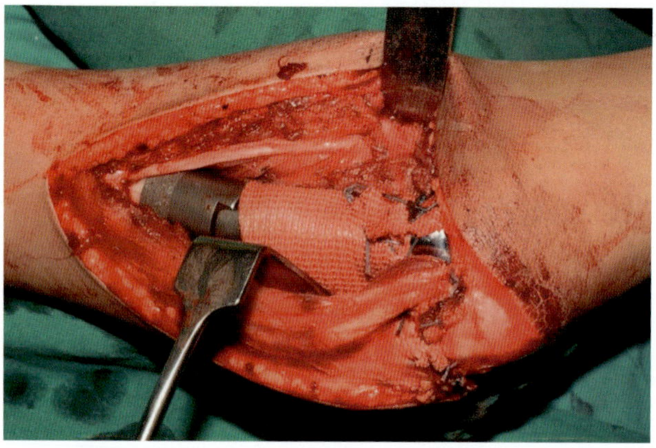

图 4-50 假体和软组织重建后

1 ~ 2mm 以保证骨水泥的填充。将假体柄用骨水泥固定在近端肱骨。

4. 软组织及肌肉的重建：假体周围包裹 LARS 韧带以便于软组织贴附和关节囊、肌腱修复。复位肘关节，用不可吸收线将残余关节囊与内、外侧髁附着肌肉缝合在 LARS 韧带和假体的预留缝合孔上。为防止早期脱位，可将鹰嘴和冠状突以不可吸收线悬吊在假体的中心缝合孔上（图 4-49，图 4-50）。

5. 患者术后 X 线片示可见肘关节对位良好（图 4-51）。

七、术后恢复

在术后早期，控制肢体肿胀很重要。患者从手到肩都用厚敷料包扎，同时用支具维持肘关节屈曲 60°。弹力绷带轻度加压包扎。患者肢体抬高 3 ~ 4 天。引流管在 3 ~ 4 天后拔除。

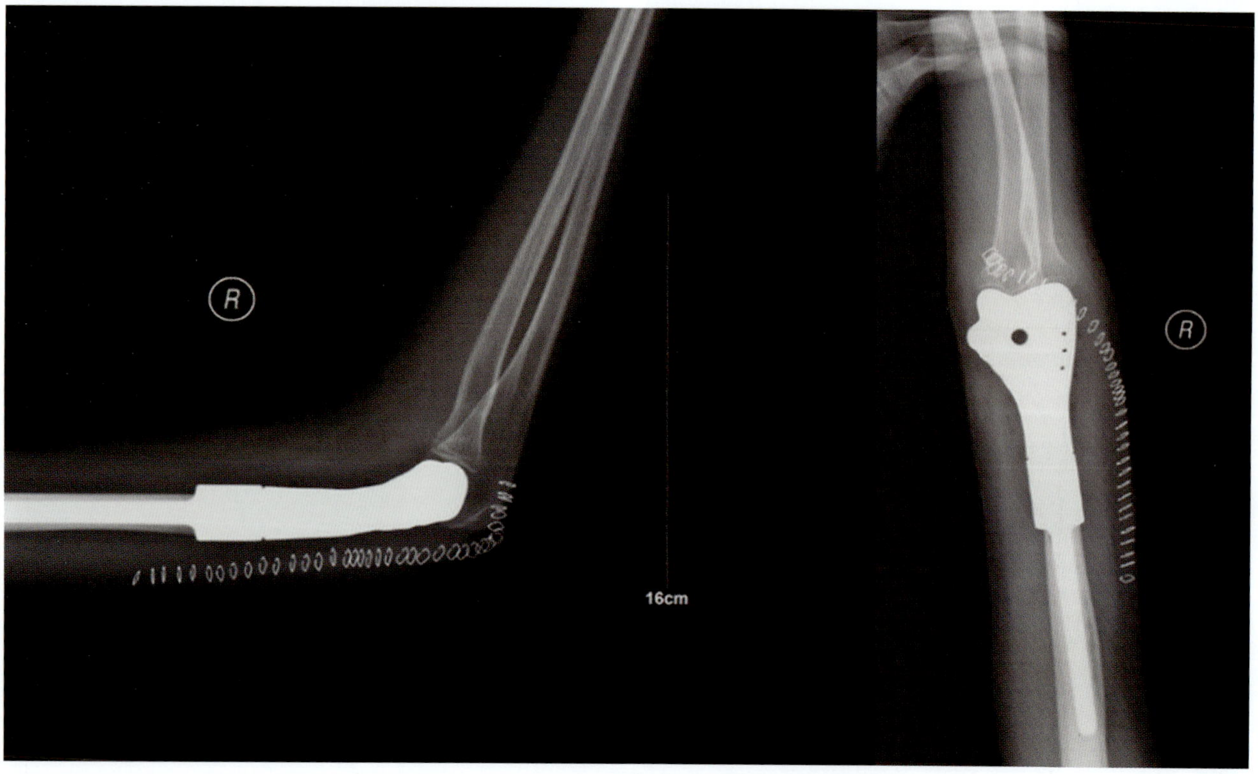

图 4-51 X 线术后平片可见肘关节对位良好

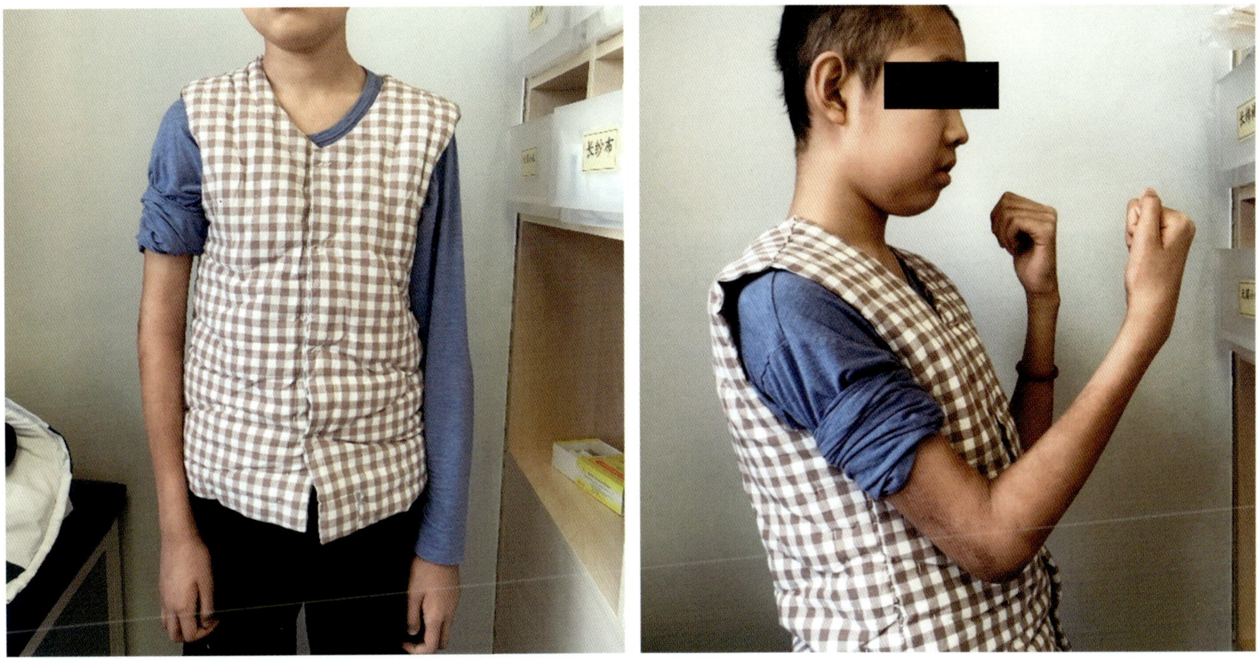

图 4-52 术后 3 个月患侧肘关节屈伸活动

手术后立即开始腕部、手部和手指的主动和被动活动以及力量训练，上臂用支具外固定。整个恢复过程持续进行手部和腕部的力量训练。肢体用支具固定 6 周，以保证肌肉充分愈合并形成瘢痕。在不负重的情况下，指导患者 1 周后开展肘关节屈伸锻炼。

在 6 周后，给患者打开铰链式肘关节支具，允许在屈曲 0° ~ 130° 之间做主动活动、协助下主动活动以及被动屈曲活动。肘部的力量锻炼重量限制在 1kg。术后 6 个月增加到 5kg。建议患者上肢持重不超过 5kg。

八、随访

患者术后 3 个月患侧肘关节屈伸活动基本正常（图 4-52）。患者术后 14 个月随访，无瘤生存，肘关节功能恢复良好，影像学检查未见假体松动、关节脱位或关节炎等表现。

病例七　右肩胛骨及右尺骨骨巨细胞瘤

一、病史

患者男性，41 岁，无明显诱因出现活动后右肩及右肘疼痛，逐渐加重，肘关节后方逐渐出现肿胀，就诊当地医院行 CT 检查发现右肩胛骨及右尺骨溶骨性破坏。穿刺病理提示骨巨细胞瘤。

体格检查：肩关节无明显阳性体征。右肘关节局部皮温略高，压痛明显。肘关节活动度屈伸 0° ~ 150°。无上肢神经症状。

二、影像学检查

全身骨显像提示右肩胛骨及右尺骨病变，全身系统检查包括胸腔 CT 扫描未见肺转移。

肘关节 X 线检查可见尺骨近端溶骨性破坏，膨胀性生长，呈皂泡样改变。肘关节 CT 扫描可见尺骨近端、鹰嘴、冠状突溶骨性破坏，膨胀性生长。肩胛骨 CT 扫描可见肩胛盂下方膨胀性溶骨性破坏（图 4–53）。

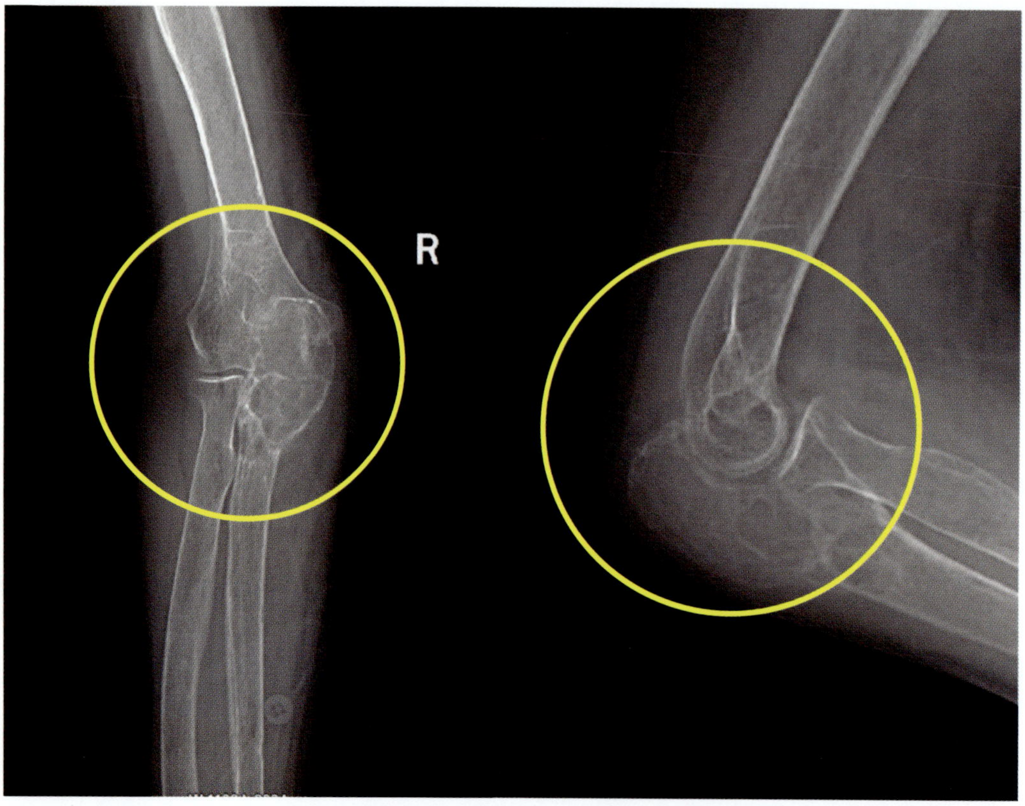

A

图 4–53 术前影像学检查

A. 右肘关节 X 线片

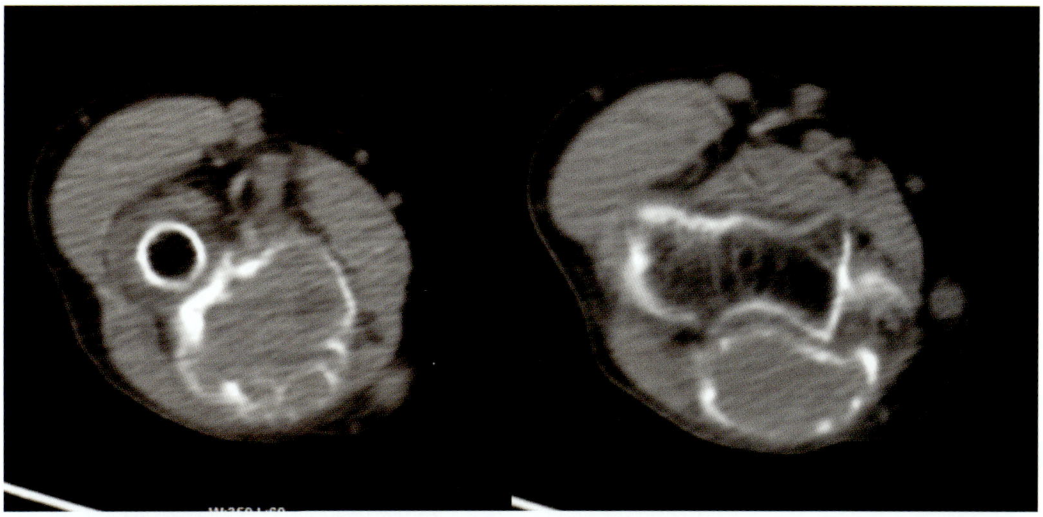

B

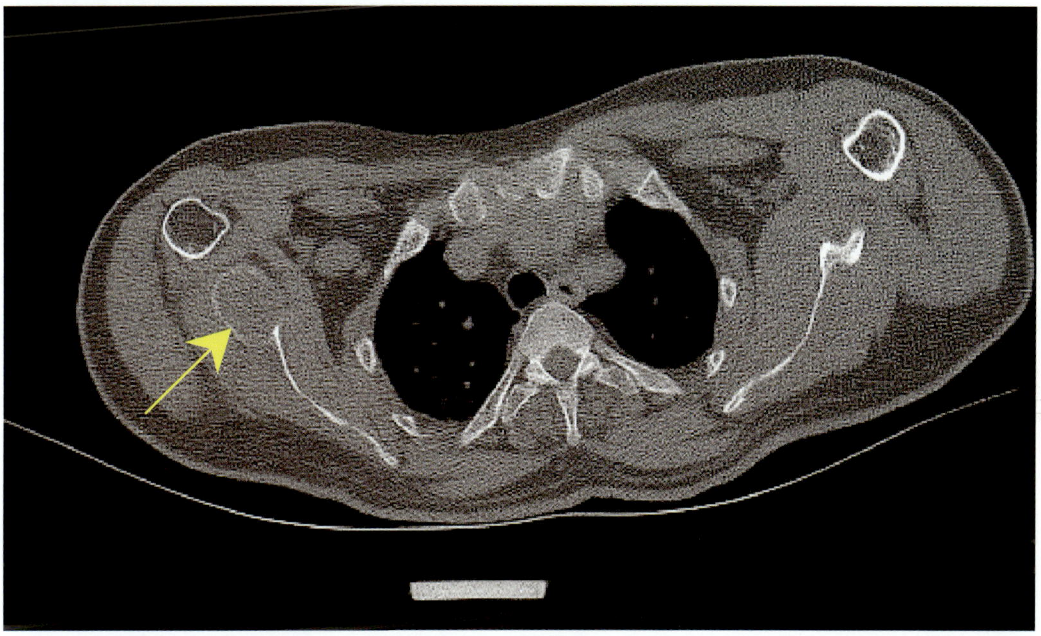

C

图 4-53（续）　术前影像学检查

B. 右肘关节 CT；C. 术前肩胛骨 CT（箭头所示为膨胀性溶骨性破坏）

三、手术计划

术前计划需考虑的问题包括：

1. 切除边界：患者为多发性骨巨细胞瘤，这种罕见病例往往发生于同侧肢体。肩胛骨病变未累及肩胛盂，可以行部分肩胛骨切除而不影响肩关节功能。而尺骨病变累及鹰嘴和冠状突，囊内刮除手术无法获得满意的边界，且很难进行重建，因此术者决定选择尺骨近端整块切除。

2. 重建方式：尺骨近端大段骨缺损的常用重建方式是肿瘤型肘关节假体，而铰链式假体常出现尺骨柄松动现象，这主要由于前臂旋转与铰链单一运动方向的矛盾。因此，术者提出尺骨近端非铰链 3D 打印假体的设计理念。

四、假体设计

1. 行左右双侧肘关节 CT 扫描，DICOM 数据发送工厂建模。

2. 根据 MRI 数据由术者确定截骨长度。根据肱骨全长 MRI 冠状面的 T1 加权像检查结果，截骨横断面的位置在距离肿瘤骨内病灶近侧 20 ～ 30mm 处。

3.3D 打印尺骨近端假体的滑车关节面、鹰嘴和冠状突的形态来源于对侧尺骨数据的镜像反转。

4. 尺骨前后径缩减 10% 以利于软组织覆盖。截骨长度需精确匹配。

5. 假体预留缝合孔以便固定肘关节囊、韧带、肱三头肌肌腱，包裹 LARS 韧带或疝补片有利于软组织修复。

6. 柄的设计：尺骨肿瘤很少见，所以大多数工厂的假体柄需要定制。建议定制 2 ～ 3 根不同直径的尺骨柄，粗细依据术前 CT 扫描的数据，可根据尺骨的曲度设计弧度弯柄。尺骨柄与尺骨缺损假体部分可以锥接。可选择骨水泥柄固定，因非铰链设计发生松动的发生率比较低，骨水泥固定可减少局部髓腔出血（图 4-54，图 4-55）。

五、术前准备

术前准备 LARS 韧带或疝补片、特制 6 ～ 8mm 髓腔锉、摆锯、线锯、骨水泥（低黏度）、穿刺针、不可吸收缝合线、血管神经标识带和引流管。

假体与患者肱骨远端同框拍摄 X 线片做最后确认。此外最好预先准备克氏针 + 骨水泥，可制备临时假体，以备不时之需。

六、术中情况

1. 体位：患者取仰卧位，手臂置于胸前。上肢使用无菌止血带。消毒范围从上臂中段到手指尖。

2. 尺骨近端瘤段切除：肘关节后方 S 形切口，尺骨鹰嘴处切断肱三头肌腱，标记以备重建，在尺骨鹰嘴和桡骨头处环行切开关节囊。然后脱位肱尺关节和肱桡关节。在肿瘤髓内病灶范围近端 20 ～ 30mm 处截断尺骨。通常用线锯截骨，截骨前标记尺骨中线（鹰嘴正中）。截骨长度务必

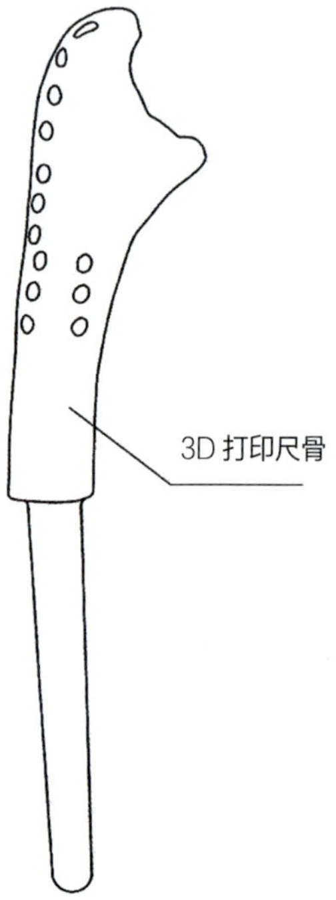

图 4-54　假体设计图

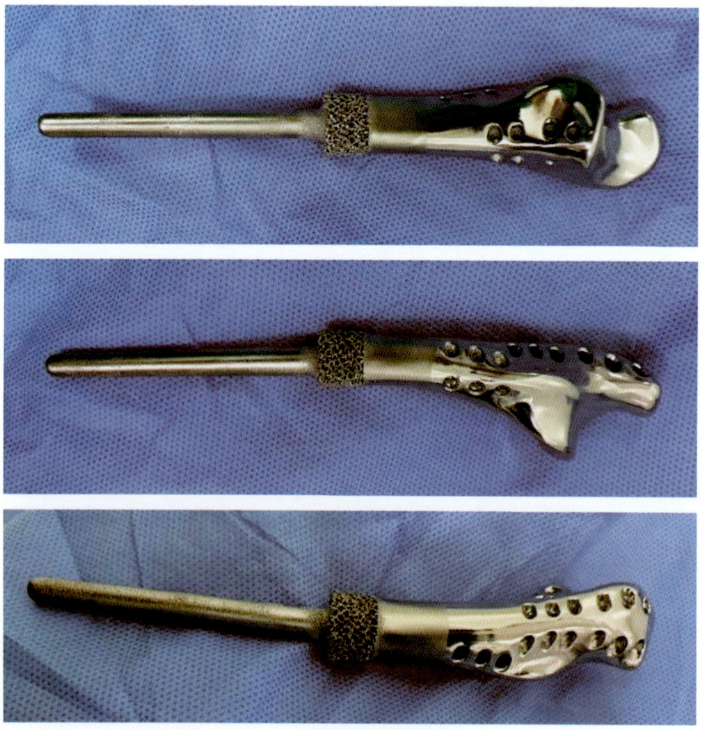

图 4-55　定制 3D 打印假体尺骨近端非铰链肿瘤型假体

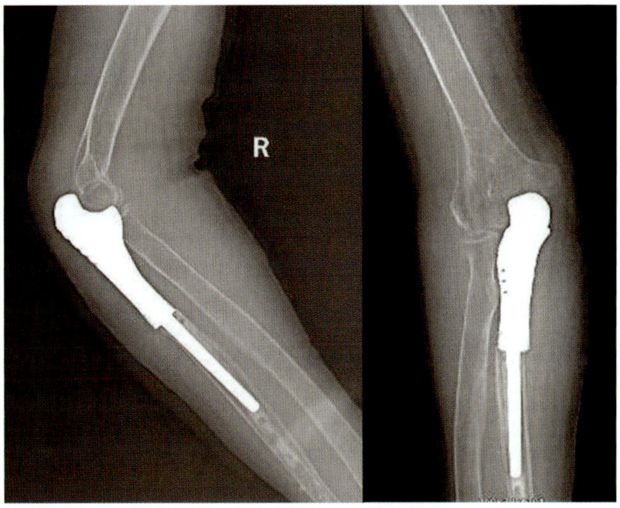

图 4-56　术后 X 线片

精确。

3. 假体重建：使用特制 6 ～ 8mm 髓腔锉将尺骨髓腔扩大以适应假体柄的宽度。尺寸增加 1mm 以保证骨水泥的填充。将假体柄用骨水泥固定在尺骨远端。因髓腔太细，局部很难使用骨水泥枪，术者建议使用骨水泥（低黏度）和穿刺针，以保证骨水泥灌注满意。

4. 软组织及肌肉的重建：假体周围包裹 LARS 韧带或疝补片以便于软组织贴附和关节囊、肱三头肌肌腱修复。复位肘关节，用不可吸收缝线将残余关节囊、肱三头肌肌腱缝合在 LARS 韧带或疝补片和假体的预留缝合孔上。为防止早期脱位，可将假体的鹰嘴和冠状突以不可吸收线悬吊在肱骨滑车上。

5. 患者术后 X 线片示关节对位良好（图 4-56）。

七、术后恢复

在术后早期，控制肢体肿胀很重要。患者从手到肘都用厚敷料包扎，同时用支具维持肘关节屈曲 60°。弹力绷带轻度加压包扎。患者肢体抬高 3 ～ 4 天。引流管在 3 ～ 4 天后拔除。

手术后立即开始腕部、手部和手指的主动和被动活动以及力量训练，上臂用支具外固定。整个恢复过程持续进行手部和腕部的力量训练。肢体用支具固定 6 周，以保证肌肉充分愈合并形成瘢痕。在不负重的情况下，指导患者 1 周后开展肘关节屈伸锻炼（图 4-57）。

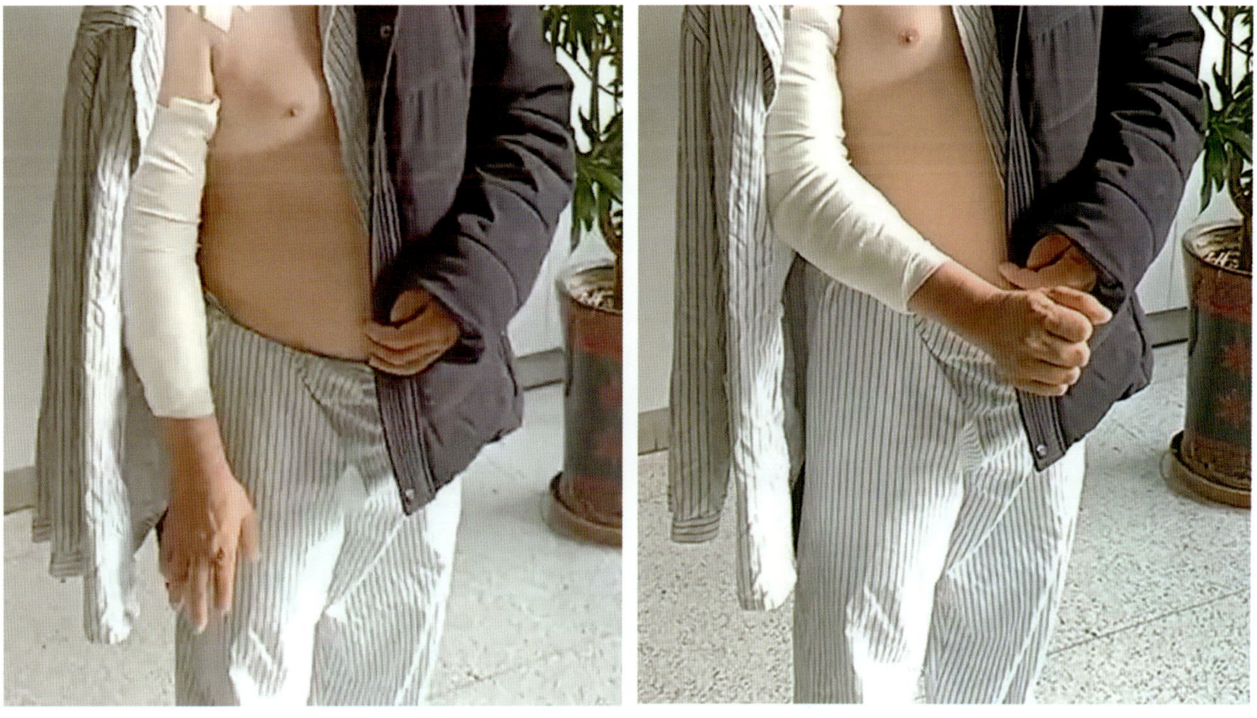

图 4-57　术后 10 天肘关节屈伸功能锻炼

在 6 周后，给患者打开铰链式肘关节支具，允许在屈曲 0° ~ 150° 之间做主动活动、协助下主动活动以及被动屈曲活动。肘部的力量锻炼重量限制在 1kg。术后 6 个月增加到 5kg。建议患者上肢持重不超过 5kg。

八、随访

术后 6 个月关节对位良好，功能良好（图 4–58）。随访显示，非铰链的肘关节假体松动发生比率更低，关节功能优于铰链假体。

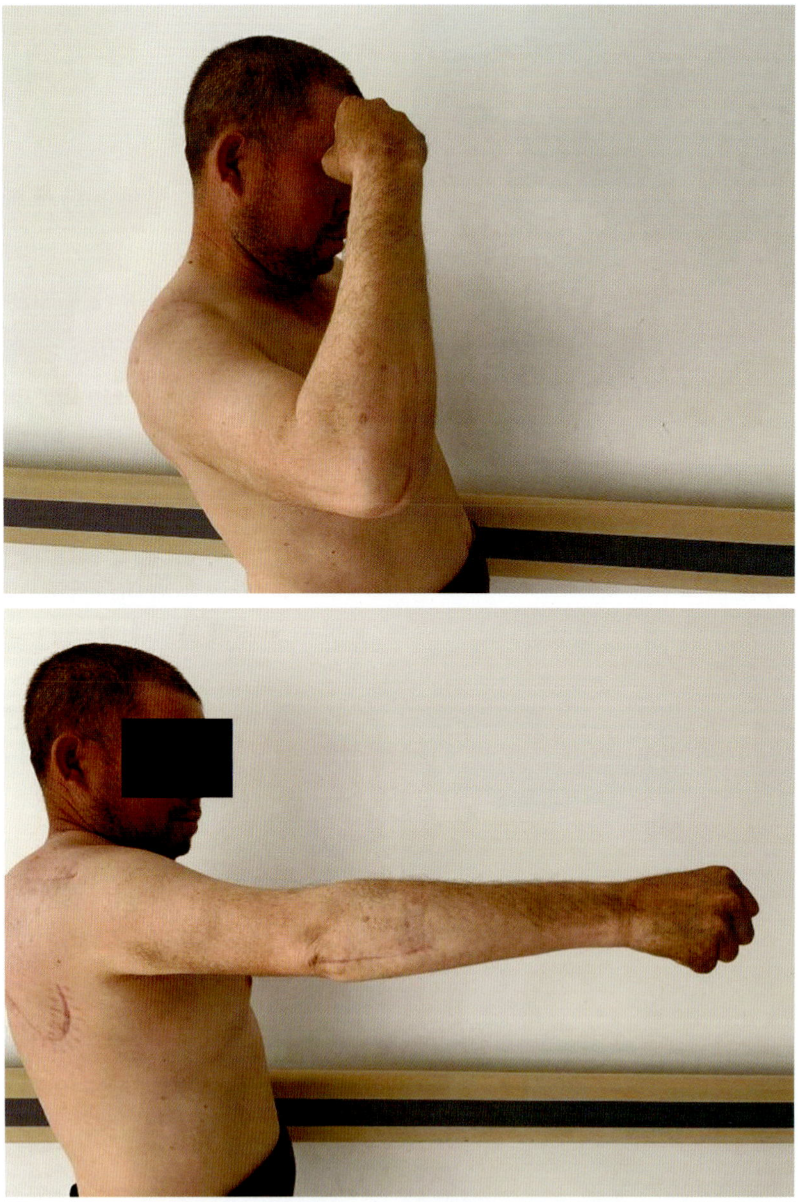

图 4–58 术后 6 个月肘关节屈伸功能体位像

病例八　右尺骨近端多形性未分化肉瘤

一、病史

患者男，67 岁，因“发现右侧肘部肿物”就诊，穿刺活检病理提示多形性未分化肉瘤。术前进行 MAID 方案化疗。

二、影像学检查

全身骨显像和肺部 CT 检查提示右前臂单发病变，无转移。化疗后行局部检查（X 线平片和 MRI　T1 加权像）显示右前臂近端巨大软组织包块，累及尺骨的皮质骨。综合考虑患者为 Enneking 分期为Ⅱ B（图 4-59）。

三、手术计划

术前计划需考虑的问题包括：

1. 切除边界：患者为软组织恶性肿瘤，累及部分尺骨近端，Enneking 分期Ⅱ B，需要进行局部广泛切除。切除范围除了肿瘤和周围部分正常的肌肉外，还需要切除受累及的部分尺骨。

2. 重建方式：尺骨近端大段骨缺损的常用重建方式是肿瘤型肘关节假体，原有的铰链式假体常出现尺骨柄松动现象，这主要由于前臂旋转与铰链单一运动方向的矛盾。因此，术者提出尺骨近端非铰链 3D 打印假体的设计理念。

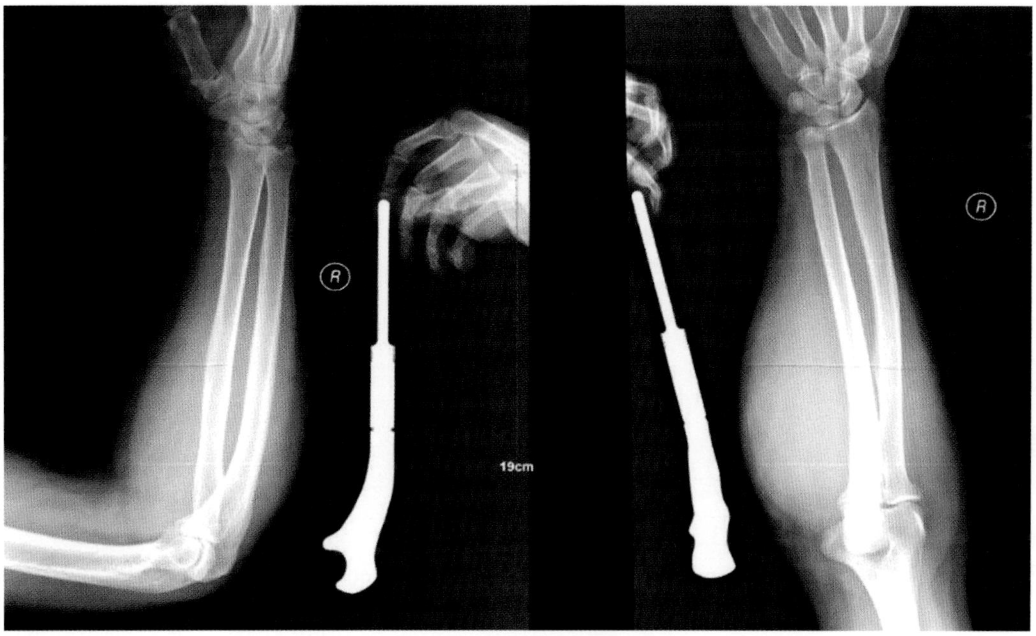

A

图 4-59 术前影像学检查

A.X 线片

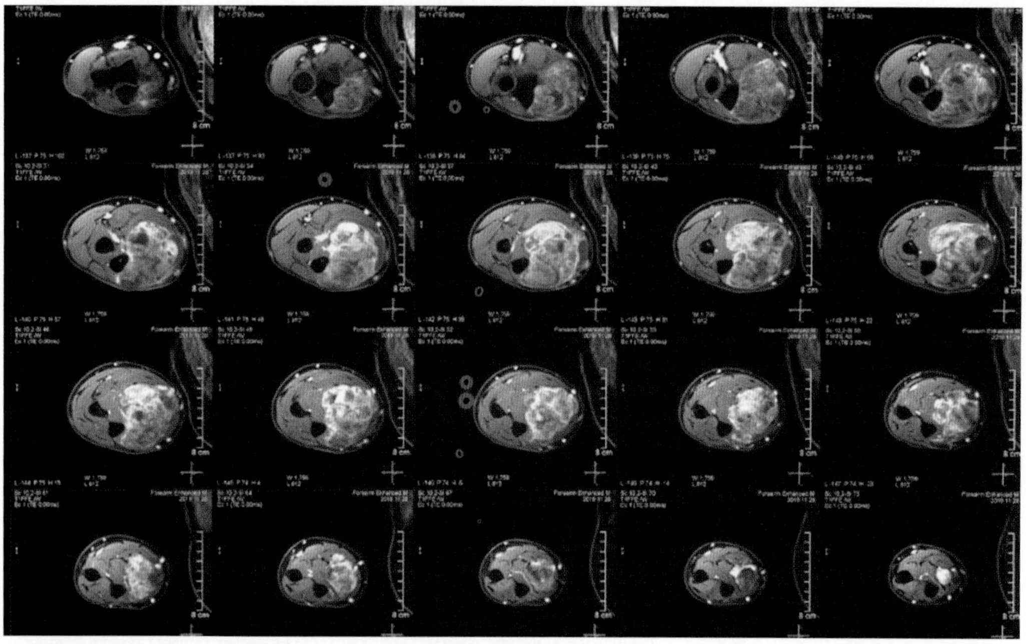

B

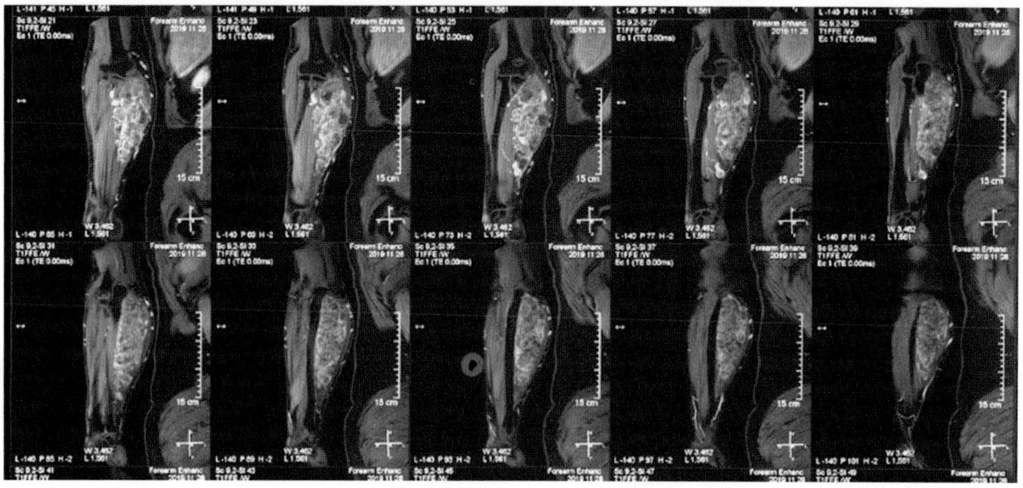

C

图 4-59（续） 术前影像学检查

B. 术前 MRI T1 加权像轴位；C. 术前 MRI T1 加权像冠状位

四、假体设计

1. 行右侧肘关节 CT 扫描，DICOM 数据发送工厂建模。

2. 根据 MRI 数据由术者确定截骨长度。根据尺骨全长 MRI 冠状面的 T1 加权像检查结果，截骨横断面的位置在距离尺骨鹰嘴远端 150mm。

3. 本例 3D 打印尺骨近端假体的滑车关节面、鹰嘴的形态来源于同侧 CT 扫描数据。

4. 本例患者尺骨近端鹰嘴左右宽度缩减 10% 以利于软组织覆盖。

5. 假体鹰嘴和近端预留缝合孔以便固定肘关节囊和韧带、肌肉，包裹 LARS 韧带有利于软组织修复。

6. 柄的设计：选择组配式假体柄，与尺骨缺损假体部分进行锥接。本例选择骨水泥柄固定，因非铰链设计，松动的发生率比较低，骨水泥固定可减少局部髓腔出血（图 4-60，图 4-61）。

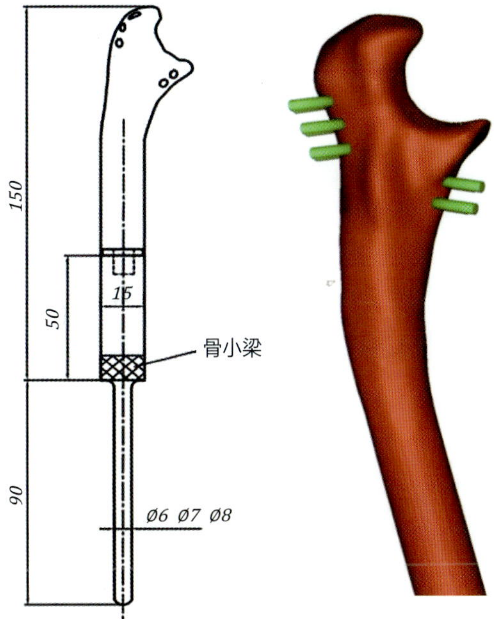

图 4-60 假体设计图及模拟效果图
设计图中 Ø 代表直径；数值单位为 mm

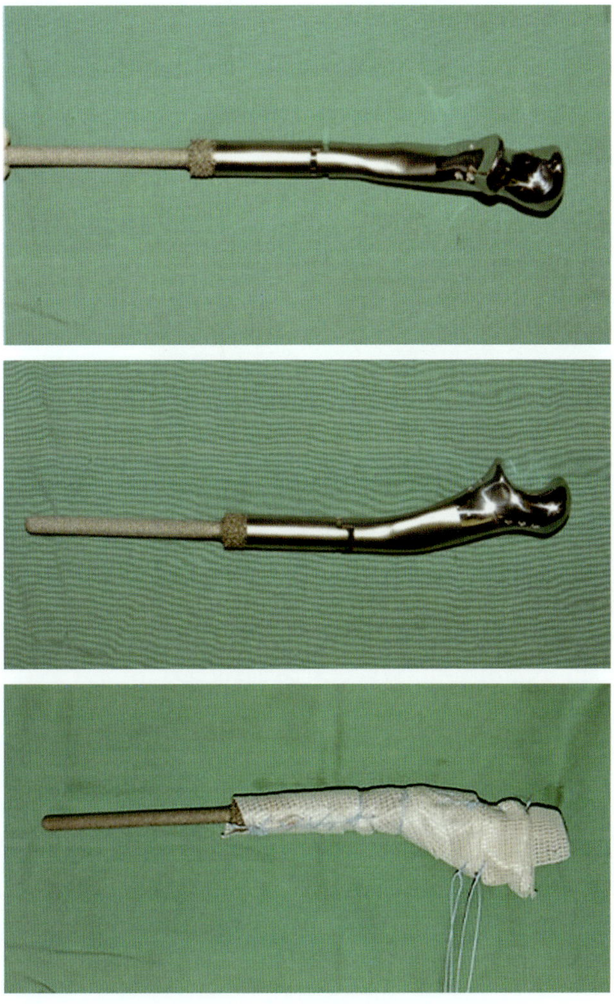

图 4-61 3D 打印尺骨近端假体

五、术前准备

术前准备 LARS 韧带、软轴式扩髓器、线锯、骨水泥、骨水泥填充枪、不可吸收缝合线、血管标识带和引流管。假体与患者尺骨近端同框拍摄 X 线片做最后确认。

六、术中情况

1. 体位：患者取仰卧位，手臂外展或置于胸前。同侧肩胛骨下垫薄垫，使肩胛带轻微抬离床面。整个上肢，从锁骨中段和肩胛带一直到手，都要按照无菌原则的要求消毒、铺巾。无菌止血带控制出血（图 4-62）。

2. 肿瘤切除：取肘关节 S 形切口，取自肱骨内侧髁后方，绕鹰嘴后沿尺骨外侧延伸，全长约 250mm。切开皮肤、皮下组织探查可见肿瘤包块未侵犯尺骨鹰嘴，自鹰嘴剥离三头肌肌腱，绕鹰嘴切开肘关节囊，见关节囊未受肿瘤侵犯。游离肿瘤外侧缘，见肿瘤包绕尺骨后内侧，暴露尺骨正常骨干。继而游离肿瘤内侧缘，可见尺神经受肿瘤挤压严重，但未穿经肿瘤，遂予以游离。按术前测量，尺骨截骨 150mm。截骨前可在截骨线远端做标记，利于假体安装时控制内旋外旋角度。提起截骨端，切除残余肌肉附着，可见尺动静脉紧贴肿瘤无法游离，遂予以切断、结扎（图 4-63，图 4-64）。

3. 假体重建：使用 3D 打印肘关节假体重建骨缺损。提起截骨段，髓腔锉扩大髓腔至 8mm，组装假体，使用骨水泥固定，注意维持正常力线。

4. 软组织及肌肉的重建：使用 LARS 韧带缠绕于假体周围，重建肱肌止点，缝合前关节囊及环状韧带，继而缝合后关节囊，并重建三头肌止点。缝合两侧残余肌肉以覆盖假体（图 4-65）。

5. 术后 X 线平片显示假体髓内柄固定良好，尺骨鹰嘴与肱骨远端关节面复位良好（图 4-66）。

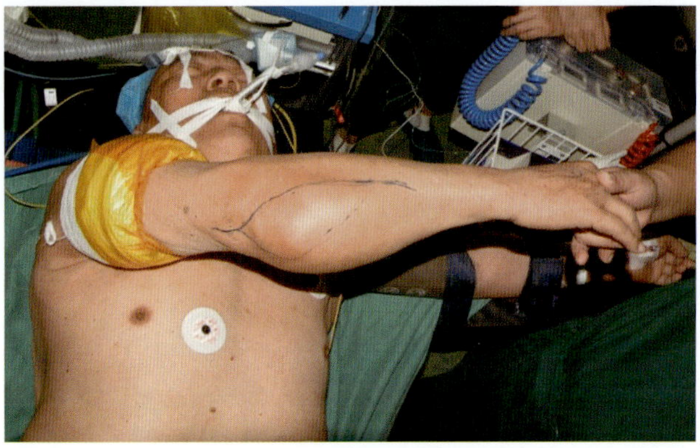

图 4-62 体位及切口

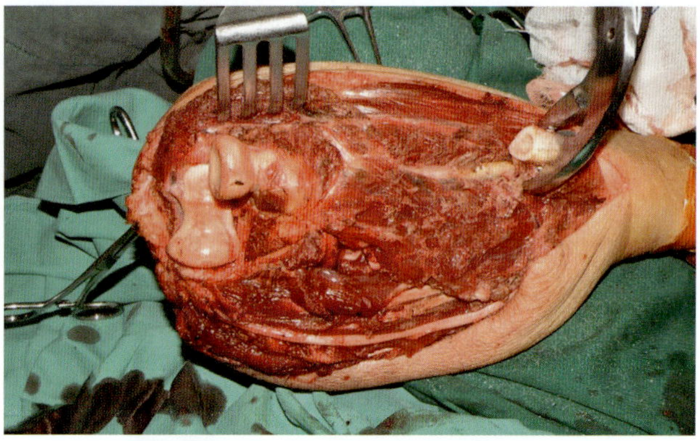

图 4-63 肿瘤切除后大体像

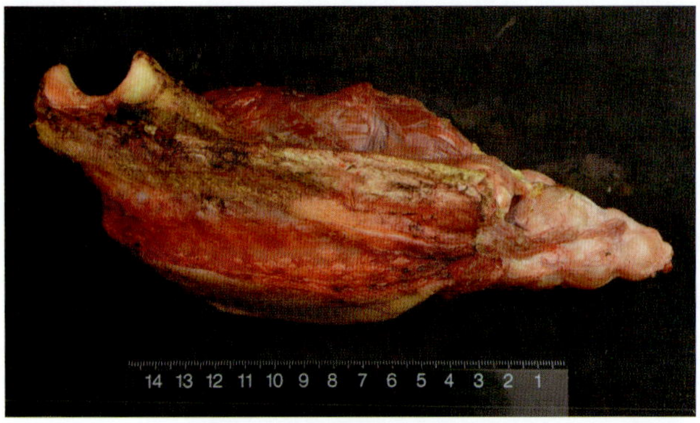

图 4-64 切除的肿瘤标本

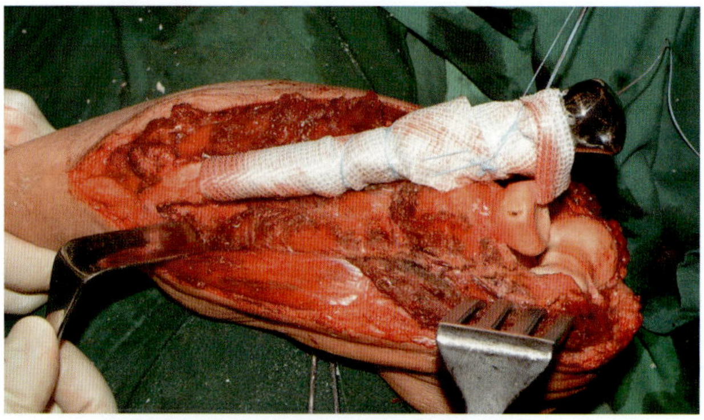

图 4-65 假体及韧带重建后

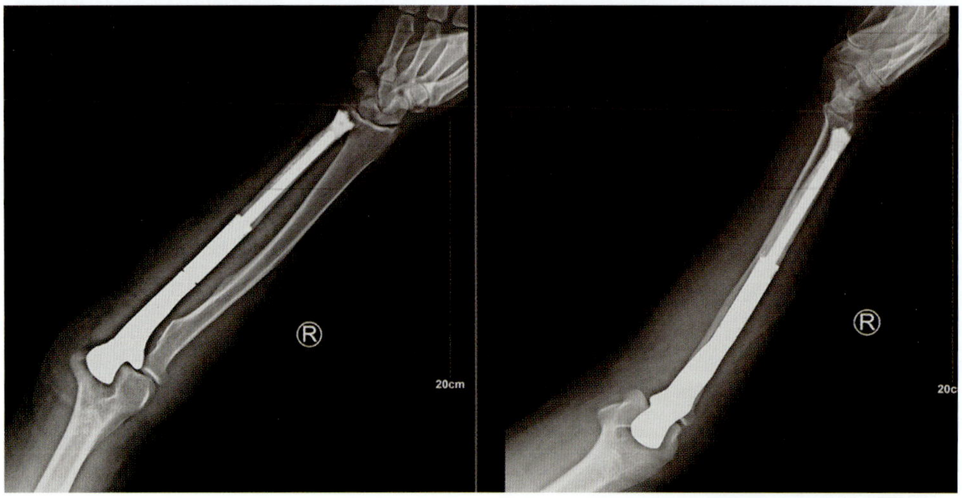

图 4-66 术后 X 线平片显示假体髓内柄固定良好，尺骨鹰嘴与肱骨远端关节面复位良好

七、术后恢复

在术后早期，控制肢体肿胀很重要。患者从手到肩都用厚敷料包扎，同时用支具维持肘关节屈曲 60°。弹力绷带轻度加压包扎。患者肢体抬高 3 ~ 4 天。引流管在 3 ~ 4 天后拔除。

手术后立即开始腕部、手部和手指的主动和被动活动以及力量训练，上臂用支具外固定。整个恢复过程持续进行手部和腕部的力量训练。肢体用支具固定 6 周，以保证肌肉充分愈合并形成瘢痕。在不负重的情况下，指导患者 1 周后开展肘关节屈伸锻炼。

在 6 周后，给患者打开铰链式肘关节支具，允许在屈曲 0° ~ 130° 之间做主动活动、协助下主动活动以及被动屈曲活动。肘部的力量锻炼，重量限制在 1kg。术后 6 个月增加到 5kg。建议患者上肢持重不超过 5kg。

八、随访

患者术后 12 个月随访，无瘤生存，肘关节功能恢复良好，影像学检查未见假体松动、关节脱位或关节炎等表现（图 4–67）。

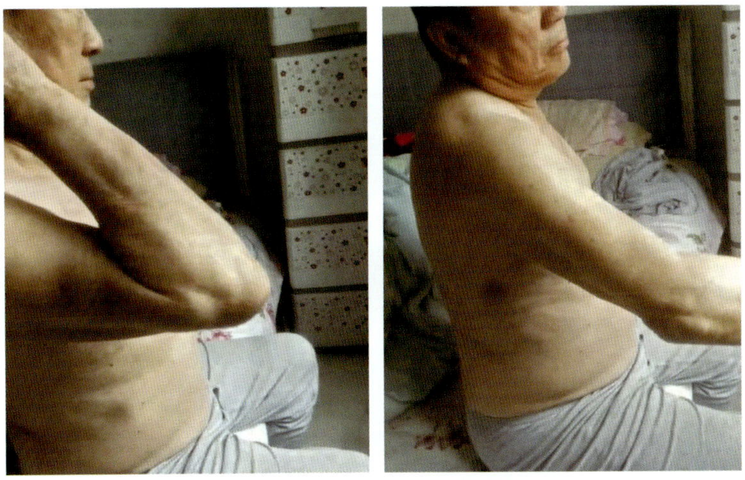

图 4–67　患者术后 12 个月随访

诊疗体会

一、肱骨远端半肘关节假体

（1）3D 打印肱骨远端假体的形态来源于患侧 CT 扫描数据；

（2）肱骨左右宽度缩减 10% 以利于软组织覆盖，甚至可以将内、外侧髁省略，使得假体两侧呈弧线外形。肱骨假体长度可短于截骨长度 5 ~ 10mm；

（3）假体鹰嘴窝和内、外侧髁预留缝合孔以便固定肘关节囊和韧带、肌肉；

（4）假体制备完成后一定在术前与患者肱骨远端同框拍摄 X 线片做最后确认；

（5）术中可以保留肱三头肌腱的连续性；

（6）假体周围包裹 LARS 韧带或疝补片以便于软组织贴附和关节囊、肌腱修复；

（7）术后充分引流，早期开展功能锻炼。

二、尺骨近端半肘关节假体

（1）3D 打印尺骨近端假体的形态来源于患侧 CT 扫描数据；

（2）尺骨鹰嘴厚度及宽度缩减 20% 以利于软组织覆盖，但应保证关节面相同。尺骨假体长度要和瘤段长度一致，不然会造成腕关节的内、外翻畸形；

（3）假体鹰嘴和近端预留缝合孔以便固定肘关节囊和韧带、肌肉；

（4）假体制备完成后一定在术前与患者尺骨近端同框拍摄 X 线片做最后确认；

（5）选取肘关节后方 S 形切口；

（6）由于尺骨表面缺乏肌肉、筋膜等软组织覆盖，容易因伤口并发症导致假体植入失败，因此需要将假体周围包裹 LARS 韧带或疝补片，可以将肌肉缝合与假体表面，减少并发症的发生率，同时便于软组织贴附和关节囊、肌腱修复。必要时可转背阔肌皮瓣覆盖查体；

（7）术后充分引流，早期开展功能锻炼。

第五章 3D 打印桡骨肿瘤型假体

桡骨远端肿瘤切除后造成大段骨缺损，传统的方法多采用自体腓骨移植重建。但该手术方法需要切取自体腓骨，会造成额外的手术损伤；有时还会出现腓总神经损伤，导致踝关节运动受损。以往机械加工技术生产的人工假体不能实现与腕骨的良好匹配与融合，因此，很少使用人工假体修复重建桡骨远端肿瘤切除后造成的骨缺损。目前，使用 3D 打印技术生产制作的人工假体具有形状匹配及骨整合的特点，所以，越来越多的医生尝试应用 3D 打印技术制作桡骨远端人工假体修复重建桡骨远端肿瘤切除后腕关节的稳定性。本章将提供三个病例与读者分享。

病例一　右桡骨远端骨肉瘤复发

一、病史

患者男性，17 岁，因桡骨远端肿瘤于外院行手术治疗，术后病理提示骨肉瘤，就诊我院行术前化疗后肿瘤体积缩小，边界清晰。

体格检查：右腕可见手术瘢痕，触及质硬肿物，局部皮温略高，无压痛。腕关节屈、伸功能轻微受限，手指感觉及运动正常。

二、影像学检查

入院行右侧桡骨 X 线片、磁共振增强扫描及 CT 增强扫描。X 线片显示右桡骨远端病变，成骨破坏，伴软组织包块和骨膜反应，病变累及关节面。

全身骨显像提示右桡骨异常浓聚，其余骨骼未见转移表现。肺部 CT 可见微小转移结节（图 5−1）。

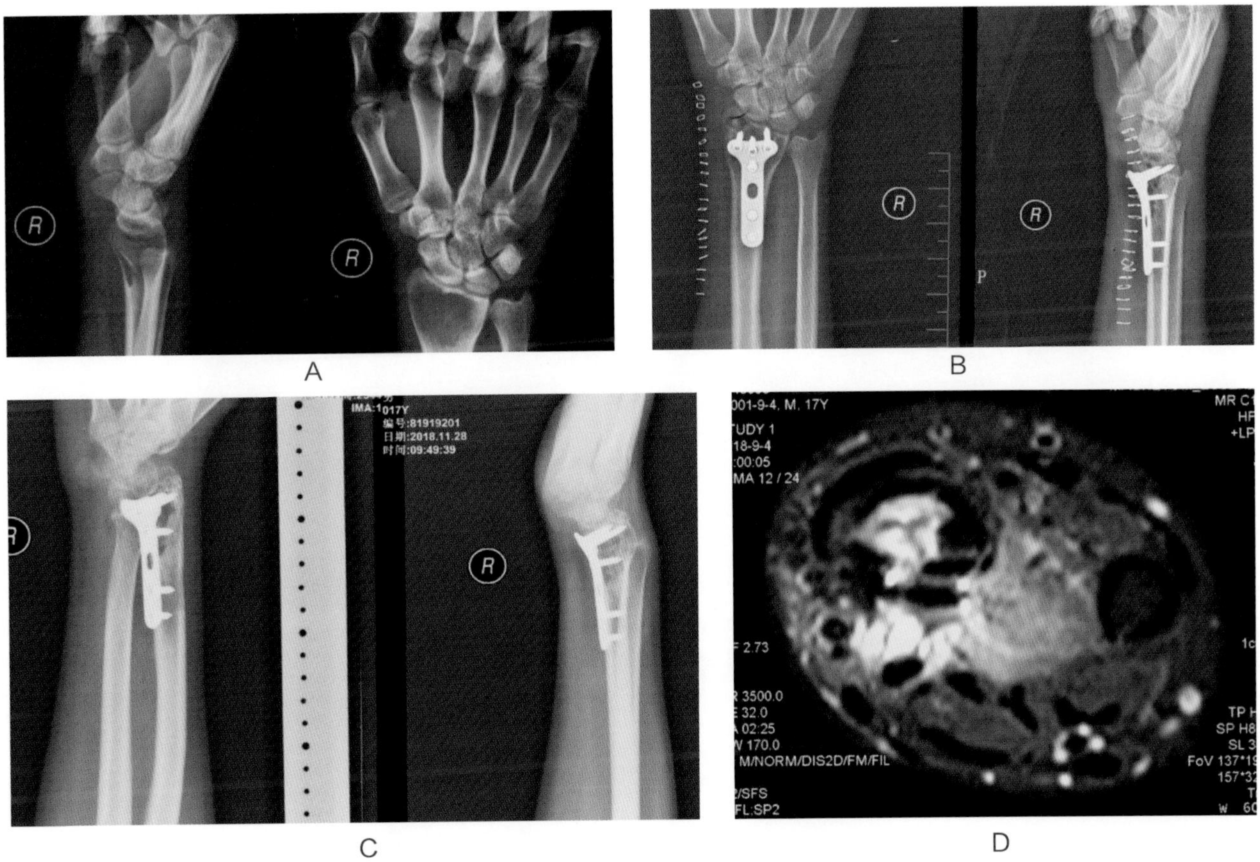

图 5−1　术前影像学资料

A. 外院初次手术前 X 线片；B. 外院行刮除植骨术后片；C. 确诊骨肉瘤于本院行术前化疗后 X 线片；D. 术前 MRI 的 T2 加权像

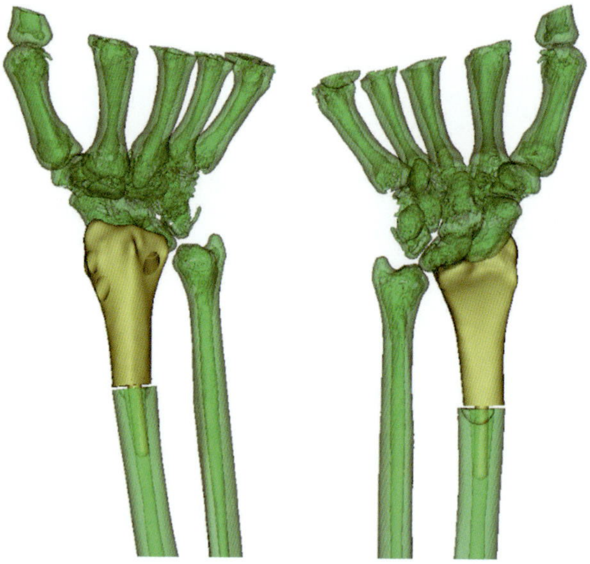

图 5-2 假体重建模拟效果图

三、手术计划

1. 切除边界：桡骨远端病变广泛切除，患者为复发病例，局部单纯刮除复发风险较高。

2. 重建方式：患者第一次手术已造成严重污染，本次手术难以保留软组织，不建议行关节成形术，因此术者选择 3D 打印桡骨远端假体，行腕关节融合术。

四、假体设计

1. 行双侧尺桡骨 CT 扫描，并将 DICOM 数据发送工厂建模，使用对侧桡骨和腕关节的数据作镜像转换。

2.3D 打印桡骨远端假体以 3D 打印骨小梁做近排腕骨融合面，假体预留缝合孔以便固定腕关节囊和韧带、肌肉（图 5-2，图 5-3）。

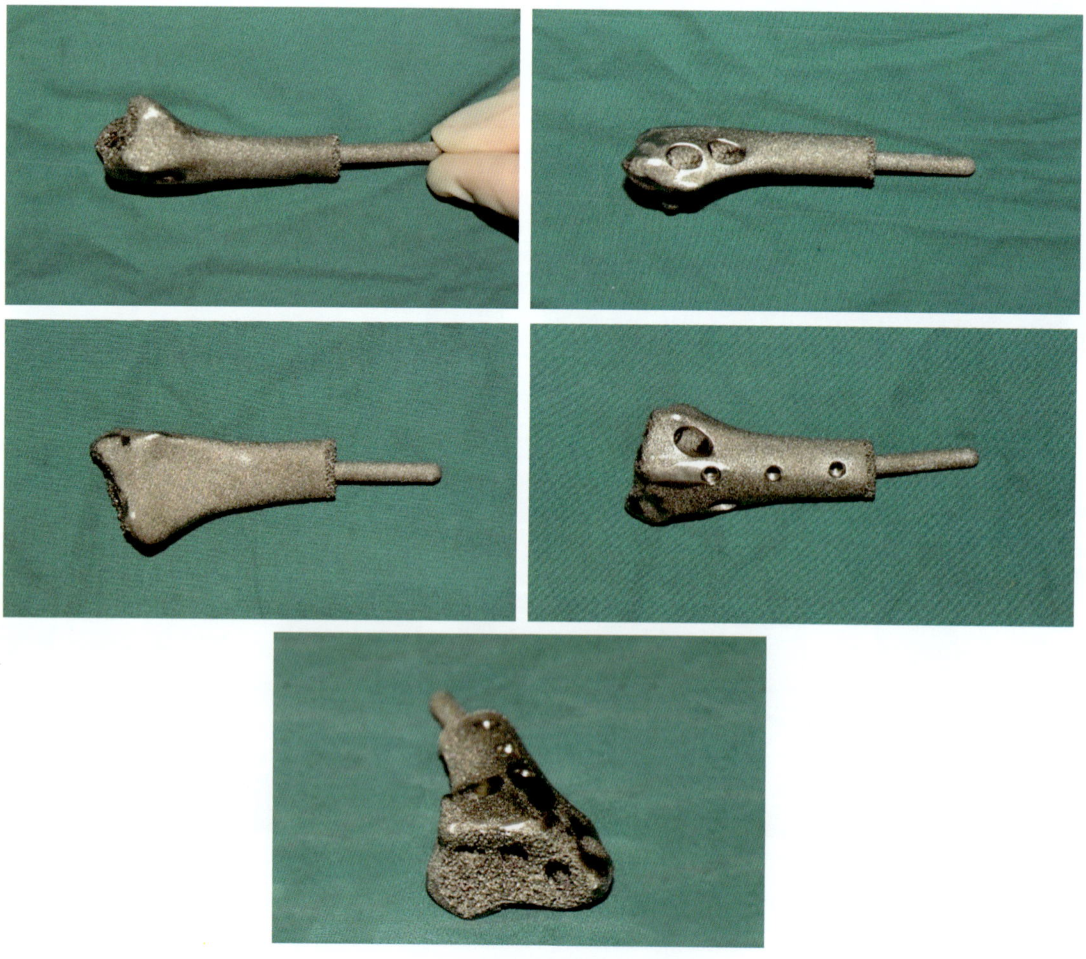

图 5-3 3D 打印桡骨远端融合型假体

五、术前准备

术前准备不可吸收缝合线、引流管、假体需专用器械。假体与患者肱骨同框拍摄 X 线片做最后确认。准备对侧腓骨取骨及钢板。

六、术中情况

体位：患者取仰卧位。

肿瘤切除：沿前臂外侧原切口切开皮肤并向上延伸至前臂中上 1/3，显露桡骨远端肿瘤及钢板，桡骨肿瘤离体。剖视标本，见边界良好（图 5–4，图 5–5）。

假体安装及软组织重建：组装假体，骨水泥固定近端假体柄，复位腕关节，使用韧带缝合线重建腕关节囊等软组织，缝合相邻肌肉以覆盖假体（图 5–6，图 5–7）。

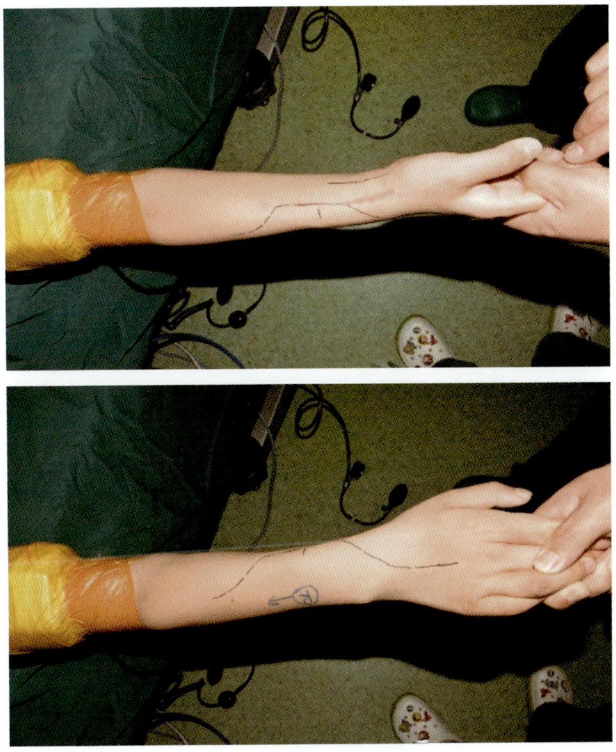

图 5–4　体位及手术切口

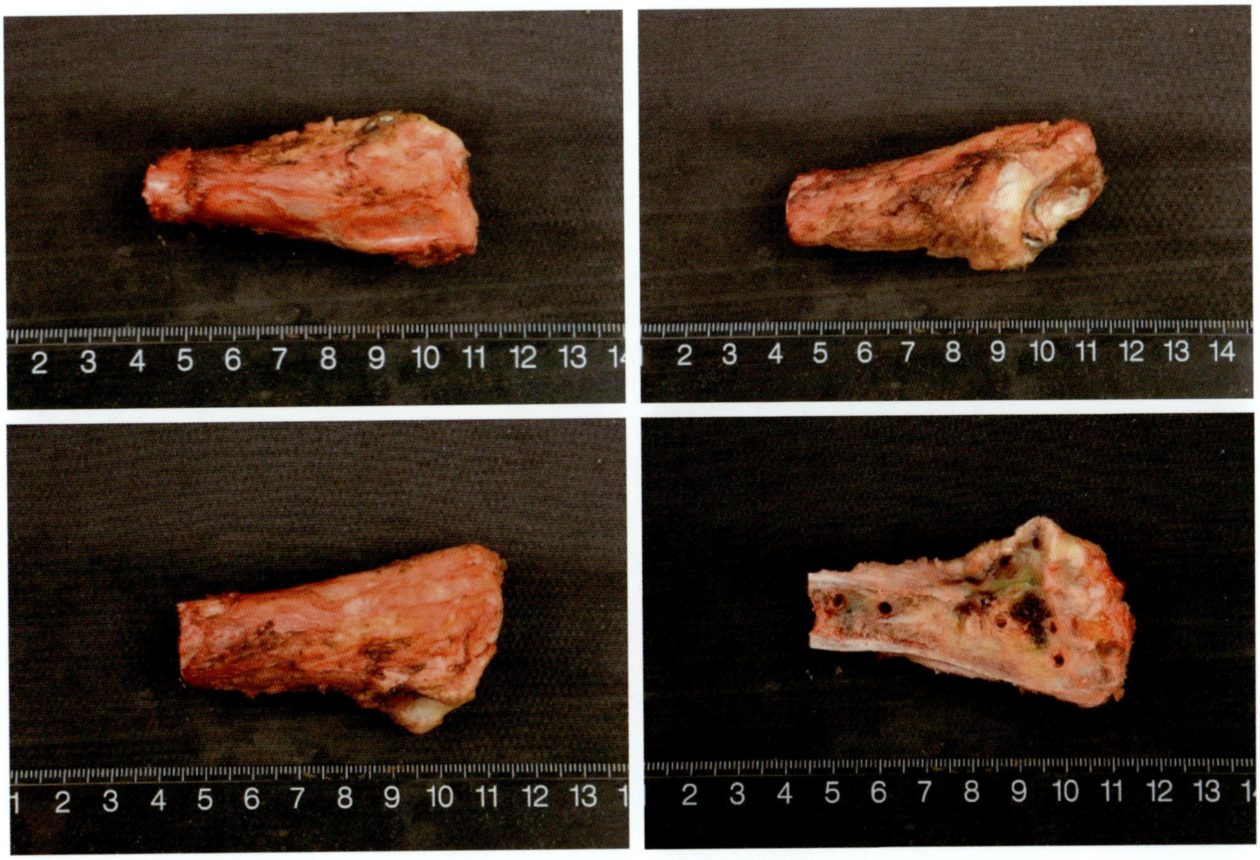

图 5–5　完整切除肿瘤标本大体像

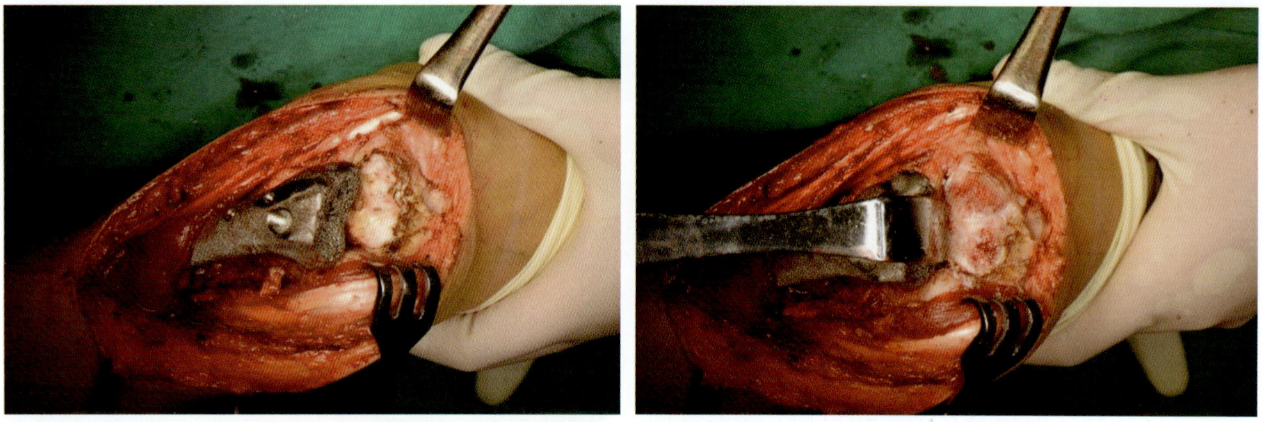

图 5-6 植入假体，清除近排腕骨的软骨面，以便与 3D 打印骨小梁融合

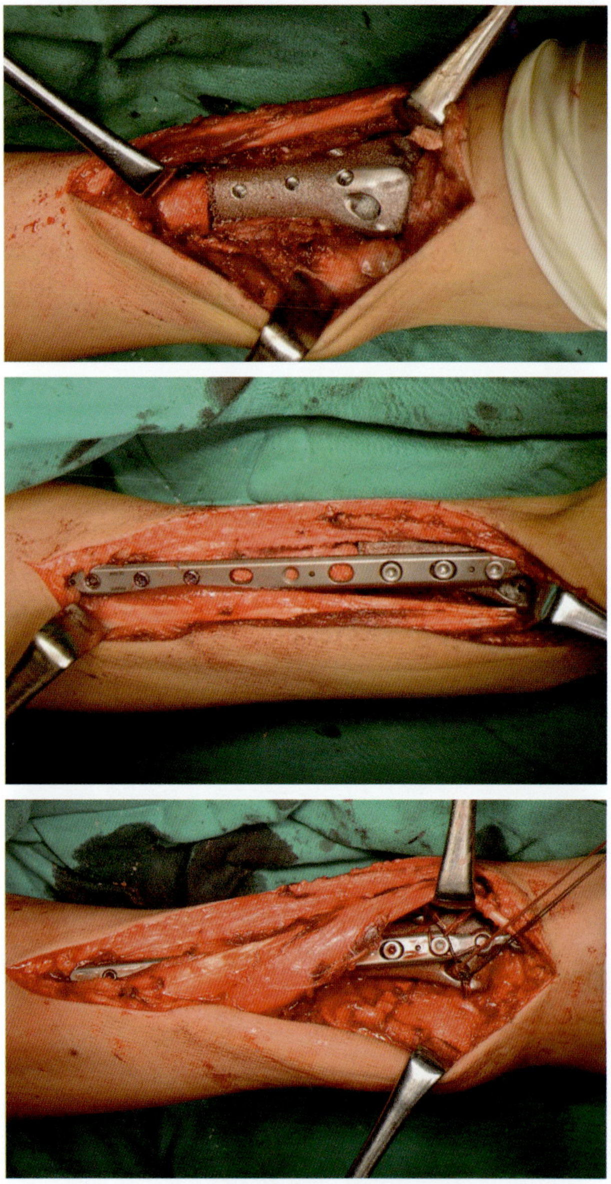

图 5-7 复位假体，钢板辅助固定

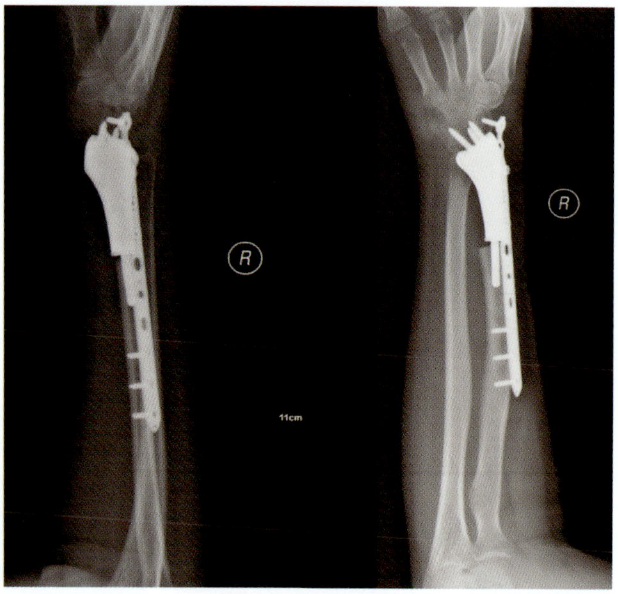

图 5-8 术后 X 线片

术后 X 线片可见假体位置良好，3D 打印面对合满意，钢板固定牢固（图 5-8）。

七、术后恢复

在术后早期，控制腕关节避免出现“枪刺刀畸形”很重要。先行石膏托固定于功能位。患者肢体抬高 3 ~ 4 天。引流管在 3 ~ 4 天后拔除。

手术后立即开始手部和手指的主动和被动活动以及力量训练，拆线后行管状石膏固定。

在 6 周后，拆除管状石膏，改用腕关节支具，允许屈、伸等主动活动。

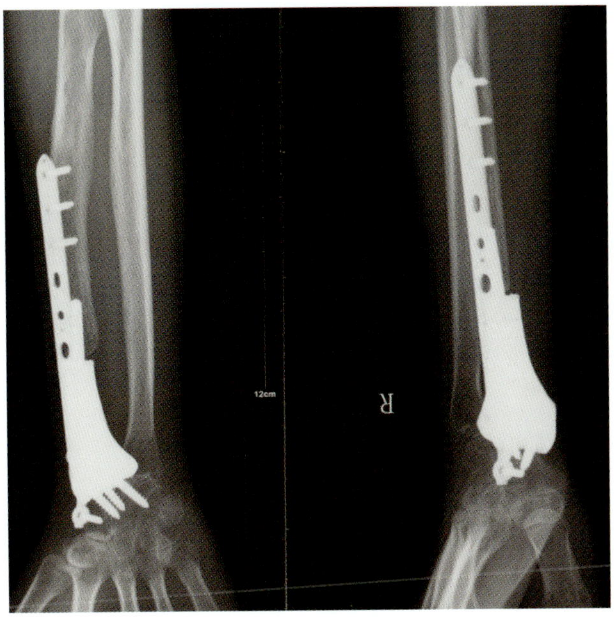

图 5-9 术后半年复查 X 线片

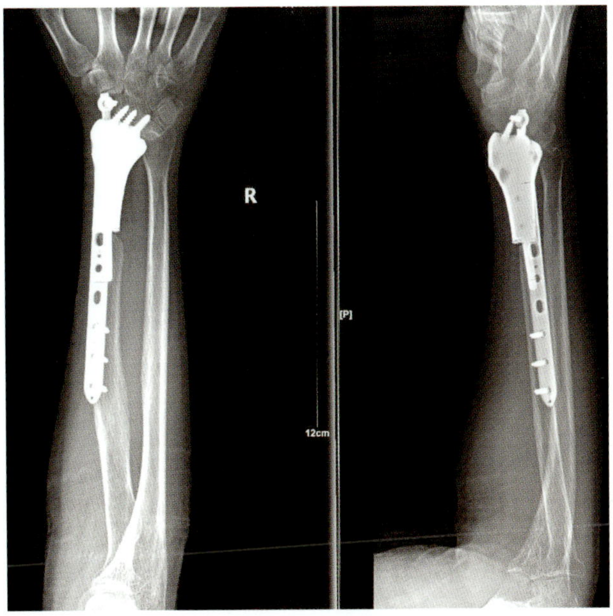

图 5-10 术后 1 年复查 X 线片

八、随访

患者术后半年复查 X 线片提示假体位置良好（图 5-9）。术后 1 年复查 X 线片提示假体位置良好（图 5-10）；患者腕关节稳定，手指活动基本正常，握持力好。术后 1.5 年复查 X 线片，提示假体的 3D 打印骨小梁与近排腕骨融合（图 5-11）；术后 1.5 年，患者腕关节融合稳定，手指灵活，可弹奏钢琴（图 5-12）。

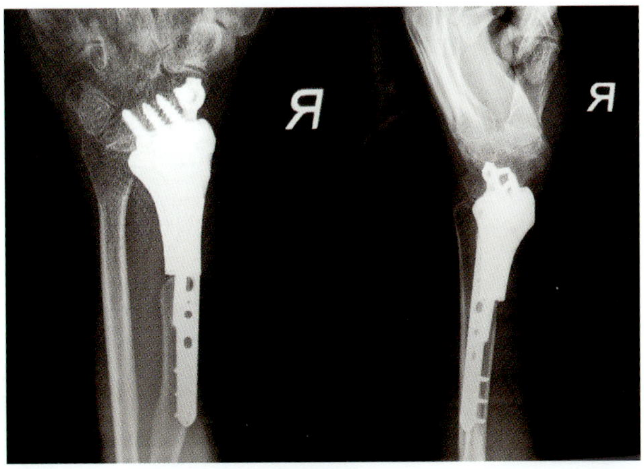

图 5-11 术后 1.5 年，假体的 3D 打印骨小梁与近排腕骨融合

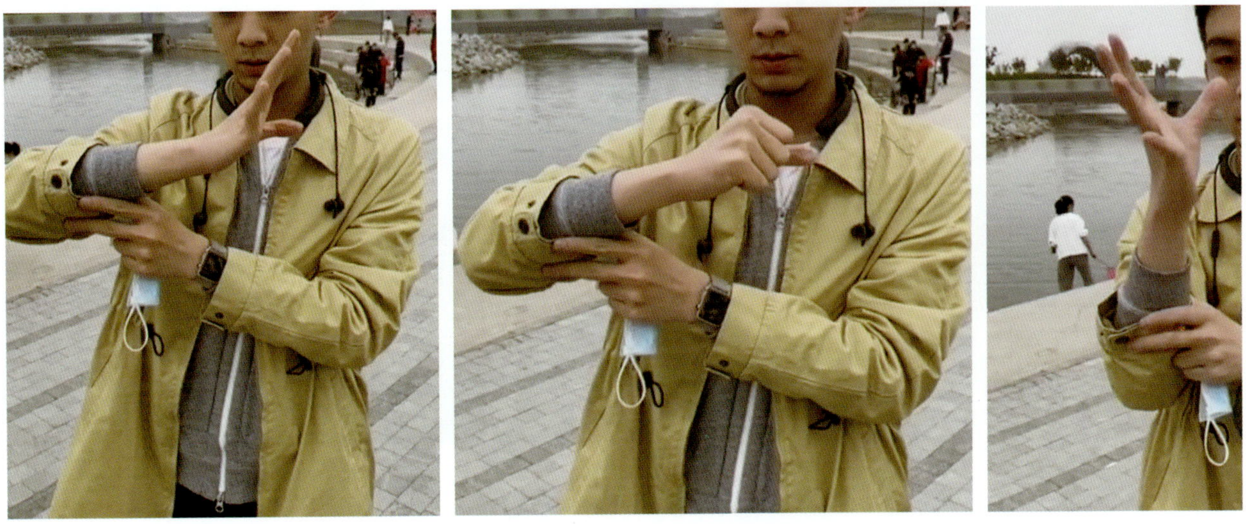

图 5-12 术后 1.5 年，患者腕关节融合稳定，手指灵活，可弹奏钢琴

病例二 右桡骨远端（移植腓骨）骨巨细胞瘤复发

一、病史

患者女性，27 岁，2 年前被诊断为桡骨远端骨巨细胞瘤于外院行瘤段截除，自体腓骨移植，腕关节成形术，术后复查发现在移植的腓骨上再次出现骨巨细胞瘤，这种现象笔者所在团队曾发现 3 例。

体格检查：右腕可见陈旧手术瘢痕，局部皮温略高，无压痛。腕关节屈、伸功能明显受限，手指感觉及运动正常。

二、影像学检查

入院行右侧桡骨 X 线片、磁共振增强扫描及 CT 增强扫描。X 线片显示右桡骨远端（移植腓骨）病变，溶骨病变，累及关节面（图 5-13）。

全身骨显像提示右桡骨异常浓聚，其余骨骼未见转移表现。肺部 CT 可见多发微小转移结节，最大病变 8mm。

三、手术计划

1. 切除边界：桡骨远端（移植腓骨）病变广泛切除，患者为复发病例，局部单纯刮除复发风险较高。

2. 重建方式：患者第一次手术已经取自体腓骨，本次手术可选择取对侧腓骨，但患者拒绝

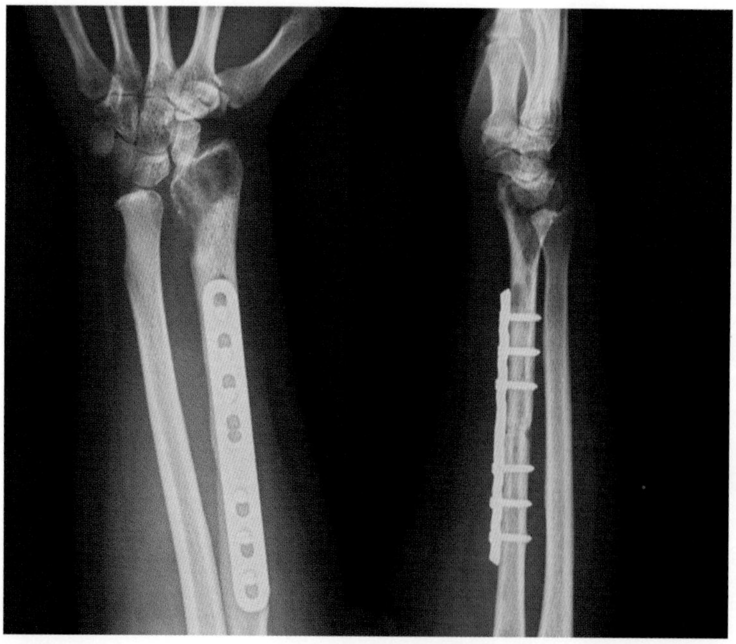

A

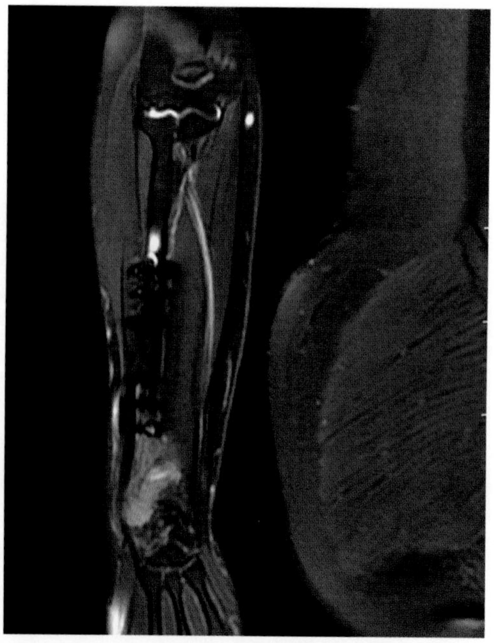

B

图 5-13 术前影像学检查

A. 术前 X 线片可见自体移植腓骨出现溶骨性破坏；B. 术前 MRI 的 T2 加权像

再次取自体骨。因此术者选择 3D 打印桡骨远端假体，聚乙烯关节面的形态来源于对侧桡骨数据进行镜像反转。

四、假体设计

1. 行双侧尺桡骨 CT 扫描，并将 DICOM 数据发送工厂建模，使用对侧桡骨和腕关节的数据作镜像转换。

2.3D 打印桡骨远端假体以聚乙烯做关节面，假体预留缝合孔以便固定腕关节囊和韧带、肌肉（图 5–14）。

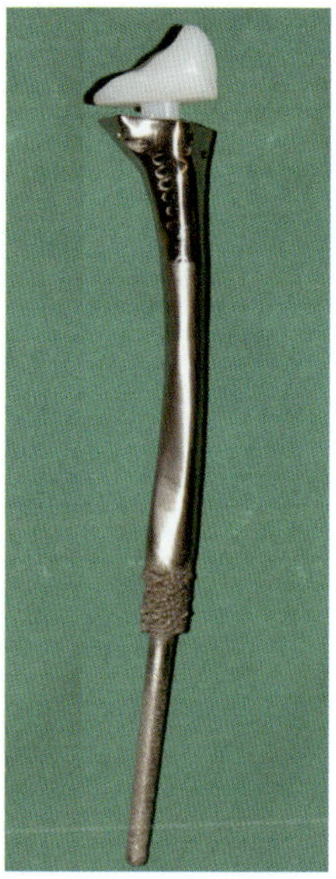

图 5–14 3D 打印桡骨远端假体

五、术前准备

术前准备不可吸收缝合线、引流管、假体需专用器械。假体与患者肱骨同框拍摄 X 线片做最后确认。准备对侧腓骨取骨及钢板。

六、术中情况

体位：患者取仰卧位。

肿瘤切除：沿前臂外侧原切口切开皮肤并向上延伸至前臂中上 1/3，显露桡骨远端肿瘤及钢板，桡骨肿瘤离体（图 5–15）。剖视标本，见边界良好。

假体安装及软组织重建：组装假体，骨水泥固定近端柄，复位腕关节，使用韧带缝合线重建腕关节囊等软组织，缝合相邻肌肉以覆盖假体。

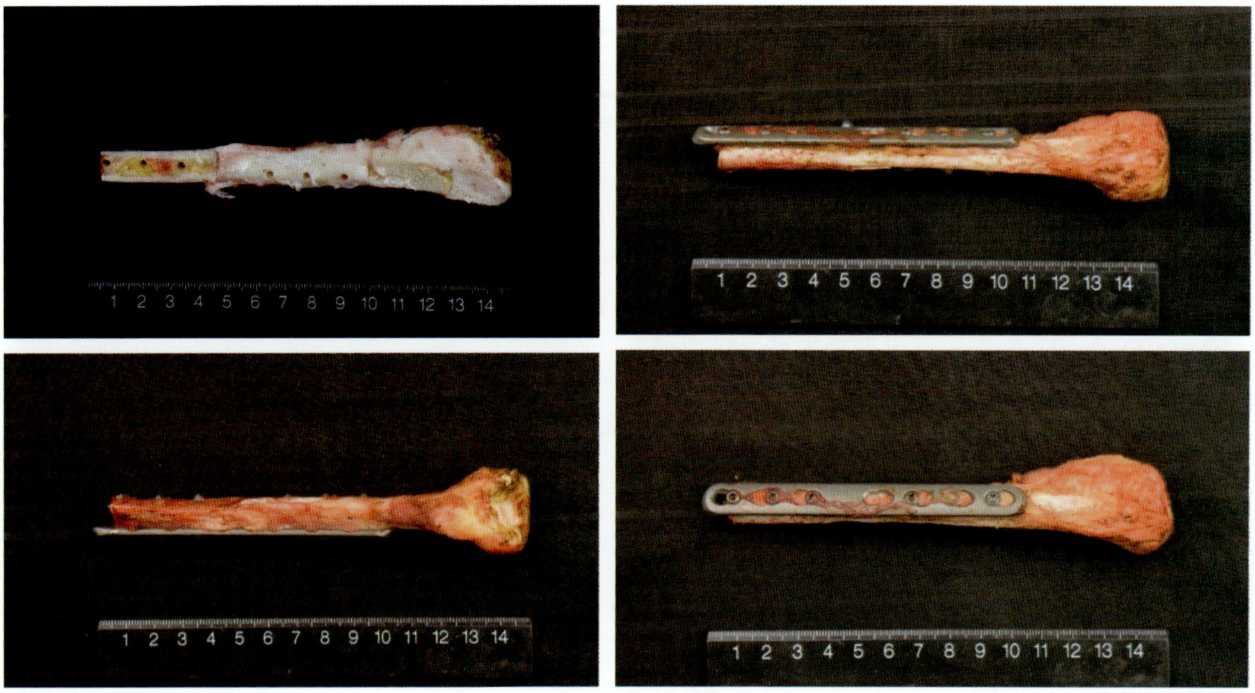

图 5–15 完整切除肿瘤标本大体像

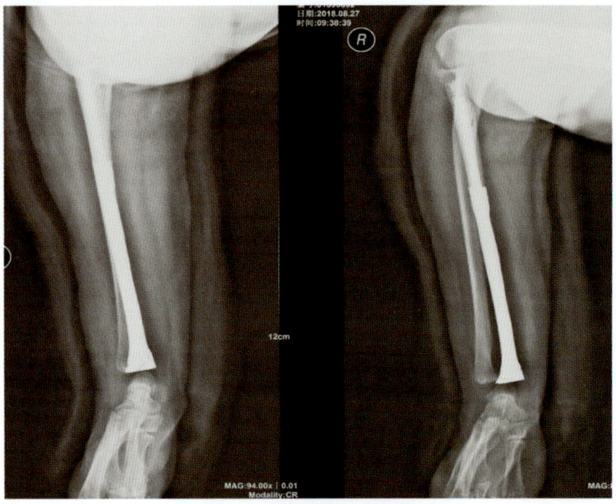
图 5-16 术后 X 线片

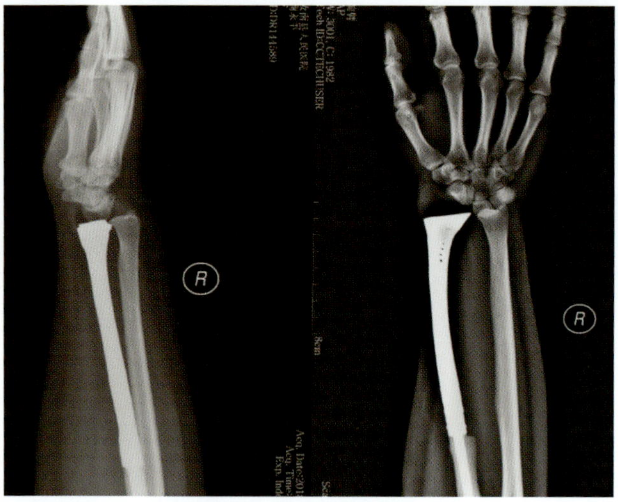
图 5-17 术后 1 年随访 X 线片

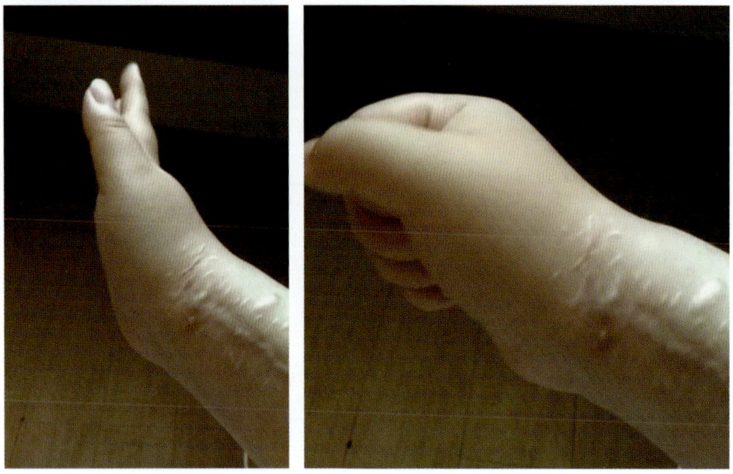
图 5-18 术后 1 年随访功能体位像

患者术后复查 X 线片，提示假体位置良好，3D 打印面对合满意（图 5-16）。

七、术后恢复

在术后早期，控制腕关节避免出现“枪刺刀畸形”很重要。先行石膏托固定于功能位。患者肢体抬高 3 ～ 4 天。引流管在 3 ～ 4 天后拔除。

手术后立即开始手部和手指的主动和被动活动以及力量训练，拆线后行管状石膏固定。

在 6 周后，拆除管状石膏，改用腕关节支具，允许屈、伸等主动活动。

八、随访

术后 1 年复查 X 线片提示假体位置良好（图 5-17）；患者腕关节稳定，手指活动基本正常，握持力好（图 5-18）。

病例三　右桡骨近端骨肉瘤

一、病史

患者男性，16 岁，因右侧桡骨近端肿瘤于外院行手术治疗，术后病理提示骨肉瘤，就诊我院行 APMI 术前化疗后肿瘤体积无明显缩小，边界清晰。

体格检查：右前臂可触及质硬肿物，局部皮温略高，无压痛。腕、肘关节屈、伸功能正常，手指感觉及运动正常。

二、影像学检查

入院行右侧桡骨 X 线片、磁共振增强扫描及 CT 增强扫描。X 线片显示右桡骨近端病变，成骨破坏，伴软组织包块和骨膜反应，累及关节面（图 5–19）。

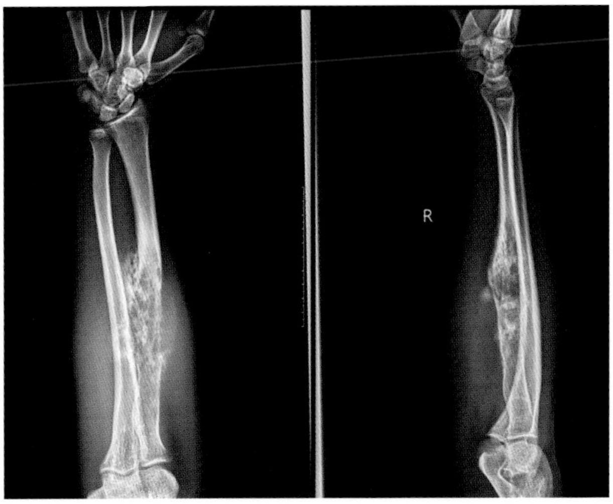

A

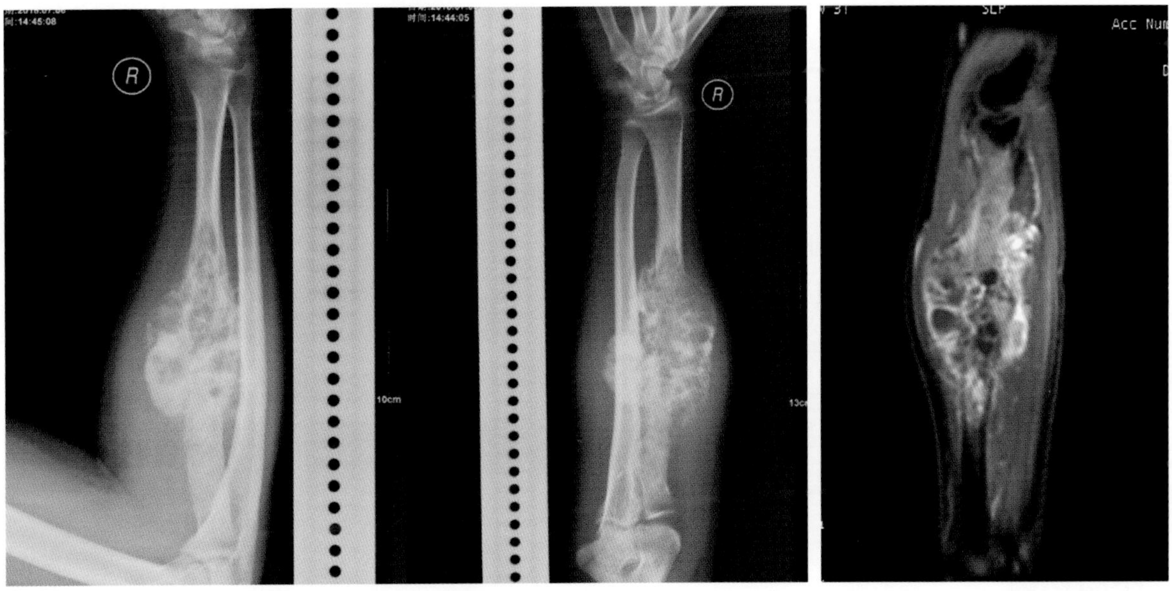

B　　C

图 5–19　术前影像学

A. 化疗前 X 线片；B. 化疗后 X 线片；C. 术前 MRI

全身骨显像提示右桡骨异常浓聚，其余骨骼未见转移表现。CT 检查肺部未见转移灶。

三、手术计划

1. 切除边界：桡骨病变广泛切除，但前臂间室结构不清，复发风险较高。

2. 重建方式：术者选择 3D 打印桡骨近端假体，行肘关节成形术。

四、假体设计

1. 行双侧尺桡骨 CT 扫描，并将 DICOM 数据发送工厂建模，使用对侧桡骨和肘关节的数据作镜像转换。

2. 3D 打印桡骨近端假体连接尺骨及肱骨关节囊，假体预留缝合孔以便固定肘关节囊和韧带、肌肉。

3. 一般至少需要准备假体柄不同直径（粗细）的 2 ～ 3 个假体（图 5–20，图 5–21）。

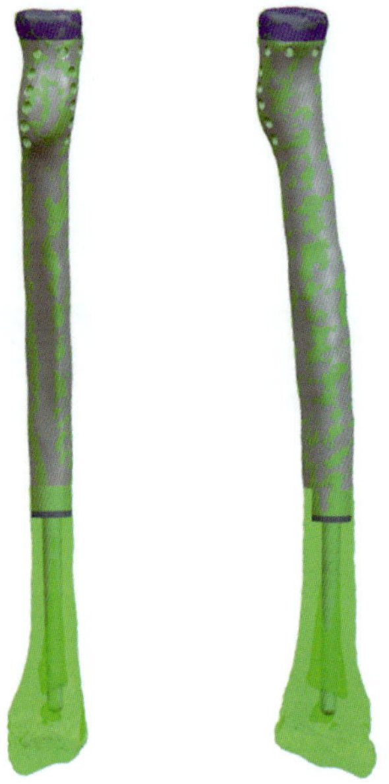

图 5–20 桡骨近端假体重建效果图

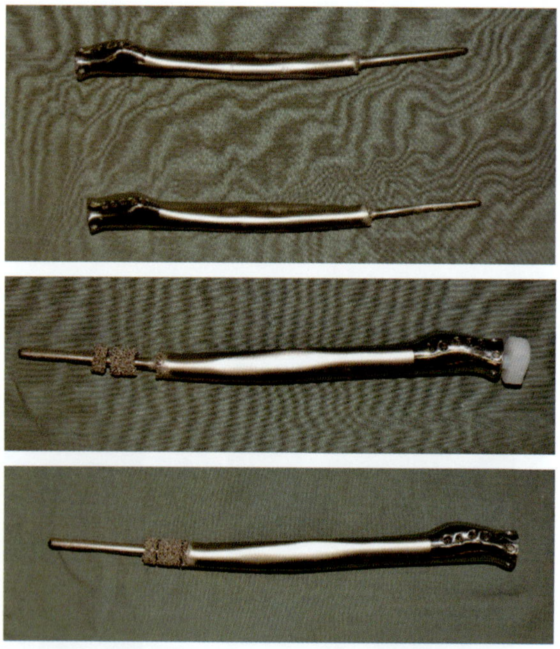

图 5–21 3D 打印桡骨近端假体

五、术前准备

术前准备不可吸收缝合线、引流管、假体需专用器械。假体与患者肱骨同框拍摄 X 线片做最后确认。准备对侧腓骨取骨及钢板。

六、术中情况

体位：患者取仰卧位（图 5–22）。

肿瘤切除：沿前臂外侧切开皮肤并向上延伸至肘关节，显露桡骨肿瘤，完整切除。剖视标本，见边界良好。

假体安装及软组织重建：组装假体，骨水泥固定近端柄，复位肘关节，使用韧带缝合线重建肘关节囊等软组织，缝合相邻肌肉以覆盖假体（图 5–23，图 5–24）。

术后复查 X 线片可见假体位置良好，3D 打印面对合满意（图 5–25）。

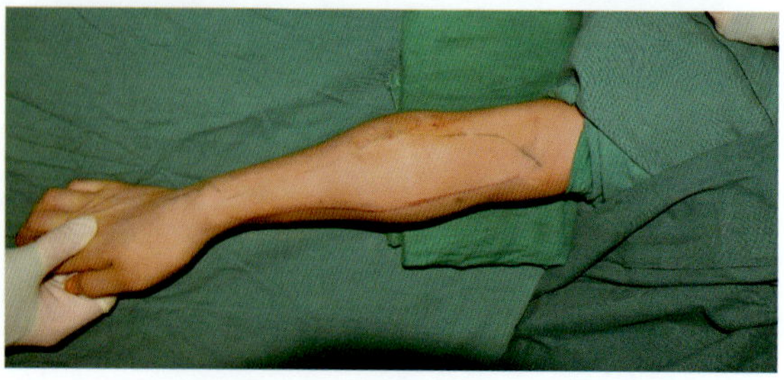

图 5–22 体位及手术切口

七、术后恢复

在术后早期，先行石膏托固定于功能位。患者肢体抬高 3 ～ 4 天。引流管在 3 ～ 4 天后拔除。佩戴肘关节支具。

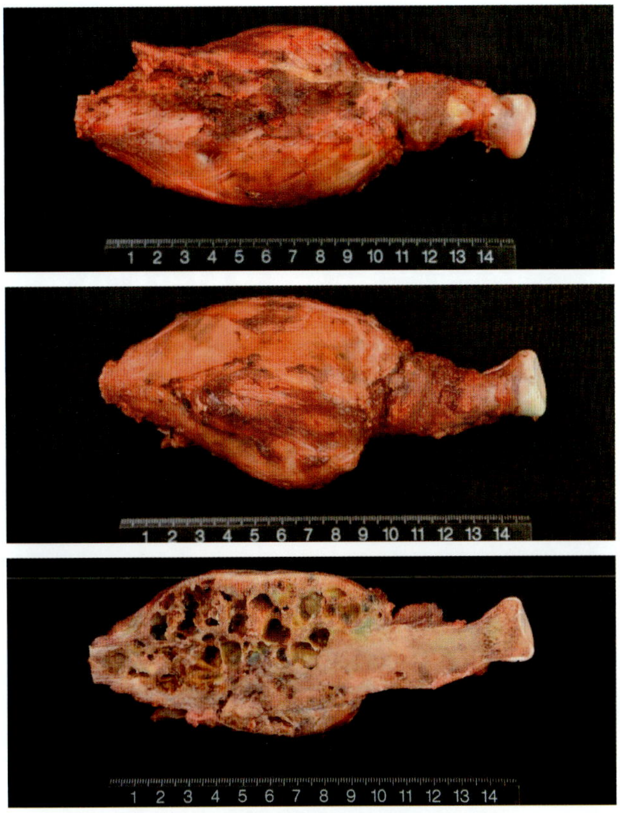

图 5-23　完整切除肿瘤标本大体像

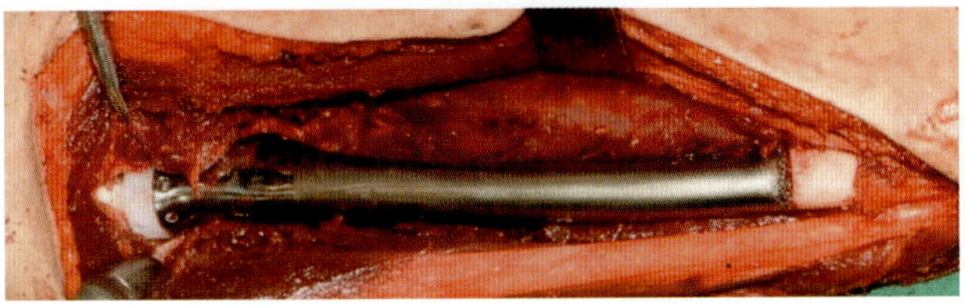

图 5-24　术中安装假体情况

手术后立即开始手部和手指的主动和被动活动以及力量训练。在6周后，允许屈、伸等主动活动。

八、随访

术后半年复查 X 线片提示假体位置良好；

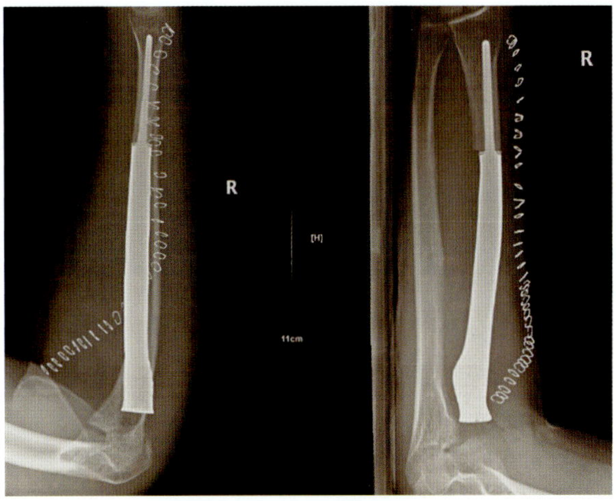

图 5-25　术后 X 线片

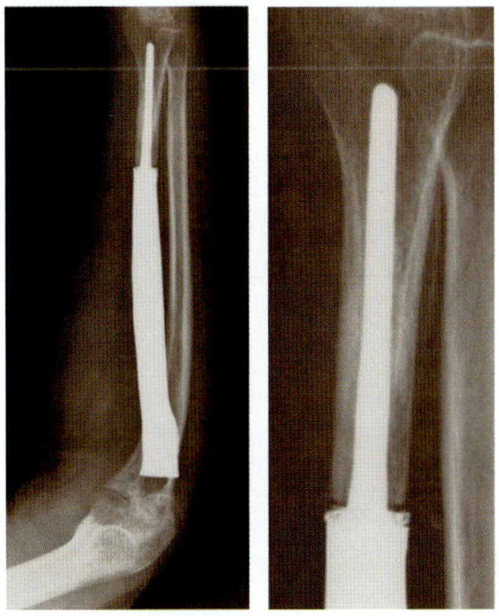

图 5-26　术后半年复查，假体对位良好，远端羟基磷灰石喷涂生物柄实现生物固定

患者肘关节稳定，手指活动基本正常，握持力好。喷涂柄骨长入良好（图 5-26）。

但患者术后 1 年出现局部复发，二次手术行肘关节离断术。

诊疗体会

（1）3D 打印腕关节融合假体或 3D 打印腕关节关节面假体均能够提供足够的腕关节稳定性和一定的活动度；

（2）3D 打印腕关节假体术后早期管型石膏固定有助于降低关节脱位的发生率；

（3）3D 打印桡骨近端假体能够提供足够的肘关节稳定性和一定的活动度；

（4）前臂恶性肿瘤难以获得广泛的外科切除边界，所以对于大多数的Ⅱ B 期肿瘤截肢是最好的选择。

第六章 3D 打印融合型肩关节假体

肱骨近端原发肿瘤切除后的重建方式包括人工假体、异体骨关节移植、自体骨移植和关节融合等。使用人工假体重建肱骨上段的骨缺损，由于并发症少、功能恢复快等优点，目前已成为肱骨上段肿瘤切除后肩关节功能重建最主要的方法。但肱骨近端人工假体置换为半关节重建由于关节囊切除、三角肌止点及部分肌肉的切除、支配三角肌的腋神经切除等，使得肩关节周围张力减弱，因此，造成了人工假体脱位发生率高、肩关节功能差等结果。设计使用 3D 打印融合型肩关节假体的优点包括：①能稳定的肩关节，避免肩关节脱位，保持良好的肩部外形；②能保持肩部肌肉张力，改善外展肌力；③能与肩胛骨的运动形成联动、改善肩部活动范围。目前，北京大学人民医院已经完成相关临床使用 20 余例，与单纯肱骨近端人工假体置换病例相较，肩关节功能有所改善，更重要的是没有出现肩关节脱位的病例，肩部外形保持良好。相关临床研究结果已在第二十届国际保肢大会（International Society of Limb Salvage ，ISOLS）及中华骨科杂志上报告（Zhang et al.，2019；郭卫，2020）。

2017 年至 2019 年，共 11 名患者在北京大学人民医院接受肱骨近端肿瘤关节内切除 -3D 打印融合型肩关节假体置换术。截至 2020 年 3 月，平均随访时间为 18.8 个月，2 人死于肿瘤进展，其余 9 人生存。并发症包括 2 例脱位、1 例外伤后螺钉断裂。没有松动、感染或肿瘤复发的病例。生存的患者患侧肩关节平均前屈 74°、外展 61°，MSTS-93 评分平均 24 分，ASES 评分平均 77.4 分。腋神经是否保留并不影响患者的前屈（73° vs.75°）或外展能力（63° vs.59°），亦不影响 MSTS-93（23 分 vs.25 分）或 ASES 功能评分（78 分 vs.77 分）。有关 3D 打印假体与自体肩胛盂的整合效果，我们在一例因肿瘤局部复发做了肩胛带离断的患者的标本上得到了证实，3D 打印假体的金属骨小梁界面与自体肩胛盂完美融合（图 6-1）。

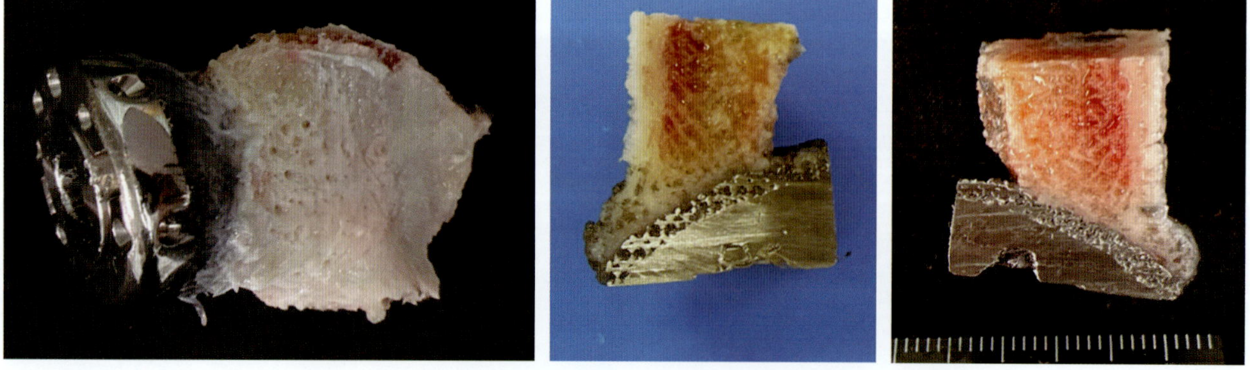

图 6-1 3D 打印假体的金属骨小梁界面与自体肩胛盂完美融合

病例一 右肱骨上段恶性肌上皮瘤

一、病史

患者男性，41 岁，因“右侧肱骨上段肿瘤”入院。于外院行穿刺活检证实为“恶性肌上皮瘤”。

体格检查：右侧上臂肱骨上段未触及肿物，皮温略高，轻压痛。右肩外展、屈、伸功能轻度受限，右前臂无肿胀，右手感觉及运动正常。

二、影像学检查

入院行右侧肱骨 X 线片、磁共振增强扫描及 CT 增强扫描。X 线片示肱骨上段隐约可见溶骨性病变，MRI 示右肱骨上段骨内病变，全身 PET-CT 提示右肱骨异常浓聚，其余骨骼未见转移表现。肺部 CT 未见异常（图 6-2）。

三、手术计划

1. 切除边界：肱骨上段肿瘤广泛切除。

2. 重建方式：肱骨上段假体，假体与肩胛骨通过 3D 打印界面实现融合。

四、假体设计

术者设计的 3D 打印融合型肩关节假体为组配型设计，根据肩关节盂的大小制备 3 个尺寸，与肩胛骨接触面通过 3D 打印界面实现融合，肱骨上段假体通过锥接组件连接（图 6-3）。

五、术前准备

术前准备不可吸收缝合线、LARS 韧带、引流管、假体需专用器械。假体与患者肱骨同框拍摄 X 线片做最后确认。准备普通肱骨假体。

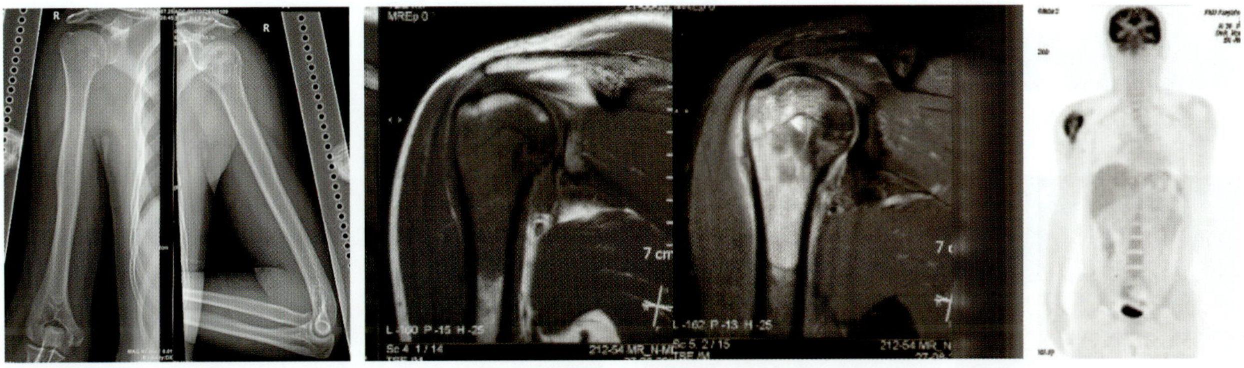

图 6-2 术前影像学资料

A.X 线片，肱骨上段隐约可见溶骨性病变；B. 术前 MRI 显示右肱骨上段骨内病变；C. 术前 PET-CT 可见右肱骨上段孤立病变

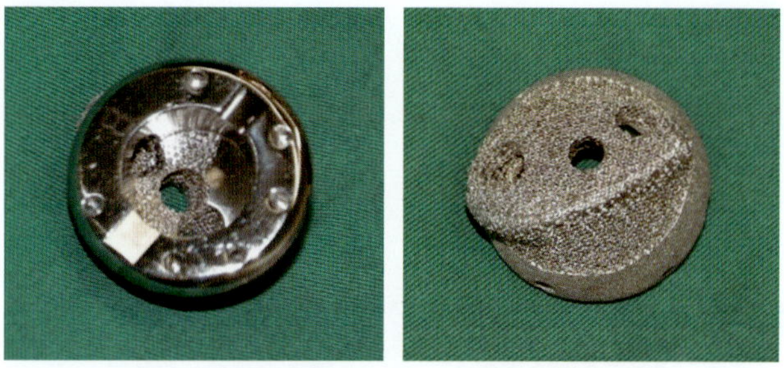

图 6-3 3D 打印肱骨上段融合型假体

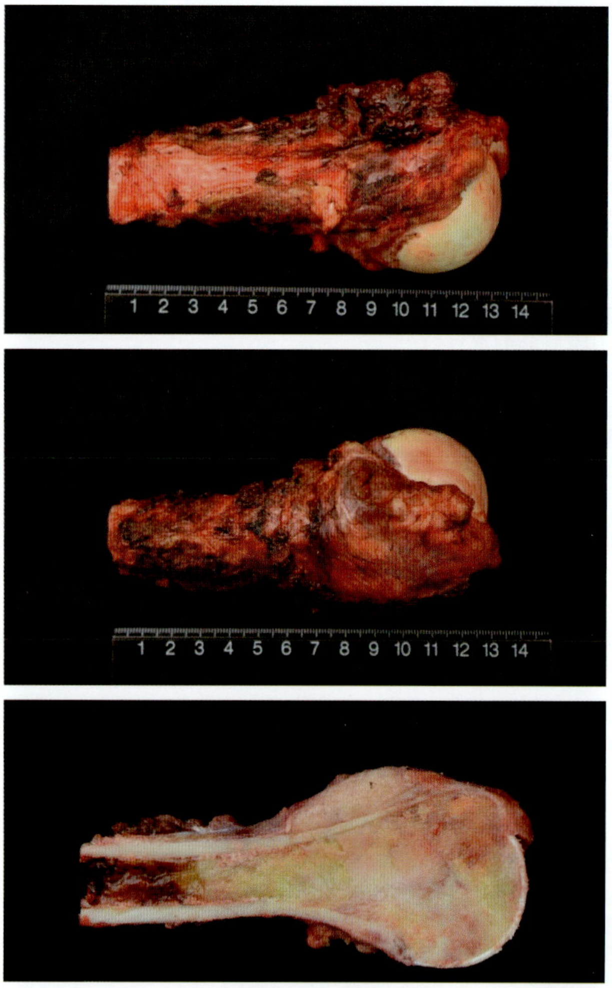

图 6-4 肿瘤标本大体像

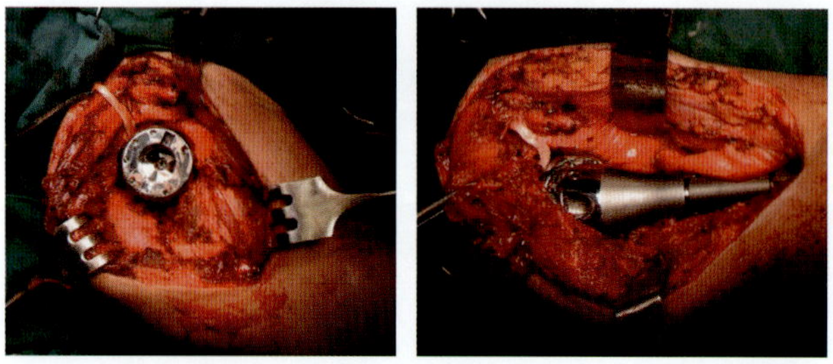

图 6-5 术中所见，复位肩关节，以 LARS 韧带为辅助修复重建肌腱关节囊

六、术中情况

患者取斜侧卧位。常规肱骨上段肿瘤切除操作，完整切除肿瘤。剖视标本，见边界良好（图 6–4）。

假体安装及软组织重建：清除肩胛盂表面软骨，露出软骨下骨骨面，3 枚螺钉固定与关节盂匹配的融合器，组装适当长度的肱骨假体，复位肩关节，使用 LARS 韧带和不可吸收韧带缝合线固定锥接组件，并重建肩关节囊、肩袖等软组织，缝合相邻肌肉以覆盖假体。重建三角肌止点（图 6–5）。

术后复查 X 线片示假体位置良好，3D 打印面对合满意（图 6–6）。

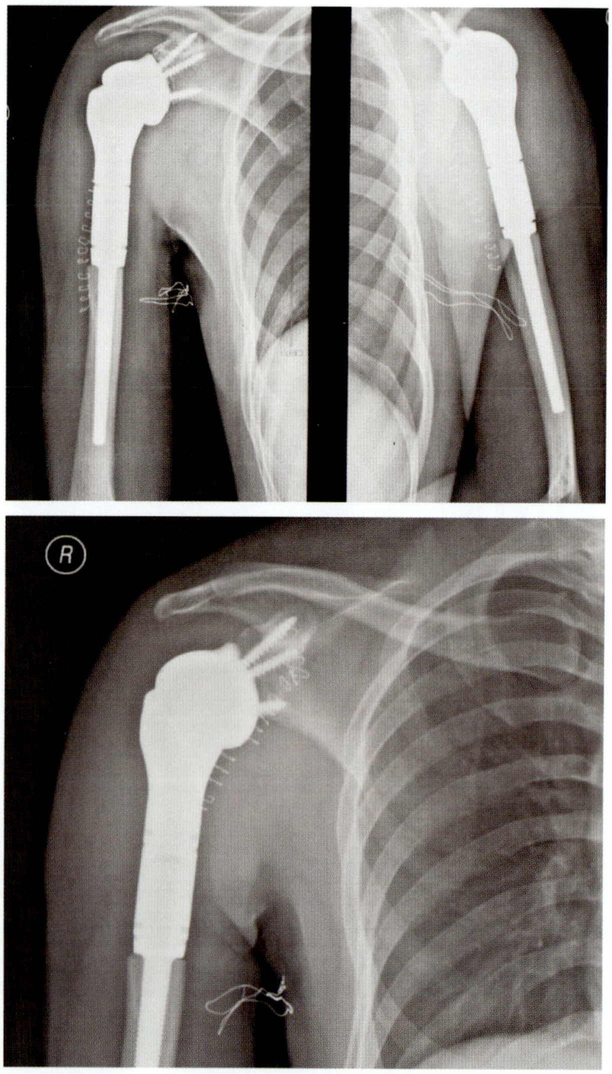

图 6-6 术后 X 线片

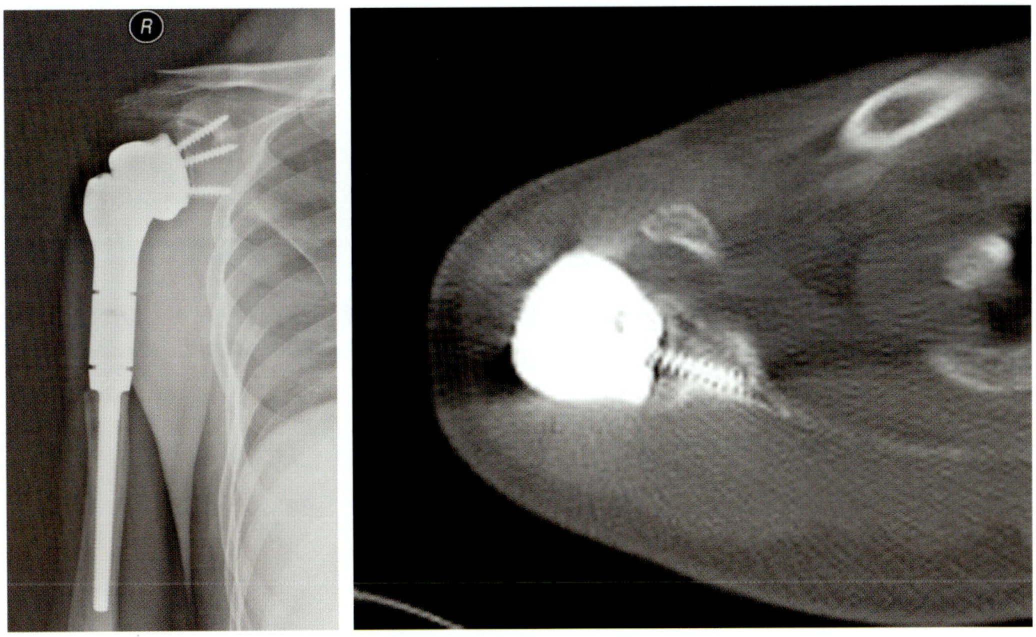

图 6-7　术后 3 个月复查 X 线平片（左图）和 CT（右图）

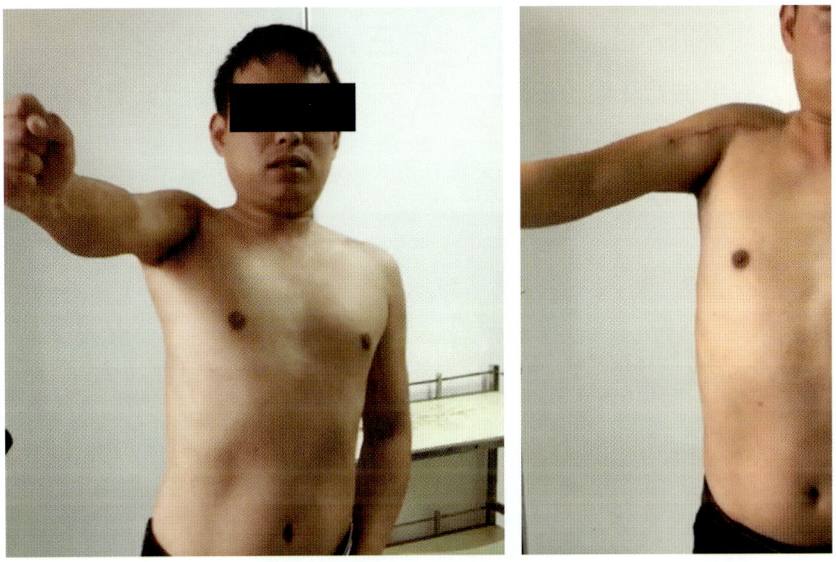

图 6-8　术后 3 个月复查体位像

七、术后恢复

在术后早期，患者肢体外展架固定，抬高 3 ～ 4 天。引流管在 3 ～ 4 天后拔除。

手术后立即开始腕部、手部和手指的主动和被动活动以及力量训练，上臂用支具外固定。整个恢复过程持续进行手部和腕部的力量训练。在 6 周后，允许肩关节主动活动以及被动屈曲活动。

八、随访

患者术后 3 个月复查 X 线片和 CT，肩肘关节对位良好，融合面可见骨长入（图 6-7）。患者肩关节稳定，外展、前屈功能部分恢复，肘关节、腕关节、手指活动基本正常（图 6-8）。

病例二　右肱骨上段骨肉瘤

一、病史

患者男性，14 岁，因“右侧肱骨上段骨肉瘤”入院。行 APMI 术前化疗，肿瘤体积缩小，疼痛症状消失。

体格检查：右侧上臂肱骨上段未触及肿物，皮温略高，轻压痛。右肩外展、屈、伸功能轻度受限，右前臂无肿胀，右手感觉及运动正常。

二、影像学检查

入院行右侧肱骨 X 线片、磁共振增强扫描及 CT 增强扫描。化疗后复查 CT（图 6-9）。

全身 PET-CT 提示右肱骨异常浓聚，其余骨骼未见转移表现。肺部 CT 未见异常。

三、手术计划

1. 切除边界：肱骨上段肿瘤广泛切除。

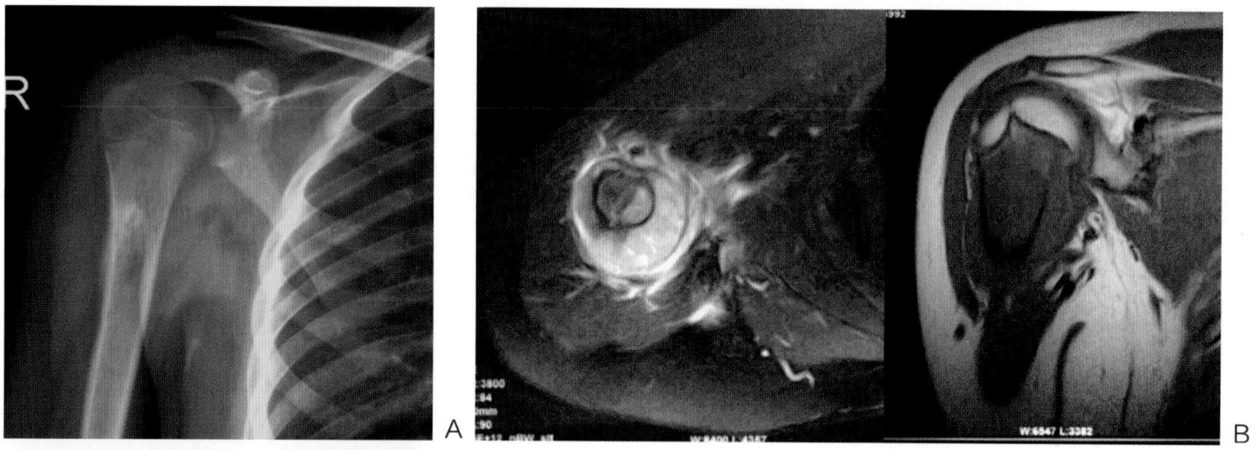

A　B

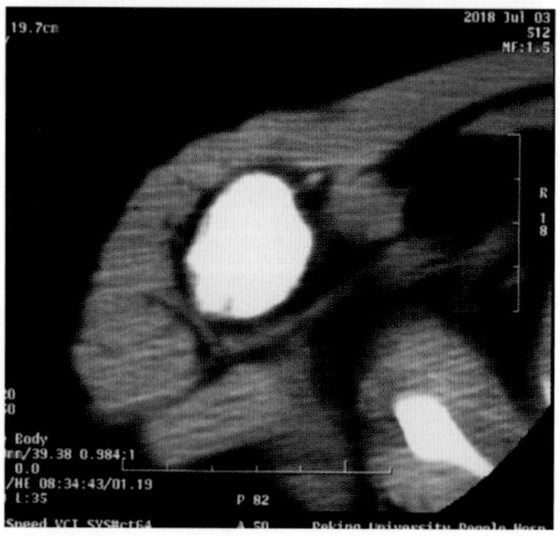

C

图 6-9　术前影像学资料

A.X 线片，右肱骨上段干骺端可见成骨溶骨混合病变，骨膜反应；B. 化疗前 MRI 显示右肱骨上段骨内病变，软组织包块包绕肱骨上段；C. 化疗后 CT 可见右肱骨上段成骨性病变，软组织包块完全消失，肿瘤边界清晰

2. 重建方式：肱骨上段假体，假体与肩胛骨通过 3D 打印界面实现融合。

四、假体设计

术者设计的 3D 打印融合型肩关节假体为组配型设计，根据肩关节盂的大小制备 3 个尺寸，与肩胛骨接触面通过 3D 打印界面实现融合，肱骨上段假体通过锥接组件连接（图 6–10）。

五、术前准备

术前准备不可吸收缝合线、LARS 韧带、引流管、假体需专用器械。假体与患者肱骨同框拍摄 X 线片做最后确认。准备普通肱骨假体。

六、术中情况

患者取斜侧卧位。常规肱骨上段肿瘤切除操作，完整切除肿瘤。剖视标本，见边界良好（图 6–11）。

假体安装及软组织重建：清除肩胛盂表面软骨，露出软骨下骨骨面，3 枚螺钉固定与关节盂匹配的融合器，组装适当长度的肱骨假体，复位肩关节，使用 LARS 韧带和不可吸收韧带缝合线固定锥接组件，并重建肩关节囊、肩袖等软组织，缝合相邻肌肉以覆盖假体。重建三角肌止点。

术后复查 X 线片，可见假体位置良好，3D 打印面对合满意（图 6–12）。

七、术后恢复

在术后早期，患者肢体外展架固定，抬高 3 ~ 4 天。引流管在 3 ~ 4 天后拔除。

手术后立即开始腕部、手部和手指的主动和被动活动以及力量训练，上臂用支具外固定。整个恢复过程持续进行手部和腕部的力量训练。在 6 周后，允许肩关节主动活动以及被动屈曲活动。

八、随访

患者术后 3 个月复查 X 线片和 CT 提示假体位置良好，肩关节和肘关节对位良好，螺钉无松动，融合面可见骨长入迹象（图 6–13）。患者肩关节稳定，外展、前屈功能部分恢复，肘关节、腕关节、手指活动基本正常（图 6–14）。

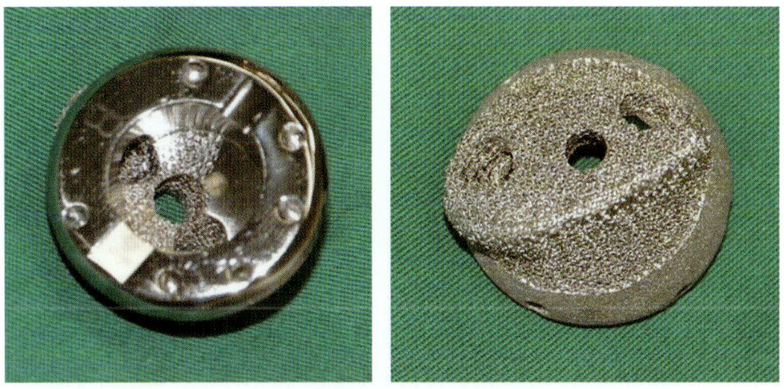

图 6–10 3D 打印肱骨上段融合型假体

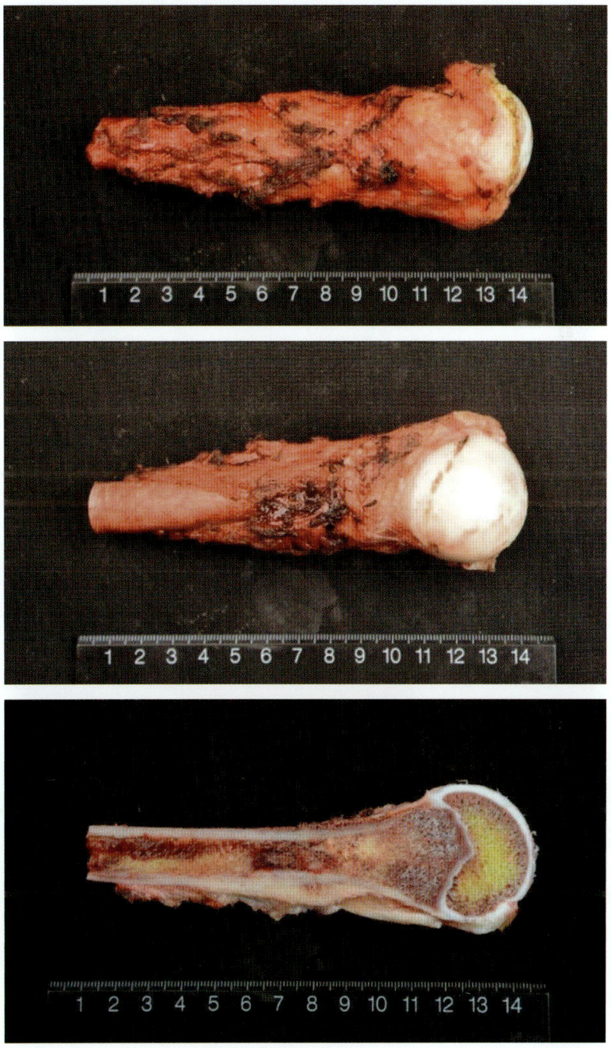

图 6–11 肿瘤标本大体像

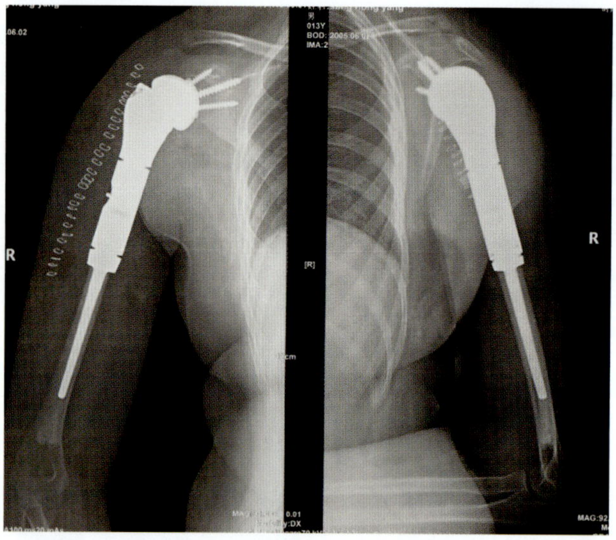

图 6-12 术后 X 线片

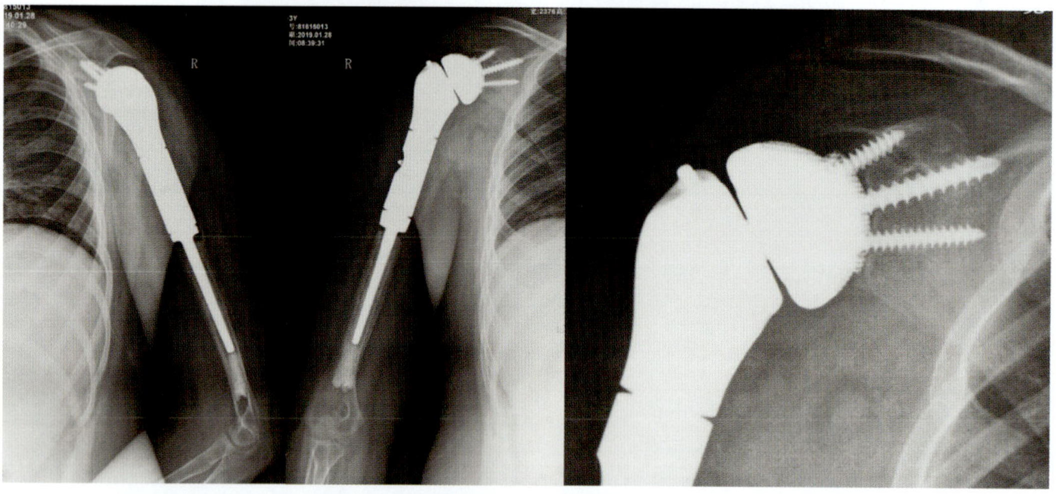

图 6-13 术后 3 个月复查 X 线和 CT

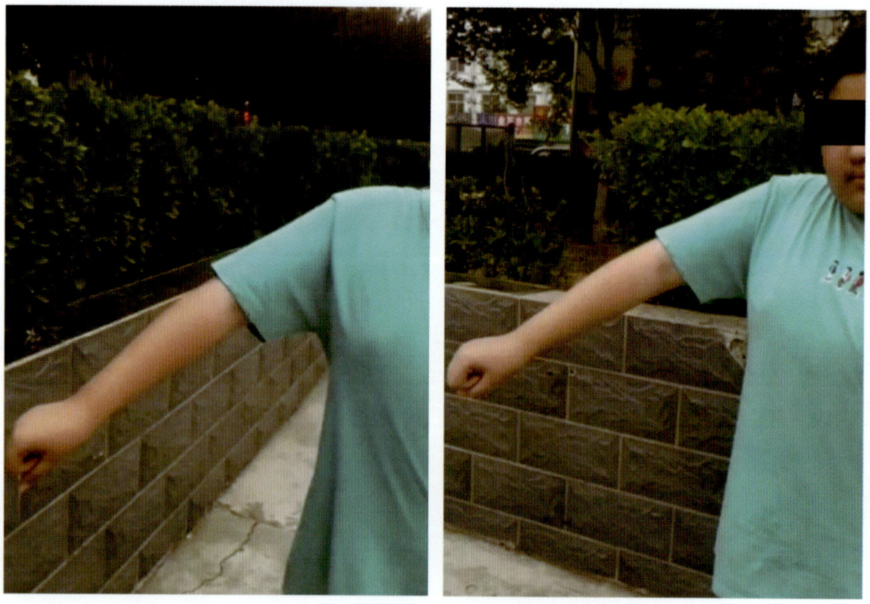

图 6-14 术后 3 个月复查体位像

病例三　右肩胛骨骨肉瘤

一、病史

患者男性，15 岁，因“右侧肩胛骨肿瘤”入院。于外院行穿刺活检证实为“骨肉瘤”。行 APMI 术前化疗，肿瘤体积缩小，皮温降低。

体格检查：右侧肩胛区可触及巨大肿物，皮温略高，轻压痛。右肩外展、屈、伸功能受限，右前臂无肿胀，右手感觉及运动正常。

二、影像学检查

术前行右侧肩胛骨 X 线片、磁共振增强扫描及 CT 增强扫描。全身 PET-CT 提示右肩胛骨异常浓聚，其余骨骼未见转移表现（图 6-15）。肺部 CT 未见异常。

三、术计划及难点

1. 切除边界：肩胛骨肿瘤广泛切除。

2. 重建方式：肩胛骨假体，假体与肱骨头通过 3D 打印界面实现融合。

四、假体设计

术者设计的 3D 打印融合型肩关节假体，根据肩关节的大小制备 3 个尺寸，与肱骨头接触面

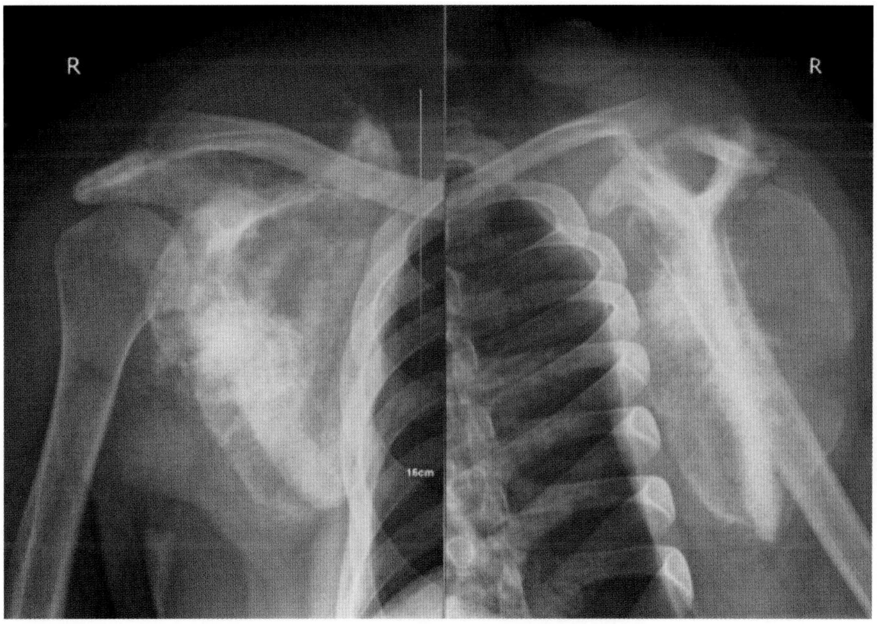

A

图 6-15　术前影像学资料

A.X 线片，肩胛骨成骨性病变，巨大软组织包块

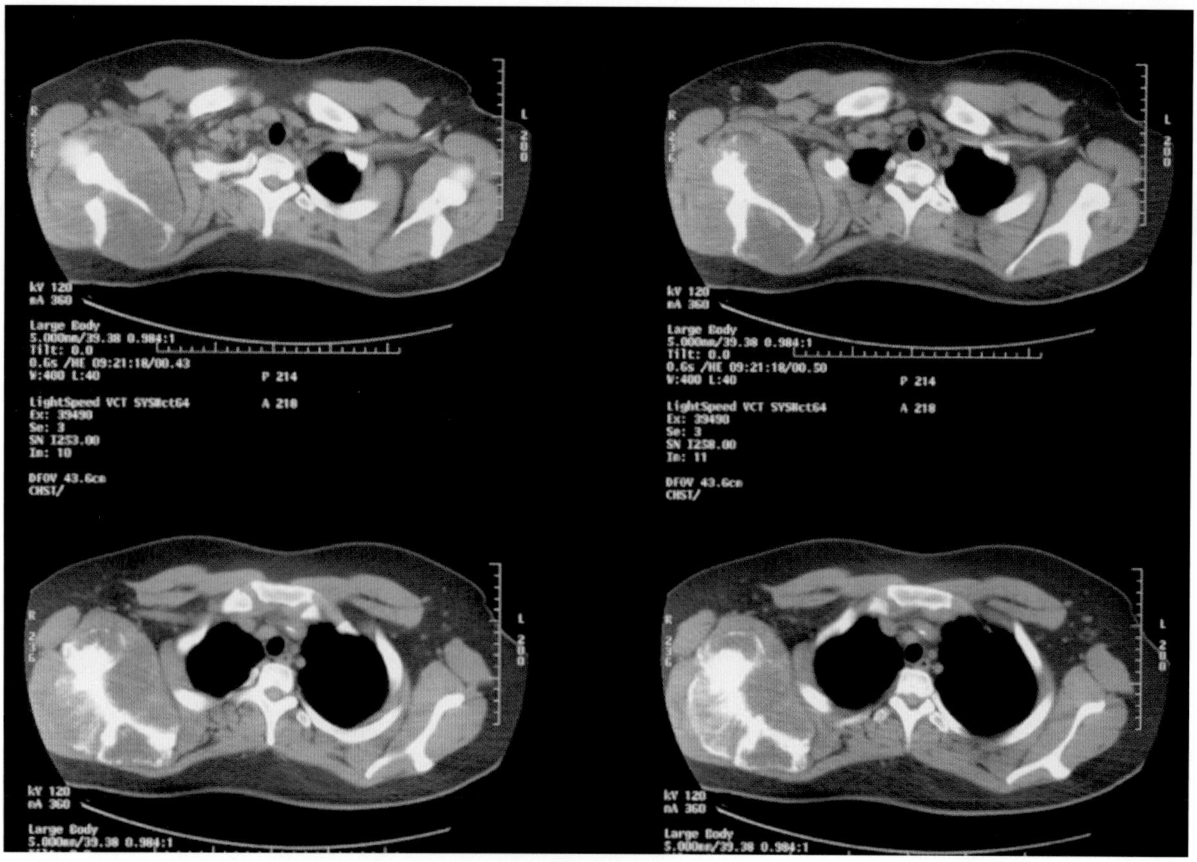

B

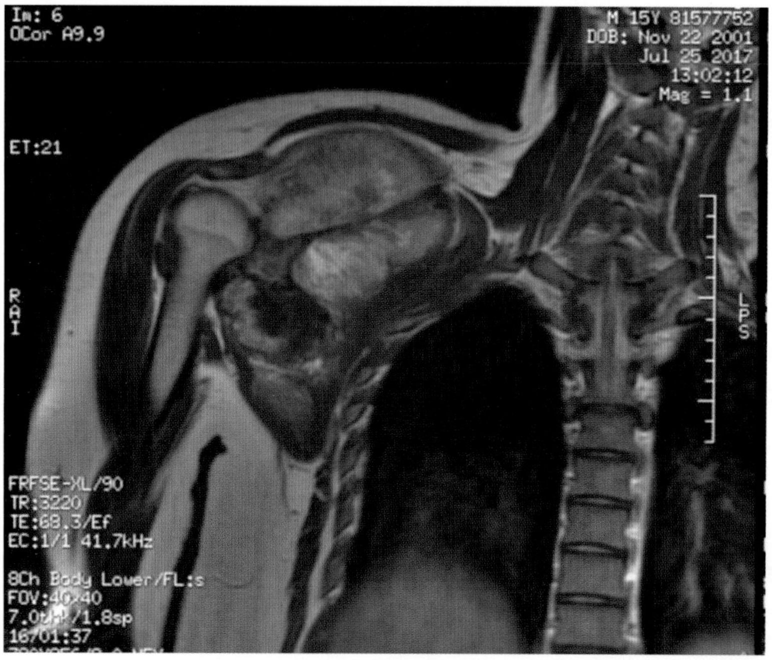

C

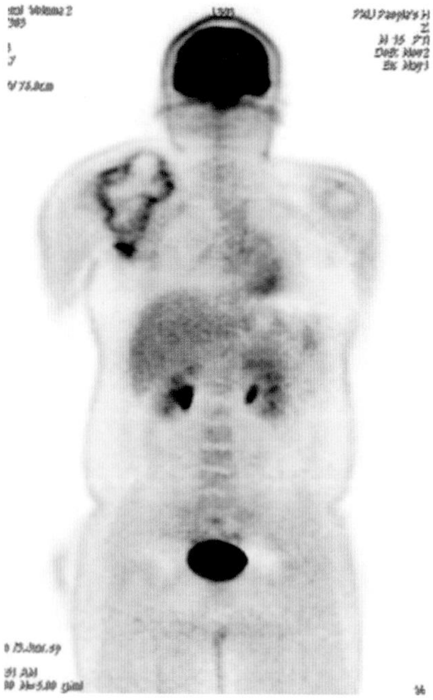

D

图 6-15（续） 术前影像学资料

B. 术前 CT 显示右肩胛骨成骨性病变；C. 术前 MRI 显示右肩胛骨病变；D. 术前 PET-CT 可见右肩胛骨孤立病变，化疗后可见其内大量低摄取坏死区

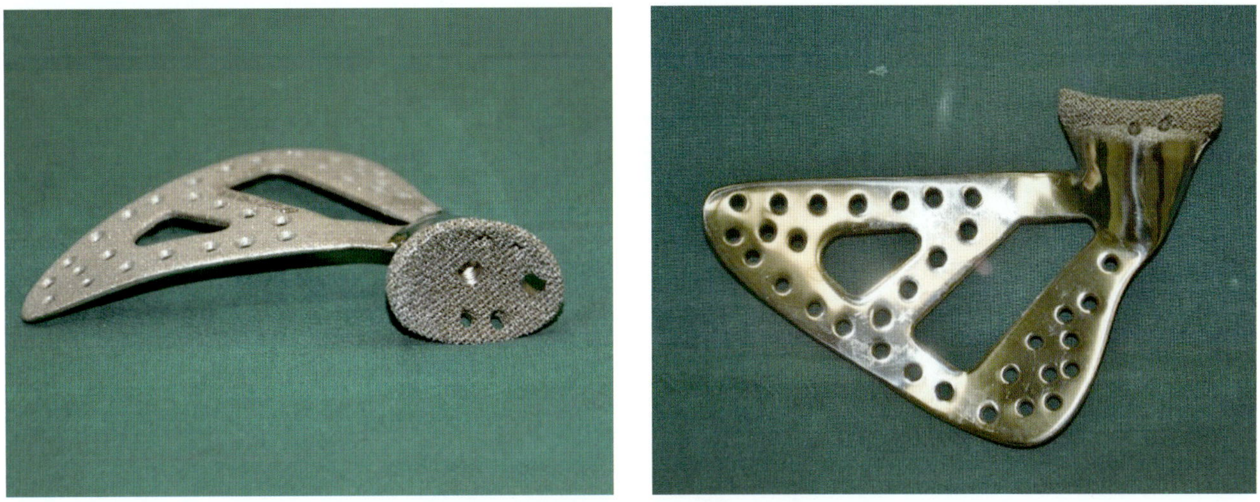

图 6-16　3D 打印肱骨上段融合型假体

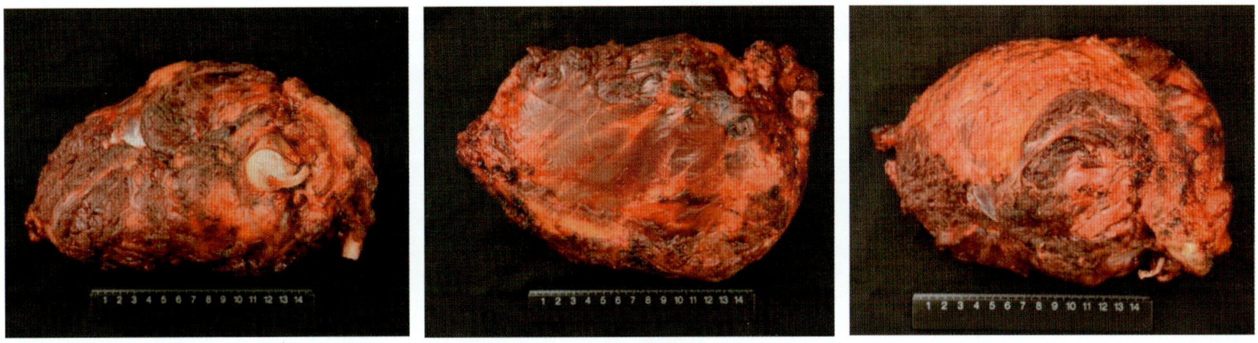

图 6-17　肿瘤标本大体像

通过 3D 打印骨小梁界面实现融合（图 6-16）。

五、术前准备

术前准备不可吸收缝合线、LARS 韧带、引流管、假体需专用器械。

六、术中情况

患者取侧卧位。常规肩胛骨肿瘤切除操作，完整切除肿瘤。剖视标本，见边界良好（图 6-17）。

假体安装及软组织重建：清除肱骨头表面软骨，露出软骨下骨骨面，2 ～ 3 枚螺钉固定与肱骨头匹配的融合器，使用 LARS 韧带和不可吸收韧带缝合线固定锥接组件，并重建肩关节囊、肩袖等软组织，缝合相邻肌肉以覆盖假体（图 6-18）。

术后复查 X 线片，可见假体位置良好，3D 打印面对合满意（图 6-19）。

七、术后恢复

在术后早期，患者肢体外展架固定，抬高 3 ～ 4 天。引流管在 3 ～ 4 天后拔除。

手术后立即开始肘部、腕部、手部和手指的主动和被动活动以及力量训练，上臂用支具外固定。整个恢复过程持续进行手部、肘部和腕部的力量训练。在 6 周后，允许肩关节主动活动以及被动屈曲活动。

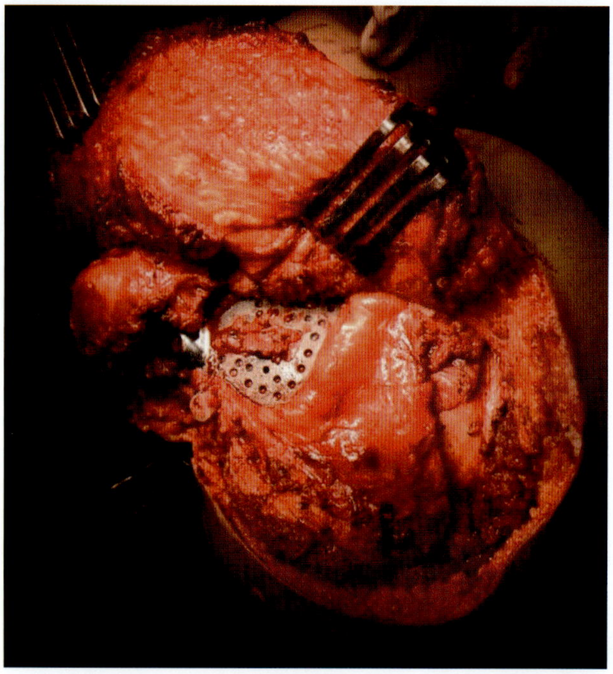

图 6-18 术中所见，复位肩关节，以 LARS 韧带为辅助修复重建肌腱关节囊

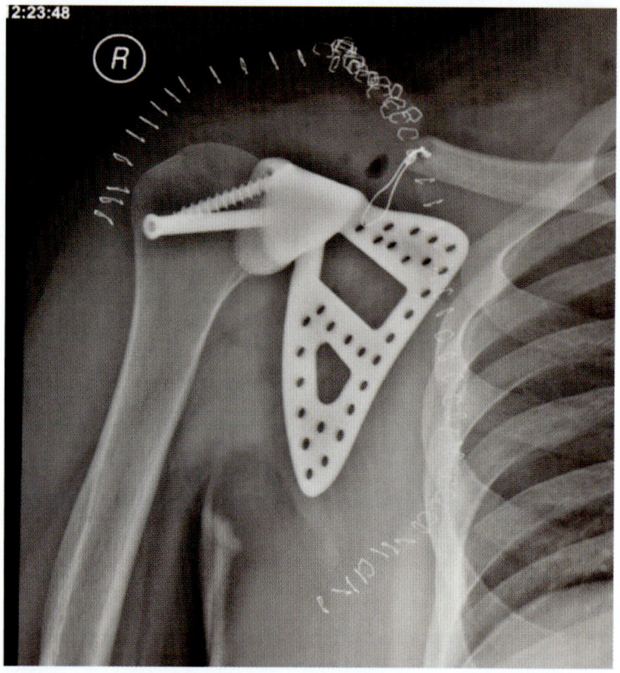

图 6-19 术后 X 线片

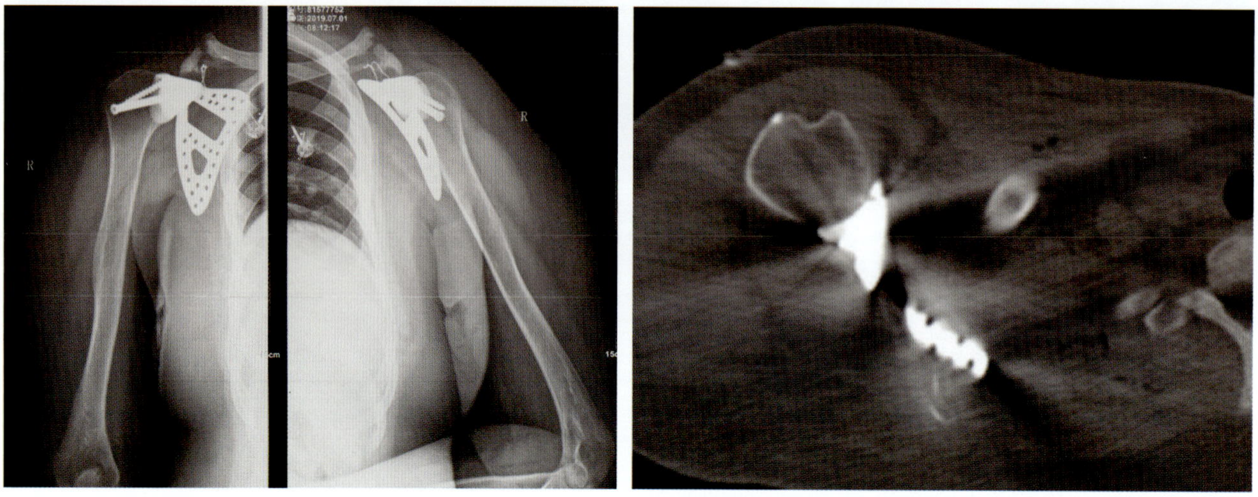

图 6-20 术后 3 个月复查 X 线和 CT，肩关节和肘关节对位良好，融合面可见骨长入

八、随访

术后 3 个月复查 X 线片提示假体位置良好（图 6-20），患者肩关节稳定，肘关节、腕关节、手指活动基本正常（图 6-21）。

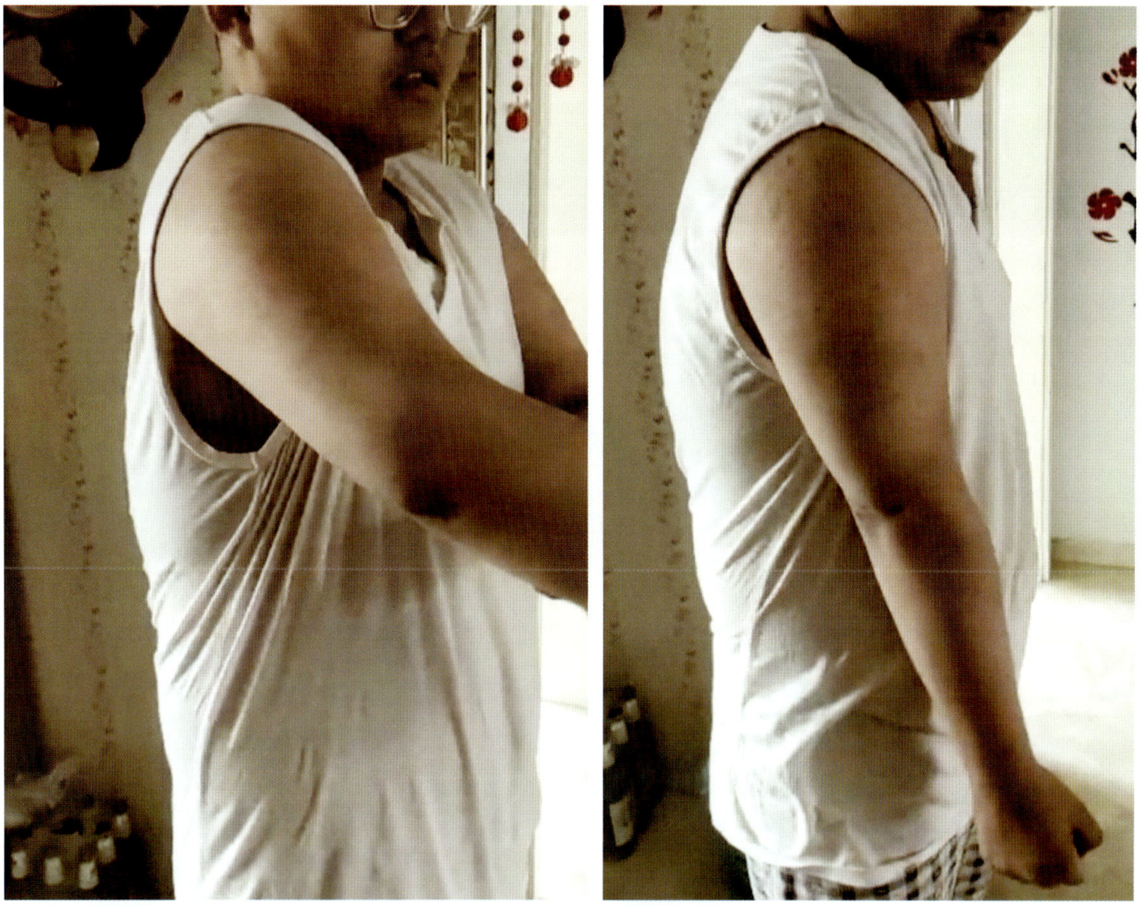

图 6-21　术后 3 年复查，体位像显示肩关节外展和前屈功能部分恢复，肩关节稳定性满意

诊疗体会

（1）融合型肱骨上段假体及融合型肩胛骨假体可以实现肩关节稳定，避免肩关节脱位的发生；

（2）假体周围包裹 LARS 韧带或疝补片以便于缝合关节囊、韧带及肌腱止点，有助于降低关节脱位的发生率。

参考文献

郭卫，2020. 3D 打印金属假体修复骨肿瘤切除后骨关节缺损的应用现状与展望. 中华骨科杂志，40(12):755-759.

Zhang Y, Guo W, 2019. A novel 3D-printed tumor prosthesis for reconstruction of proximal humerus and shoulder. 20th General Meeting of International Society of Limb Salvage, Athens.

下肢篇

第七章　3D 打印股骨中段肿瘤型节段假体

起源于股骨中段的恶性肿瘤并不罕见，如果肿瘤沿着髓腔向上、向下蔓延，势必会累及整段股骨，为保留髋关节和膝关节功能，传统的手术方式包括异体骨移植、灭活瘤骨再植、腓骨移植和节段性假体等，但移植骨不愈合、骨折、假体松动等并发症发生率较高。如果病变累及股骨全长的 3/4 ～ 4/5 范围，外科手术的选择只有做全股骨切除 – 人工全股骨假体置换术。即使股骨远端或近端还没有被肿瘤累及，往往也只能选择全股骨切除 – 人工假体置换，这是因为由于肿瘤的侵蚀，股骨两端髓腔已变宽，皮质骨变薄，剩余的部分髓腔短，直径大，难以固定机械加工的假体柄。

对于下肢长骨的大段骨缺损的修复重建要求很高，人工假体既要有足够的承重强度，又要能与自体骨整合为一体。3D 打印技术的出现，使得我们能够设计制作出一个直径大、长度短的假体柄，假体柄表面制作出与自体骨小梁相似的金属骨小梁的结构，与剩余股骨远端紧密压迫固定，骨外辅助钢板固定，防止假体柄的旋转。康复后期，假体柄与剩余股骨通过骨长入整合为一体，达到长期使用的目的。这样就可避免患者承受全股骨置换的手术。全股骨置换术后，患者的术后功能恢复远远不及保留髋关节、膝关节的手术，而且术后感染、松动等并发症的发生率高。应用 3D 打印技术能够根据骨缺损的形状精确制造出与各截骨面匹配的假体，准确置换手术造成的骨缺损；更重要的是，3D 打印技术可通过对骨接触面的孔隙化处理而在假体 – 骨接触面处制造出类似骨小梁样结构以促进骨长入，进而降低远期机械性并发症（如松动、断裂等）的发生率。近年来，北京大学人民医院已经完成了近百例的 3D 打印假体重建四肢长骨的大段骨关节缺损的手术，相关临床研究结果已在第二十届国际保肢大会及中华骨科杂志上报告（Zhang et al.，2019；郭卫，2020），更多的临床随访报告将会陆续发表。

病例一　右股骨中下段骨肉瘤

一、病史

患者女，35 岁，因“发现右大腿肿物半年”入院。行 X 线片和 MRI 检查示右股骨中下段肿瘤，行穿刺活检，病理考虑为高分化骨肉瘤。

体格检查：右大腿未见明显肿胀，皮肤颜色正常，未见浅表静脉曲张，触诊可及深在质硬肿物，边界较清晰，不可推动，无压痛。右侧髋关节和膝关节活动不受限，右下肢感觉、肌力、血运正常。

二、影像学检查

入院行右股骨 X 线片、磁共振增强扫描及 CT 增强扫描。结果提示右股骨中下段病变，可见明显骨质破坏，病变下极距离膝关节面约 50mm（图 7–1）。

全身骨显像提示右股骨中段异常浓聚，其余骨骼未见转移表现。肺部 CT 未见异常。

三、手术计划

1. 切除边界：病变位于右股骨中下段，病变下缘距离膝关节面 70mm，在病变范以外 20mm 截骨，在远端能保留膝关节并有足够的骨质用于髓外固定。

2. 重建方式：根据之前的经验，术者对此病例选择 3D 打印定制假体进行重建。由于远端髓腔较短，使用髓内固定不能获得足够的稳定性，故在两侧添加钢板辅助固定。

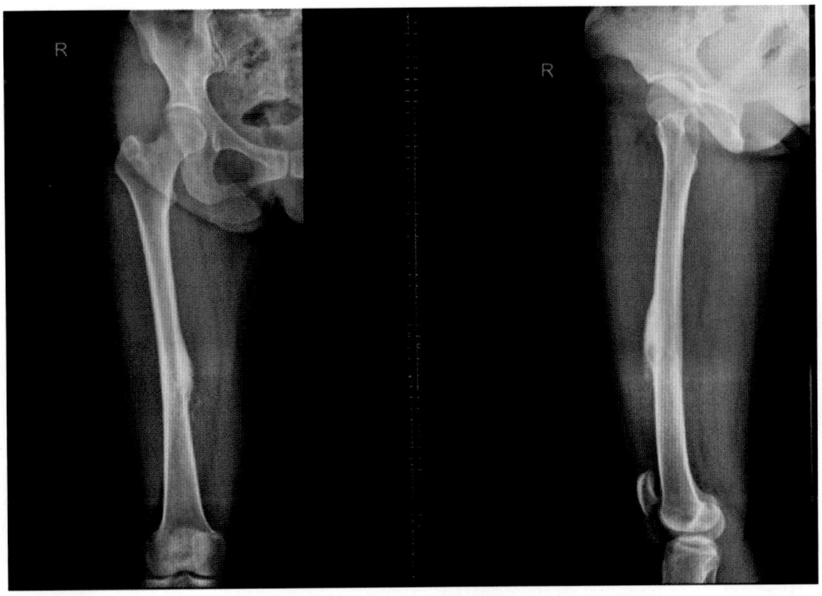

A

图 7–1　术前影像学检查

A.X 线片示股骨中下段皮质病变

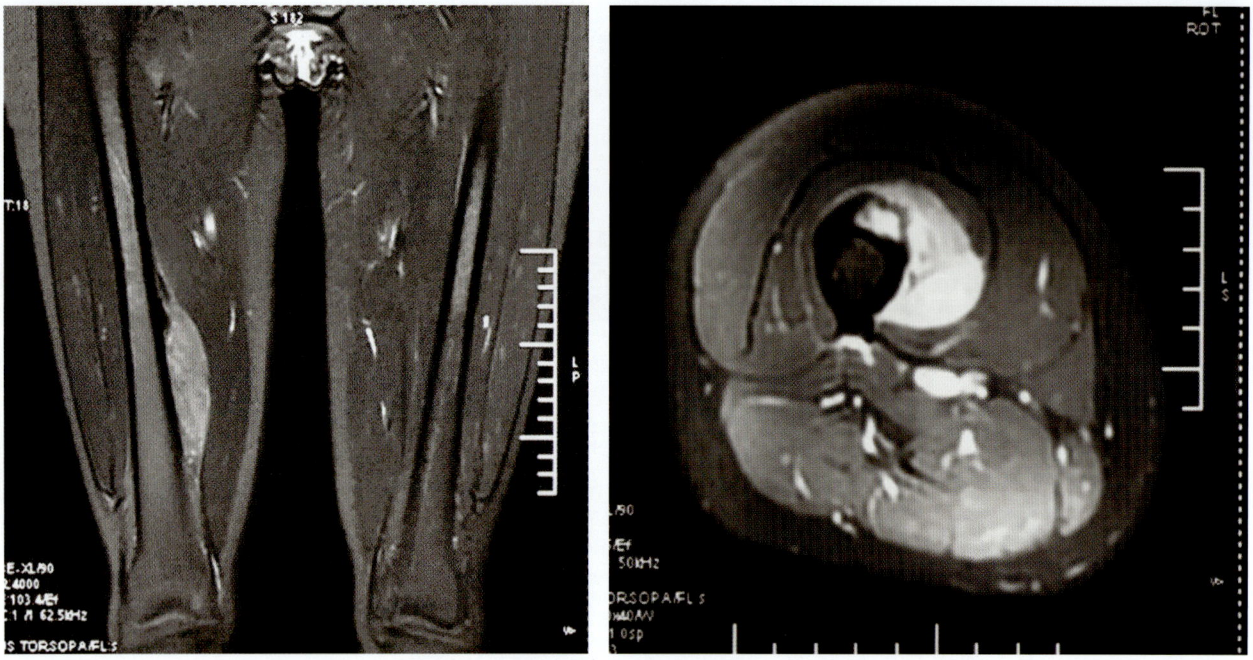

B

图 7-1（续） 术前影像学检查

B. 术前 MRI 检查提示右股骨中下段皮质病变，轴位可见髓腔受侵犯

四、假体设计

1. 行双侧股骨 CT 扫描，并将 DICOM 数据发送工厂建模，使用对侧股骨的数据作镜像转换。

2. 截骨计划：根据 MRI 结果，截骨平面分别为关节线以上 50mm 以及 170mm。

3. 按照 DICOM 数据及截骨计划，将假体远端界面的形状设计为截骨面的形状，中间设置一弧形凸起，界面为多孔骨小梁结构。

4. 两侧使用钢板辅助固定，在假体的内、外侧钻孔以固定钢板。

5. 根据 CT 和 MRI 的测量数据，近端假体柄制作 3 个规格，长为 110mm，直径分别为 11mm、12mm、13mm（图 7-2，图 7-3）。

五、术前准备

术前准备软轴式扩髓器、电钻、摆锯、线锯、假体及钢板所需专用器械。假体与患者股骨同框拍摄 X 线片做最后确认。此外最好预先准备一套常规股骨远端假体，以备不时之需。

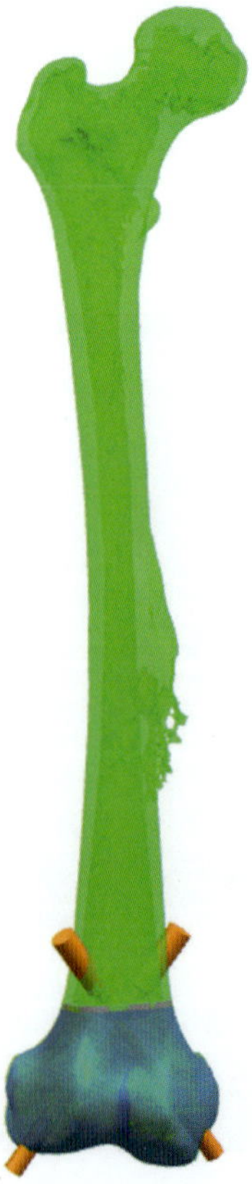

图 7-2 术前 3D 打印模拟骨缺损和锁钉方向

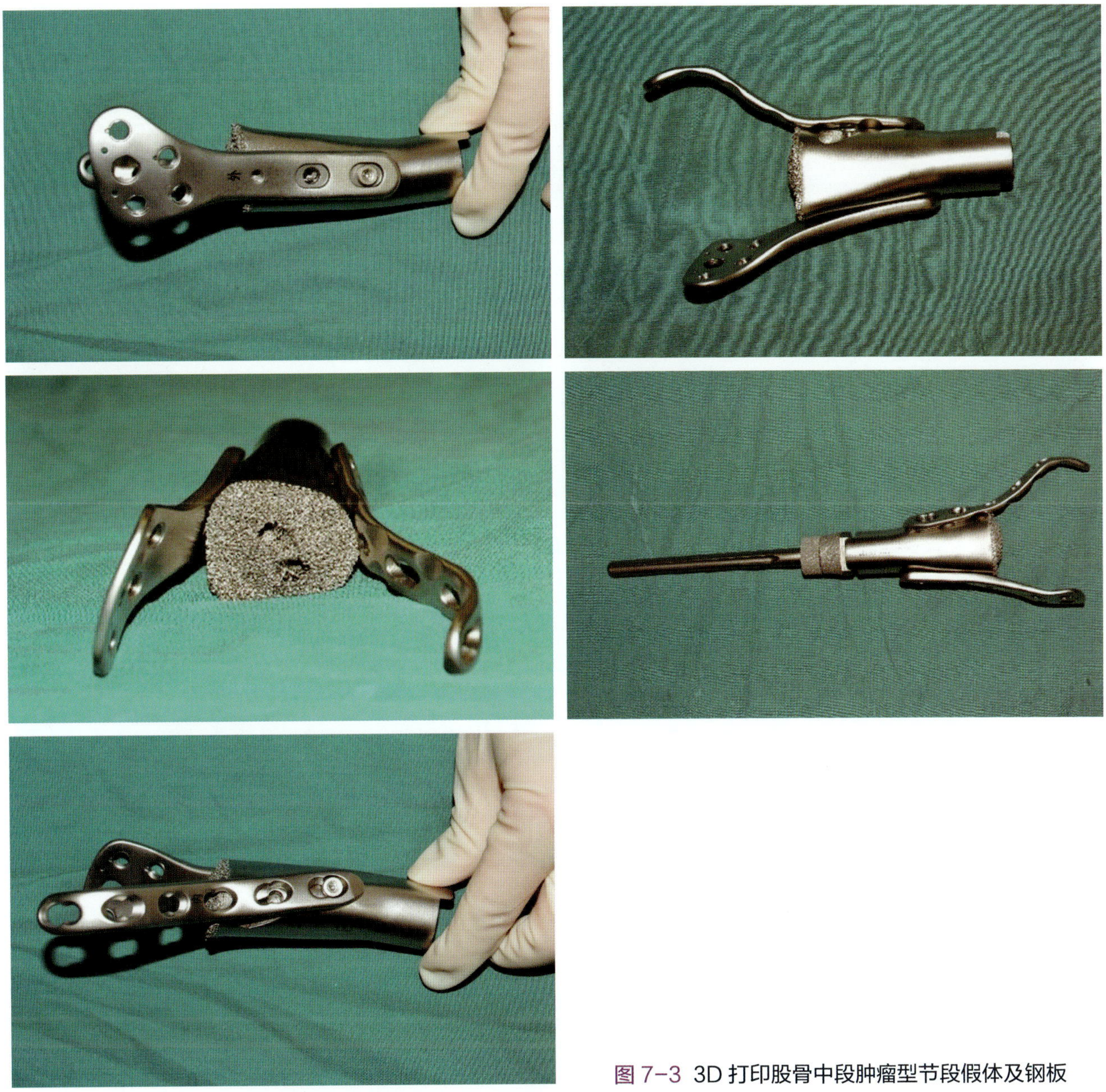

图 7-3 3D 打印股骨中段肿瘤型节段假体及钢板

六、术中情况

体位：患者仰卧位，患侧臀下垫高。

肿瘤切除：取右大腿内侧弧形手术切口，切开皮肤、皮下组织、筋膜，向两侧剥离筋膜与皮瓣，自内侧肌间隙分离股四头肌，显露股骨髁及股骨干，保留部分肌肉组织于股骨表面，将肌肉组织向外侧分离，分离股骨髁后侧肌肉组织，分别从内侧、外侧分离肿瘤后组织，填塞纱布，根据术前影像学所见，自关节面向上方 50mm 处用摆锯横行截骨，继续向近端分离至关节面 170mm 处用线锯截骨，分离瘤段骨后方肌肉组织，瘤段骨离体（图 7-4）。

假体安装：逐步扩大近端髓腔，冲洗并干燥髓腔。使用软轴式扩髓器在远端髓腔中心扩大髓腔。体外组装假体，使用骨水泥固定假体于近端髓腔内，将假体远端与残存股骨远端复位，使得截骨平面完美贴合，调整下肢力线，将预弯的内

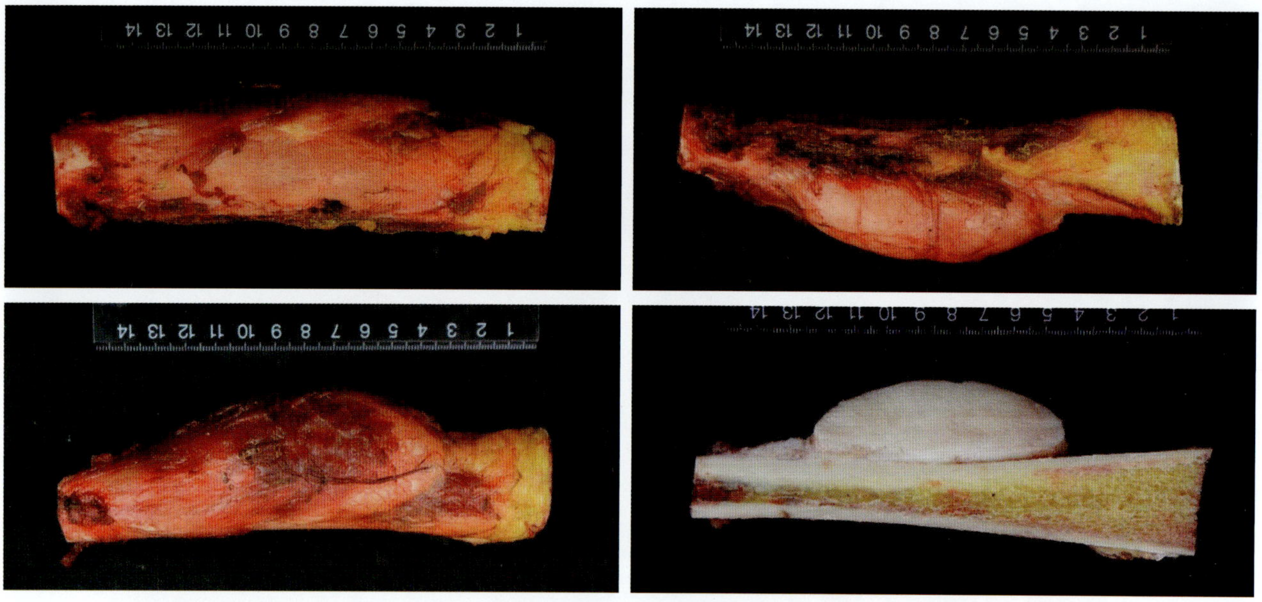

图 7-4 肿瘤标本大体像

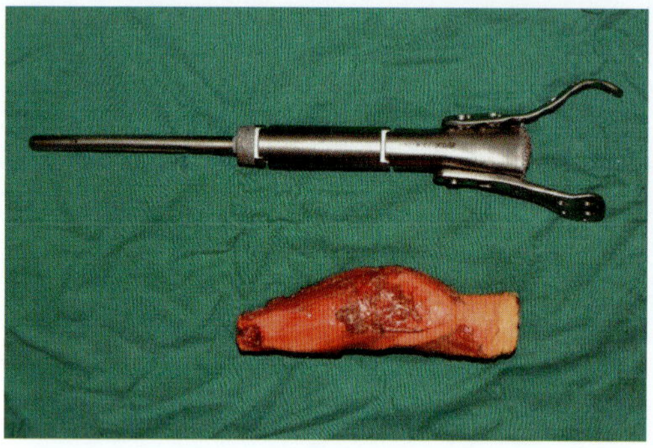

A

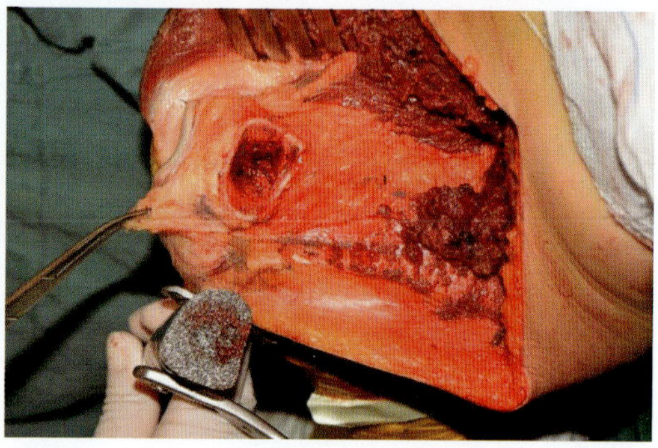

B

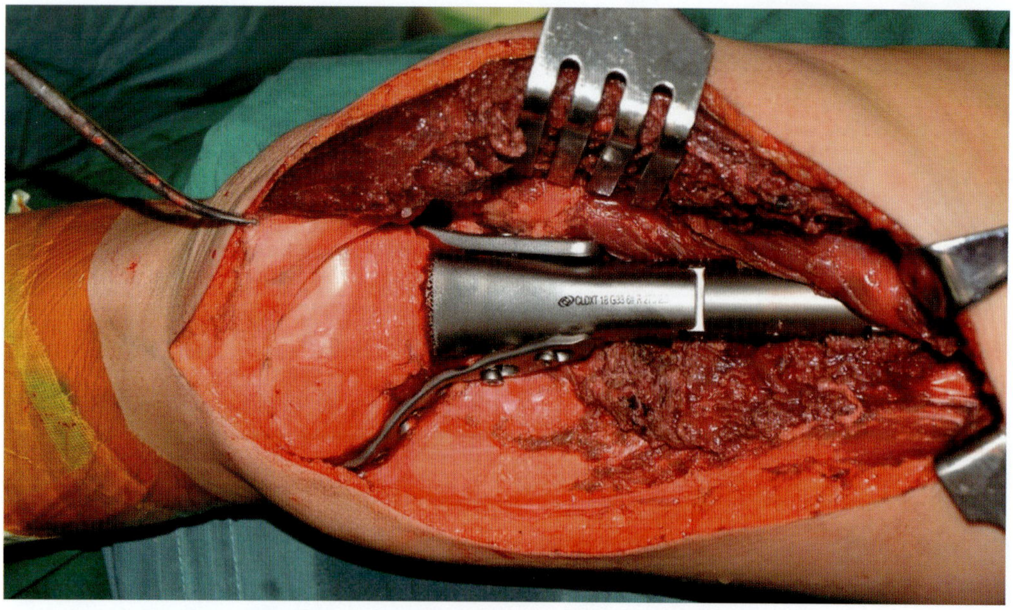

C

图 7-5 术中情况

A.3D 打印股骨中段肿瘤型节段假体与截除标本长度匹配；B.3D 打印股骨中段肿瘤型节段假体的 3D 打印骨小梁长入界面与残留股骨界面匹配；C.3D 打印股骨中段肿瘤型节段假体术中大体像

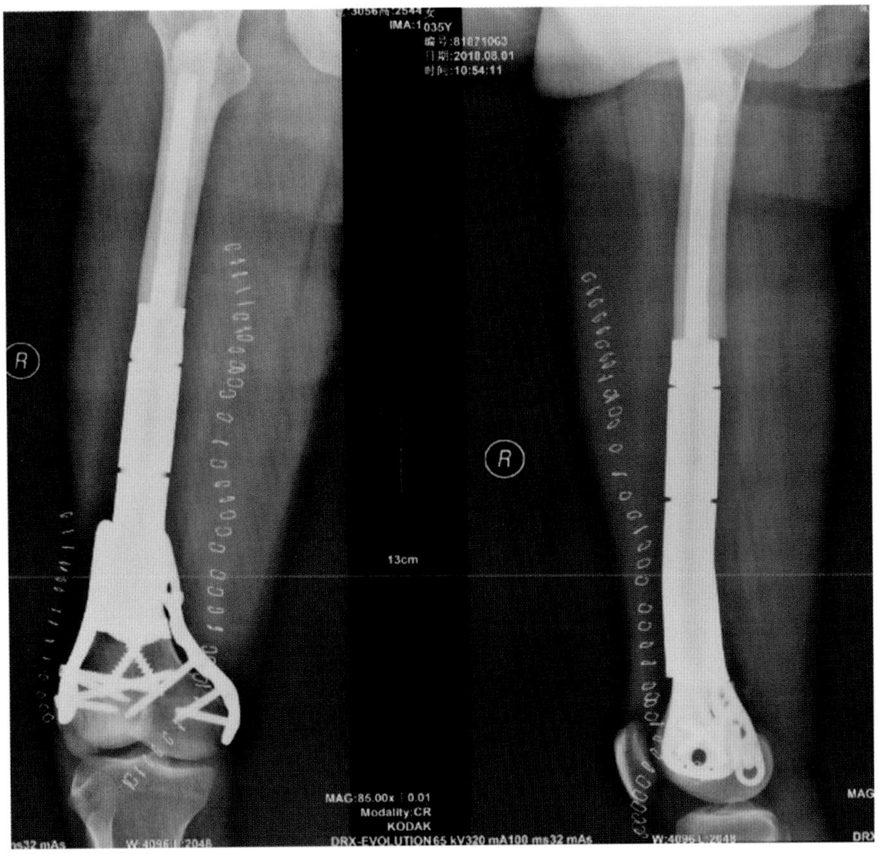

图 7-6 术后 X 线片

外侧钢板固定于假体上，再经钢板向股骨远端拧入螺钉加强固定。注意使螺钉尽量不穿过骺板以保留股骨远端生长潜能。术中检查示假体牢固，力线正确，活动膝关节，确定各向活动不受影响。充分止血后常规关闭伤口（图 7-5）。

术后复查 X 线片，可见假体位置良好，3D 打印面对合满意，钢板固定牢固（图 7-6）。

七、术后恢复

术后静脉滴注广谱抗生素（第三代头孢菌素）至引流管拔除，之后口服第二代头孢菌素 1 周。术区适当加压包扎以减少引流量。术后早期尽量抬高患肢以减少肿胀。手术后立即开始股四头肌等长收缩训练，术后早期可在支具保护下适当被动活动膝关节。术后 4 周可部分负重，术后 8 ~ 12 周可完全负重。

八、随访

患者术后 12 个月复查 X 线片。术后 18 个月 CT 扫描可见 3D 打印骨小梁明显骨长入（图 7-7）；术后 1 年复查，髋关节、膝关节活动度正常，行走无须扶拐和支具，步态正常（图 7-8）。

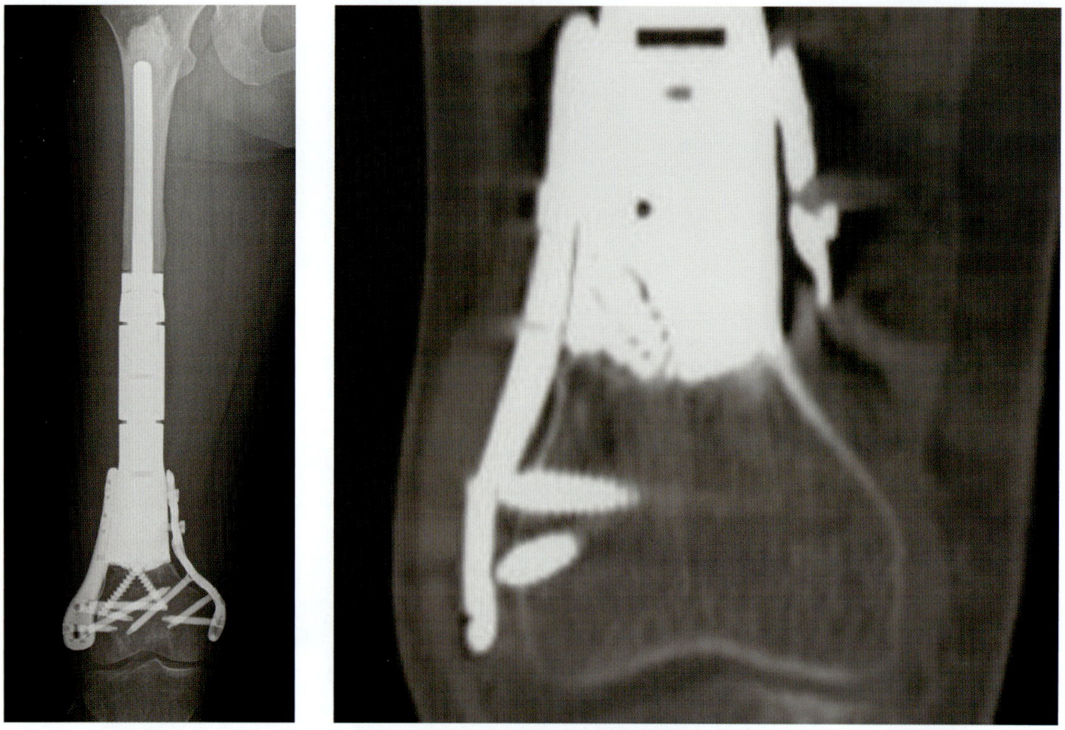

A　　　　　　B

图 7-7　术后随访复查 X 线片

A. 术后 12 个月复查 X 线片；B. 术后 18 个月 CT 扫描可见 3D 打印骨小梁明显骨长

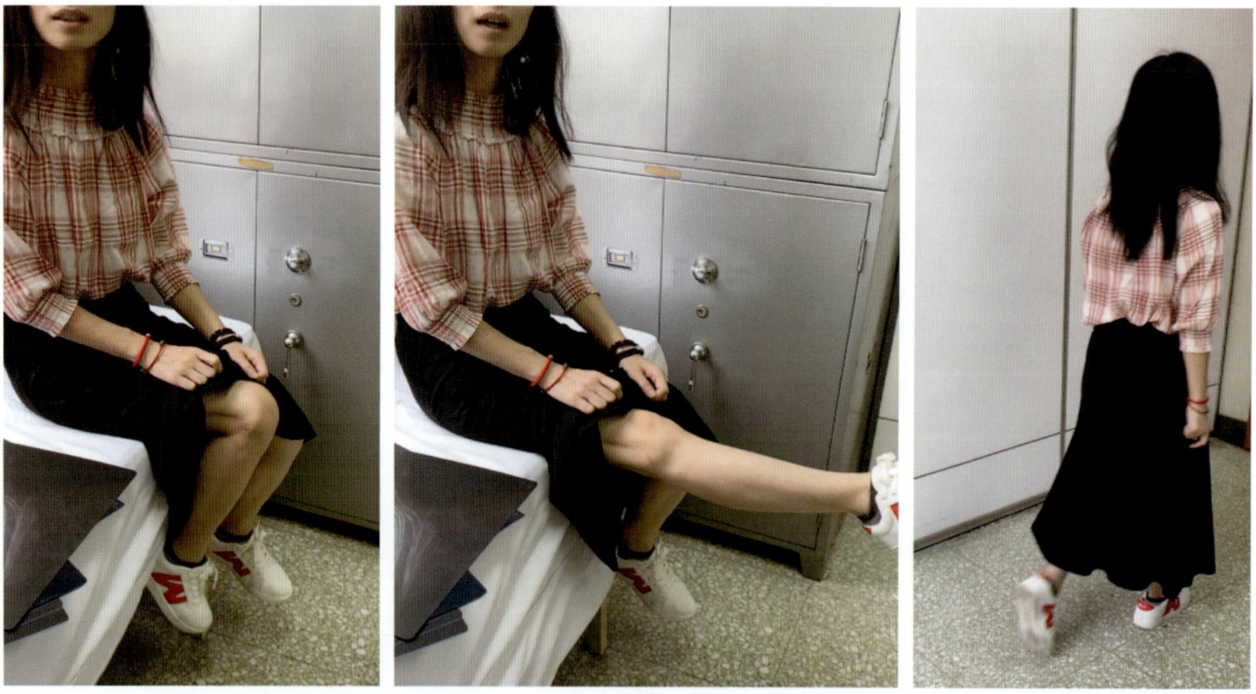

图 7-8　术后 1 年复查，髋关节、膝关节活动度正常，行走无须扶拐和支具，步态正常

病例二　左股骨中段尤因肉瘤

一、病史

患者男性，48 岁，因“左大腿疼痛伴肿胀 4 个月余”入院。患者 4 个月余前无明显诱因出现左大腿疼痛，就诊外院，行 MRI 检查示左股骨中下段肿瘤，行穿刺活检，病理考虑为尤因肉瘤，遂予以 VAC–IE 术前化疗。经化疗后患者疼痛缓解，肿瘤显著缩小。

体格检查：左大腿皮肤颜色正常，未见浅表静脉曲张，触诊可及深方质硬肿物，边界较清晰，不可推动，无压痛。左侧髋膝关节活动不受限，左下肢感觉、肌力、血运正常。

二、影像学检查

入院行左股骨 X 线片、磁共振增强扫描及 CT 增强扫描。结果提示左股骨中段病变，可见软组织包块，病变下极距离膝关节面约 110mm（图 7–9）。

全身骨显像提示左股骨中段异常浓聚，其余骨骼未见转移表现。肺部 CT 未见异常。

三、手术计划

1. 切除边界：病变位于股骨中下段，病变下缘距离膝关节面 110mm，在病变范以外 20mm 截骨，在远端能保留膝关节并有足够的骨质用于髓外固定。

2. 重建方式：根据之前的经验，术者对此

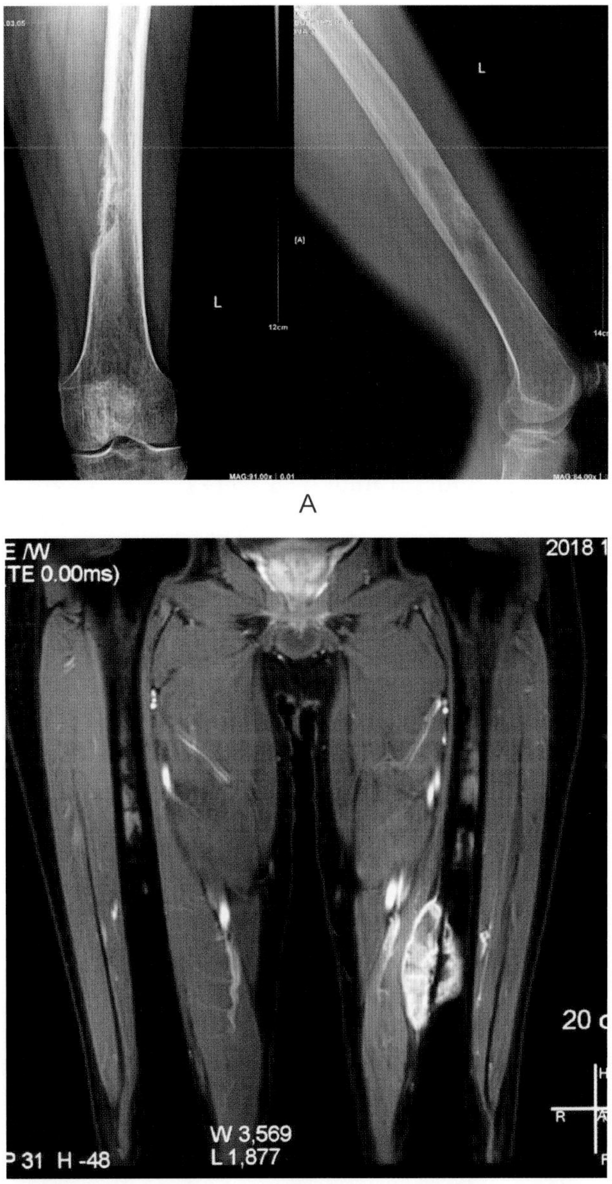

B

图 7–9　术前影像学检查

A.X 线检查提示股骨中段溶骨性破坏；B. 术前 MRI T2 加权像提示股骨中段溶骨性破坏，伴软组织包块形成

病例选择 3D 打印定制假体进行重建。由于远端髓腔较短，使用髓内固定不能获得足够的稳定性，故在两侧或一侧添加钢板辅助固定。

四、假体设计

1. 行双侧股骨 CT 扫描，并将 DICOM 数据发送工厂建模，使用对侧股骨的数据作镜像转换。

2. 截骨计划：根据 MRI 结果，截骨平面分别为关节线以上 100mm 以及 230mm。

3. 按照 DICOM 数据及截骨计划，将假体远端界面的形状设计为截骨面的形状，中间设置为短粗假体柄，界面及假体柄表面均为多孔骨小梁结构（图 7–10）。

4. 两侧使用钢板辅助固定，在假体的内、外侧钻孔以固定钢板。内侧钢板有一枚螺钉能穿过远端假体柄形成交锁。

5. 根据 CT 和 MRI 的测量数据，近端假体柄制作 3 个规格，长为 110mm，直径分别为 11mm、12mm、13mm（图 7–11）。

五、术前准备

术前准备软轴式扩髓器、电钻、摆锯、线锯、假体及装配钢板所需专用器械。假体与患者股骨同框拍摄 X 线片做最后确认。此外最好预先准备一套常规股骨远端假体，以备不时之需。

六、术中情况

体位与切口：患者仰卧位，患侧臀下垫高，取左大腿内侧弧形手术切口（图 7–12）。

肿瘤切除：沿切口切开皮肤、皮下组织、筋膜，向两侧剥离筋膜与皮瓣，自内侧肌间隙分离股四头肌，显露股骨髁及股骨干，保留部分肌肉组织于股骨表面，将肌肉组织向外侧分离，分离股骨髁后侧肌肉组织，分别从内侧、外侧分离肿瘤后组织，填塞纱布，根据术前影像学所见，自关节面向上方 100mm 处用摆锯横行截骨，继续向近端分离至关节面 230mm 处用线锯截骨，分离瘤段骨侧方肌肉组织，瘤段骨离体（图 7–13，图 7–14）。

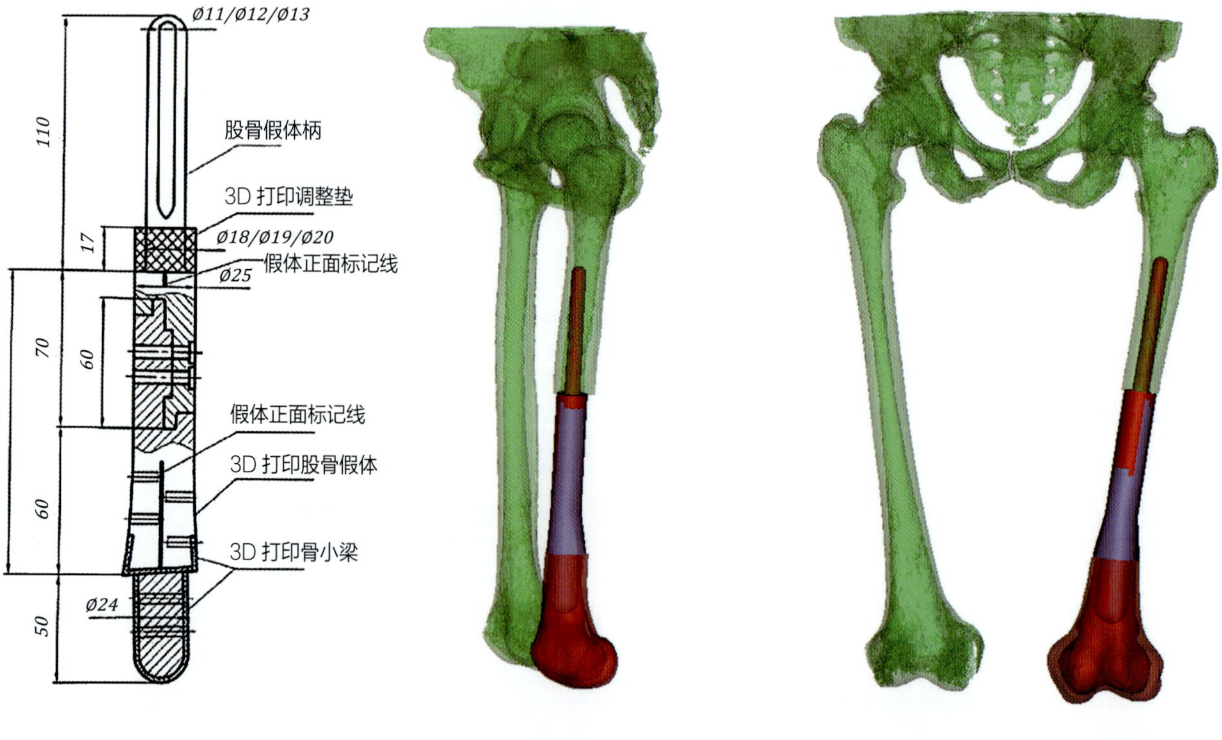

图 7–10　股骨中段节段假体的设计图，远端粗柄为 3D 打印骨小梁界面；假体和股骨的组配效果图

设计图中 Ø 代表直径；数值单位为 mm

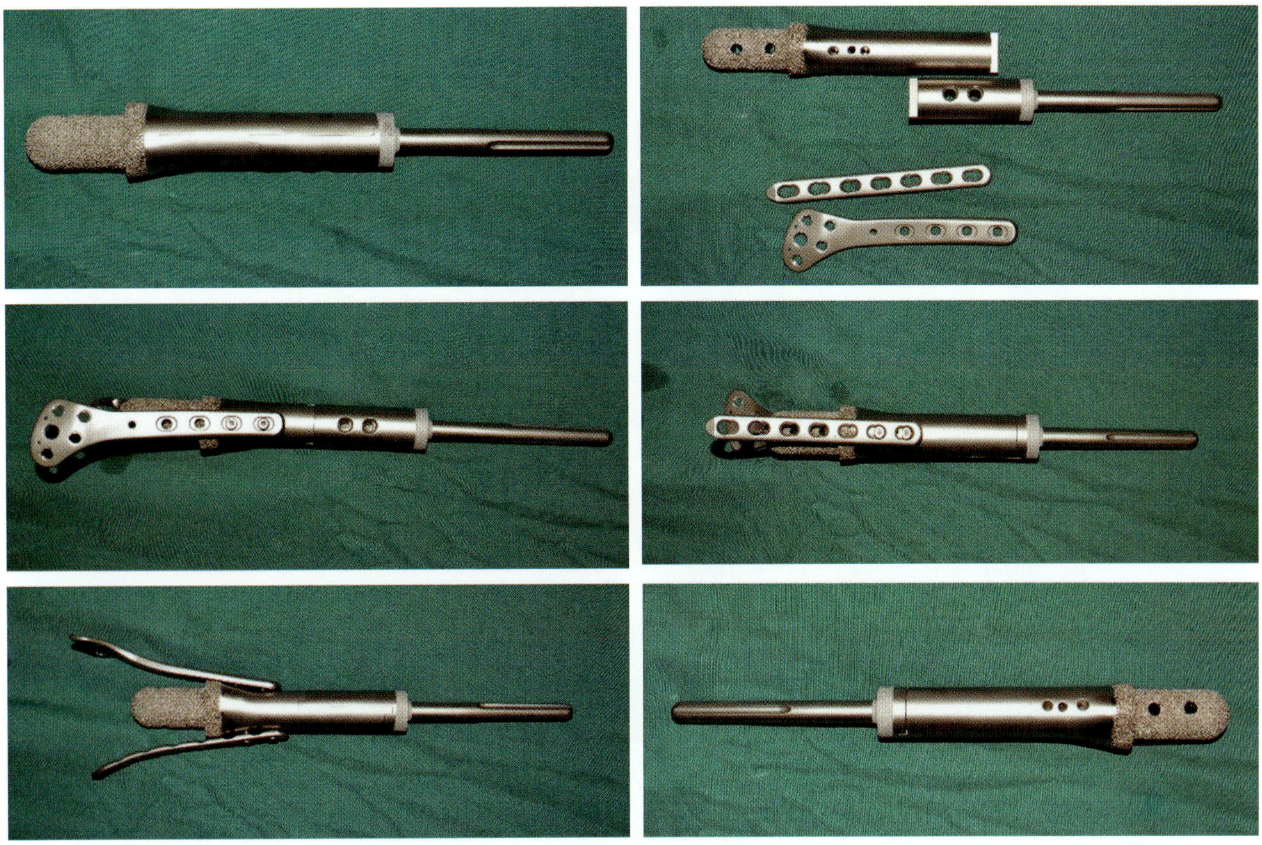

图 7-11　股骨中段节段假体，远端粗柄为 3D 打印骨小梁界面；术前设计了内、外侧双钢板加固（外侧髁钢板，内侧干骺端直钢板）

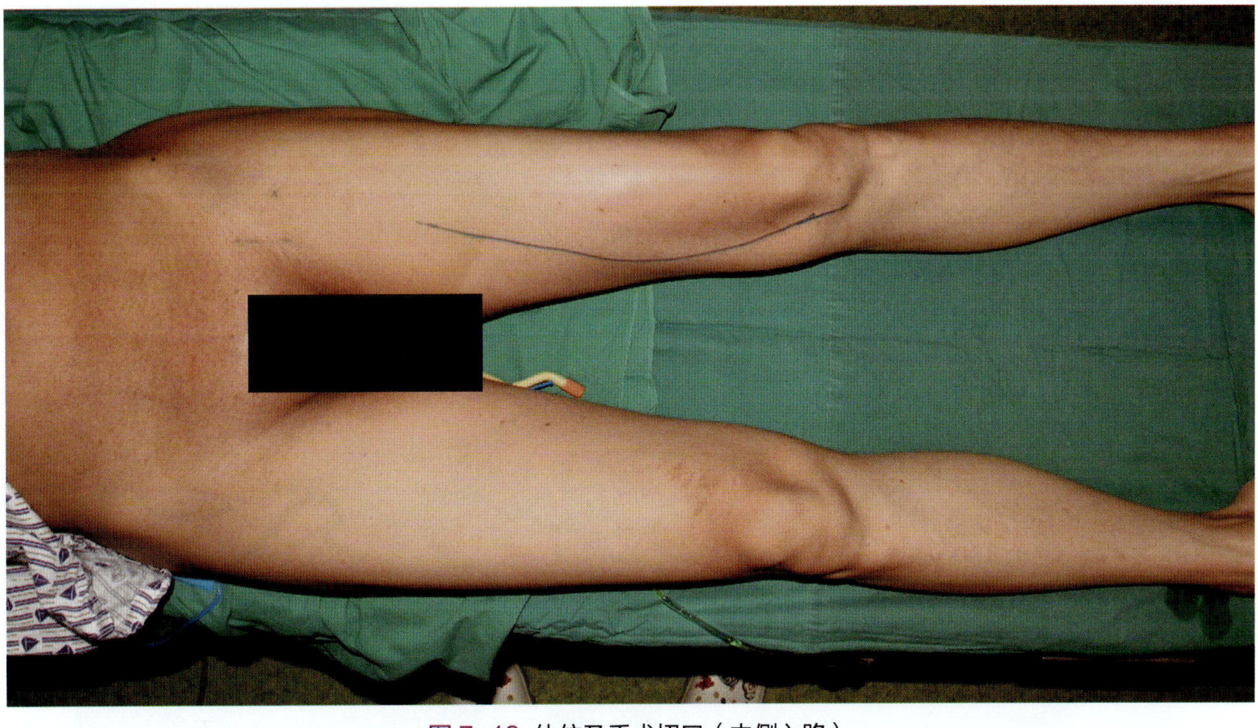

图 7-12　体位及手术切口（内侧入路）

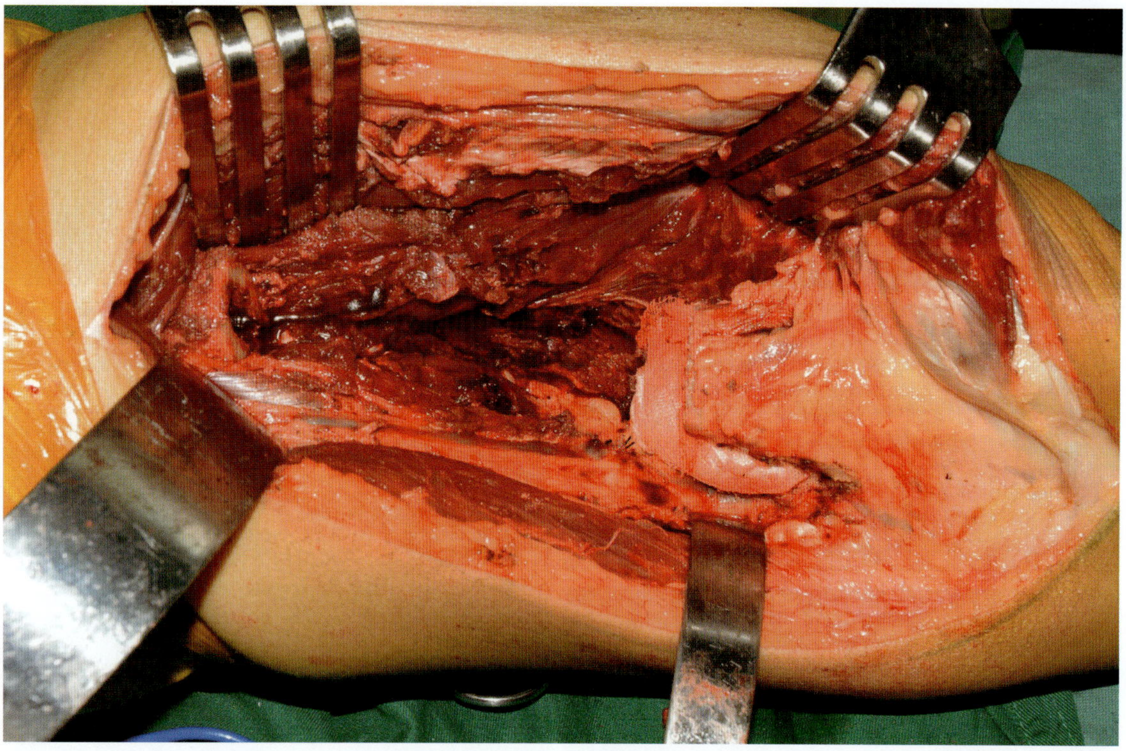

图 7-13 完整切除肿瘤后的术野

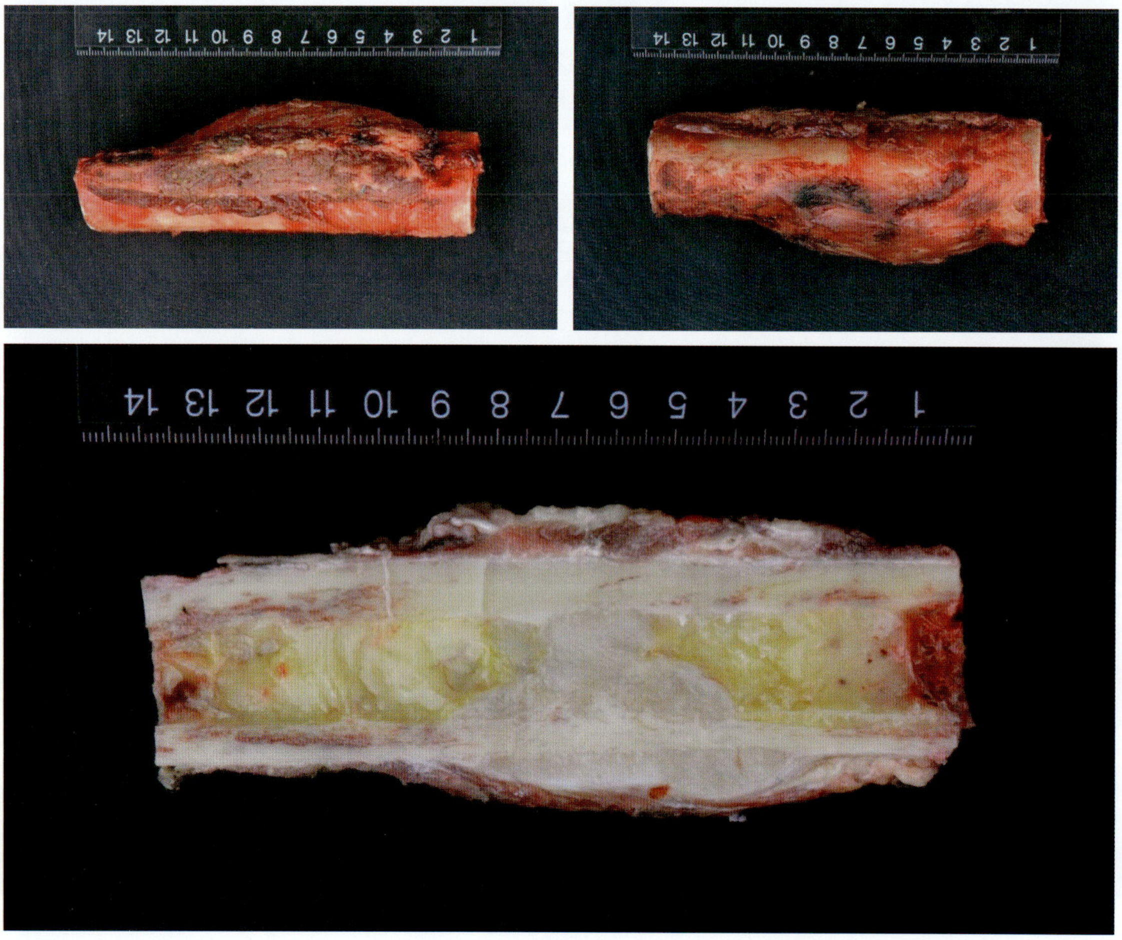

图 7-14 肿瘤标本大体像

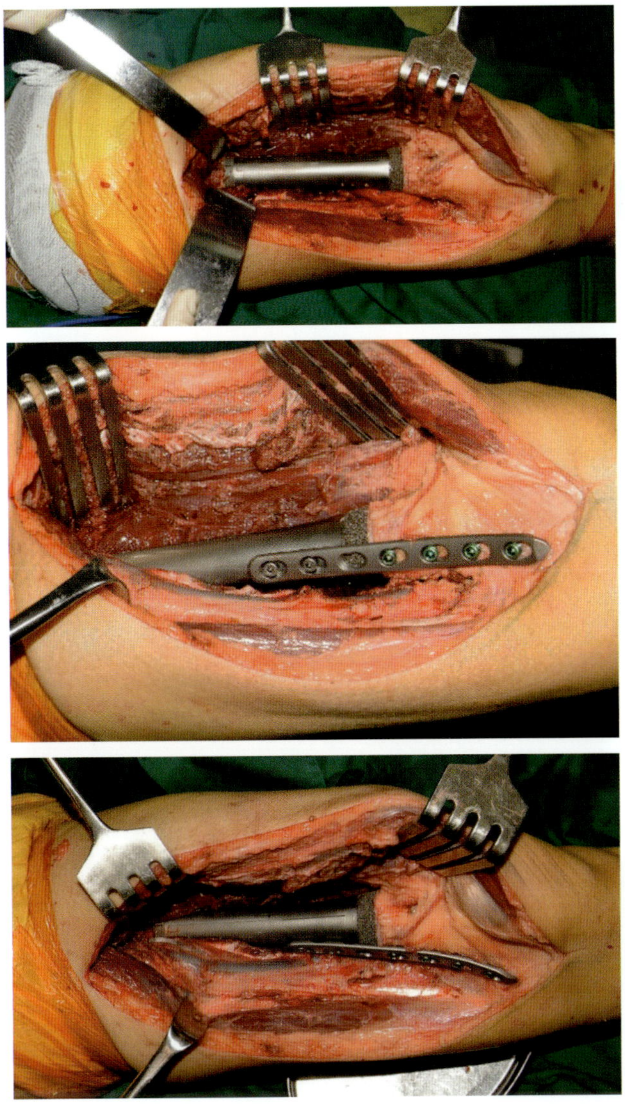

图 7-15　股骨中段节段假体和钢板的安装情况，术中假体远端粗柄匹配度好，固定牢固，因此单纯留置了外侧直钢板，并锁定假体柄

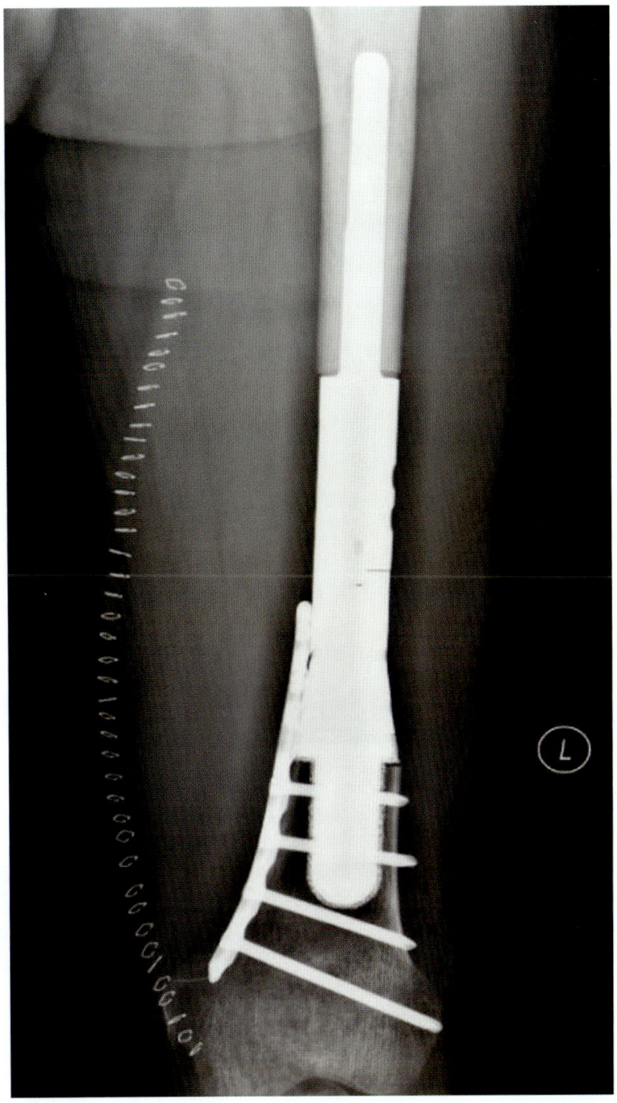

图 7-16　术后 X 线片

假体安装：逐步扩大近端髓腔，冲洗并干燥髓腔。使用软轴式扩髓器在远端髓腔中心扩大髓腔。体外组装假体，使用骨水泥固定假体于近端髓腔内，将假体远端与残存股骨远端复位，使得截骨平面完美贴合，调整下肢力线，将预弯的内侧钢板固定于假体上，再经钢板向股骨远端拧入螺钉加强固定，注意使螺钉尽量不穿过髁间窝。术中检查假体牢固，力线正确，活动膝关节，确保各向活动不受影响。充分止血后常规关闭伤口（图 7-15）。

术后复查 X 线片。可见假体位置良好，3D 打印面对合满意，钢板固定牢固（图 7-16）。

七、术后恢复

术后静脉滴注广谱抗生素（第三代头孢菌素）至引流管拔除，之后口服第二代头孢菌素 1 周。术区适当加压包扎以减少引流量。术后早期尽量抬高患肢以减少肿胀。手术后立即开始股四头肌等长收缩训练，术后早期可在支具保护下适当被动活动膝关节。术后 4 周可部分负重，术后 8 ~ 12 周可完全负重。

八、随访

患者术后半年随访复查，行走正常，无须拐杖和支具辅助（图 7–17）。患者术后 1 年复查，假体 3D 打印骨小梁可见骨长入（图 7–18）。

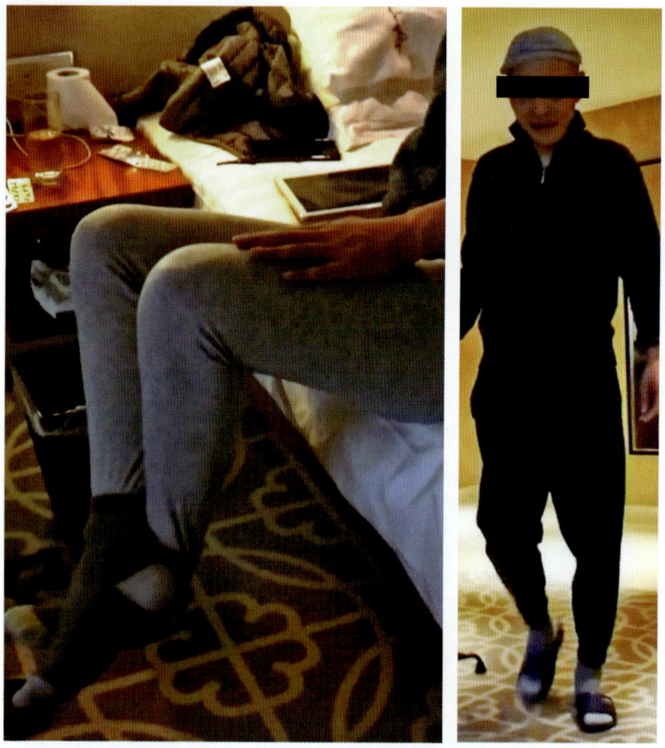

图 7–17 术后半年膝关节功能正常，行走无须扶拐和支具保护

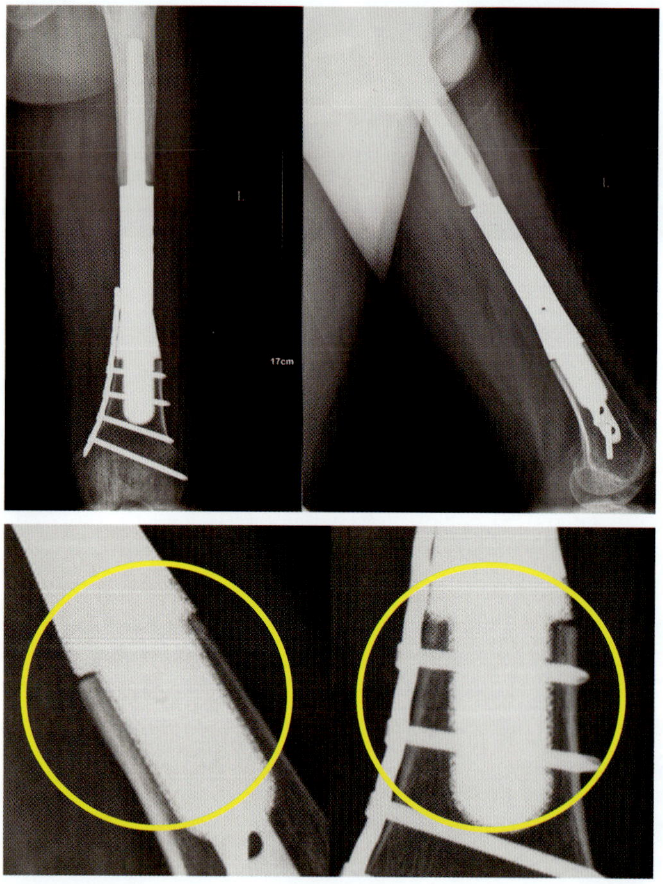

图 7–18 术后 1 年 X 线片，可见假体 3D 打印界面骨长入

病例三　左股骨中段骨肉瘤

一、病史

患者男，6 岁，因“左大腿疼痛伴肿胀 4 个月余”入院。患者 4 个月余前无明显诱因出现左大腿疼痛，就诊外院，行 MRI 检查示左股骨中下段肿瘤，行穿刺活检，病理考虑为骨肉瘤，遂予以 APMI 术前化疗。经化疗后患者疼痛缓解。

体格检查：左大腿未见明显肿胀，皮肤颜色正常，未见浅表静脉曲张，触诊可及深在质硬肿物，边界较清晰，不可推动，无压痛。左侧髋关节与膝关节活动不受限，左下肢感觉、肌力、血运正常。

二、影像学检查

入院行左股骨 X 线片、磁共振增强扫描及 CT 增强扫描。结果提示左股骨中段病变，可见明显骨膜反应，病变下极距离骺线约 50mm（图 7–19）。

全身骨显像提示左股骨中段异常浓聚，其余骨骼未见转移表现。肺部 CT 未见异常。

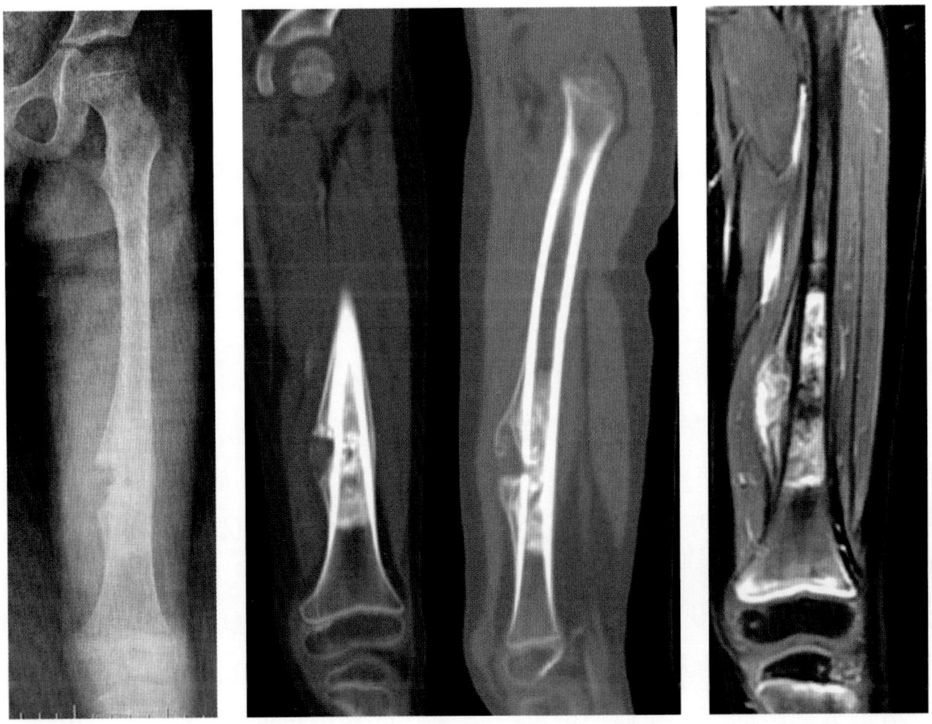

A　　　　B　　　　C

图 7–19　术前影像学检查

A.X 线检查提示股骨中段病变，可见骨膜反应；B. 术前 CT 提示股骨中段病变，可见骨膜反应，软组织包块形成；C. 术前 MRI 检查提示股骨中段病变，软组织包块形成

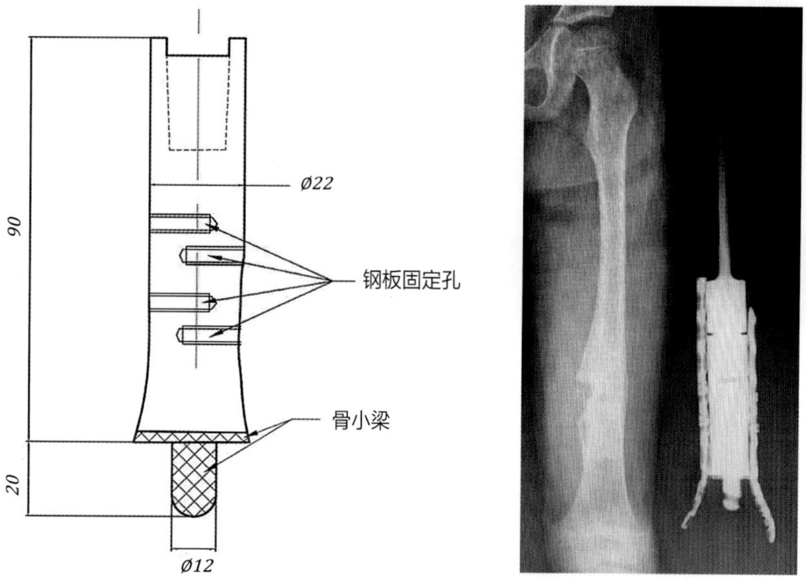

图 7-20 股骨中段假体设计图，假体与患者股骨同框拍摄确认
设计图中 Ø 代表直径；数值单位为 mm

三、手术计划

1. 切除边界：病变位于股骨中下段，病变下缘距离股骨远端骺板 50mm，在病变范以外 20mm 截骨，在远端能保留膝关节并有足够的骨质用于髓外固定。

2. 重建方式：根据之前的经验，术者对此病例选择 3D 打印定制假体进行重建。由于远端髓腔较短，使用髓内固定不能获得足够的稳定性，故在两侧添加钢板辅助固定。

四、假体设计

1. 行双侧股骨 CT 扫描，并将 DICOM 数据发送工厂建模，使用对侧股骨的数据作镜像转换。

2. 截骨计划：根据 MRI 结果，截骨平面分别为关节线以上 50mm 以及 170mm。

3. 按照 DICOM 数据及截骨计划，将假体远端界面的形状设计为截骨面的形状，中间设置为短粗假体柄，界面及假体柄表面均为多孔骨小梁结构。

4. 两侧使用钢板辅助固定，在假体的内、外侧钻孔以固定钢板。内侧钢板有一枚螺钉能穿过远端假体柄形成交锁。

5. 根据 CT 和 MRI 的测量数据，近端假体柄制作 3 个规格，长为 90mm，直径分别为 7mm、8mm、9mm。假体柄与远端假体通过莫氏柄锥接连接（图 7–20）。

五、术前准备

术前准备软轴式扩髓器、电钻、摆锯、线锯、假体及装配钢板所需专用器械。假体与患者股骨同框拍摄 X 线片做最后确认。此外最好预先准备一套常规股骨远端假体，以备不时之需。

六、术中情况

体位：患者仰卧位，患侧臀下垫高。

肿瘤切除：取左大腿内侧弧形手术切口，切开皮肤、皮下组织、筋膜，向两侧剥离筋膜与皮瓣，自内侧肌间隙分离股四头肌，显露股骨髁及股骨干，保留部分肌肉组织于股骨表面，将肌肉组织向外侧分离，分离股骨髁后侧肌肉组织，分别从内侧、外侧分离肿瘤后组织，填塞纱布，根据术前影像学所见，自关节面向上方 50mm 处用摆锯横行截骨，继续向近端分离至距关节面 170mm 处用线锯截骨，分离瘤段骨后方肌肉组织，瘤段骨离体（图 7–21）。

假体安装：逐步扩大股骨近端髓腔，冲洗并

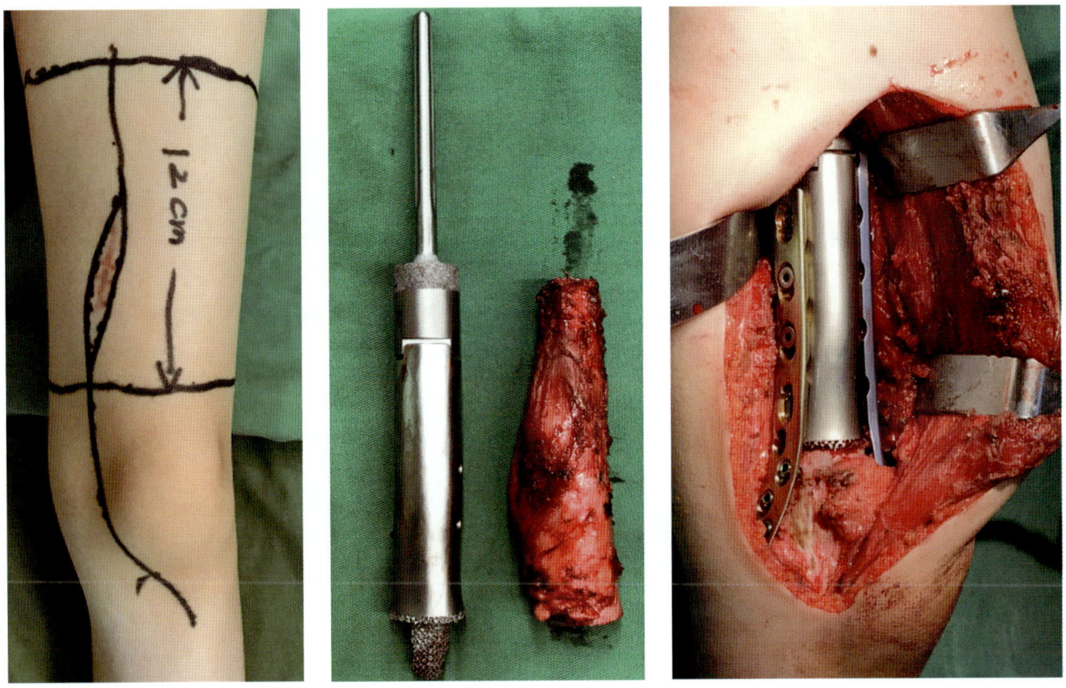

A　　B　　C

图 7-21　手术情况

A 手术切口；B. 鉴于患者骨骺未闭合，股骨中段假体较切除肿瘤延长 10mm；
C. 术中假体和辅助钢板安装情况

干燥髓腔。使用软轴式扩髓器在远端髓腔中心扩大髓腔。体外组装假体，使用骨水泥固定假体于近端髓腔内，将假体远端与残存股骨远端复位，使得截骨平面完美贴合，调整下肢力线，将预弯的内、外侧钢板固定于假体上，再经钢板向股骨远端拧入螺钉加强固定，注意使螺钉尽量不穿过骺板以保留股骨远端生长潜能。术中检查假体牢固，力线正确，活动膝关节，确保各向活动不受影响。充分止血后常规关闭伤口。

术后复查 X 线片，可见假体位置良好，3D 打印面对合满意，钢板固定牢固（图 7-22）。

七、术后恢复

术后静脉滴注广谱抗生素（第三代头孢菌素）至引流管拔除，之后口服第二代头孢菌素 1 周。术区适当加压包扎以减少引流量。术后早期尽量抬高患肢以减少肿胀。手术后立即开始股四头肌等长收缩训练，术后早期可在支具保护下适当被动活动膝关节。术后 4 周可部分负重，术后 8 ~ 12 周可完全负重。

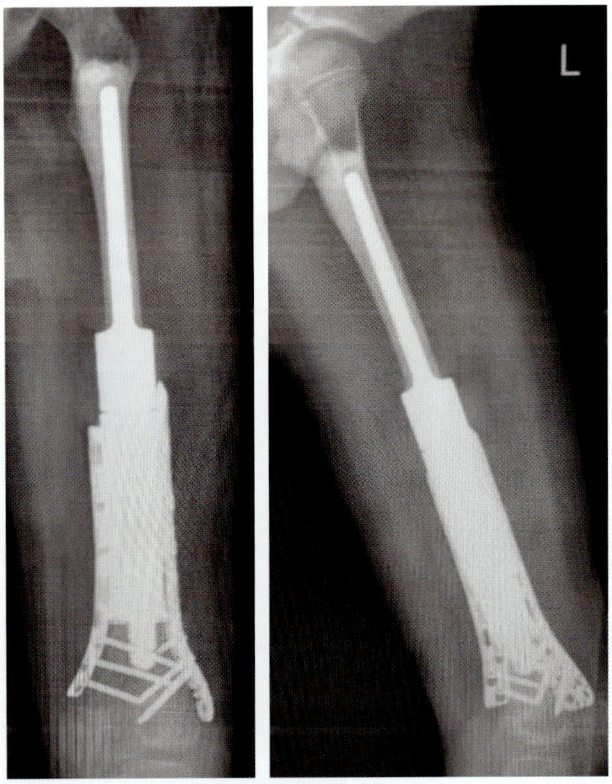

图 7-22　术后 X 线片

病例四　左股骨中段骨肉瘤骨搬运术后搬运断端不愈合

一、病史

患者女性，14 岁，因“股骨中段骨肉瘤骨搬运术后 1 年”入院。患者因左股骨中段骨肉瘤于外院行瘤段切除及骨搬运术，术后骨搬运断端不愈合，佩戴支具，无法下地站立行走 1 年以上。行 X 线和 MRI 检查示左股骨中下段骨肉瘤术后，骨量损失严重。

体格检查：左大腿多处手术切口，未见浅表静脉曲张，支具固定。左侧髋关节与膝关节活动不受限，左下肢感觉、血运正常，股四头肌肌肉萎缩严重。

二、影像学检查

入院行左股骨 X 线片、磁共振增强扫描及 CT 增强扫描（图 7–23）。全身骨显像其余骨骼未见转移表现。肺部 CT 未见异常。

三、手术计划

1. 切除边界：局部无肿瘤残留，清除未愈合死骨。

2. 重建方式：术者对此病例选择 3D 打印定制假体进行重建。由于远端髓腔及关节面不能获得足够的稳定性，故在两侧添加钢板辅助固定。

四、假体设计

1. 行双侧股骨 CT 扫描，并将 DICOM 数据发送工厂建模，使用对侧股骨的数据作镜像转换。

2. 截骨计划：根据 MRI 和 CT 扫描结果，按

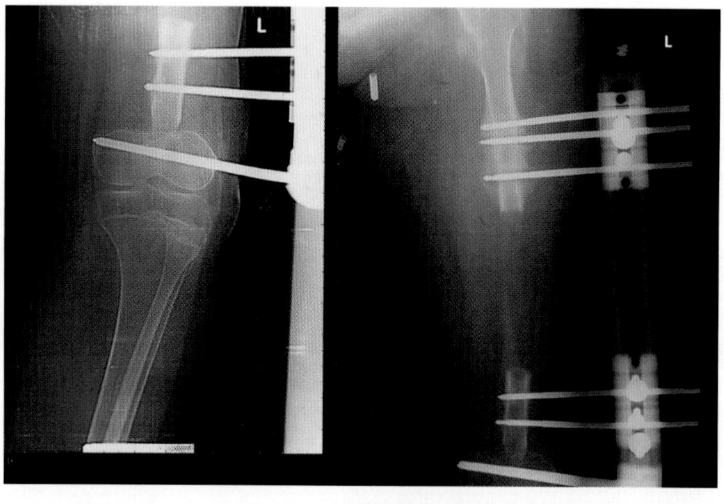

A

图 7–23　术前影像学检查

A. 患者 1 年前于外院行股骨中段骨肉瘤切除，单边外固定架辅助骨搬运术。X 线显示股骨皮质骨段到达搬运终点的情况

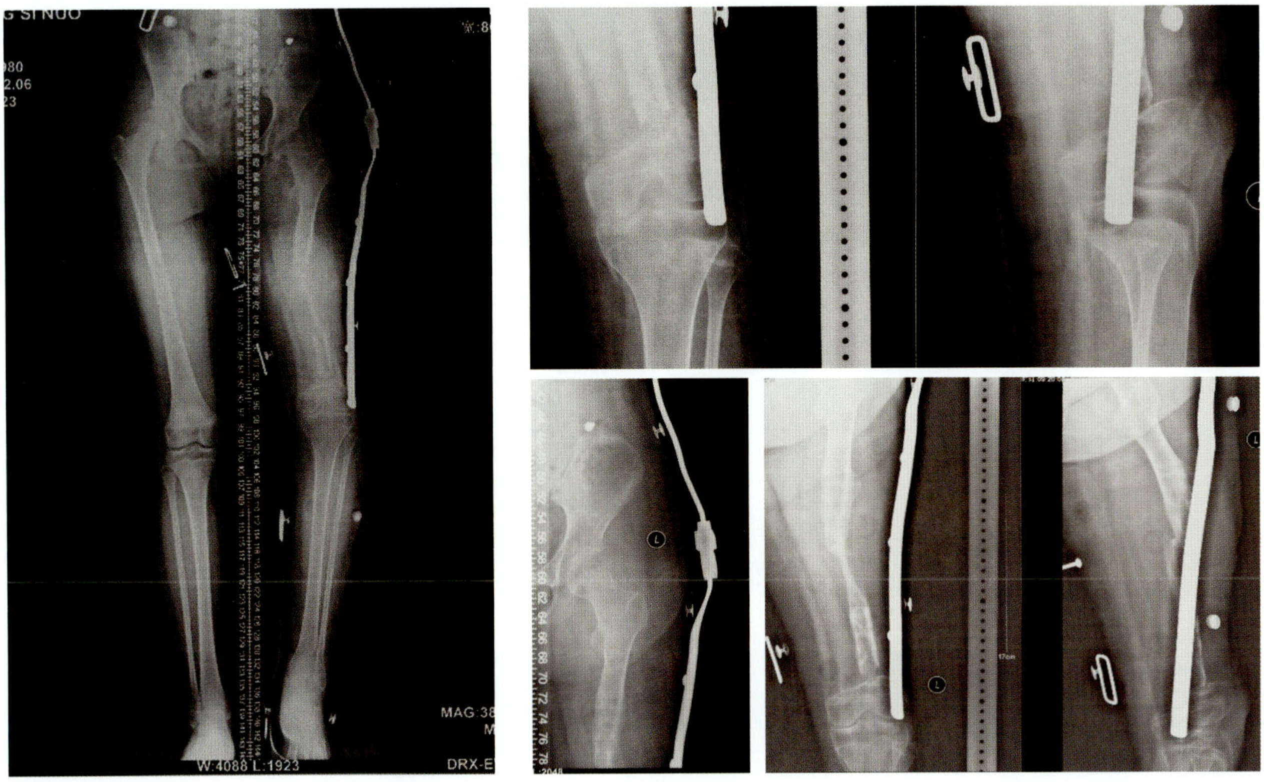

B　　　　　　　　　　　　　　　　C

图 7-23（续） 术前影像学检查

B. 术前双下肢全长片；C. 患者入院后股骨 X 线片，股骨骨量损失严重，搬运骨与股骨远端形成假关节，可见体外支具金属影

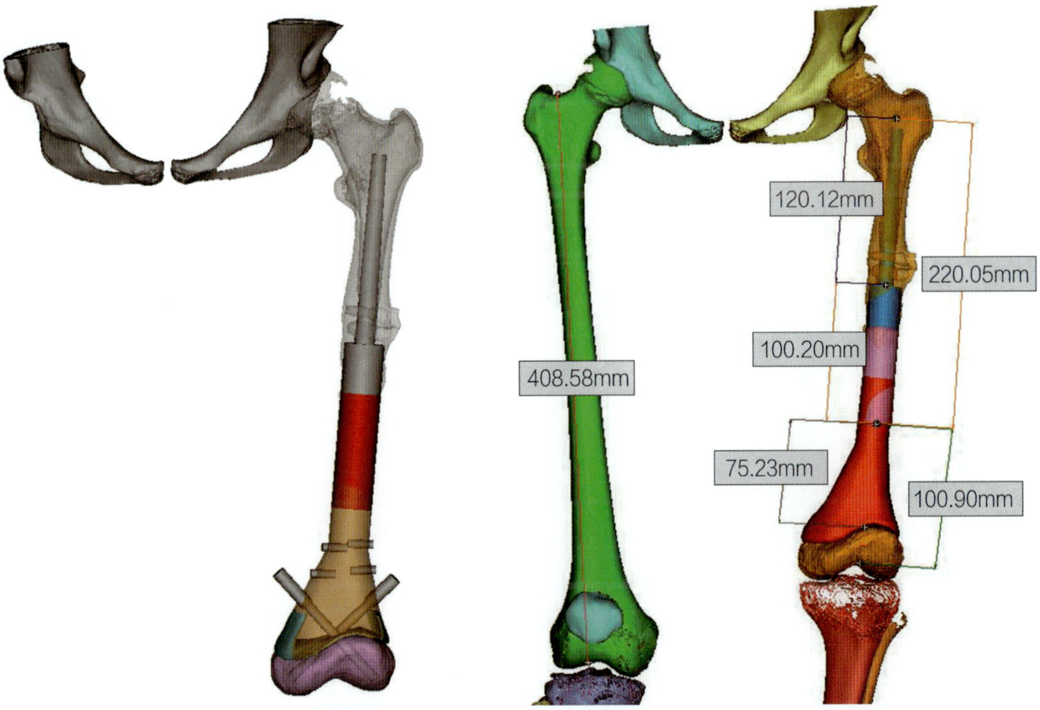

图 7-24 股骨中段假体设计效果图

照 DICOM 数据打印与残留股骨髁匹配的关节面。

3. 假体远端界面为多孔骨小梁结构。

4. 两侧使用钢板辅助固定，在假体的内、外侧钻孔以固定钢板。

5. 根据 CT 和 MRI 的测量数据，近端假体柄制作 3 个规格，长为 120mm，直径分别为 11mm、12mm、13mm（图 7–24，图 7–25，图 7–26，图 7–27）。

五、术前准备

术前准备软轴式扩髓器、电钻、摆锯、线锯、假体及钢板所需专用器械。假体与患者股骨同框拍摄 X 线片做最后确认。此外最好预先准备一套常规股骨远端假体，以备不时之需。

六、术中情况

体位：患者仰卧位，患侧臀下垫高。

取左大腿内侧弧形手术切口，切开皮肤、皮下组织、筋膜，向两侧剥离筋膜与皮瓣，自内侧肌间隙分离股四头肌，显露股骨，清除死骨，近端截骨。

假体安装：逐步扩大股骨近端髓腔，冲洗并干燥髓腔。使用软轴式扩髓器在远端髓腔中心扩髓。体外组装假体，使用骨水泥固定假体于近端

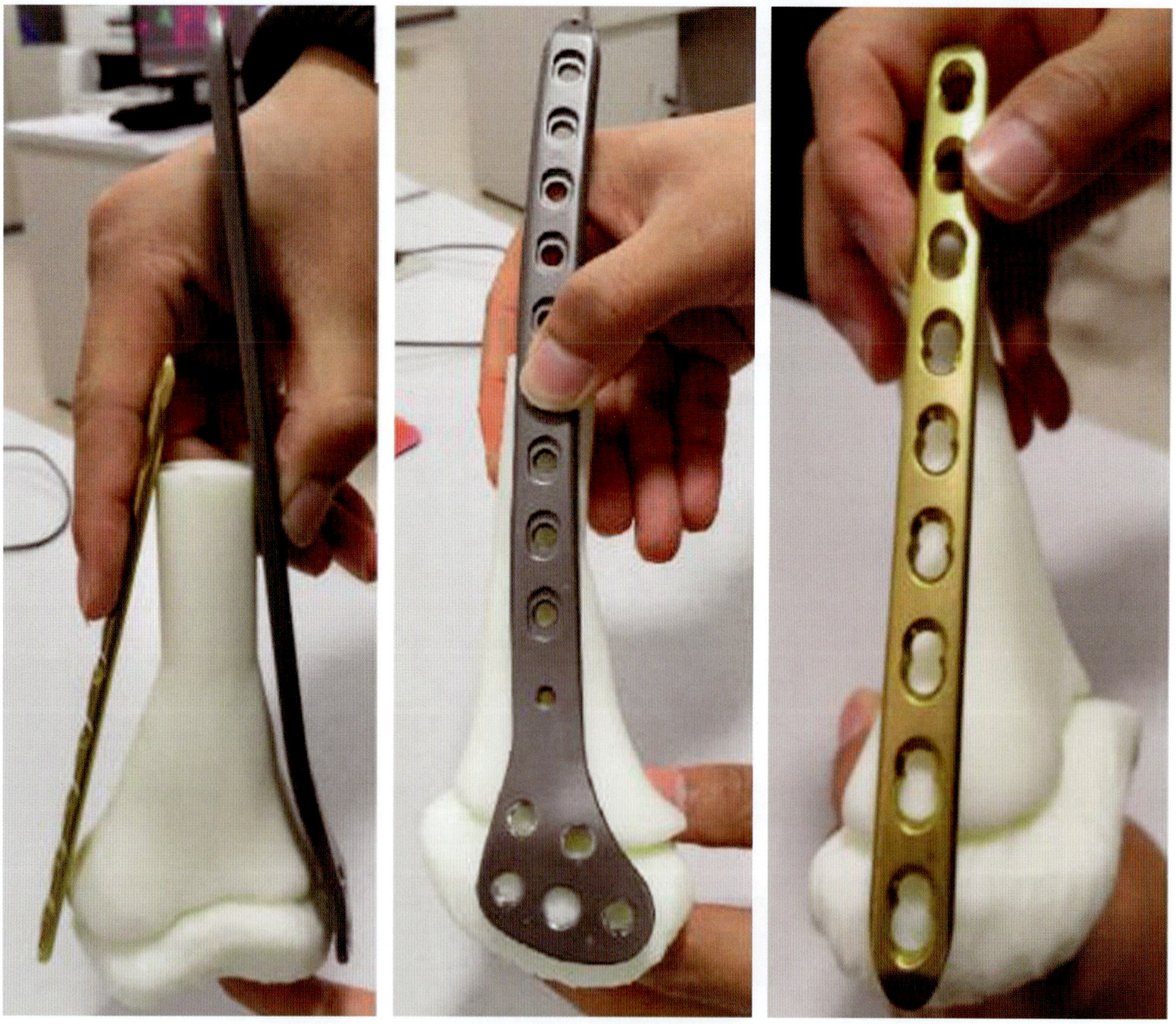

图 7–25 根据股骨远端残留骨质形态预弯内、外侧钢板

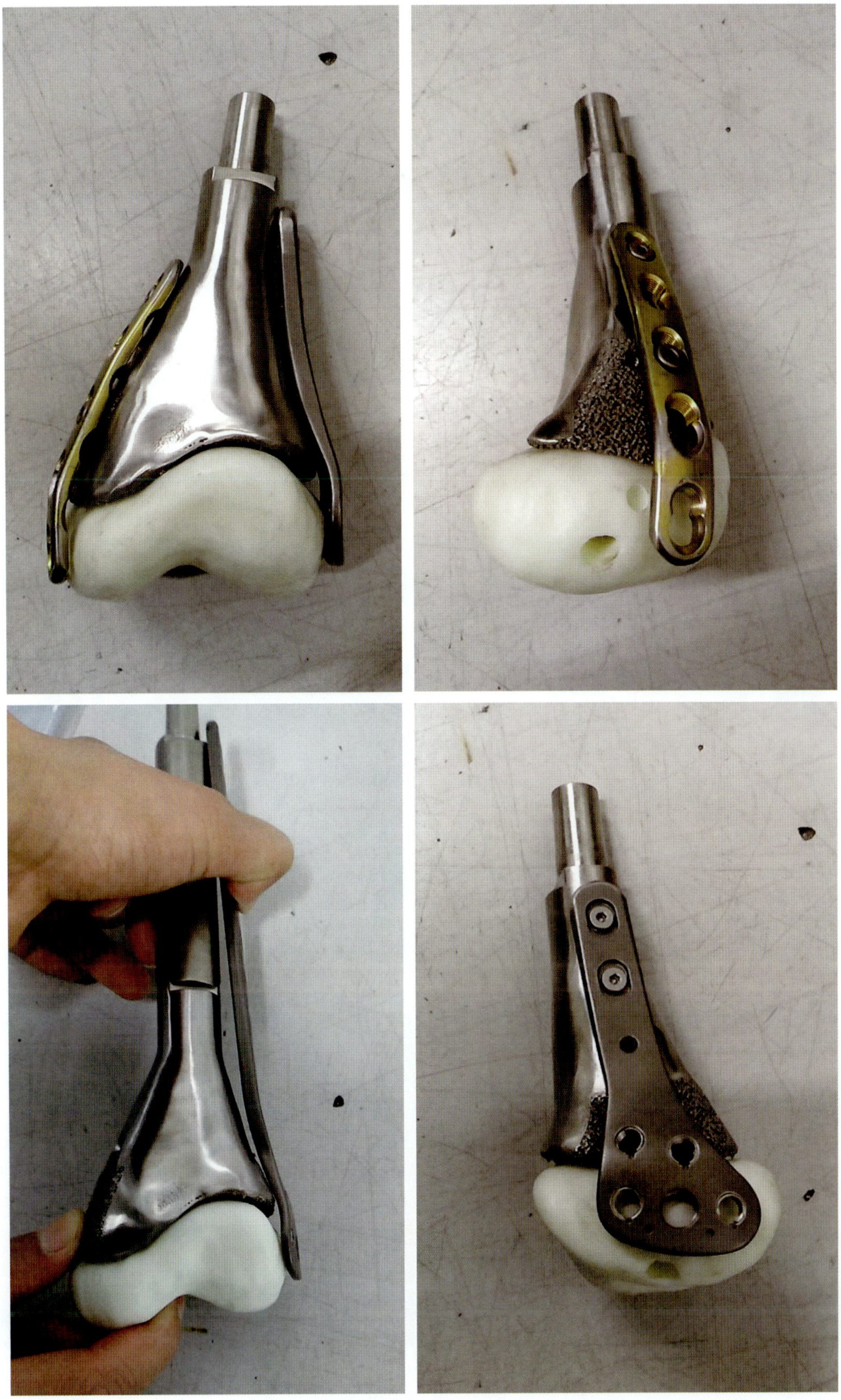

图 7-26　股骨中段假体与远端残留骨质模拟匹配，确定预弯内、外侧钢板与假体的连接锁定孔
（内侧钢板为干骺端直钢板，外侧为髁钢板）

髓腔内，将假体远端与残存股骨远端复位，使得截骨平面完美贴合，调整下肢力线，将预弯的内、外侧钢板固定于假体上，再经钢板向股骨远端拧入螺钉加强固定。术中检查假体牢固，力线正确，活动膝关节，确保各向活动不受影响。充分止血后常规关闭伤口（图 7−28）。

术后复查 X 线片，可见假体位置良好，3D 打印面对合满意，钢板固定牢固（图 7−29）。

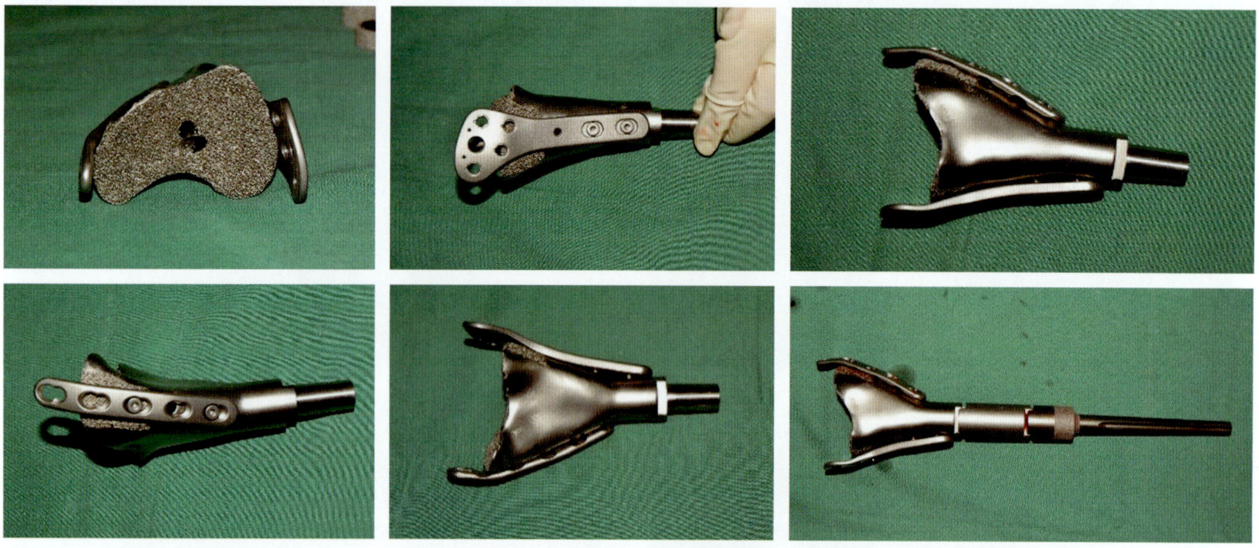

图 7−27 术中假体和钢板拼接后拍照

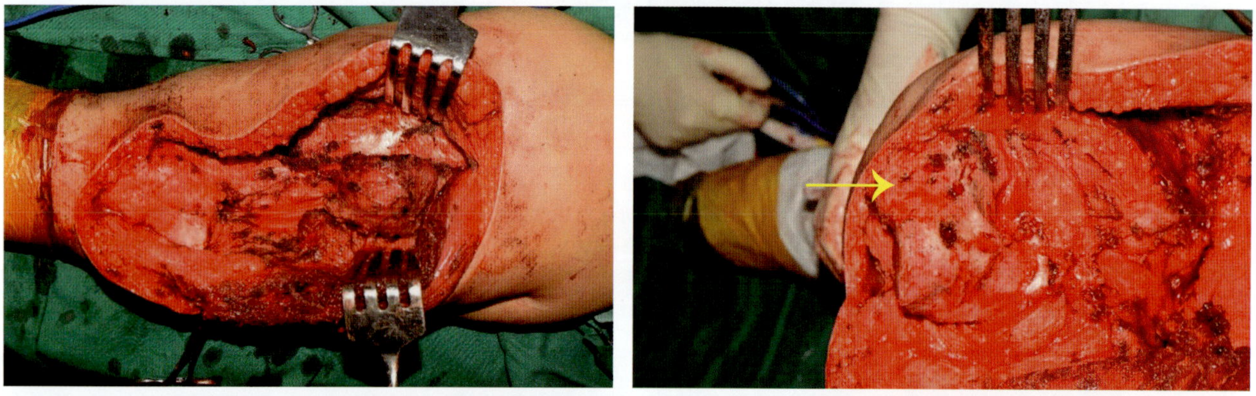

A

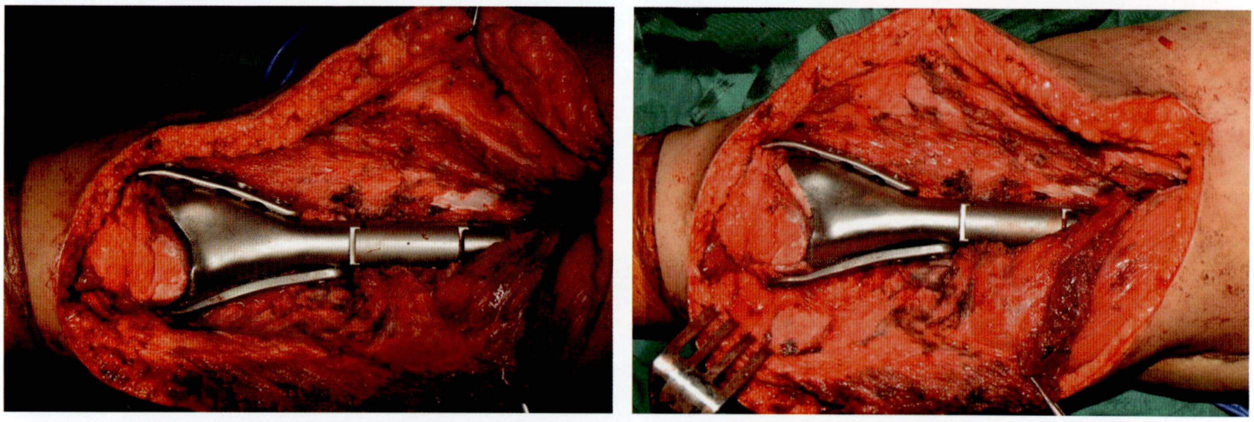

B

图 7−28 术中情况

A. 清除残留移植骨后，显示股骨残留骨面（箭头所示）；B. 骨水泥固定近端假体柄后复位融合面，患者因长期卧床骨质疏松严重，假体和自体骨接触界面植入处理后的自体骨条

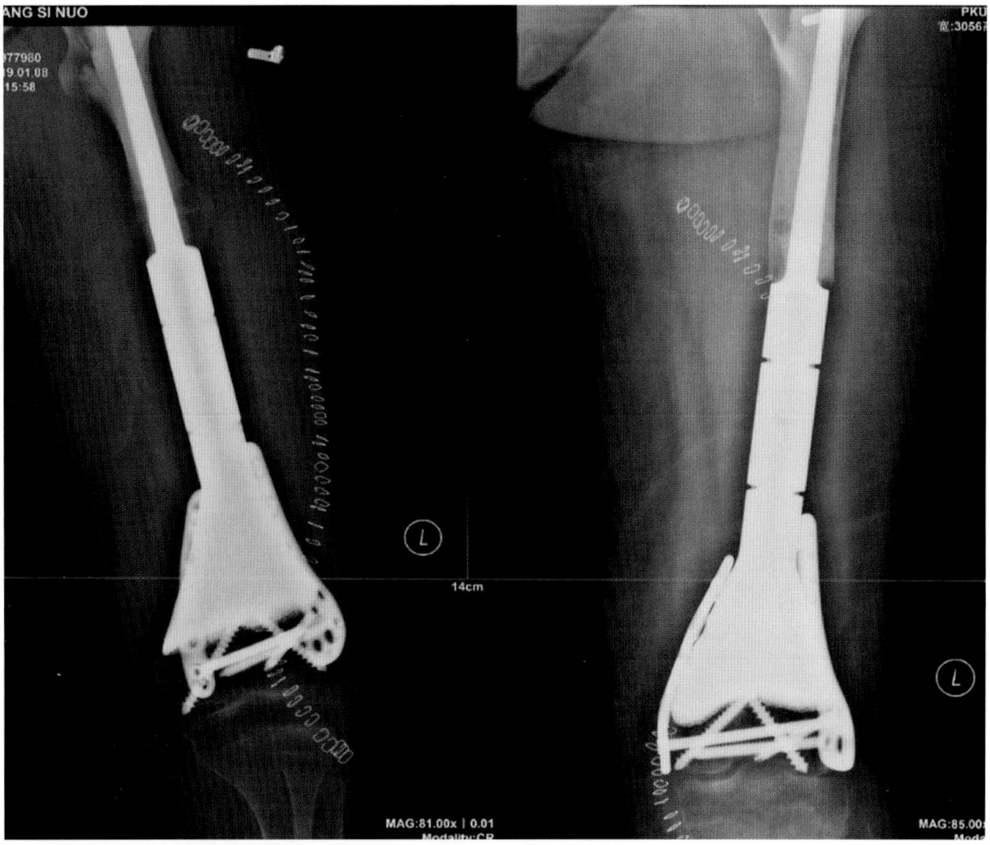

图 7-29　术后 X 线片

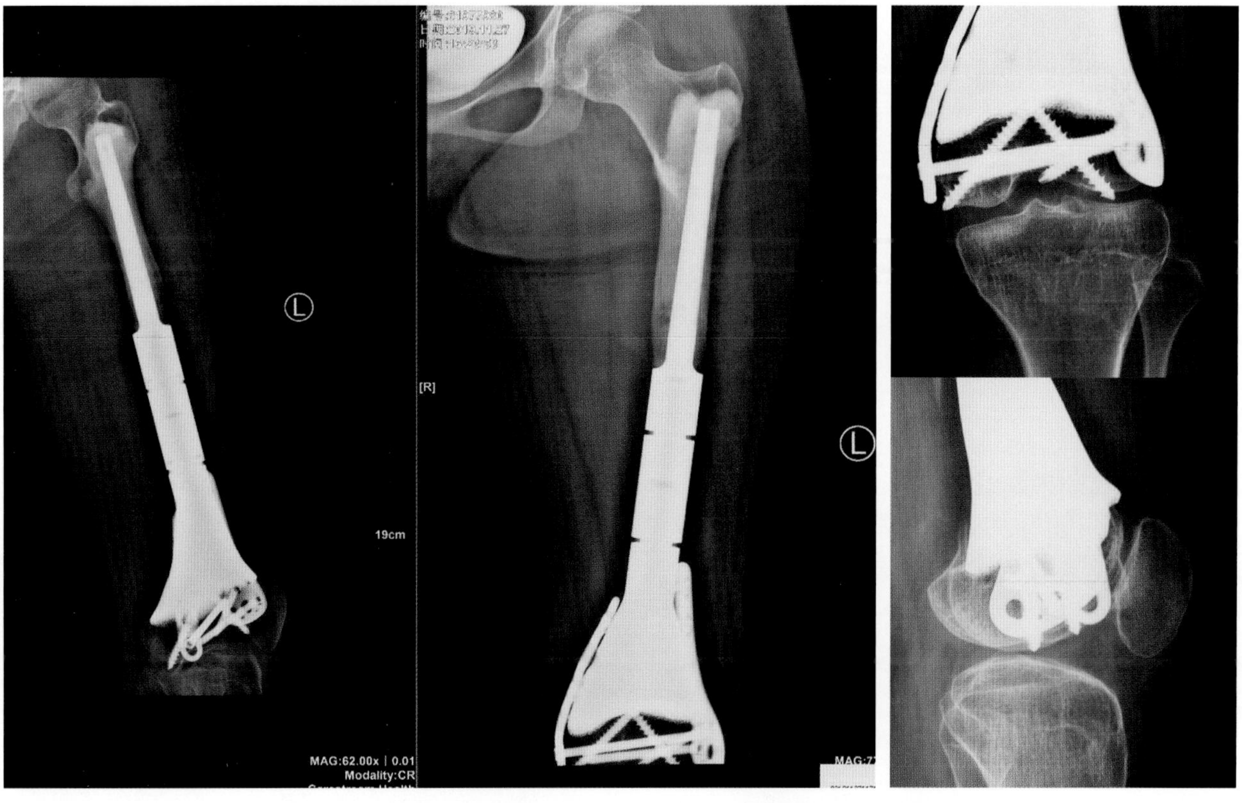

图 7-30　术后 12 个月 X 线检查可见 3D 打印骨小梁明显骨长入

七、术后恢复

术后静脉滴注广谱抗生素（第三代头孢菌素）至引流管拔除，之后口服第二代头孢菌素1周。术区适当加压包扎以减少引流量。术后早期尽量抬高患肢以减少肿胀。手术后立即开始股四头肌等长收缩训练，术后早期可在支具保护下适当被动活动膝关节。术后4周可部分负重，术后8～12周可完全负重。

八、随访

患者术后12个月X线检查可见3D打印骨小梁明显骨长入（图7-30）；患者行走无须扶拐，佩戴支具保护（图7-31）。

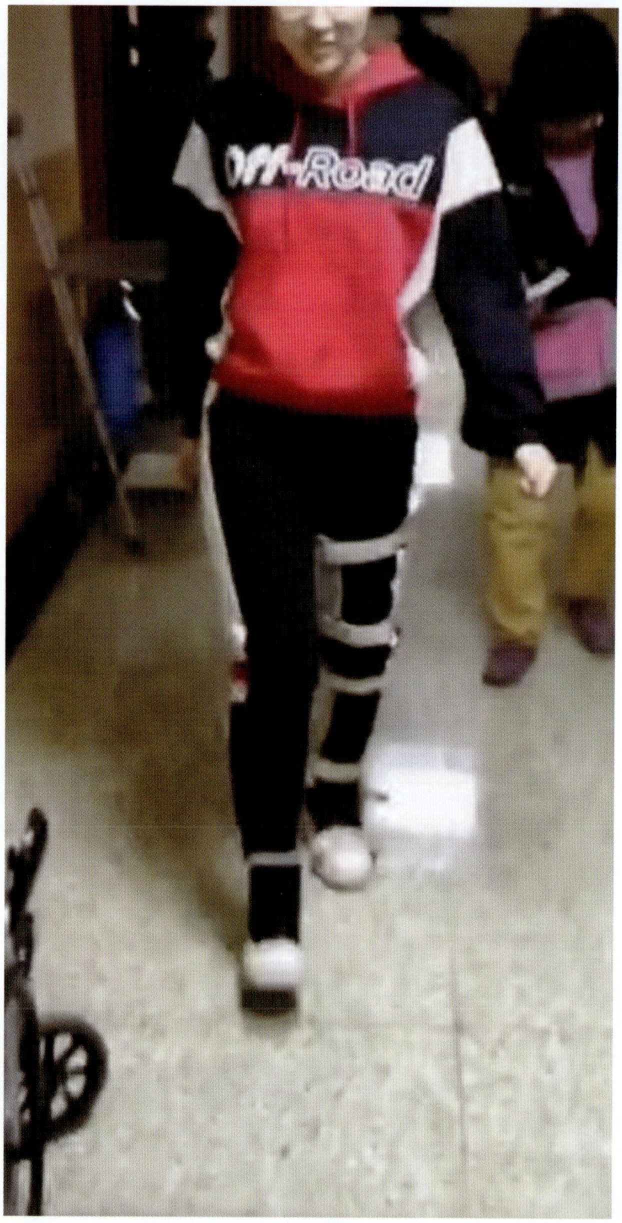

图 7-31 术后 1 年行走无须扶拐，佩戴支具保护

病例五　右股骨中段尤因肉瘤

一、病史

患者男性，39 岁，因“右大腿疼痛伴肿胀半年”入院。患者半年前无明显诱因出现右大腿疼痛，就诊外院，行 MRI 检查示右股骨中段肿瘤，行穿刺活检，病理诊断为尤因肉瘤，遂予以 VAC−IE 术前化疗。经化疗后患者疼痛缓解，肿瘤显著缩小。

体格检查：右大腿皮肤颜色正常，未见浅表静脉曲张，触诊可及深方质硬肿物，边界较清晰，不可推动，无压痛。右侧髋关节与膝关节活动不受限，右下肢感觉、肌力、血运正常，

二、影像学检查

入院行右股骨 X 线片、磁共振增强扫描及 CT 增强扫描。结果提示右股骨中段病变，可见软组织包块，病变下极距离膝关节面约 90mm（图 7−32）。

全身骨显像提示右股骨中段异常浓聚，其余骨骼未见转移表现。肺部 CT 未见异常。

三、手术计划

1. 切除边界：病变位于股骨中下段，病变下缘距离膝关节面 90mm，在病变范以外 10mm

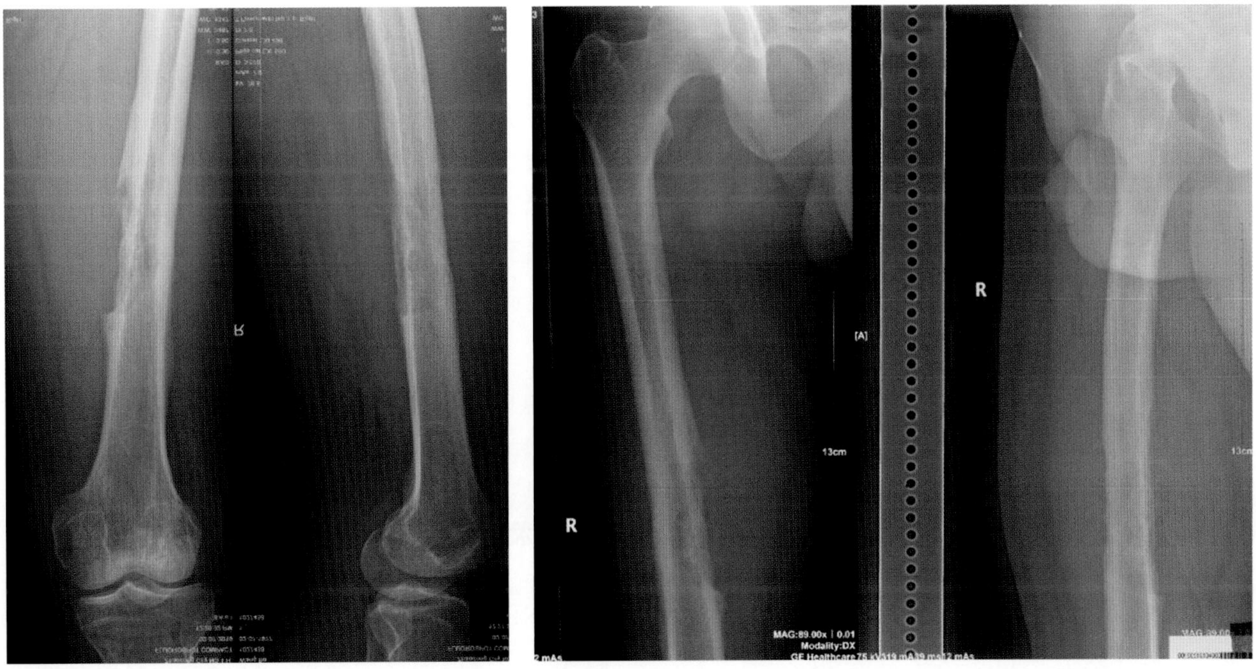

A　　　　B

图 7−32　术前影像学检查

A. 化疗前的 X 线片，可见股骨中段病变；B. 化疗后的 X 线片

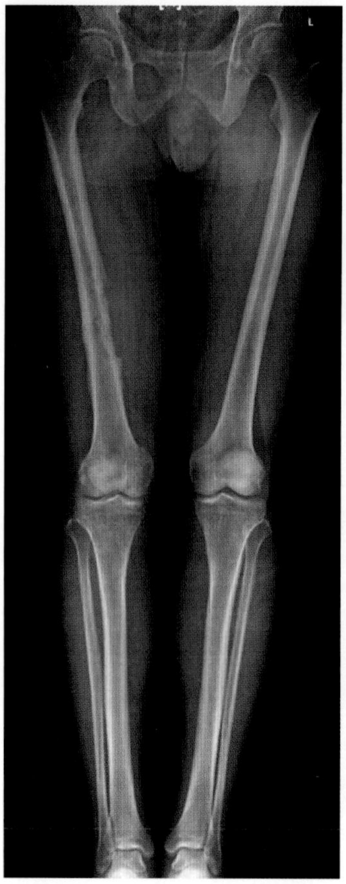

C

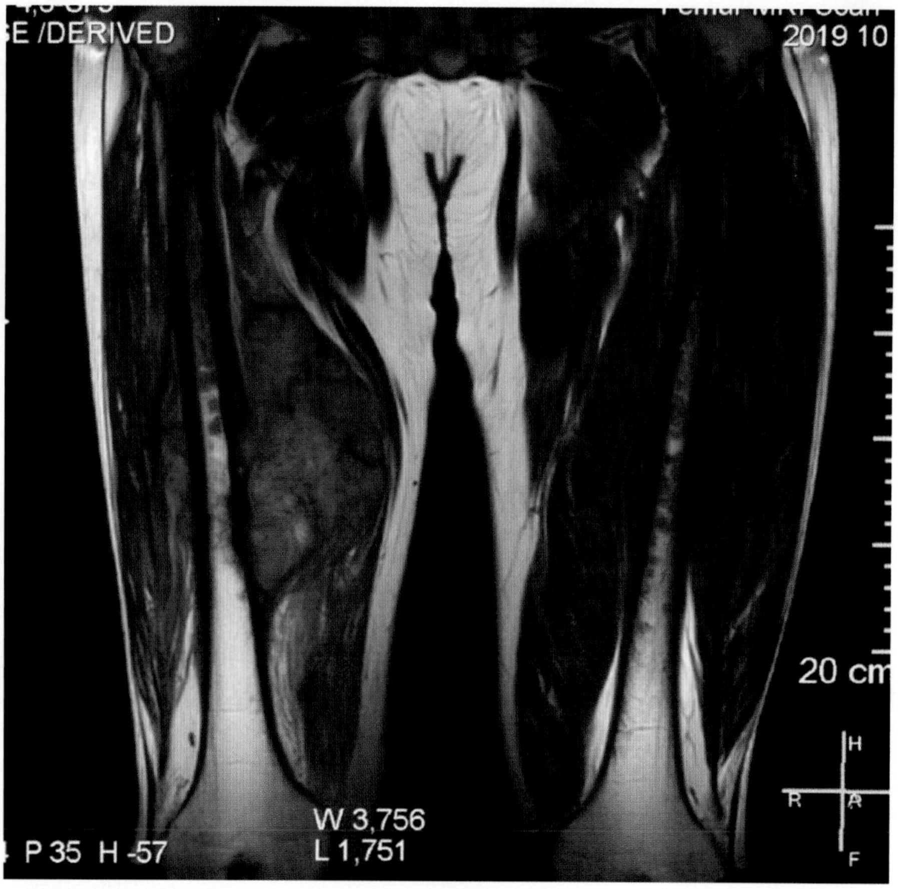

D

图 7-32（续） 术前影像学检查

C. 化疗后的双下肢全长 X 线片；D. 化疗后的 MRI T1 加权像确定截骨范围。可见双侧股骨髓腔均有异常信号，考虑为化疗后骨髓抑制的反应

截骨，在远端能保留膝关节并有足够的骨质用于髓外固定。

2. 重建方式：根据之前的经验，术者对此病例选择 3D 打印定制假体进行重建。由于远端髓腔较短，使用髓内固定不能获得足够的稳定性，故在两侧或一侧添加钢板辅助固定。

四、假体设计

1. 行双侧股骨 CT 扫描，并将 DICOM 数据发送工厂建模，使用对侧股骨的数据作镜像转换。

2. 截骨计划：根据 MRI 结果，截骨平面分别为关节线以上 80mm 以及 280mm。

3. 按照 DICOM 数据及截骨计划，将假体远端界面的形状设计为截骨面的形状，中间设置为短粗假体柄，界面及假体柄表面均为多孔骨小梁结构（图 7–33）。

4. 两侧使用钢板辅助固定，在假体的内、外侧钻孔以固定钢板。内侧钢板有一枚螺钉能穿过远端假体柄形成交锁。

5. 根据 CT 和 MRI 的测量数据，近端假体柄制作 3 个规格，长为 100mm，直径分别为 10mm、11mm、12mm（图 7–34）。

五、术前准备

术前准备软轴式扩髓器、电钻、摆锯、线锯、假体及钢板所需专用器械。假体与患者股骨同框拍摄 X 线片做最后确认。此外最好预先准备一套常规股骨远端假体，以备不时之需。

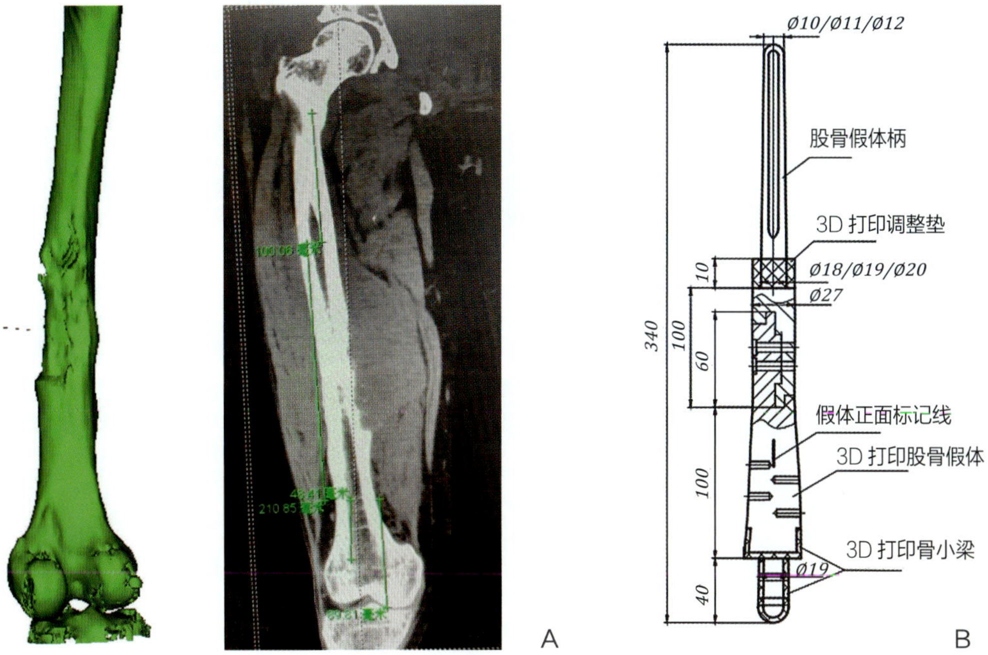

图 7-33 假体设计

A. 依据化疗后的 CT 检查，确定截骨范围和远端髓内短柄长短和直径；B. 假体设计图

设计图中 Ø 代表直径；数值单位为 mm

六、术中情况

体位：患者仰卧位，患侧臀下垫高。

肿瘤切除：取右大腿内侧弧形手术切口，切开皮肤、皮下组织、筋膜，向两侧剥离筋膜与皮瓣，自内侧肌间隙分离股四头肌，显露股骨髁及股骨干，保留部分肌肉组织于股骨表面，将肌肉组织向外侧分离，分离股骨髁后侧肌肉组织，分别从内侧、外侧分离肿瘤后组织，填塞纱布，根据术前影像学所见，自关节面向上方 100mm 处用摆锯横行截骨，继续向近端分离至关节面 260mm 处用线锯截骨，分离瘤段骨侧方肌肉组织，瘤段骨离体。

假体安装：逐步扩大近端髓腔，冲洗并干燥髓腔。使用软钻在远端髓腔中心扩大髓腔。体外组装假体，使用骨水泥固定假体于近端髓腔内，将假体远端与残存股骨远端复位，使得截骨平面完美贴合，调整下肢力线，将预弯的内侧钢板固定于假体上，再经钢板向股骨远端拧入螺钉加强固定，注意使螺钉尽量不穿过髁间窝。术中检查假体牢固，力线正确，活动膝关节，确保各向活动不受影响。充分止血后常规关闭伤口（图 7–35，图 7–36）。

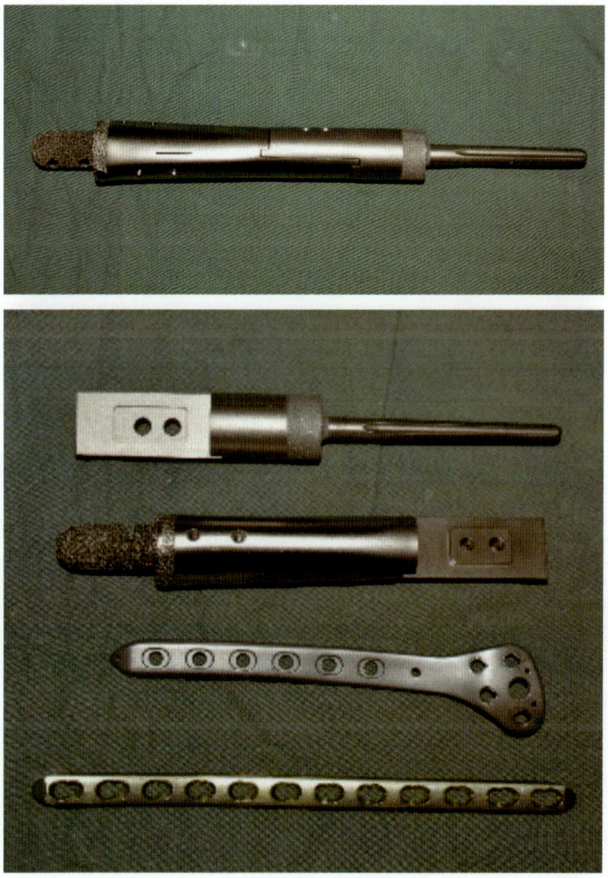

图 7-34 内、外侧钢板和 3D 打印假体

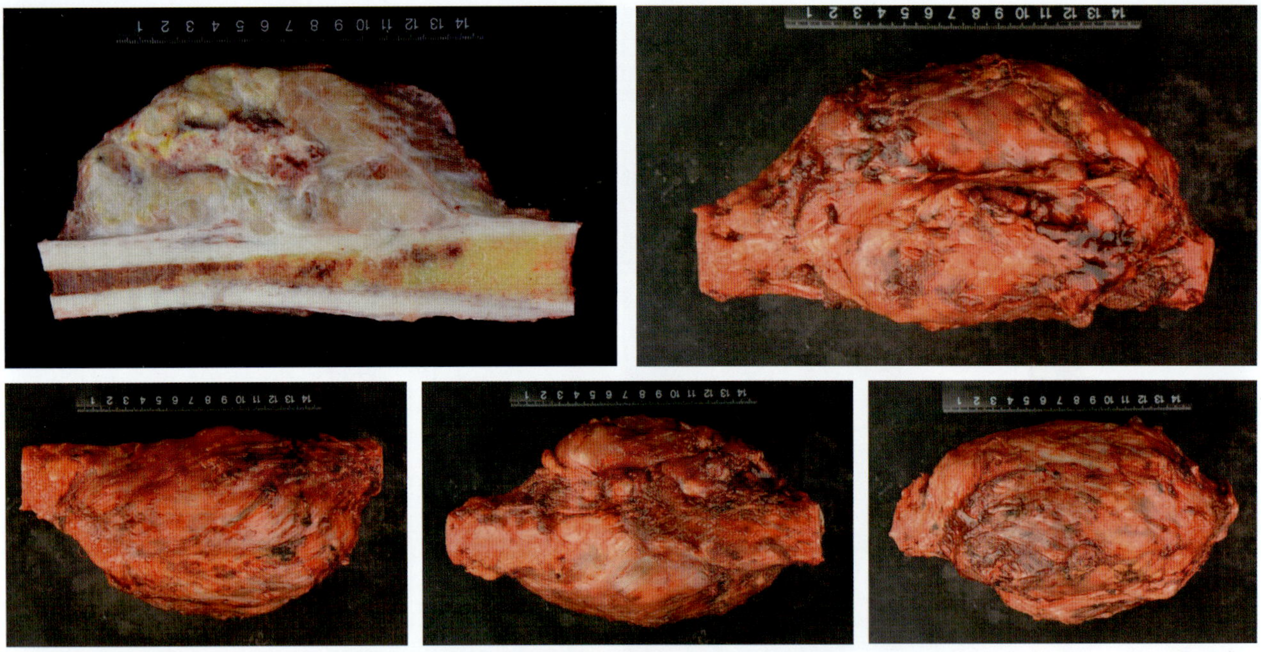

图 7-35 标本大体像，肿瘤切除完整

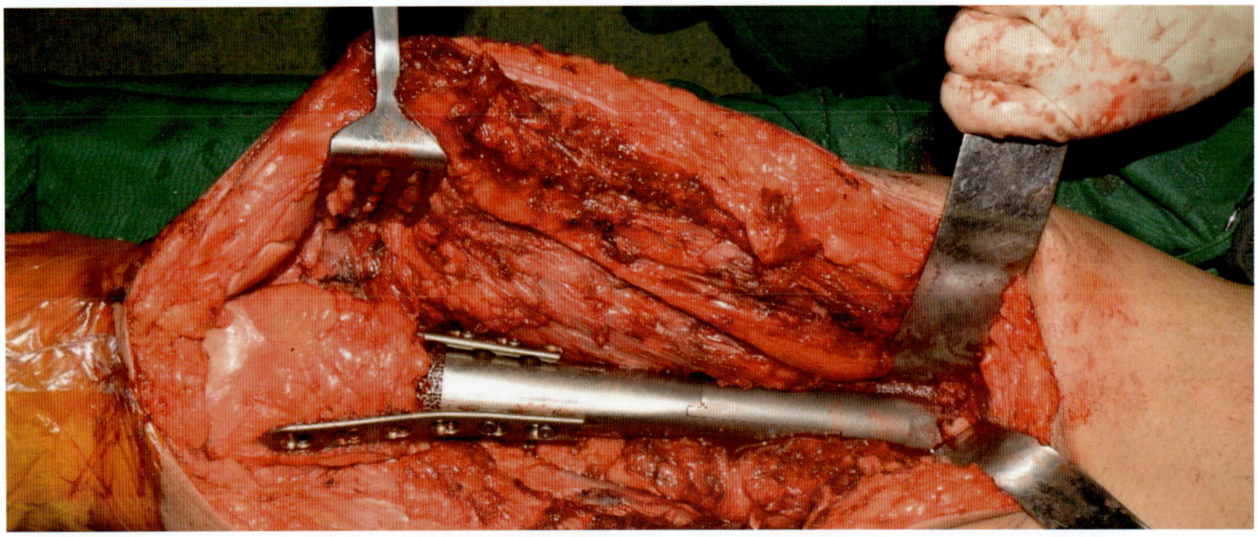

图 7-36 术中所见，内、外侧钢板加固

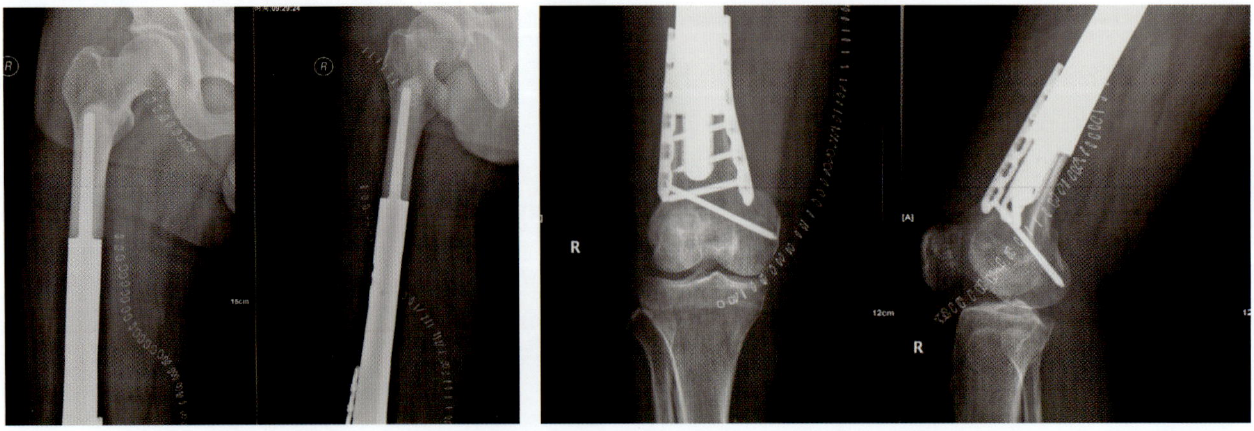

图 7-37 术后 X 线片

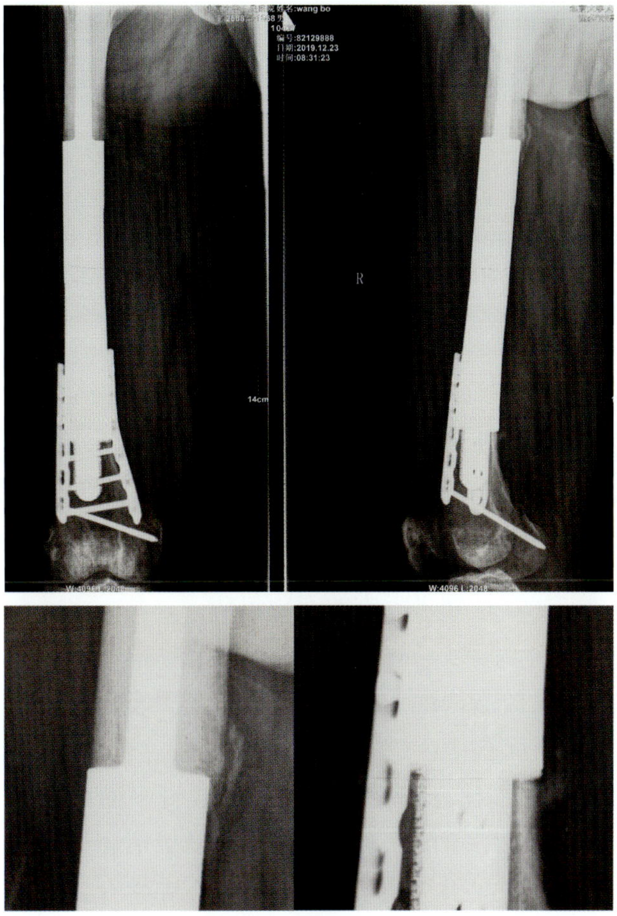

图 7-38　术后 1 年复查 X 线片，可见皮质外骨桥形成。3D 打印骨小梁出现骨长入

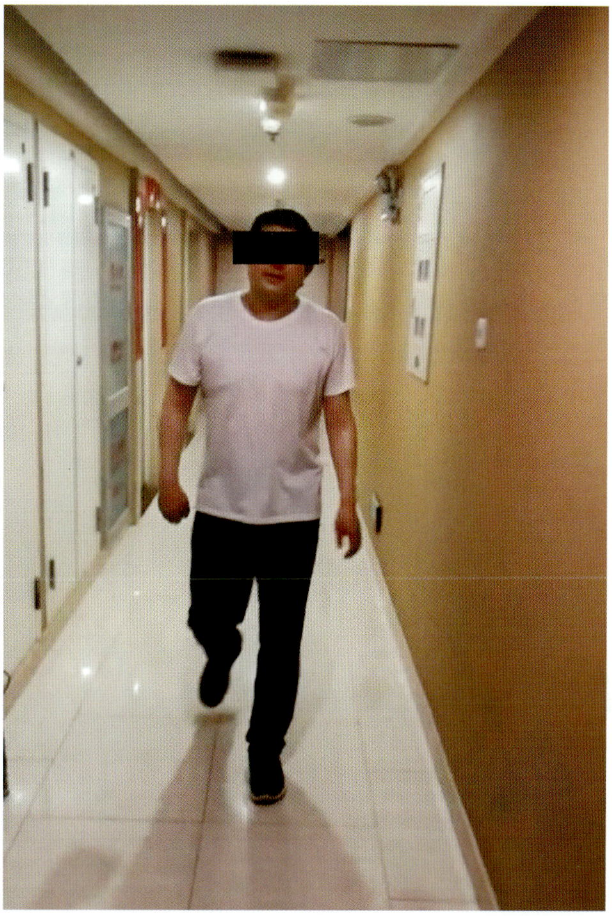

图 7-39　术后 1 年随访，患者行走正常，无须拐杖和支具辅助

术后复查 X 线片，可见假体位置良好，3D 打印面对合满意，钢板固定牢固（图 7-37）。

七、术后恢复

术后静脉滴注广谱抗生素（第三代头孢菌素）至引流管拔除，之后口服第二代头孢菌素 1 周。术区适当加压包扎以减少引流量。术后早期尽量抬高患肢以减少肿胀。手术后立即开始股四头肌等长收缩训练，术后早期可在支具保护下适当被动活动膝关节。术后 4 周可部分负重，术后 8 ~ 12 周可完全负重。

八、随访

患者术后 1 年，假体 3D 打印骨小梁可见骨长入（图 7-38）。患者术后 1 年随访，行走正常，无须拐杖和支具辅助（图 7-39）。

病例六　左股骨中下段骨肉瘤

一、病史

患者女，8 岁，患者 4 个月前发现左膝关节疼痛，于当地医院行穿刺活检，病理提示为骨肉瘤，给予 APMI 化疗。

二、影像学检查

行全身骨显像及胸部 CT 检查，结果显示左股骨中下段单发病变，无内脏转移迹象。化疗后行 X 线检查及 MRI T1 加权像，提示病变位于左股骨中下段，Enneking 分期为Ⅱ B（图 7–40）。

三、手术计划

术前计划需考虑的问题包括：

1. 切除边界：患者肿瘤位于股骨中下段，为原发肿瘤，远处无转移，因此需要行瘤段切除术，从而获得广泛的切除边界。

2. 重建方式：肿瘤远端的截骨平面距离膝关节面有一定的距离，计划保留膝关节和骨骺，采取钉板联合 3D 打印假体的复合固定方式。假

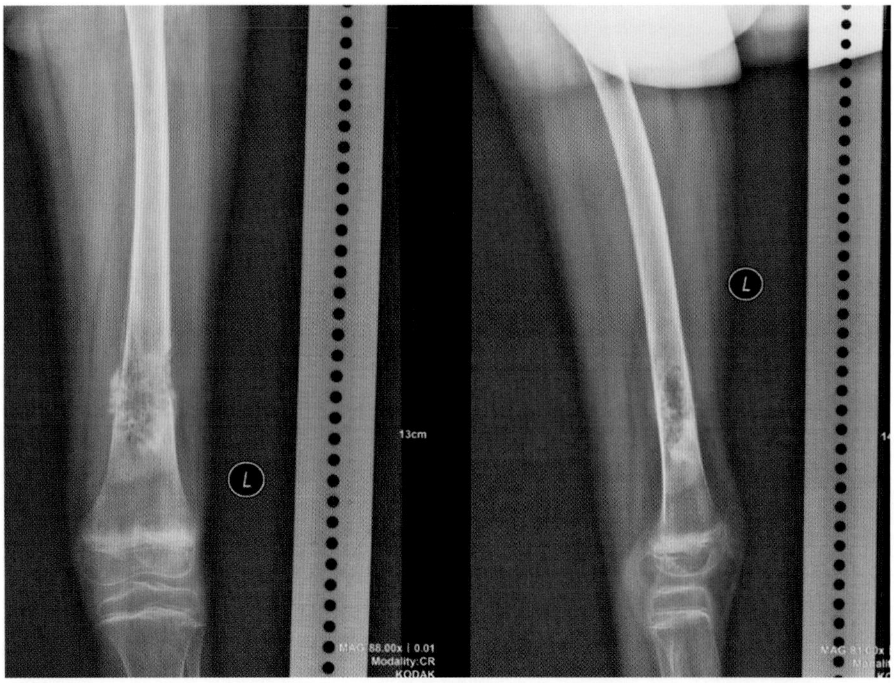

A

图 7–40 术前影像学检查

A.X 线平片

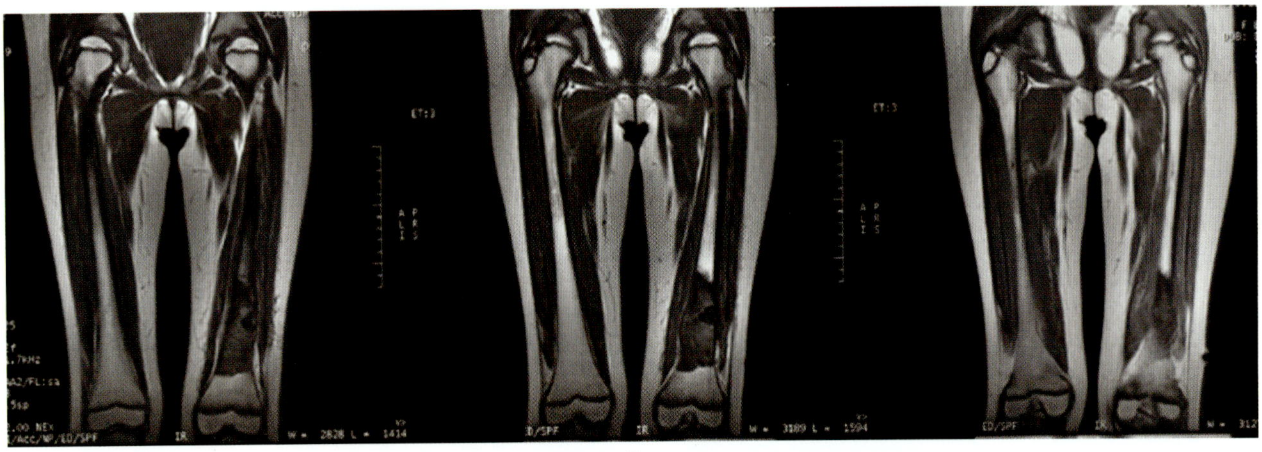

B

图 7-40（续）　术前影像学检查
B. 术前 MRI T1 加权像

体远端界面为 3D 打印骨小梁面，具有促进骨生长的多孔网格结构，实现远期的稳定性。钢板一侧和假体连接，另一侧与残留的股骨固定。通过这一设计理念，保留了患者的膝关节，降低因关节零件磨损而造成的假体失败。同时，保留了患者的骨骺，使受累及的股骨仍然保留了一定的生长能力，避免手术造成肢体不等长。

四、假体设计

1. 行左右双侧股骨 CT 扫描，数据发送工厂建模。

2. 根据 MRI 数据由术者确定截骨长度。根据股骨全长 MRI T1 加权像结果，确定远端截骨横断面的位置在距离膝关节股骨内侧髁近侧 35mm 处，此截骨平面向近端 120mm 进行近端截骨。

3. 3D 打印假体的形态来源于对侧 CT 扫描数据，远端假体面为 3D 打印骨小梁结构，具有促进骨生长的多孔网格结构。这种设计一方面可以使远端假体面和残留股骨的完美匹配，另一方面可以促进骨长入，实现假体的长期稳定。

4. 打印出残留股骨的模型，根据它选择合适的钢板，调整钢板的长度和弧度，实现钢板和残留股骨理想的贴附。

5. 柄的设计：选择组配式假体通用柄，与股骨缺损假体部分进行锥接。本例选择骨水泥柄固定（图 7-41）。

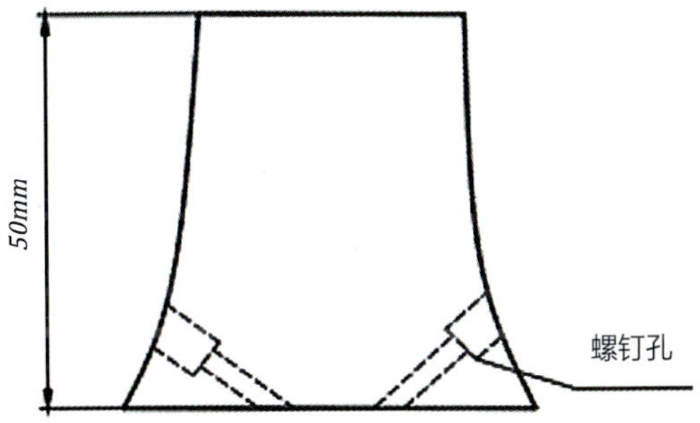

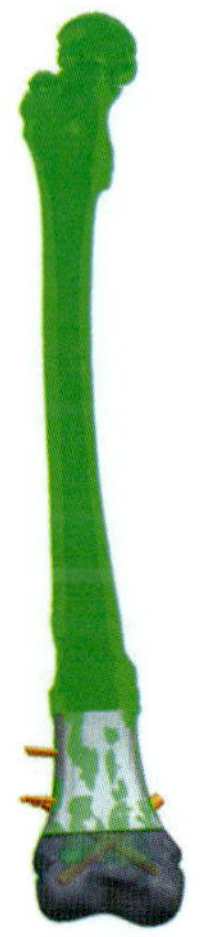

图 7-41　假体设计，3D 打印假体设计图及假体模拟图

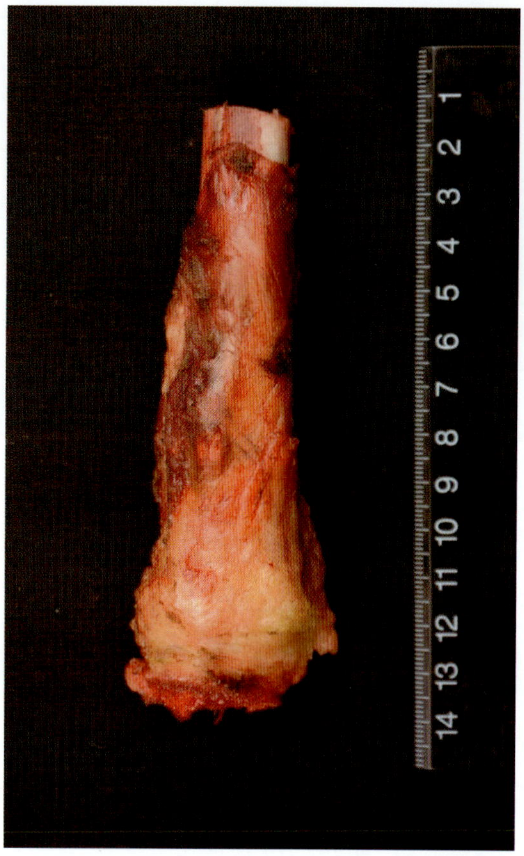

A

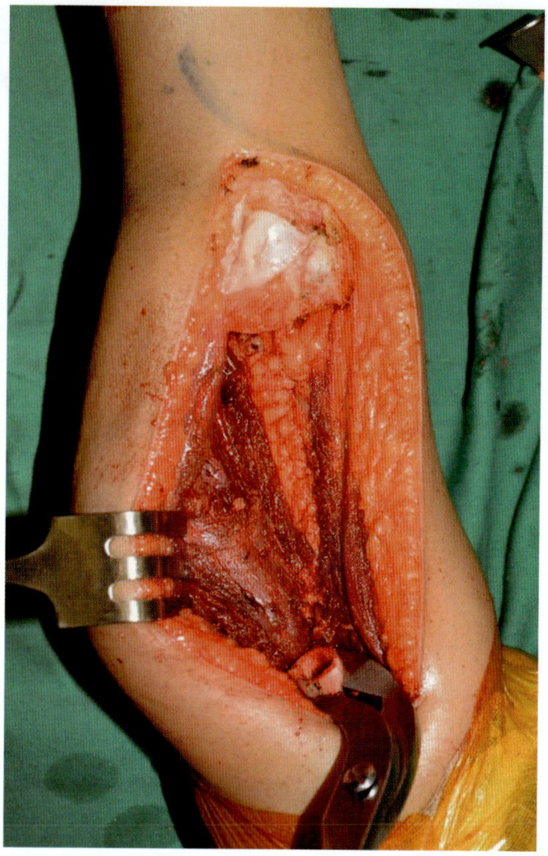
B

图 7-42 术中情况

A. 完整切除肿瘤；B. 术中肿瘤切除后大体像

五、术前准备

术前准备软轴式扩髓器、摆锯、线锯、骨水泥、骨水泥填充枪、钉板系统。假体与患者股骨远端同框拍摄 X 线片做最后确认。

六、术中情况

1. 体位：患者取仰卧位，左臀部垫高，使左大腿稍抬离床面，同时消除左下肢的外旋角度。对侧大腿根部，整个会阴区，患侧大腿至小腿中部，都要按照无菌原则的要求消毒铺巾。使用无菌止血带控制出血。

2. 股骨肿瘤切除：取左膝前内侧切口：起自左大腿内侧髌上 15cm，沿髌骨内缘 2cm 向下弧形延伸，绕髌骨外缘止于胫骨结节内侧，长约 20cm。切开皮肤、皮下组织。向深方沿股内侧肌及后侧肌间隔进入，至股骨表面。见股骨肿瘤周围肌肉受累及，变性明显。在正常肌肉及腱性组织内游离肿瘤，循髌骨及髌韧带内缘切开关节囊及滑膜，将髌骨翻向外侧。见关节腔内血性液体约 10ml。根据术前影像学检查，标记肿瘤位，于股骨内侧髁上 155mm 截骨，截骨面正常。截骨前在截骨线近端正前方做标记，利于控制安装假体的内旋外旋方向。持骨器提起截骨面远端股骨，继续向远端进行游离，应用截骨导板，距离股骨内侧髁上 35mm 截骨，标本离体（图 7-42）。

3. 假体重建：股骨近端扩大髓腔，组配假体，缺损段共长 120mm。股骨远端截骨面与假体匹配满意。向股骨髓腔内打入骨水泥，固定股骨柄，后将假体与股骨髁复位，自股骨假体两侧向股骨髁拧入两枚螺钉，同时双侧放置钢板，适当长度的螺钉固定。C 形臂 X 线透视再次确认假体、钢板位置以及螺钉长度满意（图 7-43，图 7-44）。

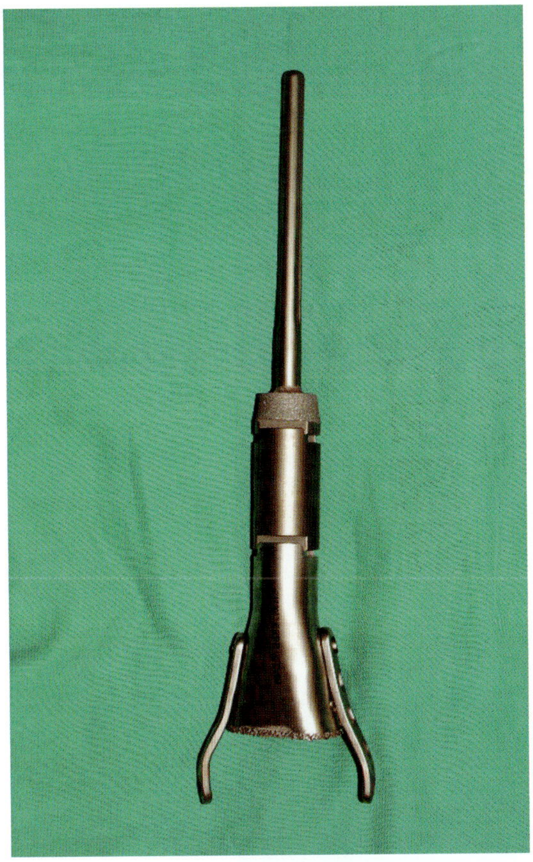

图 7-43　组装好的假体

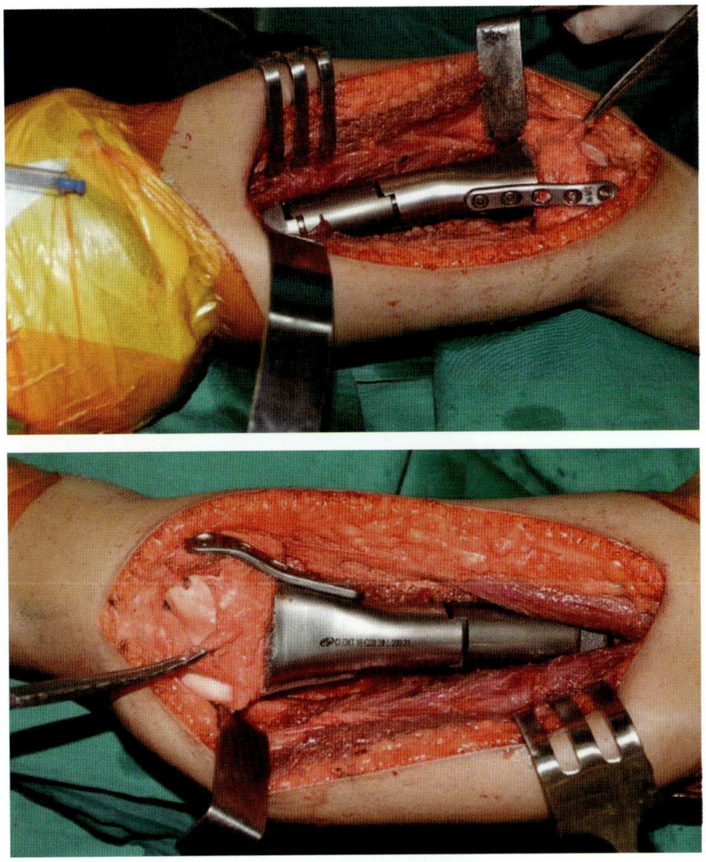

图 7-44　假体重建后

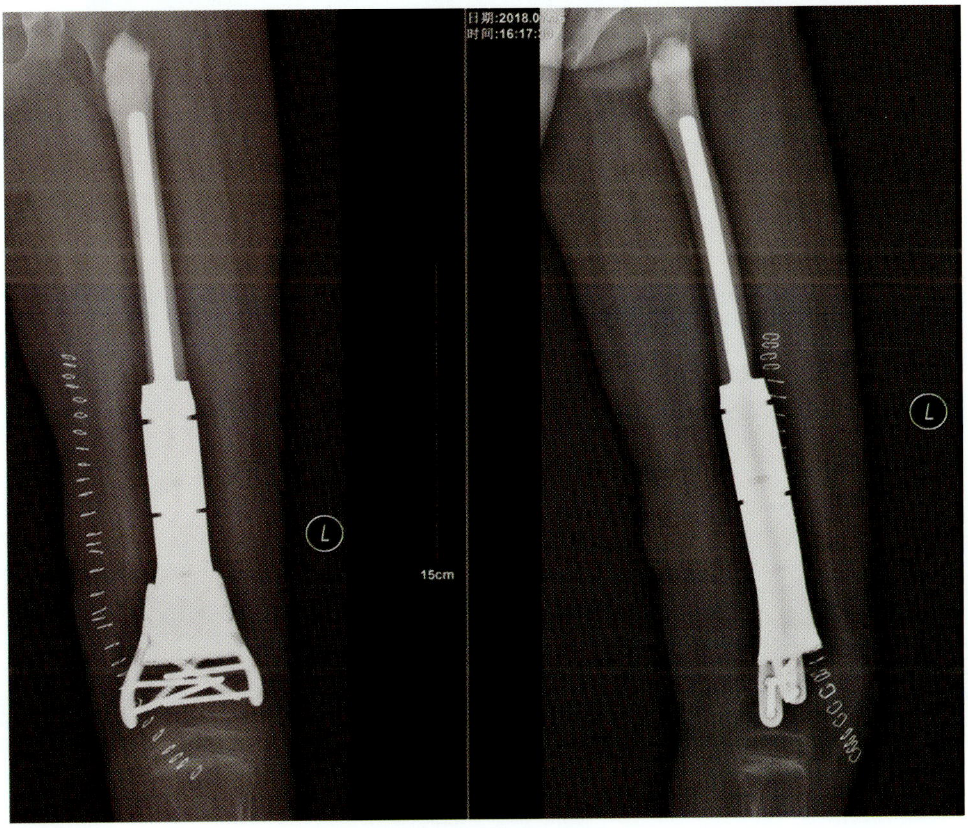

图 7-45　术后 X 线片

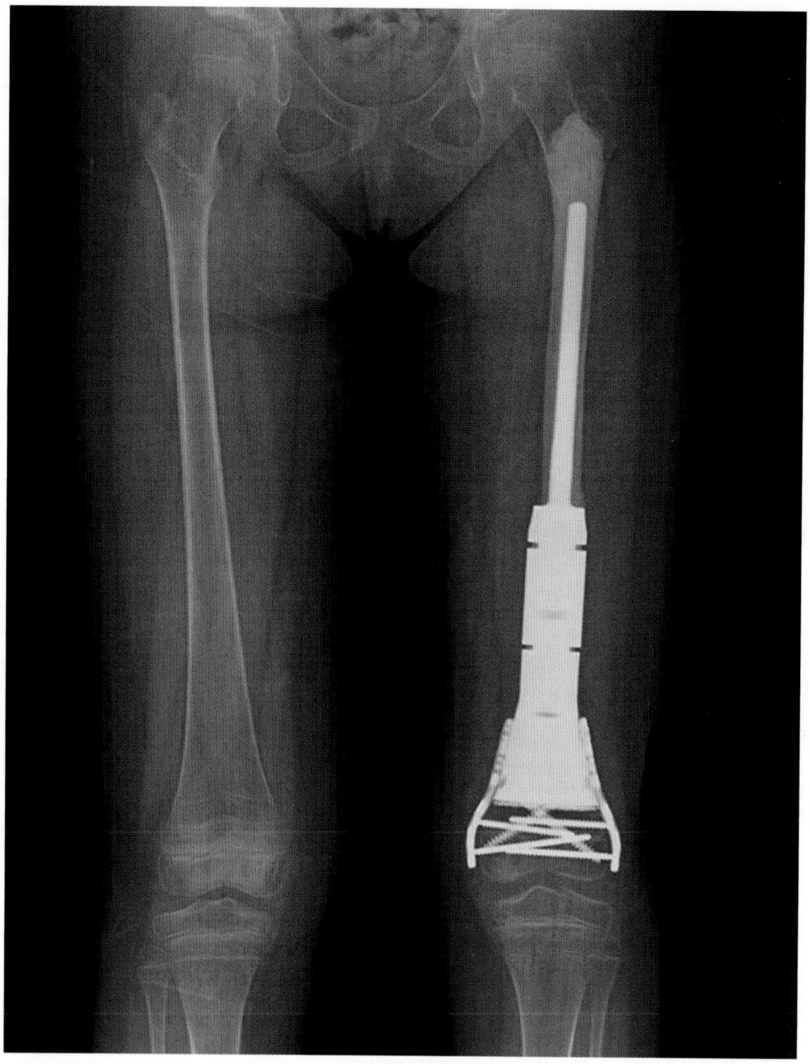

图 7-46 术后 1 年复查 X 线片

患者术后 X 线片显示骨水泥固定假体柄牢固，残留股骨远端和假体通过钢板固定良好（图 7-45）。

七、术后恢复

1. 术后早期（术后 2 周内）：术后将患肢适当抬高，可抬高至 30°，可以减轻水肿。可以使膝关节处于微屈位。患肢绷带加压包扎，预防性应用抗生素。切口在术后 2 周拆线。注意进行踝关节的主动和被动的屈伸练习，预防踝关节僵直，锻炼小腿肌肉力量，预防深静脉血栓。

2. 术后康复期：切口愈合后开始佩戴支具进行下床部分负重活动。6 周内负重 1/4 体重以内，6 ～ 12 周约 1/2 体重。12 周以后逐步完全负重。适当进行髋、膝关节的主动和被动活动，锻炼髋、膝关节的活动度和大腿的力量。

八、随访

患者术后 1 年复查 X 线片显示髓内假体柄无松动迹象，远端残留股骨与假体间无骨质吸收，螺钉无松动及断裂，固定良好（图 7-46）。

病例七 右股骨中下段骨肉瘤

一、病史

患者女，14 岁，因“右大腿中下段疼痛”发现右股骨中下段病变，行切开活检，考虑为骨肉瘤，后行术前 APMI 化疗。

二、影像学检查

行全身 PET-CT 检查，结果显示右股骨中下段单发病变，无内脏转移。化疗后行 X 线与 MRI T1 加权像检查提示病变位于右股骨中下段，Enneking 分期为 IIB（图 7-47）。

三、手术计划

术前计划需考虑的问题包括：

1. 切除边界：患者肿瘤位于股骨中下段，为原发肿瘤，远处无转移，因此需要行瘤段切除术，从而获得广泛的切除边界。

2. 重建方式：肿瘤远端距离膝关节面有一定的距离，计划保留膝关节，采取钉板联合 3D 打印假体的复合固定方式。假体远端为 3D 打印骨小梁面，具有促进骨生长的多孔网格结构，实现远期的稳定性，球形设计，增加假体界面与残留股骨的接触面积。钢板一侧和假体连接，另一侧与残

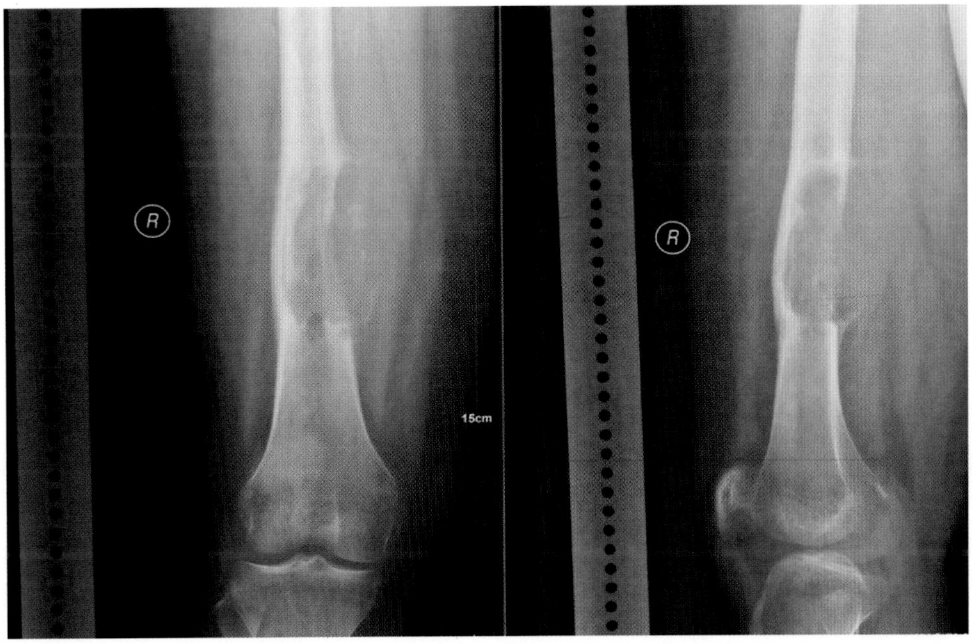

A

图 7-47 术前影像学检查

A.X 线平片

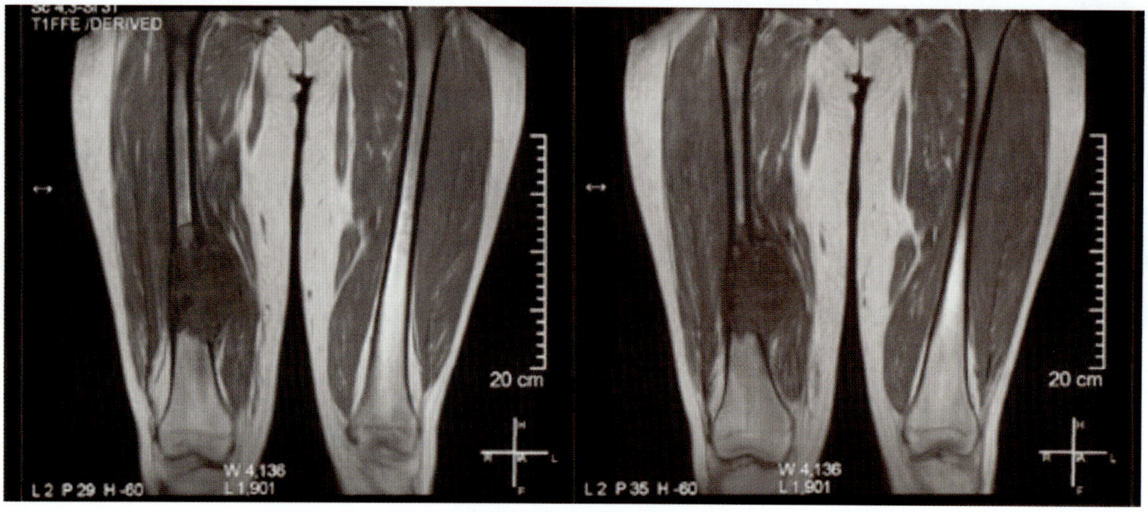

B

图 7-47（续） 术前影像学检查

B. 术前 MRI T1 加权像

留的股骨固定。通过这一设计理念，保留了患者的膝关节，降低因关节零件磨损而造成的假体失败。

四、假体设计

1. 行左右双侧股骨 CT 扫描，DICOM 数据发送工厂建模。

2. 根据 MRI 数据由术者确定截骨长度。根据股骨全长 MRI T1 加权像结果，确定远端截骨横断面的位置在距离膝关节股骨内侧髁近侧 40mm 处，此截骨平面向近端 230mm 进行近端截骨。

3.3D 打印假体的形态来源于健侧 CT 扫描数据，远端假体面为 3D 打印骨小梁结构，具有促进骨生长的多孔网格结构。假体与残留股骨的接触面为半球形，增大接触面积。这种设计一方面可以使远端假体面和残留股骨的完美匹配，另一方面可以促进骨长入，实现假体的长期稳定。

4. 打印出残留股骨的模型，根据它选择合适的钢板，调整钢板的长度和弧度，实现钢板和残留股骨理想的贴附。

5. 柄的设计：选择组配式假体通用柄，与股骨缺损假体部分进行锥接。本例选择骨水泥柄固定（图 7-48）。

五、术前准备

术前准备软轴式扩髓器、摆锯、线锯、骨水泥、骨水泥填充枪、钉板系统。假体与患者股骨远端同框拍摄 X 线片做最后确认。

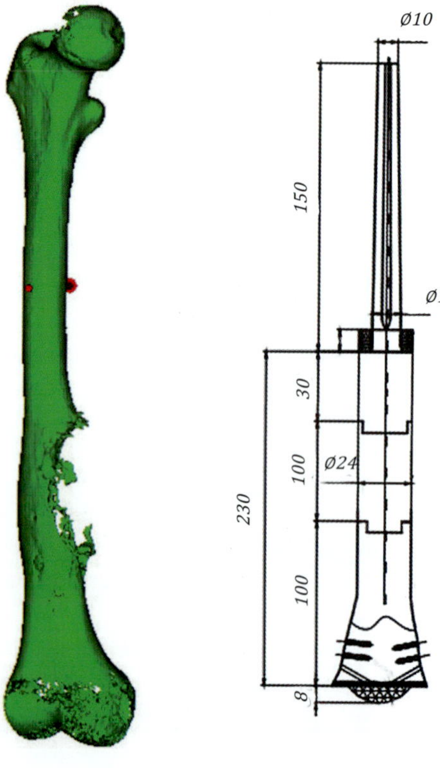

图 7-48 病损模拟图与假体设计图

设计图中 Ø 代表直径；数值单位为 mm

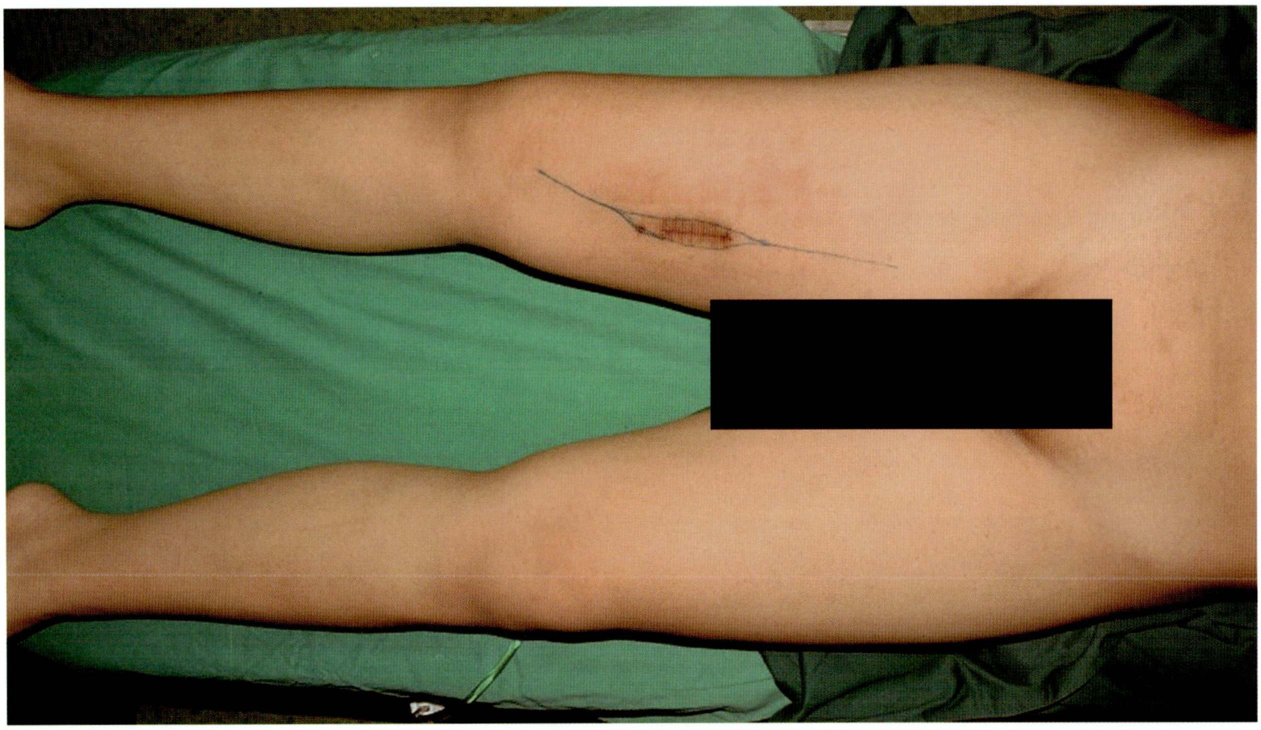

图 7-49 手术切口

六、术中情况

1. 体位：患者取仰卧位，右臀部垫高，使右大腿稍抬离床面，同时消除右下肢的外旋角度。对侧大腿根部，整个会阴区，患侧大腿至小腿中部，按照无菌原则进行消毒、铺巾。使用无菌止血带控制出血。

2. 股骨肿瘤切除：取右膝前内侧切口：起自右大腿内侧髌上 25cm，沿髌骨内缘 2cm 向下弧形延伸，绕髌骨外缘止于胫骨结节内侧，长约 30cm（图 7-49）。切开皮肤、皮下组织。向深方沿股内侧肌及后侧肌间隔进入，至股骨表面。见股骨肿瘤向内后方突出形成软组织包块。在正常肌肉及腱性组织内游离肿瘤，沿髌骨及髌韧带内缘切开关节囊及滑膜，将髌骨翻向外侧。见关节腔内清亮液体约 5ml。根据术前影像学检查，应用截骨导板，于股骨内侧髁上 270mm 以及 40mm 截骨，截骨面正常，持骨器提起截骨段，继续进行游离至标本离体。近端截骨前，要在截骨线近端的股骨侧正前方做标记，利于控制假体的内旋外旋角度（图 7-50，

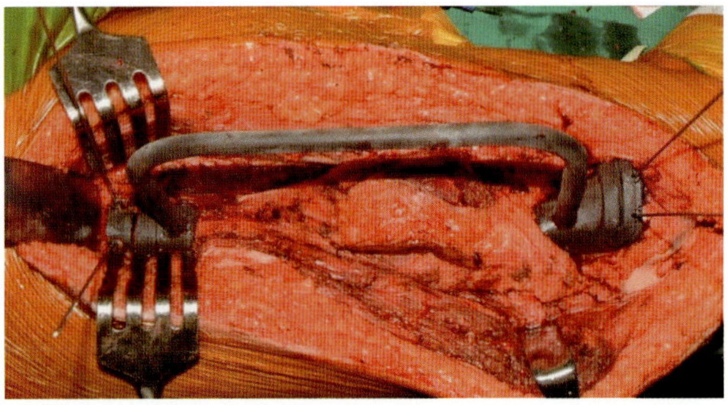

A

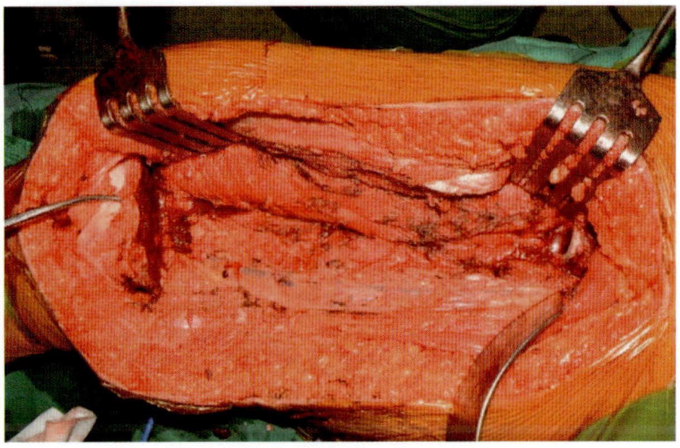

B

图 7-50 术中情况

A. 应用截骨导板，严格按照术前计划，精确切除肿瘤；B. 肿瘤切除后

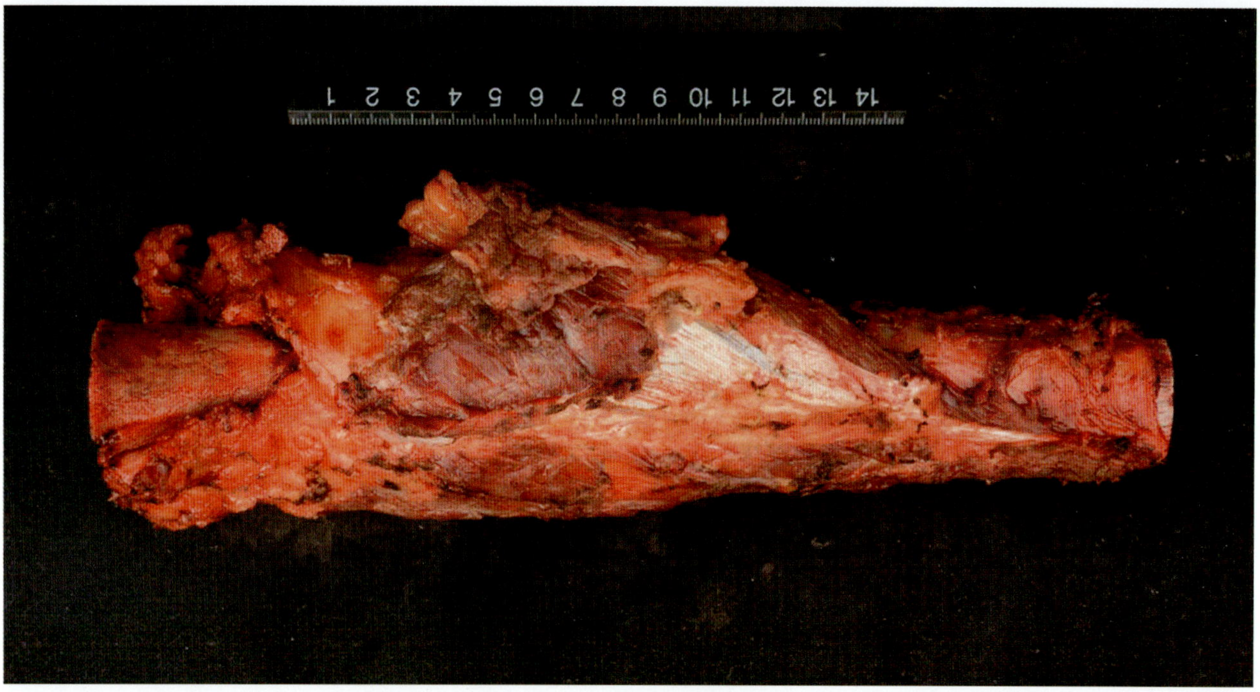

图 7–51 切除的肿瘤标本

图 7–51）。

3. 假体重建：股骨近端扩大髓腔，组配假体，缺损段共长 230mm。股骨远端截骨面与假体匹配满意。向股骨髓腔内打入骨水泥，固定近端假体柄，后将假体与股骨髁复位，自股骨假体两侧向股骨髁拧入 2 枚螺钉，同时双侧放置钢板，适当长度的螺钉固定。C 形臂 X 线透视再次确认假体、钢板位置以及螺钉长度满意，膝关节活动无受限（图 7–52）。

患者术后 X 线平片显示假体近端髓内假体柄与股骨固定良好，假体远端与残留股骨固定满意（图 7–53）。

七、术后恢复

1. 术后早期（术后 2 周内）：术后将患肢适当抬高，可抬高至 30°，可以减轻水肿。可以使膝关节处于微屈位。患肢绷带加压包扎，预防性应用抗生素。切口在术后 2 周拆线。注意进行踝关节的主动和被动的屈伸练习，预防踝关节僵直，锻炼小腿肌肉力量，预防深静脉血栓。

2. 术后康复期：切口愈合后开始佩戴支具进行下床部分负重活动。6 周内负重 15kg 以内，6 ~ 12 周约 30kg，12 周以后逐步完全负重。适当进行髋、膝关节的主动和被动活动，锻炼髋、膝关节的活动度和大腿的力量。

八、随访

患者术后 10 个月复查 X 线片显示髓内假体柄无松动迹象，远端残留股骨与假体间无骨质吸收，螺钉无松动及断裂，固定良好（图 7–54）。

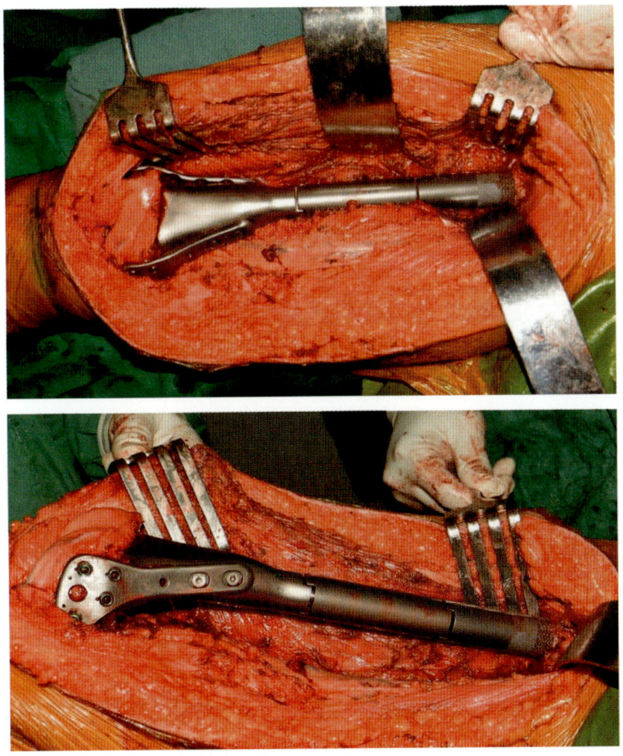

图 7-52 术中假体重建

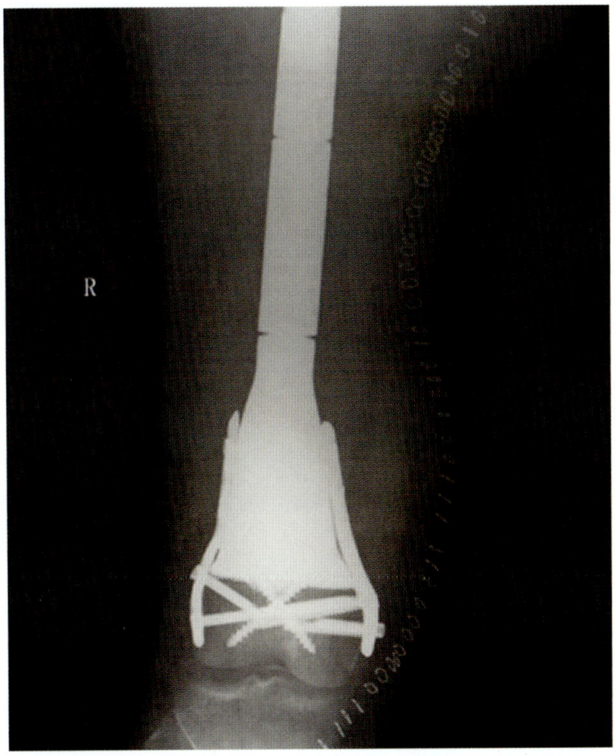

图 7-53　术后 X 线片

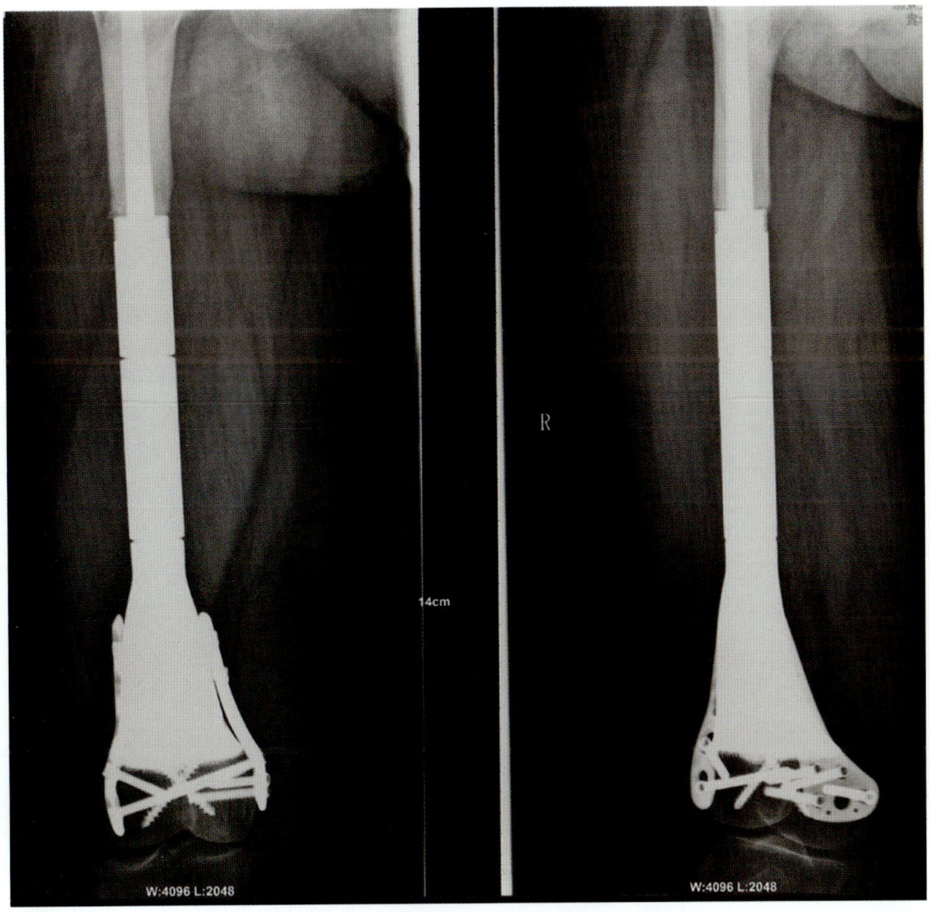

图 7-54 患者术后 10 个月复查 X 线片

病例八　右股骨中段尤因肉瘤

一、病史

患者女性，10 岁，因“右大腿疼痛伴肿胀 1 个月”入院。患者 1 个月前无明显诱因出现右大腿疼痛，就诊外院，行 MRI 检查示右股骨中段肿瘤，行穿刺活检，病理考虑为尤因肉瘤，遂予以 VAC–IE 术前化疗。经化疗后患者疼痛缓解，肿瘤缩小不显著。

体格检查：右大腿皮肤颜色正常，未见浅表静脉曲张，触诊可及深方质硬肿物，边界较清晰，不可推动，无压痛。右侧髋关节与膝关节活动不受限，右下肢感觉、肌力、血运正常。

二、影像学检查

入院行右股骨 X 线片、磁共振增强扫描及 CT 增强扫描。结果提示右股骨中段病变，可见软组织包块（图 7–55）。

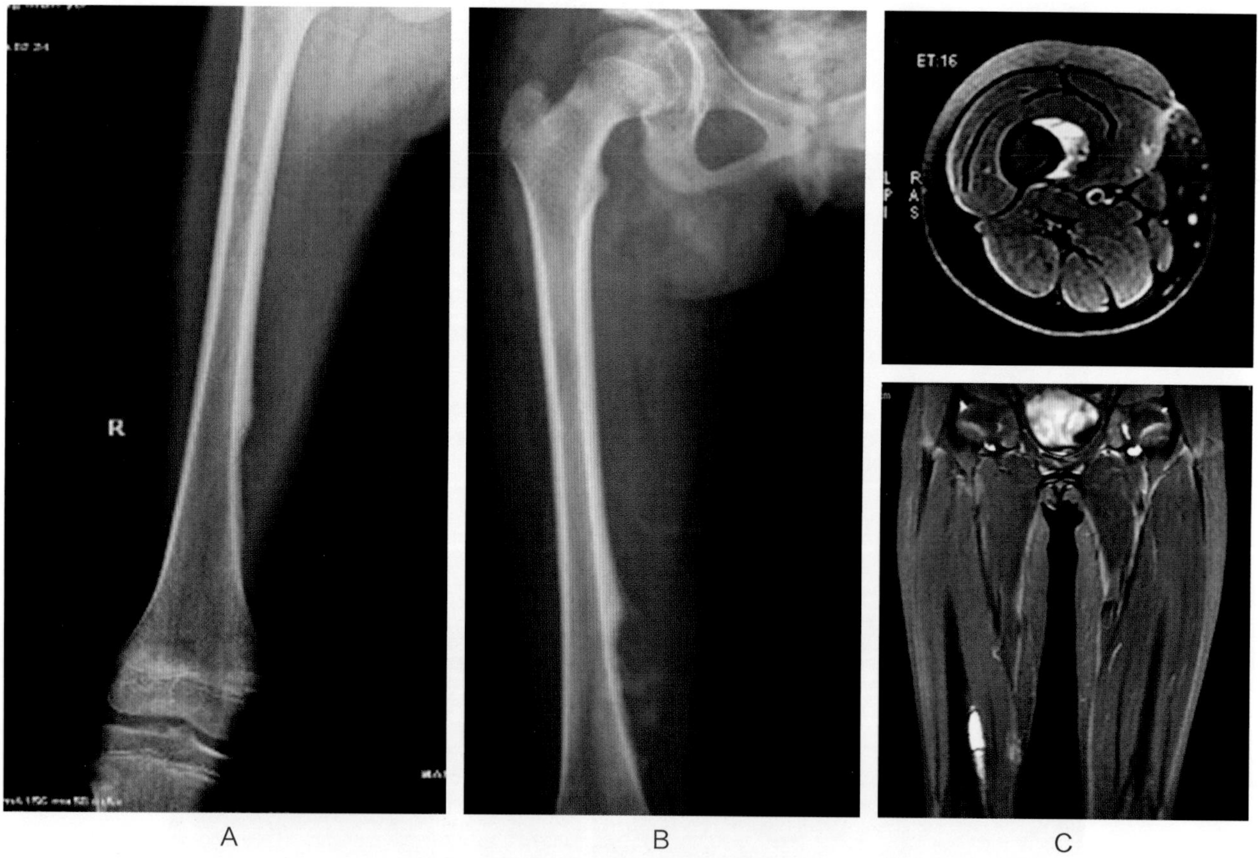

图 7–55　术前影像学检查

A. 化疗前 X 线片；B. 化疗后 X 线片；C. 术前 MRI T2 加权像

全身骨显像提示右股骨中段异常浓聚，其余骨骼未见转移表现。肺部 CT 未见异常。

三、手术计划

1. 切除边界：病变位于股骨中下段，病变下缘距离膝关节面 60mm，在病变范以外 10mm 截骨，在远端能保留膝关节并有足够的骨质用于髓外固定。

2. 重建方式：根据之前的经验，术者对此病例选择 3D 打印定制假体进行重建。由于远端髓腔较短，使用髓内固定不能获得足够的稳定性，故在两侧添加钢板辅助固定。

四、假体设计

1. 行双侧股骨 CT 扫描，并将 DICOM 数据发送工厂建模，使用对侧股骨的数据作镜像转换。

2. 截骨计划：根据 MRI 结果，截骨平面分别为关节线以上 50mm 以及 190mm。

3. 按照 DICOM 数据及截骨计划，将假体远端界面的形状设计为截骨面的形状，中间设置为短粗假体柄，界面及假体柄表面均为多孔骨小梁结构。

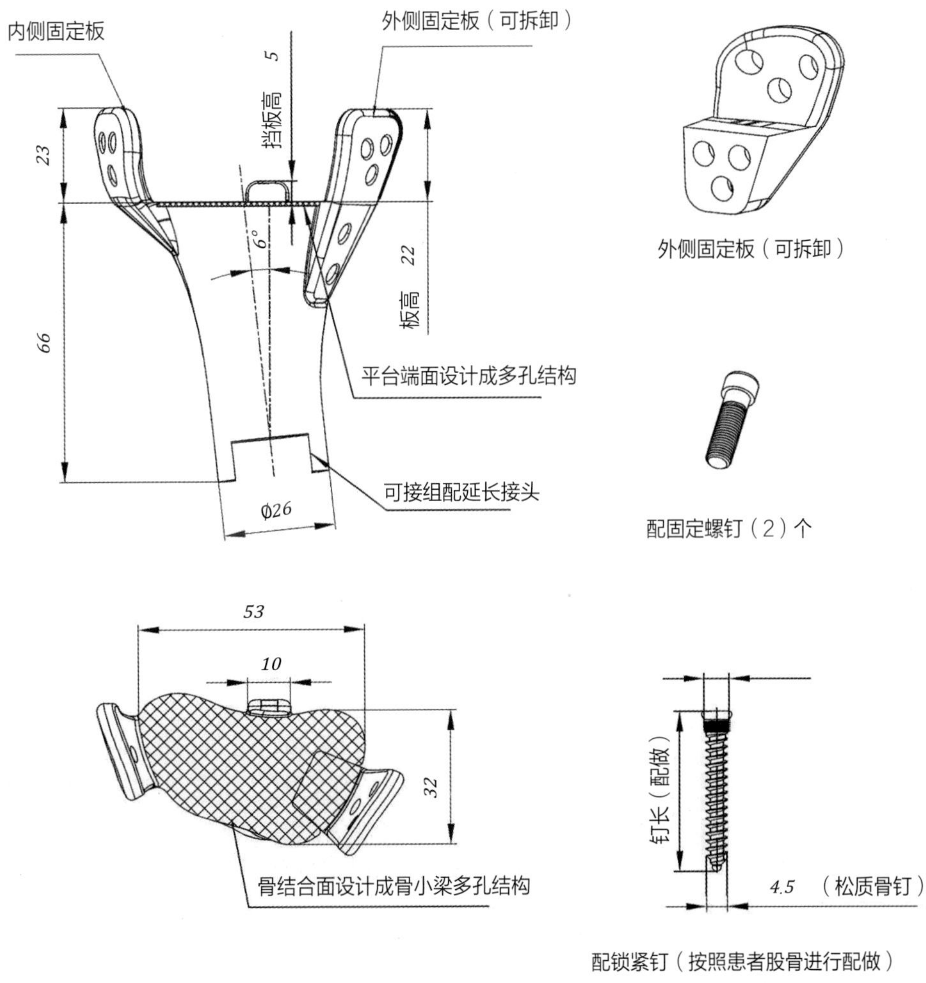

图 7-56 3D 打印股骨中段假体设计图

设计图中 ϕ 代表直径；数值单位为 mm

4. 两侧使用钢板辅助固定，在假体的内、外侧钻孔以固定钢板。内侧钢板有一枚螺钉能穿过远端假体柄形成交锁（图 7−56）。

五、术前准备

术前准备软轴式扩髓器、电钻、摆锯、线锯、假体及钢板所需专用器械。假体与患者股骨同框拍摄 X 线片做最后确认。此外最好预先准备一套常规股骨远端假体，以备不时之需。

六、术中情况

体位与切口：患者仰卧位，患侧臀下垫高。取右大腿内侧弧形手术切口（图 7−57）。

肿瘤切除：沿切口切开皮肤、皮下组织、筋膜，向两侧剥离筋膜与皮瓣，自内侧肌间隙分离股四头肌，显露股骨髁及股骨干，保留部分肌肉组织于股骨表面，将肌肉组织向外侧分离，分离股骨髁后侧肌肉组织，分别从内侧、外侧分离肿瘤后组织，填塞纱布，根据术前影像学所见，自关节面向上方 50mm 处用摆锯横行截骨，继续向近端分离至关节面 190mm 处用线锯截骨，分离瘤段骨侧方肌肉组织，瘤段骨离体（图 7−58，图 7−59，图 7−60）。

假体安装：逐步扩大近端髓腔，冲洗并干燥髓腔。使用软轴式扩髓器在远端髓腔中心扩髓。

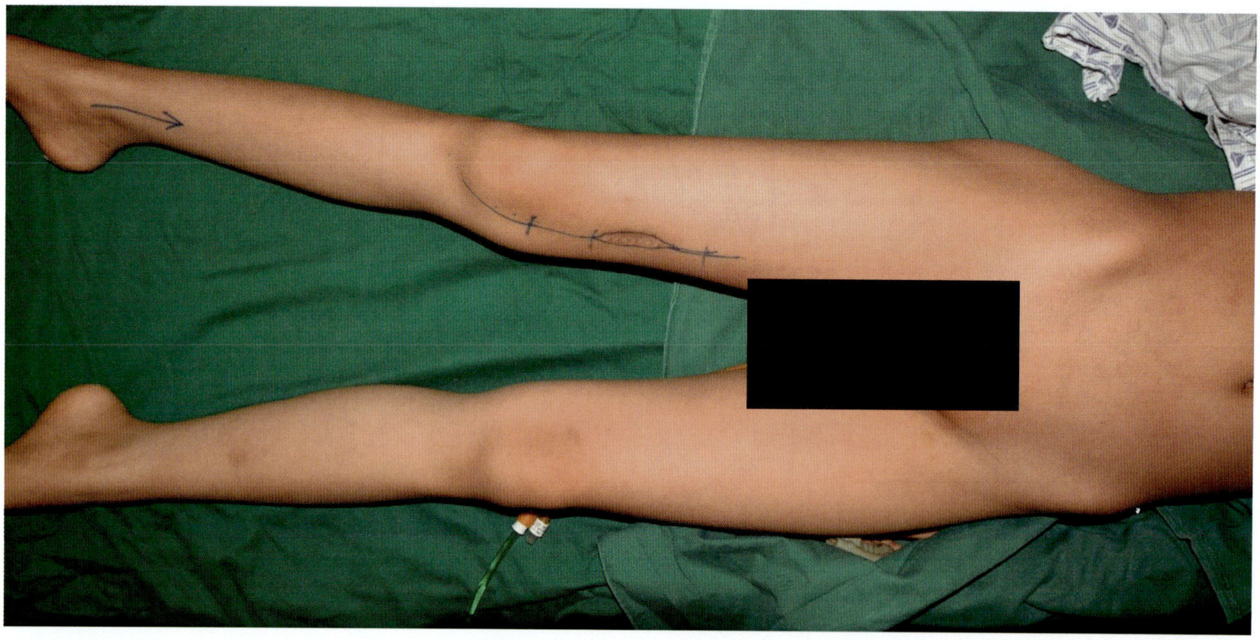

图 7−57 体位和切口情况

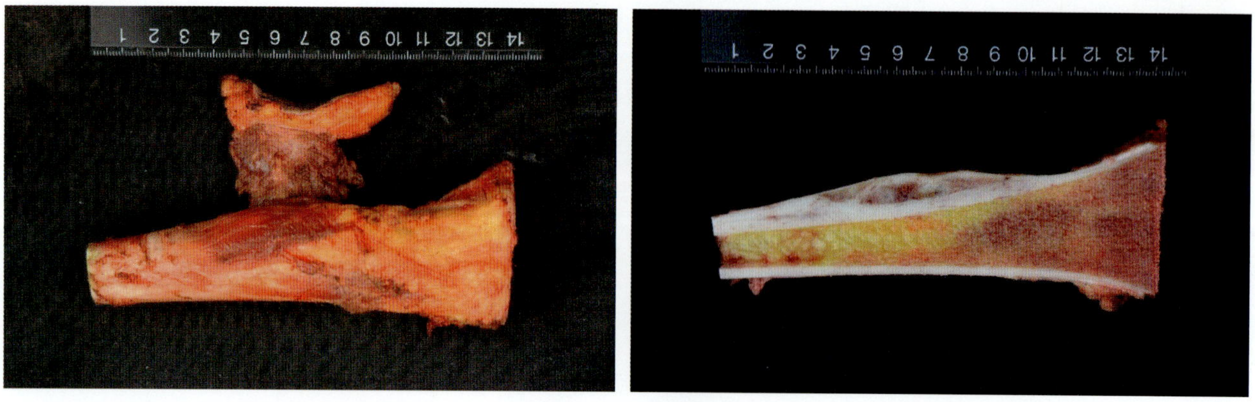

图 7−58 切除标本

体外组装假体，使用骨水泥固定假体于近端髓腔内，将假体远端与残存股骨远端复位，使得截骨平面完美贴合，调整下肢力线，将预弯的内侧钢板固定于假体上，再经钢板向股骨远端拧入螺钉加强固定，注意使螺钉尽量不穿过髁间窝。检查假体牢固，力线正确，活动膝关节，确保各向活

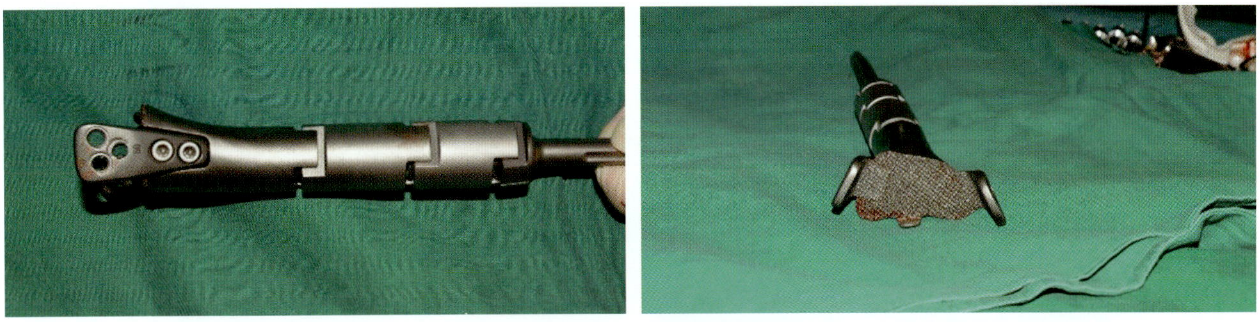

图 7-59 3D 打印股骨中段假体

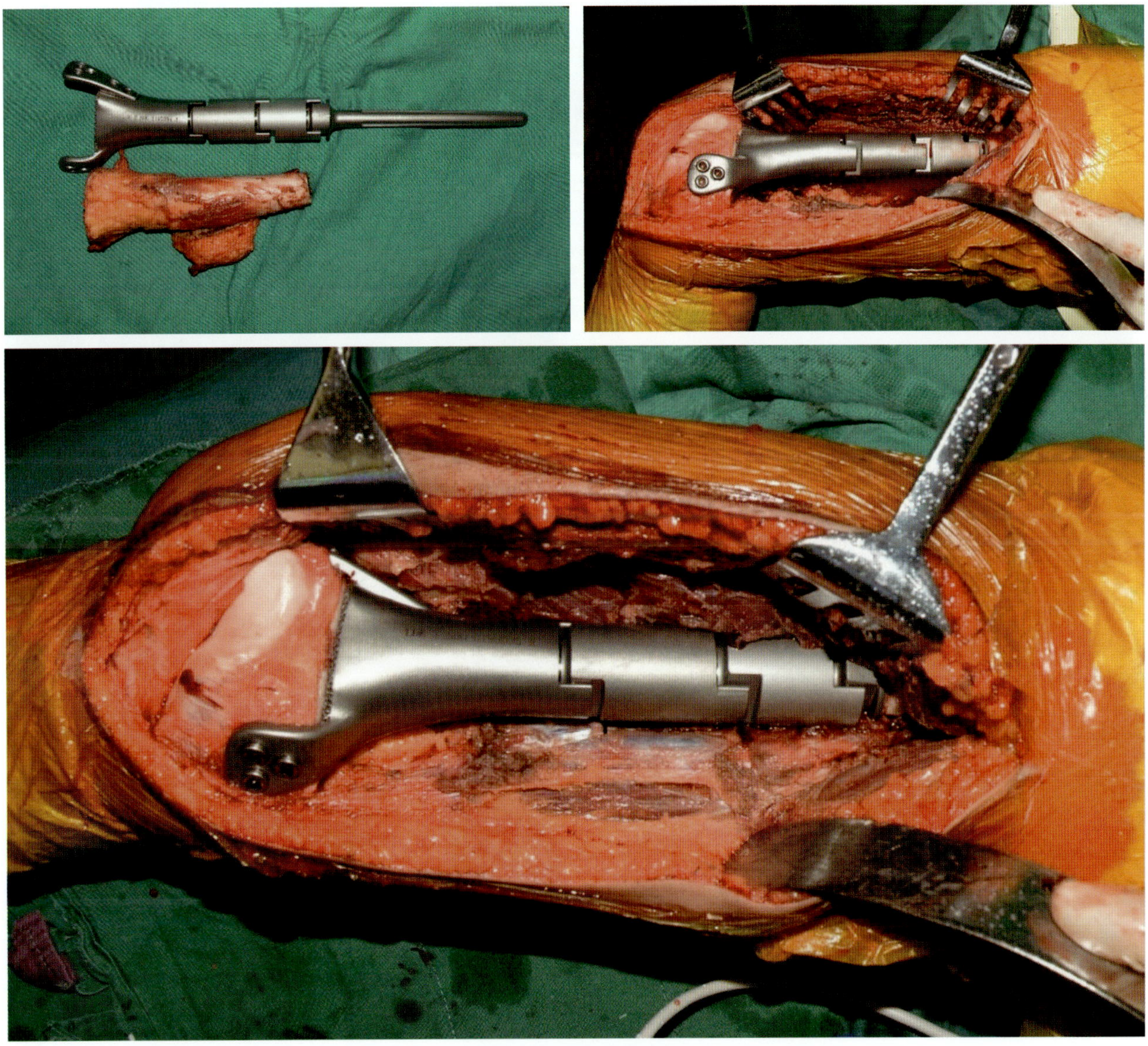

图 7-60 假体安装复位

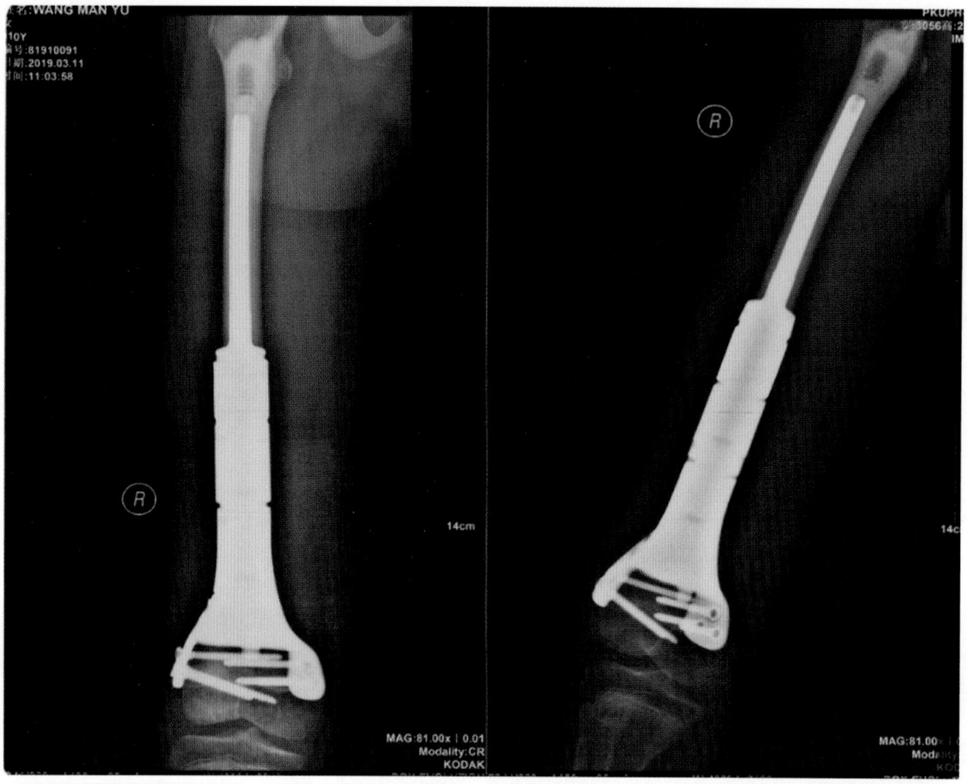

图 7-61 术后 X 线片

动不受影响。充分止血后常规关闭伤口。

术后复查 X 线片，可见假体位置良好，3D 打印面对合满意，钢板固定牢固（图 7-61）。

七、术后恢复

术后静脉滴注广谱抗生素（第三代头孢菌素）至引流管拔除，之后口服第二代头孢菌素 1 周。术区适当加压包扎以减少引流量。术后早期尽量抬高患肢以减少肿胀。手术后立即开始股四头肌等长收缩训练，术后早期可在支具保护下适当被动活动膝关节。术后 4 周可部分负重，术后 8 ~ 12 周可完全负重。

八、随访

患者术后 7 个月复查，假体 3D 打印骨小梁可见骨长入（图 7-62）。患者行走正常，无需拐杖和支具辅助。

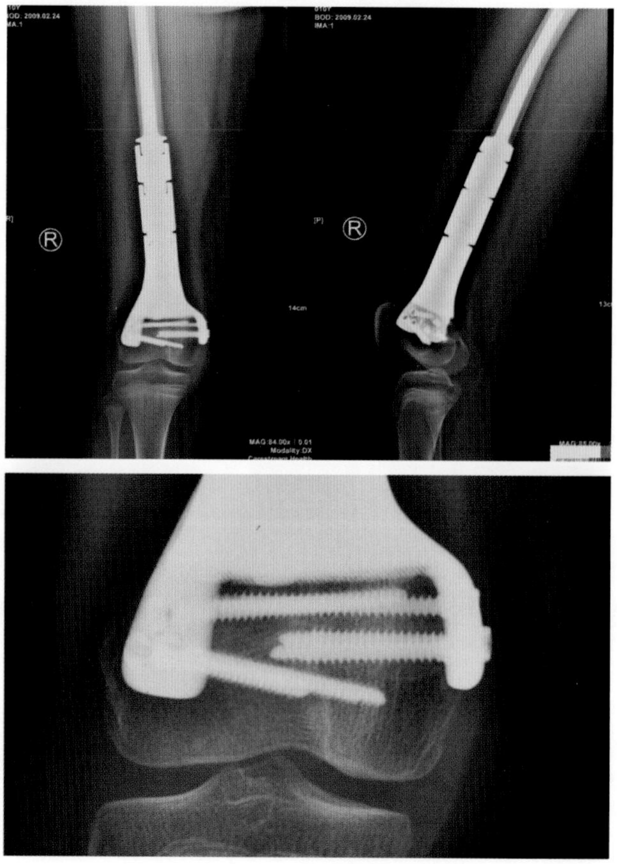

图 7-62 术后 7 个月复查 X 线片

诊疗体会

（1）3D 打印股骨中段假体的形态来源于患侧股骨 CT 扫描数据，骨质破坏严重时可将对侧股骨数据进行镜像反转。

（2）股骨中段假体长度与缺损应严格匹配，远端假体柄外径应尽量大，这才容易实现力线和角度的中置。在截骨前标记力线，以便控制旋转。

（3）截骨平面的确定和实现是手术的关键。若截骨平面出现较大的误差，不仅会降低假体与残留骨的匹配度，还可能影响手术边界和假体安装。因此要做好精确的术前计划，包括截骨的位置、钢板螺钉固定的位置和数量。术中要严格执行术前计划，如果截骨位置发生变化，将会造成假体远端界面与残留股骨的匹配不良，导致固定失败。必要时，术中应进行 C 形臂 X 线透视确定关节面和截骨线位置。可以应用关节面为参照物确定截骨平面，截骨导板可有效提高截骨的准确性。

（4）圆柱形 3D 打印假体柄配合单纯外侧钢板可以提供较为牢固的初始稳定性。当假体柄长度 >50mm 时，单侧交锁钢板辅助固定即可，避免双侧切口给患者造成较大创伤。使用带有表面多孔结构的假体柄进行髓内固定，辅以钢板及交锁锁定固定，既能达到满意的早期稳定性，又能增加骨长入面积。

（5）当远端残余股骨髓腔直径 <30mm 时，远端假体界面可设计为 3D 打印平面（或半球短假体柄）+ 交叉螺钉固定 + 双钢板固定。当行内侧钢板固定的时，可以把假体上钢板固定锁孔设计得尽量偏前，外翻髌韧带以实现固定。

（6）部分儿童患者骨骼较小，截骨处横截面积小，且骨质把持力较差，单纯平面 + 螺钉固定可能需要穿过骺板才能达到良好的固定，但这样会破坏股骨远端的生长潜能。

（7）远端残余股骨髓腔粗柄设计应尽可能长，假体的两部分不可设计为简单锥接，否则术中假体可能无法植入，过度牵拉可能导致神经损伤。

（8）术后充分引流，逐渐增加患肢负重锻炼。

参考文献

郭卫 , 2020. 3D 打印金属假体修复骨肿瘤切除后骨关节缺损的应用现状与展望 . 中华骨科杂志 , 40(12):755-759.

Zhang Y, Guo W, 2019. A novel 3D-printed tumor prosthesis for reconstruction of proximal humerus and shoulder. 20th General Meeting of International Society of Limb Salvage, Athens.

第八章　3D 打印胫骨中段肿瘤型假体

对于起源于胫骨中上段的恶性肿瘤，为保留踝关节和膝关节功能，传统的重建方法主要是大段异体骨移植或者自体肿瘤骨灭活再植。由于胫骨前侧没有肌肉、软组织覆盖及血液供应差等原因，无论是异体骨还是灭活自体瘤骨移植，都存在术后的严重并发症，包括：骨不愈合、骨折、感染和排异等。无论是采用大段异体骨还是灭活自体瘤骨重建，都需要复合游离或者带血管蒂的自体腓骨移植。大段异体骨来源有限、价格昂贵，带血管蒂的自体腓骨移植需要显微外科技术，耗时长。这些都增加了手术效果的不确定性。以往应用的节段性人工假体重建，骨水泥固定的假体柄的松动率发生很高，且容易发生假体旋转。当病变距离踝关节和（或）膝关节很近时，很难实现髓内固定，而一旦远期无法实现生物愈合，折断、移位等并发症的发生将不可避免，最终只能选择截肢或旷置。因此，对于胫骨中上段骨缺损的修复重建，一直以来都是骨科手术的难点。

应用 3D 打印技术能够根据骨缺损的形状精确制造出与各截骨面匹配的假体，准确置换手术造成的骨缺损。通过长度短、直径粗的假体柄设计，可以很好地匹配剩余自体胫骨的近端和远端，更重要的是，3D 打印技术可通过对骨接触面的孔隙化处理而在假体 − 骨接触面处制造出类似骨小梁样结构以促进骨长入，最终使假体柄与自体骨融为一体，进而降低远期机械性并发症的发生率（如松动、断裂等）。

病例一　右胫骨中下段骨肉瘤

一、病史

患者女性，9 岁，因“右小腿疼痛肿胀 10 个月”入院。患者 10 个月前无明显诱因出现右小腿疼痛，逐渐加重，伴局部肿胀，就诊当地医院，行切开活检，病理考虑骨肉瘤。在外院先后行阿霉素＋顺铂、异环磷酰胺、氨甲蝶呤、氨甲蝶呤共 4 次化疗，过程顺利，化疗后自觉疼痛减轻，肿胀略减轻。

体格检查：右小腿中段可见长约 5cm 手术瘢痕。右小腿中段可见肿胀，局部皮肤颜色正常，无浅表静脉曲张，局部可触及质硬包块，边界清晰，无压痛。右足感觉、运动、血运正常。

二、影像学检查

入院行带标尺的右侧胫腓骨 X 线片、右侧胫腓骨磁共振增强扫描、双侧胫腓骨 CT 增强扫描。X 线片显示右胫腓骨中下段成骨性病变，可见骨膜反应，病变下极距胫骨远端骺板尚有一定距离。MRI 及 CT 显示右胫骨中下段肿瘤，边界尚清晰，病变以外髓腔内未见跳跃灶，踝关节未受累（图 8-1）。

全身骨显像提示右胫骨单发病变。肺部 CT 未见异常。

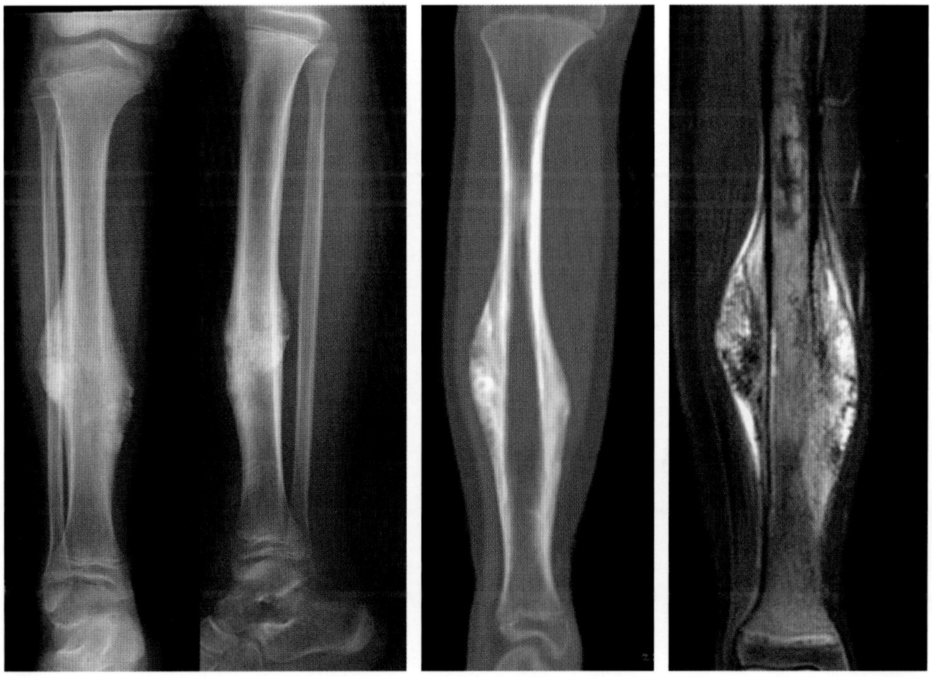

A　B　C

图 8-1　术前影像学检查

A.X 线片；B. 术前 CT；C. 术前 MRI

三、手术计划

1. 切除边界：肿瘤位于胫骨中下段，病变下极距离踝关节面 55mm，病变长 130mm。经化疗后肿瘤包块边界较清晰，未累及胫后血管神经束，考虑存在保肢条件。由于下极与骺板有一定距离，在保证安全边界的前提下，可保留患者自身踝关节。

2. 重建方式：对于本案例，虽然能保留踝关节活动度，但胫骨远端骨骺的生长能力不一定能保留。经计算，尽管胫骨远端骨骺被阻滞，预期双下肢不等长小于 3cm，可通过穿增高鞋垫进行调整，因而在考虑重建方法时不需要考虑远期双下肢不等长的问题。

胫骨中下段骨干缺损可以选择生物重建或假体重建，在考量用何种重建方法时，术者从 5 个方面进行比较，即“MAFOS”理念：

（1）材料（materials，M）：生物重建使用自体骨或异体骨复合内固定物，假体重建使用钛合金和（或）钴铬钼合金材质，在生物相容性上两者无明显优劣之分，在强度上后者更优。

（2）关节机制（articulation，A）：两者均为中段骨缺损重建，均能保留膝关节与踝关节的活动度。

（3）固定方式（fixation，F）：生物重建需要使用钢板螺钉进行固定，为达到良好的稳定性，甚至需要内、外侧双钢板。假体重建则使用髓内固定为主，近端通过骨水泥髓内固定能达到满意的固定效果，远端通过 3D 打印带多孔结构的髓内钉辅以螺钉固定能也能达到满意的固定效果。

（4）骨整合（osseointegration，O）：生物重建寄希望于两处骨折端愈合，然而，胫骨骨干骨折端具有较高的不愈合率，骨不愈合最终会导致固定失败。假体重建仅需远处界面实现骨长入即可，经验表明，3D 打印多孔骨小梁结构能很好地诱导骨长入，实现长期稳定性。

(5) 软组织重建(soft tissue reconstruction，S)：生物重建所需植入物的体积较大，会增加软组织覆盖难度，从而增加短期或长期软组织并发症发生率。假体重建通过修改假体形状，能有效地减少植入物体积，实现满意的软组织覆盖。

综上所述，术者对本案例选择 3D 打印定制假体进行重建。

四、假体设计

1. 行双侧胫腓骨 CT 扫描，并将 DICOM 数据发送工厂建模，使用对侧胫骨的数据作镜像转换。

2. 截骨计划：根据 MRI 和 CT 结果，在踝关节线以上 40mm、180mm 截骨。

3. 假体分成 3 部分：近端假体柄、中间缺损段、远端融合段。近端假体柄及中间缺损段为机械加工生产；远端融合段通过 3D 打印技术生产。

4. 远端融合段长 40mm，近端为莫氏柄锥接，远端为多孔骨小梁结构界面，中间设计有一个短粗假体柄用以髓内固定，假体留有 2 个钉道用于进一步固定。

5. 根据 CT 和 MRI 的测量数据，近端假体柄制作 6 个规格，直径分别为 11mm、12mm、13mm，长度为 80mm、90mm。

6. 中间缺损段备用 50mm 和 60mm 两个长度，最终总重建长度分别为 140mm、150mm。为了加强远端界面的初始固定，假体远端还可以使用重建钢板辅助固定，在缺损段外侧留有两个钉孔用以固定钢板（图 8–2）。

五、术前准备

术前准备软轴式扩髓器、电钻、摆锯、线锯、假体及钢板所需专用器械。钢板准备有胫骨远端前外侧板和上肢用直锁定钢板。假体与患者胫骨远端同框拍摄 X 线片做最后确认。此外最好预先准备生物重建或旷置所需物品，以备不时之需。

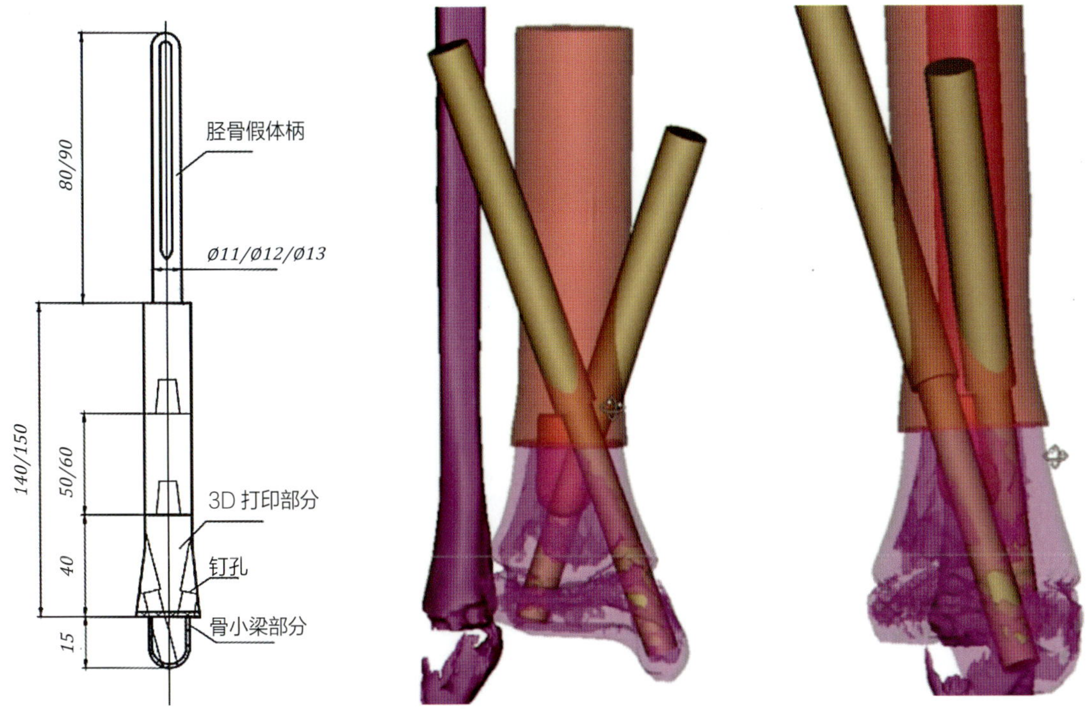

图 8-2　胫骨中段假体设计图

设计图中 Ø 代表直径；数值单位为 mm

六、术中情况

体位：患者取仰卧位。

肿瘤切除：取前入路，切口起自胫骨嵴外侧、踝关节线以上 19cm，延胫骨纵轴向远端延伸至踝穴中点。切开皮肤，游离皮瓣，切开深筋膜，游离胫前肌腱并牵开，暴露胫骨前方及踝关节。定位踝关节线，按术前测量，于踝关节线以上 40mm、180mm 截断胫骨。提起截骨端，切开骨间膜，游离后方肌肉附着，肿瘤离体。

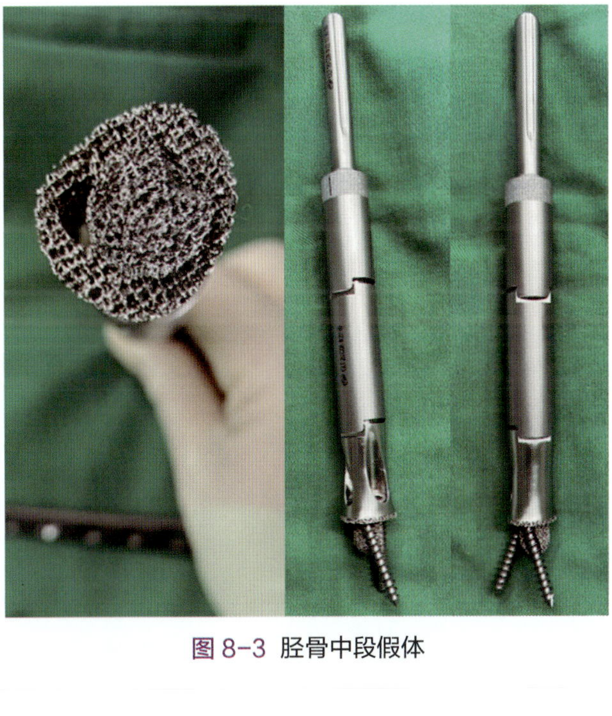

图 8-3　胫骨中段假体

假体安装：提起胫骨近端截骨端，使用软轴式扩髓器扩大髓腔至 13mm，使其可容纳 12mm 骨水泥直柄，使用软轴式扩髓器对远端髓腔轻度扩大，留取松质骨用以植骨。体外组装假体，试装见假体长度满意。冲洗并干燥近端髓腔，使用骨水泥固定近端假体柄，牵拉踝关节复位远端假体，使得远端假体柄插入髓腔内并加压打紧，经假体的预留钉道向胫骨远端骨质拧入螺钉 2 枚，此时即可获得良好的稳定性。为增加稳定性，术中尝试放置胫骨远端前内侧钢板，但发现会影响软组织覆盖，遂改用钢板置于胫骨外侧。用螺钉 2 枚固定钢板于假体上，再经钢板向胫骨拧入螺钉 2 枚增加固定强度。最后将切口向外侧延伸 2cm，经腓骨外侧拧入螺钉 1 枚阻滞腓骨远端骨

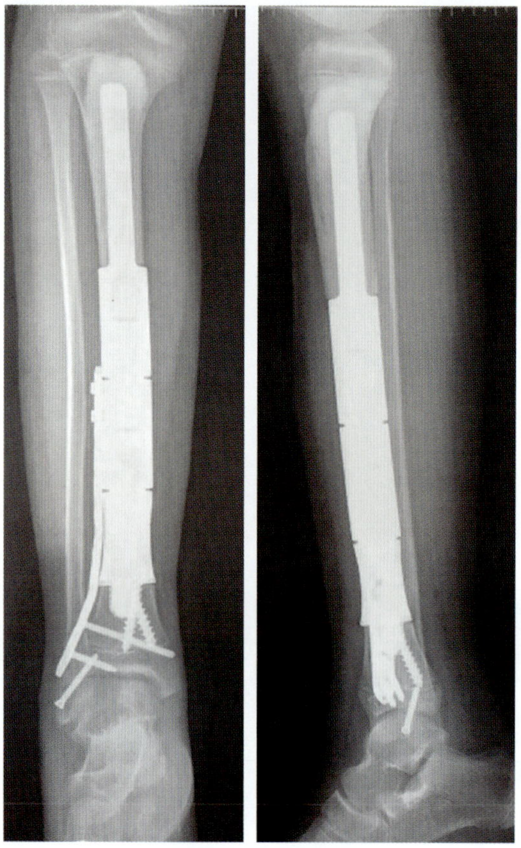

图 8-4 术后 X 线片

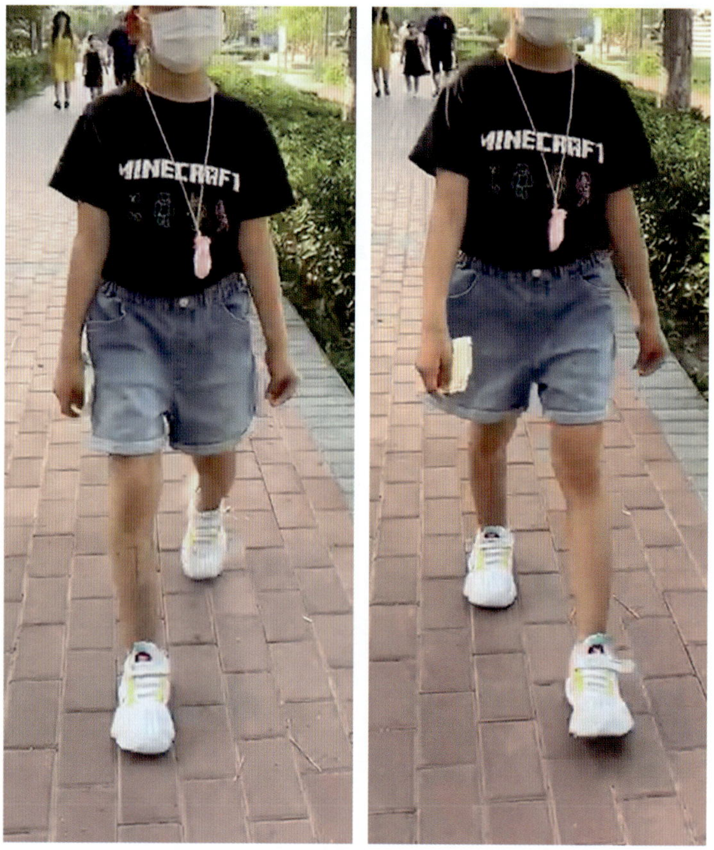

图 8-5 患者术后 9 个月随访复查，无瘤生存，下肢功能完全正常

骺（图 8-3）。

软组织重建：缝合相邻肌膜以覆盖假体，紧密缝合深筋膜，无张力缝合皮肤。

术后复查 X 线片，可见假体位置良好，3D 打印面对合满意，钢板固定牢固（图 8-4）。

七、术后恢复

术后静脉滴注广谱抗生素至引流管拔除，之后口服第二代头孢菌素 1 周。术区适当加压包扎以减少引流量。手术后立即佩戴踝关节支具维持踝关节于中立位，并抬高患肢以减少肿胀。关注脚趾活动情况，避免因过度加压包扎或软组织肿胀引起神经损伤。拔除引流管后患者可拄拐下地，但患肢不能着地。术后 6 ~ 8 周方可开始部分负重，术后 3 个月可完全负重。

八、随访

患者术后 9 个月随访复查，无瘤生存，下肢功能完全正常（图 8-5）。

病例二　左胫骨中下段尤因肉瘤复发

一、病史

患者女，5 岁，4 年前因左小腿肿物于外院行“左胫骨远端肿瘤切除术”，术后病理提示左胫骨远端尤因肉瘤。手术后 3 个月发现肿瘤复发，行化疗及 28 次放疗。4 个月前再次发现左小腿肿胀，当地医院行影像学检查考虑肿瘤复发，穿刺活检提示为尤因肉瘤，给予 VAC-IE 方案术前化疗。

二、影像学检查

行全身 PET-CT 检查，结果显示左胫骨中下段单发病变，无内脏转移。化疗后行 X 线及 MRI T1 加权像检查提示病变位于左胫骨中下段，Enneking 分期为Ⅱ B（图 8-6）。

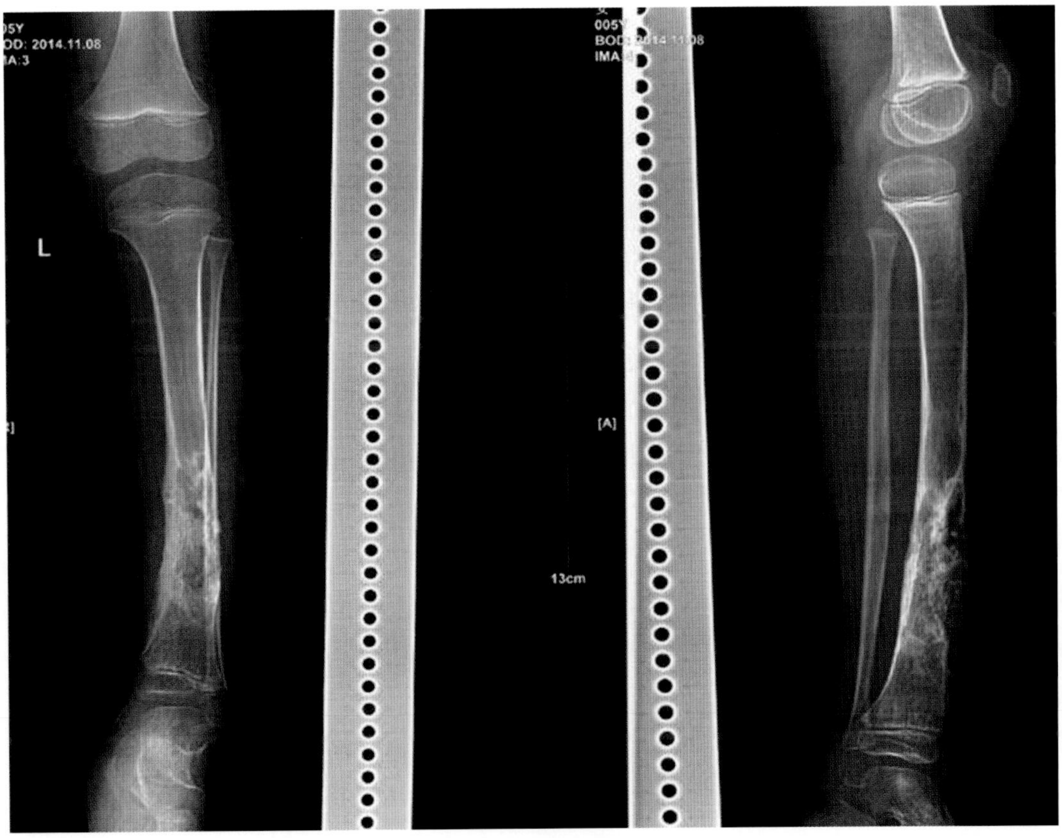

A

图 8-6　术前影像学检查

A.X 线片

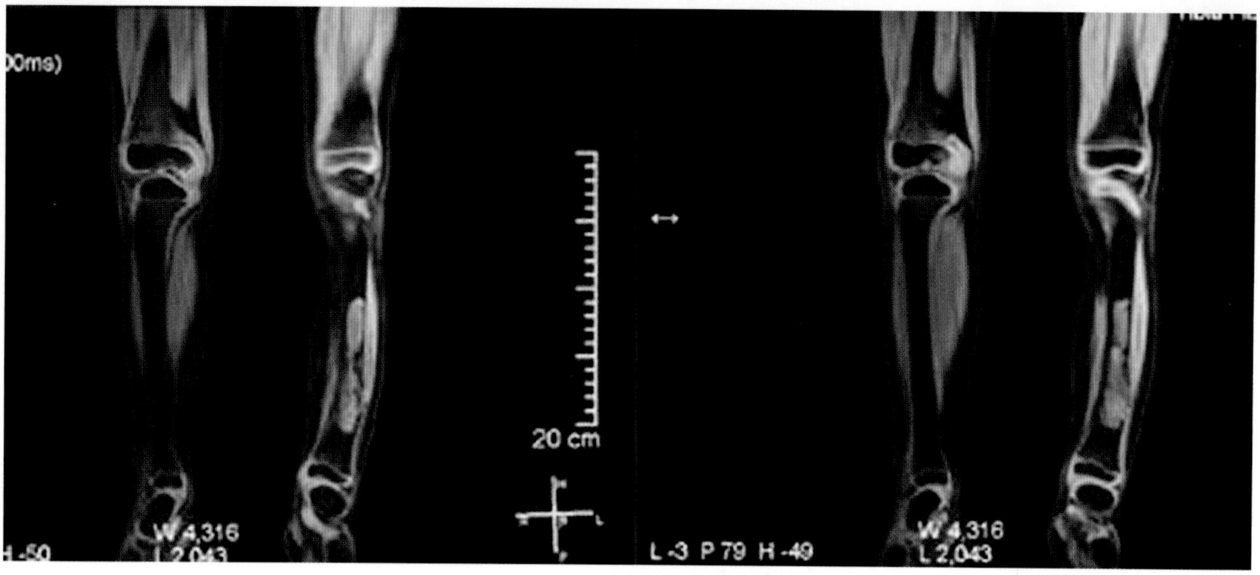

B

图 8-6（续） 术前影像学检查

B. 术前 MRI T1 加权像

三、手术计划

术前计划需考虑的问题包括：

1. 切除边界：肿瘤位于胫骨中下段，远处无转移，因此需要行瘤段切除术，从而获得广泛的切除边界。肿瘤远端距离踝关节面有一定的距离，计划将保留踝关节和骨骺。

2. 重建方式：假体近端通过髓内柄实现髓内固定，髓内假体柄为 3D 打印材料，表面为 3D 打印骨小梁结构，有利于骨长入，保证远期的稳定性。胫骨远端保留关节面上 20mm 骨质，为保留骨骺，有效髓腔长度为 10mm。假体远端也采用 3D 打印髓内柄，同时配合拉力螺钉固定。准备了胫骨远端前外侧的钢板，如果术中髓内固定不满意，可以配合髓外钉板固定。

四、假体设计

1. 行左右双侧胫骨 CT 扫描，DICOM 数据发送工厂建模。

2. 根据 MRI 数据由术者确定截骨长度。根据胫骨全长 MRI T1 加权像结果，确定远端截骨横断面的位置在距离胫距关节面上 20mm 处，此截骨平面向近端 130mm 进行近端截骨。

3.3D 打印假体的形态来源于健侧 CT 扫描数据，远端假体面为 3D 打印骨小梁结构，具有促进骨生长的多孔网格结构。这种设计一方面可以使远端假体面和残留股骨的完美匹配，另一方面可以促进骨长入，实现假体的长期稳定。

4. 在假体远端钻孔，通过两枚拉力螺钉将假体和残留胫骨远端固定。同时，打印出残留胫骨远端的模型，根据它选择合适的钢板，调整钢板的长度和弧度，实现钢板和残留胫骨理想的贴附。如果髓内固定联合拉力螺钉固定不满意，可以配合钉板固定。

5. 柄的设计：近端髓内柄也选择 3D 打印结构，表面的骨小梁可以促进骨长入，实现远期稳定（图 8–7）。

五、术前准备

术前准备软轴式扩髓器、摆锯、线锯、钉板系统。假体与患者胫骨远端同框拍摄 X 线片做最后确认。

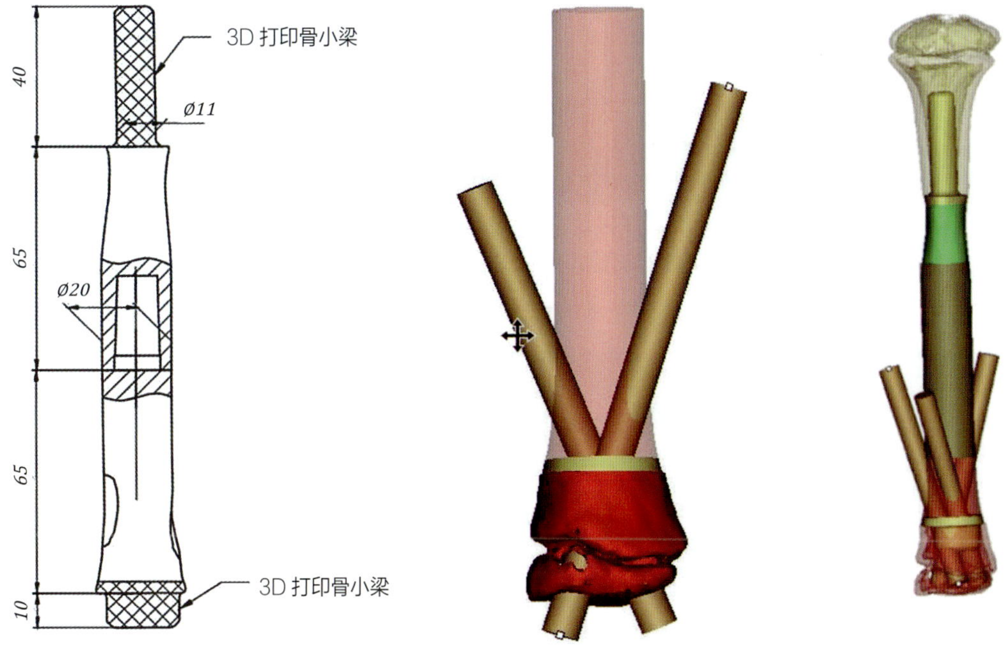

图 8-7　3D 打印胫骨中段假体图及假体模拟图
设计图中 Ø 代表直径；数值单位为 mm

六、术中情况

1. 体位：患者取仰卧位，左臀部垫高，使左大腿稍抬离床面，同时消除左下肢的外旋角度。患侧大腿、小腿和脚，都要按照无菌原则消毒、铺巾。使用无菌止血带控制出血（图 8-8）。

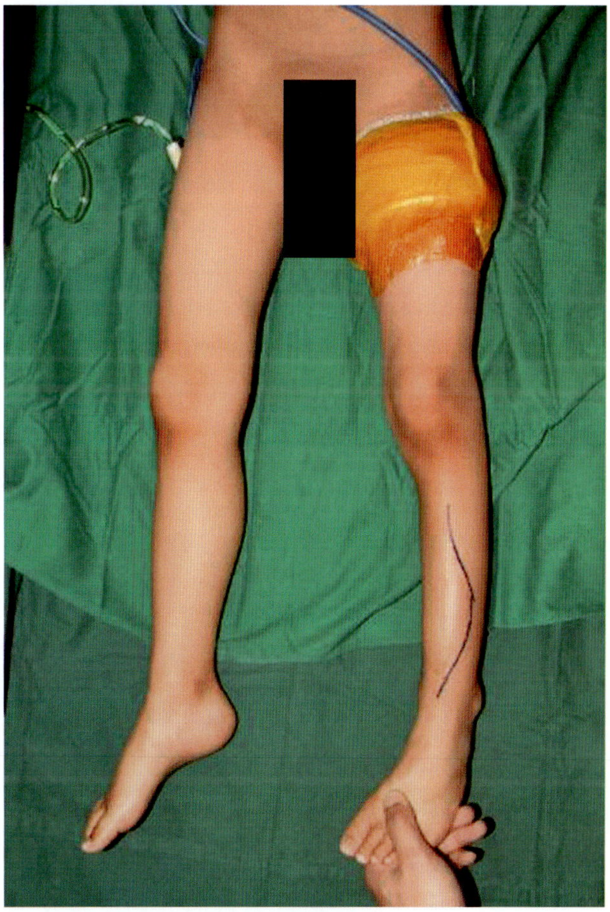

图 8-8　手术切口及体位

2. 肿瘤切除：沿小腿原手术瘢痕行前外侧切口。切开皮肤、皮下组织，游离皮瓣，切开深筋膜，探查可见肿瘤位于胫骨中下段，前方有软组织包块，游离胫前肌群肌腱，暴露胫骨骨面，按术前测量，于踝关节面以上 20mm 截断胫骨远端，再于截骨平面以近 130mm 截断胫骨近端，提起截骨端，切断残余肌肉附着，标本离体（图 8-9）。

3. 假体重建：刮除胫骨远端松质骨，使假体远端 3D 打印凸台嵌入满意，软轴式扩髓器扩大髓腔至 10mm，将近端假体插入，注意维持正常力线。复位胫骨远端，经预留钉道从假体向胫骨远端拧入螺钉 2 枚，C 形臂 X 线透视见螺钉穿过骺板，但未穿过关节面。取钛板 1 枚，经预留钉道将其固定于假体上，经钛板顶端向胫骨近端拧入锁定螺钉 1 枚以加强固定，防止假体旋转（图

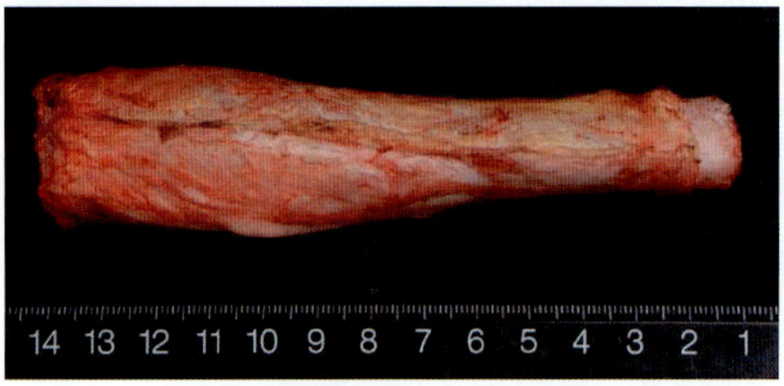

图 8-9 术中切除的肿瘤标本

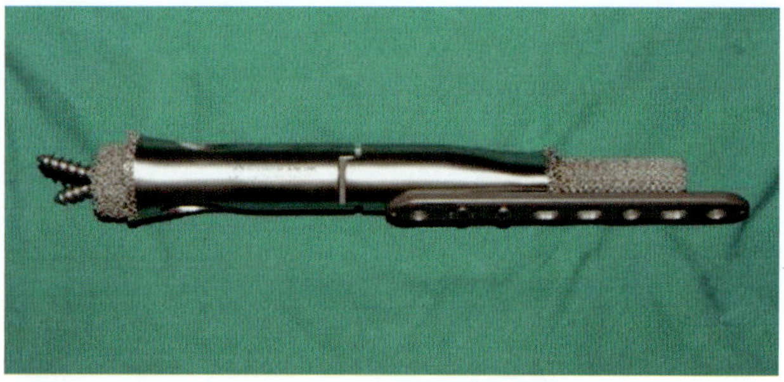

图 8-10 重建使用的假体

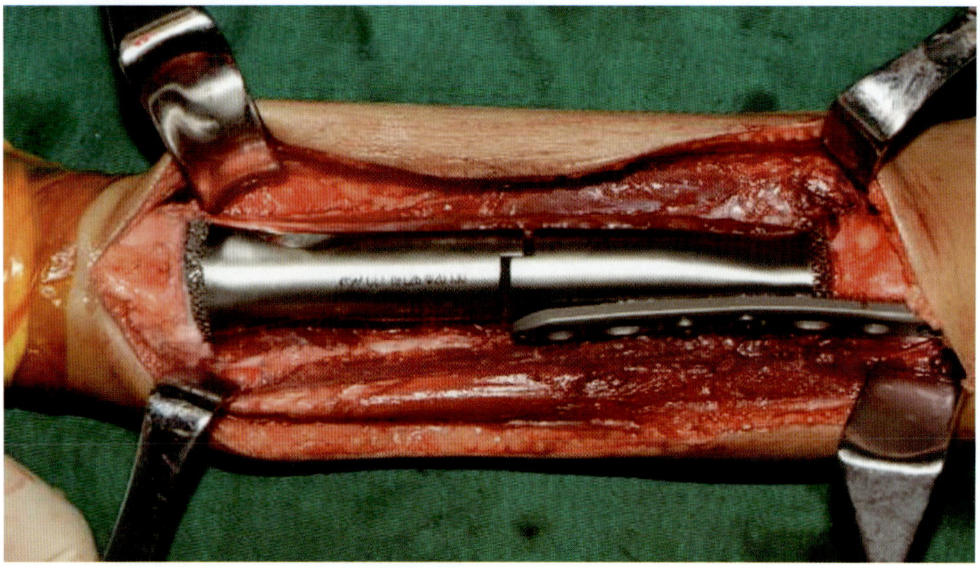

图 8-11 假体重建后

8-10，图 8-11）。

患者术后 X 线片示假体近端通过髓内柄和钉板联合固定，远端通过髓内柄和拉力螺钉固定（图 8-12）。

七、术后恢复

1. 术后早期（术后 2 周内）：术后将患肢适当抬高，可抬高至 30°，可以减轻水肿。可以使膝关节处于微屈位。患肢绷带加压包扎，预防性应用抗生素。切口在术后 2 周拆线。注意进行踝关节的主动和被动的屈伸练习，可以预防踝关节僵直，锻炼小腿肌肉力量，预防深静脉血栓。

2. 术后康复期：切口愈合后开始佩戴支具进行下床部分负重活动。6 周内负重 1/4 体重以内，6 ~ 12 周约 1/2 体重。12 周以后逐步完全负重。适当进行髋、膝关节的主动和被动活动，锻炼髋、膝关节的活动度和大腿的力量。

八、随访

术后 3 个月复查，X 线片显示假体固定良好，假体和胫骨远近端的接触面无骨质吸收（图 8-13）。

患者术后 12 个月随访复查，无瘤生存，下肢功能基本正常。复查 X 线片可见近端骨骺生长，远端骨 - 假体界面骨整合满意，假体无松动表现（图 8-14）。

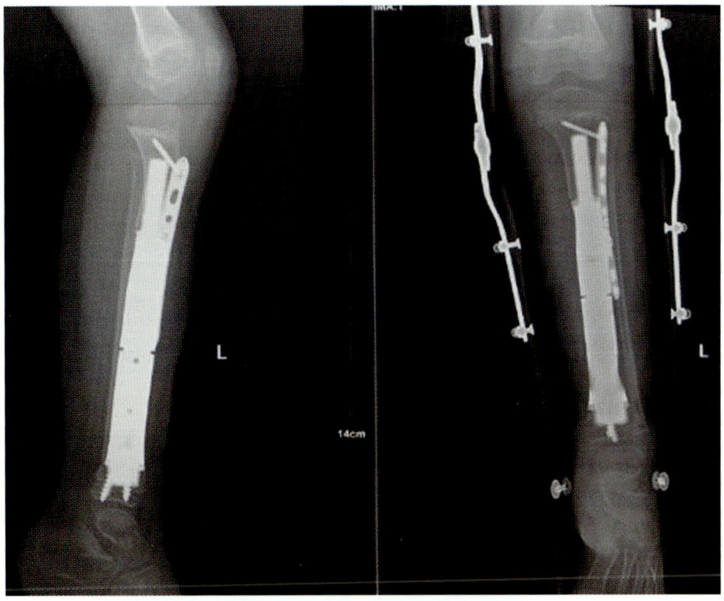

图 8-12　术后 X 线片

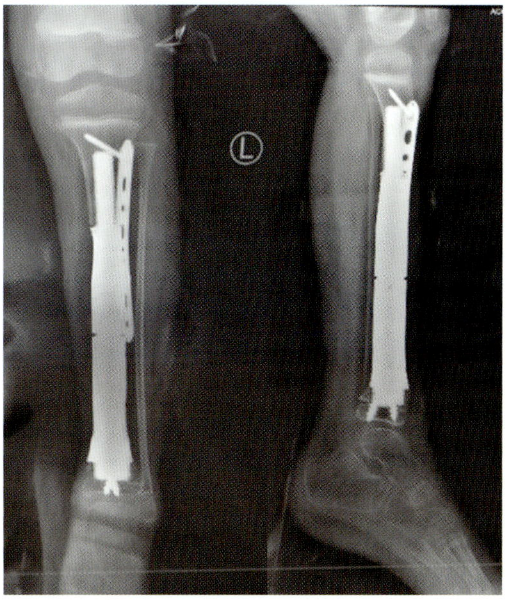

图 8-13　术后 3 个月复查 X 线片

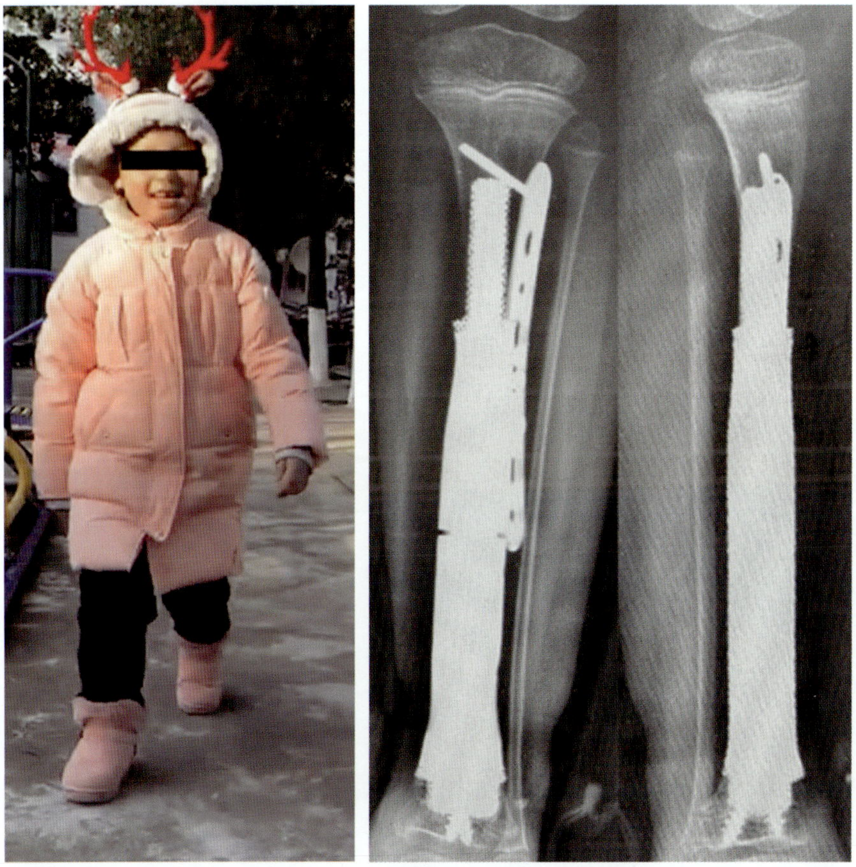
图 8-14　术后 12 个月随访所见及 X 线片

病例三　右胫骨中下段骨肉瘤

一、病史

患者男，19 岁，患者 4 个月前发现右小腿肿物，于当地医院行针刺、消炎治疗未见好转。后行穿刺活检，病理于我院会诊考虑骨肉瘤，给予 APMI 化疗。

二、影像学检查

行全身 PET–CT 检查，结果显示右胫骨中下段单发病变，无内脏转移。化疗后行 X 线及 MRI 检查提示病变位于右胫骨中下段，Enneking 分期为Ⅱ B（图 8–15）。

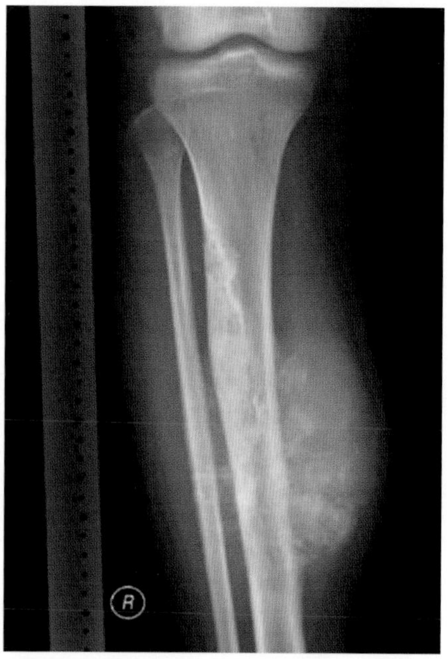

A

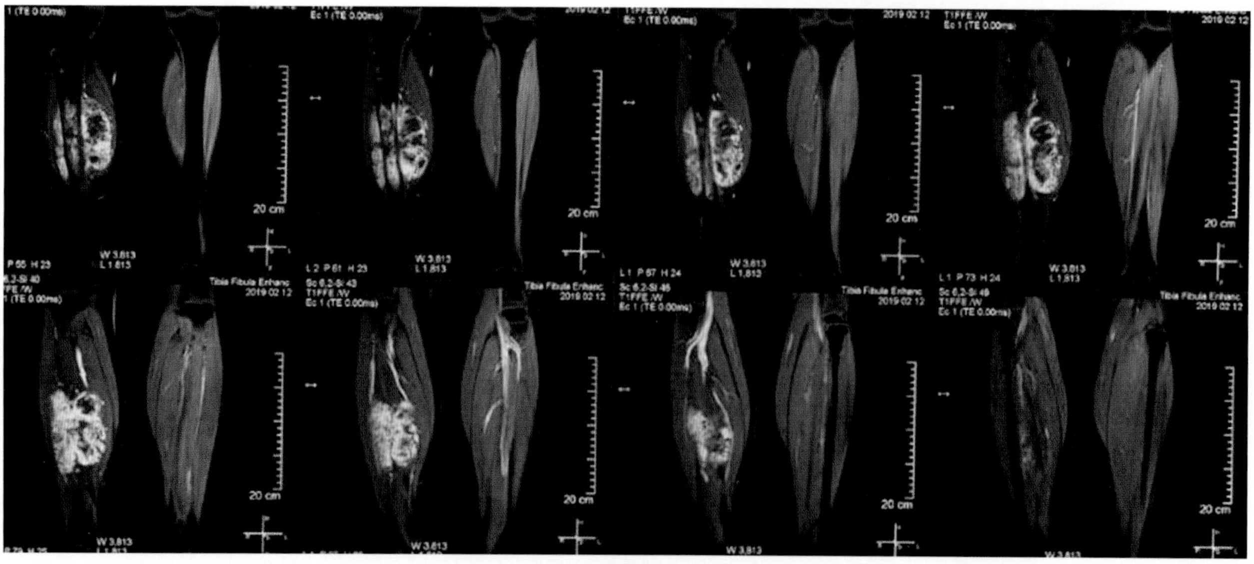

B

图 8–15　术前影像学检查

A.X 线片；B. 术前 MRI T1 加权像

三、手术计划

术前计划需考虑的问题包括：

1. 切除边界：患者肿瘤位于胫骨中下段，为原发肿瘤，远处无转移，因此需要行瘤段切除术，从而获得广泛的切除边界。肿瘤远端距离踝关节面有一定的距离，计划将保留踝关节。患者胫骨后方软组织包块较大，与胫神经和血管束关系密切，术前需要和患者及家属充分沟通，术中必要时行截肢手术。

2. 重建方式：假体近端通过髓内柄实现髓内固定，髓内假体柄为 3D 打印材料，表面为 3D 打印骨小梁结构，有利于骨长入，实现远期的稳定性。外侧配合钉板系统，增加假体的固定效果。胫骨远端保留关节面上 50mm 骨质，假体远端也采用 3D 打印髓内柄，同时配合钉板系统固定。

四、假体设计

1. 行左右双侧胫骨 CT 扫描，DICOM 数据发送工厂建模。

2. 根据 MRI 数据由术者确定截骨长度。根据胫骨全长 MRI T1 加权像结果，确定远端截骨横断面的位置在距离胫距关节面上 50mm 处，近端截骨横断面的位置在距离胫骨近端关节面下 50mm 处。

3. 3D 打印假体的形态来源于健侧 CT 扫描数据，远端假体面为 3D 打印骨小梁结构，具有促进骨生长的多孔网格结构。这种设计一方面可以使远端假体面和残留股骨的完美匹配，另一方面可以促进骨长入，实现假体的长期稳定。

4. 分别打印出残留胫骨近端和远端的模型，根据它选择合适的钢板，调整钢板的长度和弧度，

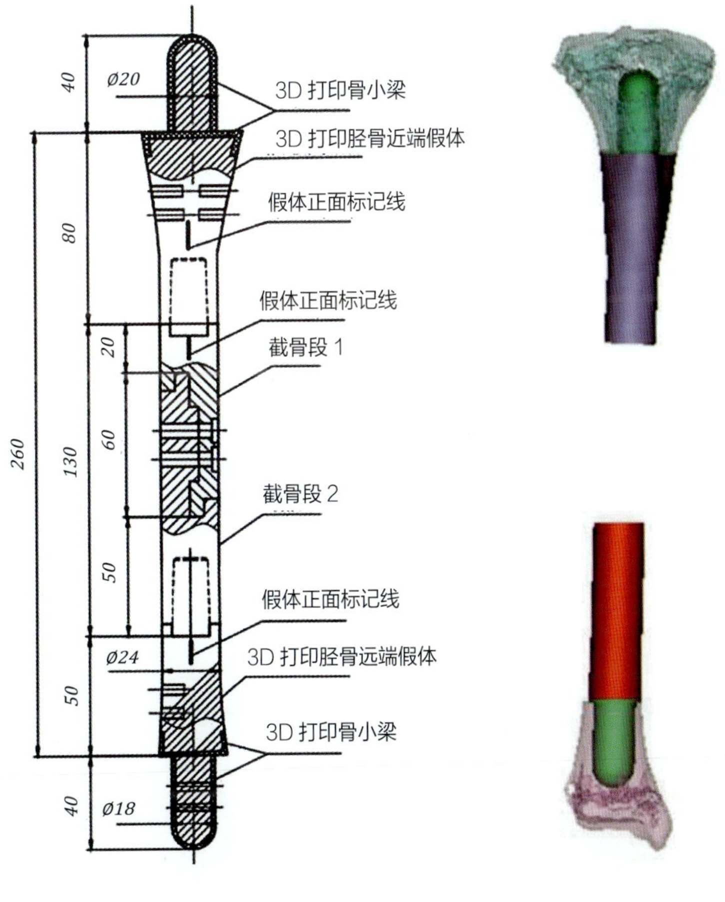

图 8-16　假体设计图及假体模拟图

设计图中 ø 代表直径；数值单位为 mm

实现钢板和残留胫骨理想的贴附。

5. 柄的设计：近端和远端髓内柄均选择 3D 打印结构，表面的骨小梁可以促进骨长入，实现远期稳定（图 8–16）。

五、术前准备

术前准备软轴式扩髓器、摆锯、线锯、钉板系统、血管标识带。假体与患者胫骨远端同框拍摄 X 线片做最后确认。

六、术中情况

1. 体位：患者取仰卧位，右臀部垫高，使右大腿稍抬离床面，同时消除右下肢的外旋角度。患侧大腿、小腿和脚，都要按照无菌原则消毒、铺巾。使用无菌止血带控制出血（图 8–17）。

2. 肿瘤切除：取右侧胫前纵向切口，梭形切除受累及的皮肤。逐层切开皮肤、皮下，将胫前肌群沿胫骨肿瘤前外侧小心剥离，内后侧将筋膜及胫后肌群与瘤骨表面分离，分离过程中注意保护肿瘤组织完整。小心游离肿瘤的血管和神经。于术前 MRI 及 CT 计算距离胫骨平台 50mm 处截断肿瘤上极，距离胫骨远端关节面上方 50mm 处截断瘤段下极，至此，瘤段离体（图 8–18，图 8–19，图 8–20，图 8–21）。

3. 假体重建：使用定制型假体，首先安装近端假体，应用钢板将假体与胫骨近端固定，后选取直径为 18mm 远端假体柄，应用钢板将远端假体固定于胫骨远端骨，保证力线，将腓骨截断，复位假体，C 形臂 X 线透视下钢板与假体位置满意，螺钉长短合适。

患者术后 X 线平片显示假体近端和远端分

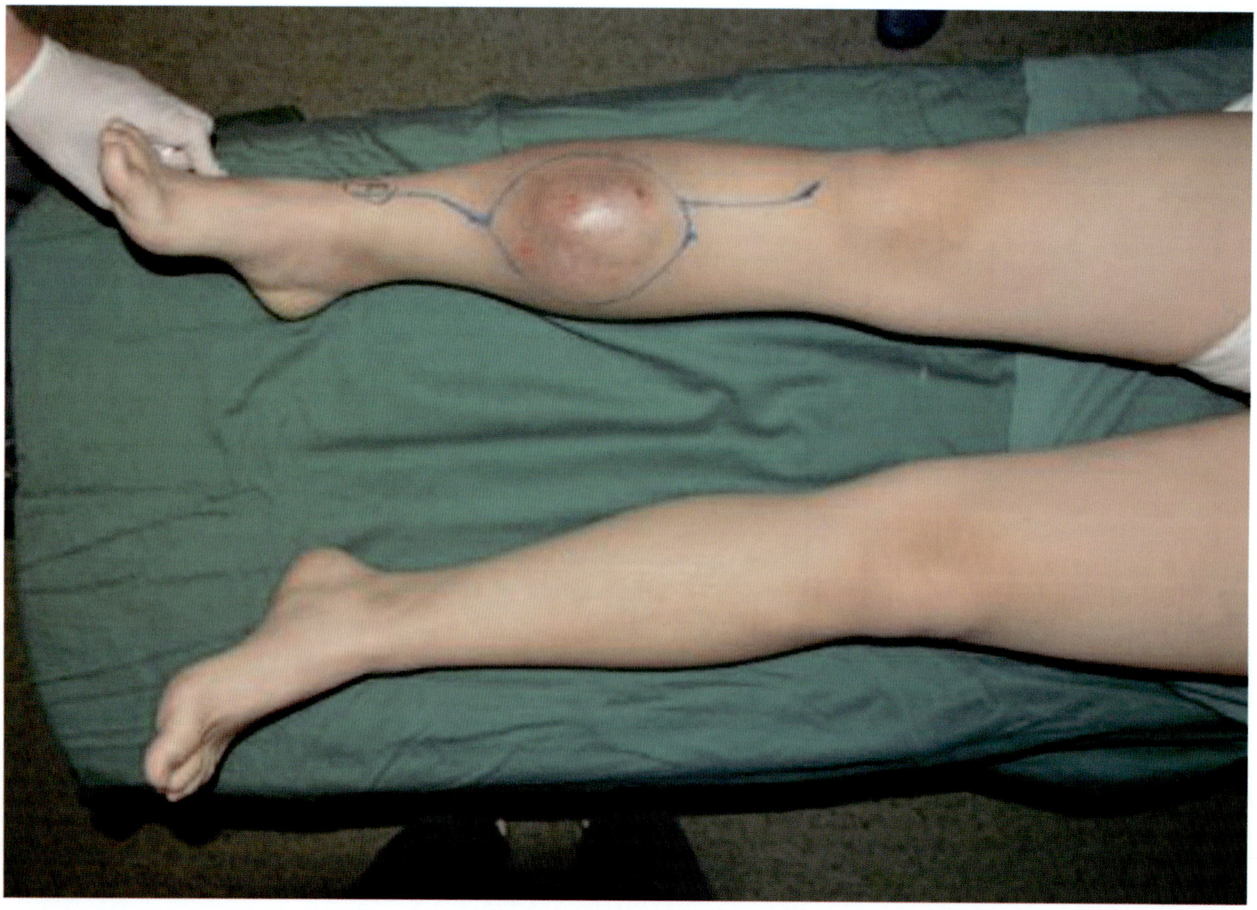

图 8–17 手术体位及切口

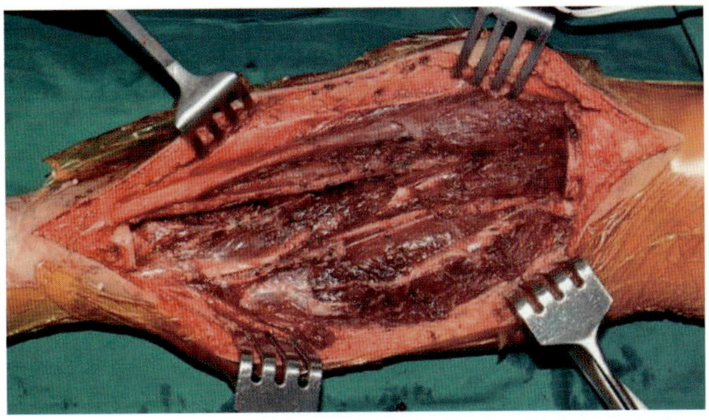

图 8-18　肿瘤切除后大体像

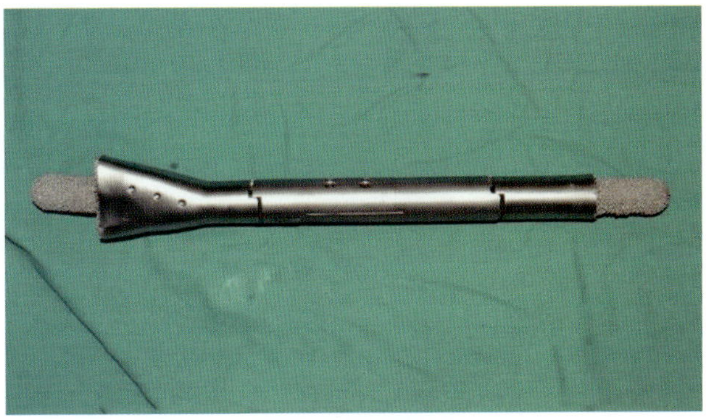

图 8-20　假体

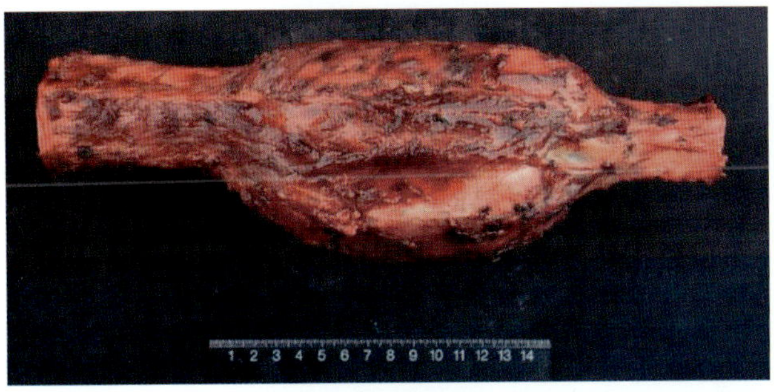

图 8-19　切下的肿瘤标本

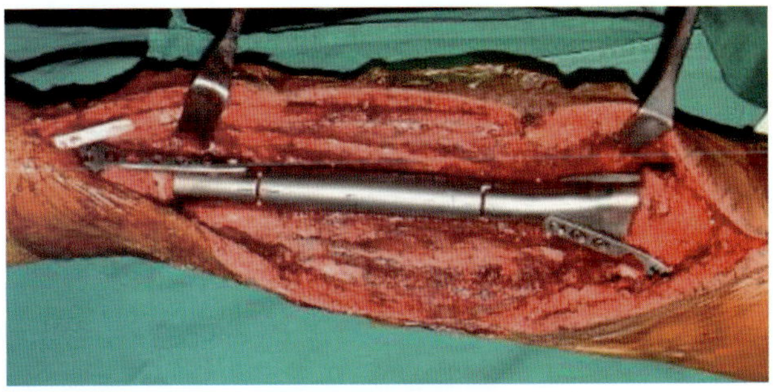

图 8-21　重建后大体像

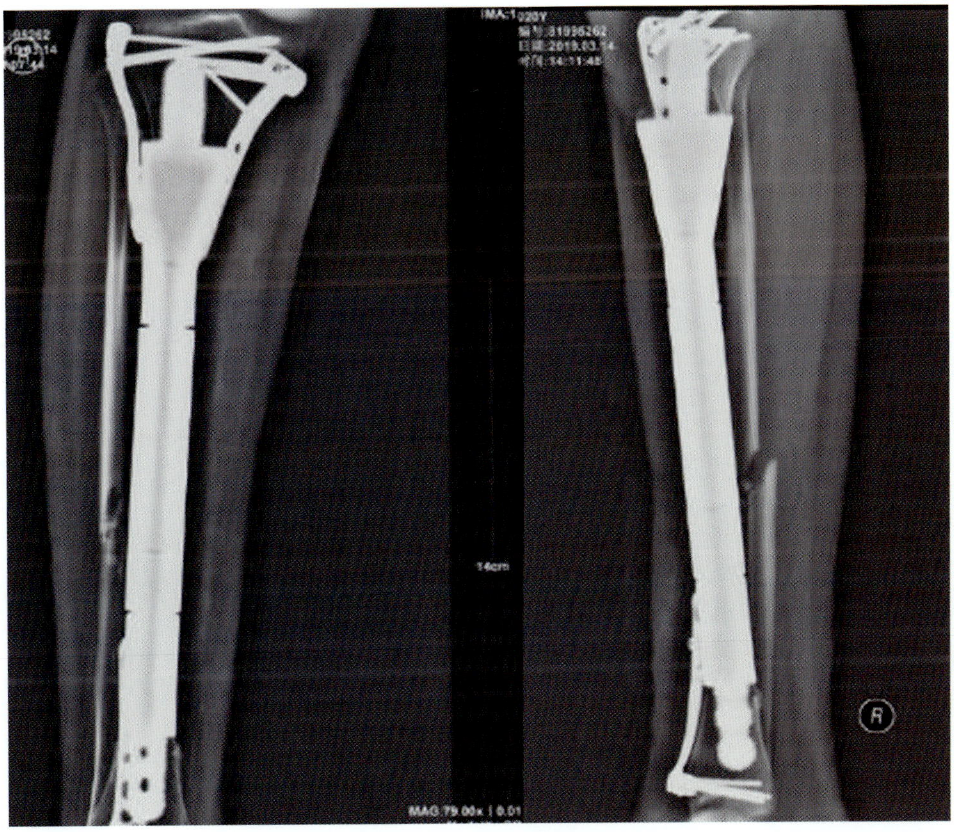

图 8-22　术后 X 线片

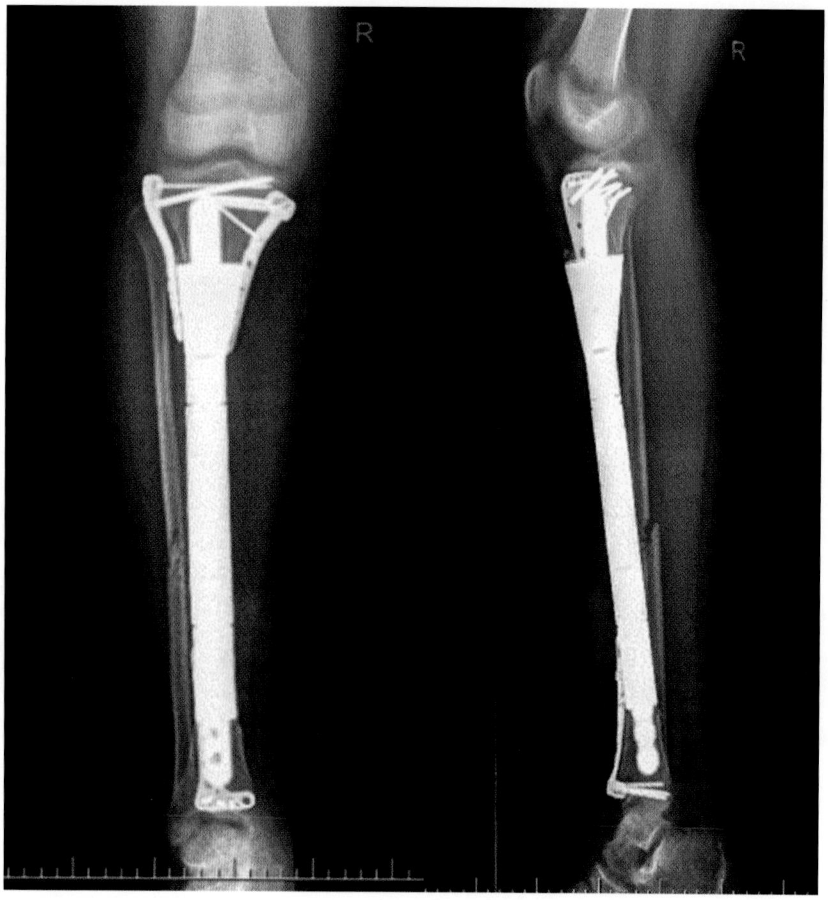

图 8-23 术后 3 个月复查胫骨正侧位 X 线片

别采用 3D 打印髓内柄和钉板系统进行固定，假体和残留的胫骨接触紧密（图 8-22）。

七、术后恢复

1. 术后早期（术后 2 周内）：术后将患肢适当抬高，可抬高至 30°，可以减轻水肿。可以使膝关节处于微屈位。患肢绷带加压包扎，预防性应用抗生素。切口在术后 2 周拆线。注意进行踝关节的主动和被动屈伸练习，预防踝关节僵直，锻炼小腿肌肉力量，预防深静脉血栓。

2. 术后康复期：切口愈合后开始佩戴支具进行下床部分负重活动。6 周内负重 15kg 以内，6 ～ 12 周约 30kg。12 周以后逐步完全负重。适当进行髋、膝关节的主动和被动活动，锻炼髋、膝关节的活动度和大腿的力量。

八、随访

患者术后 3 个月复查胫骨正侧位 X 线片如图 8-23 所示。

病例四 右胫骨远端骨肉瘤复发

一、病史

患者男性，11 岁，右小腿下段疼痛 1 月余，行走后加重，于当地医院就诊考虑为骨囊肿，行病灶刮除植骨术，术后病理回报动脉瘤样骨囊肿。初次术后 4 个月再次出现小腿疼痛，就诊于当地医院复查考虑肿瘤复发，再次行病灶刮除无水酒精灭活术，术后病理回报毛细血管扩张型骨肉瘤。后转入我院行术前化疗及手术治疗。

体格检查：右小腿中下段可见手术瘢痕，愈合好，无红肿，皮温不高，轻压痛，余无异常。

二、影像学检查

患者术前行 X 线片检查，提示右胫骨骨肉瘤术后复发，右胫骨远端可见膨胀性骨质破坏，局部以溶骨为主，可见骨膜反应（图 8–24A）。患者术前行 CT 检查提示右胫骨远端呈膨胀性改变，内见软组织密度填充，胫骨右前部局部骨质缺如，增强扫描可见轻度不均匀强化区，内见散在多发无强化区（图 8–24B）。术前 MRI 提示右胫骨中下段呈膨胀性改变，范围 31mm × 20mm × 90mm，其内信号欠均匀，呈不均匀长 T1、长 T2 表现，增强扫描病灶内可见多个环状、条状强化影（图 8–24C）。

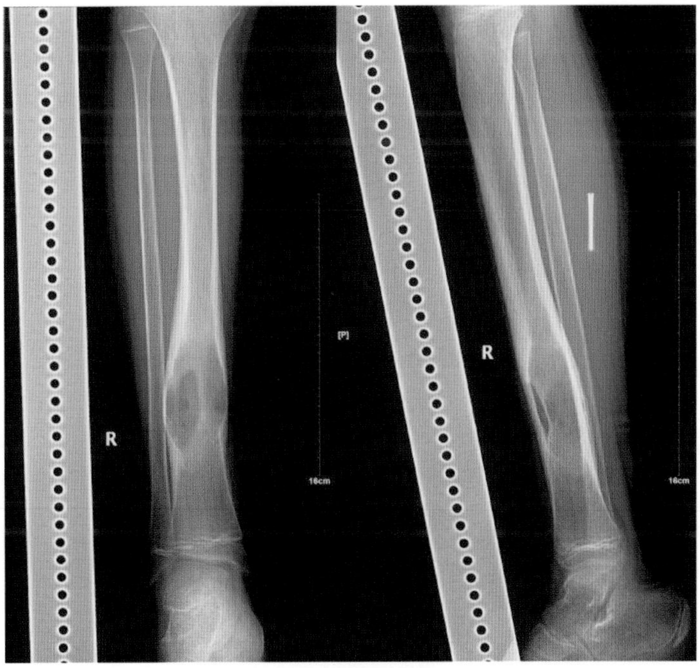

A

图 8–24 术前影像学检查

A. 术前 X 线片

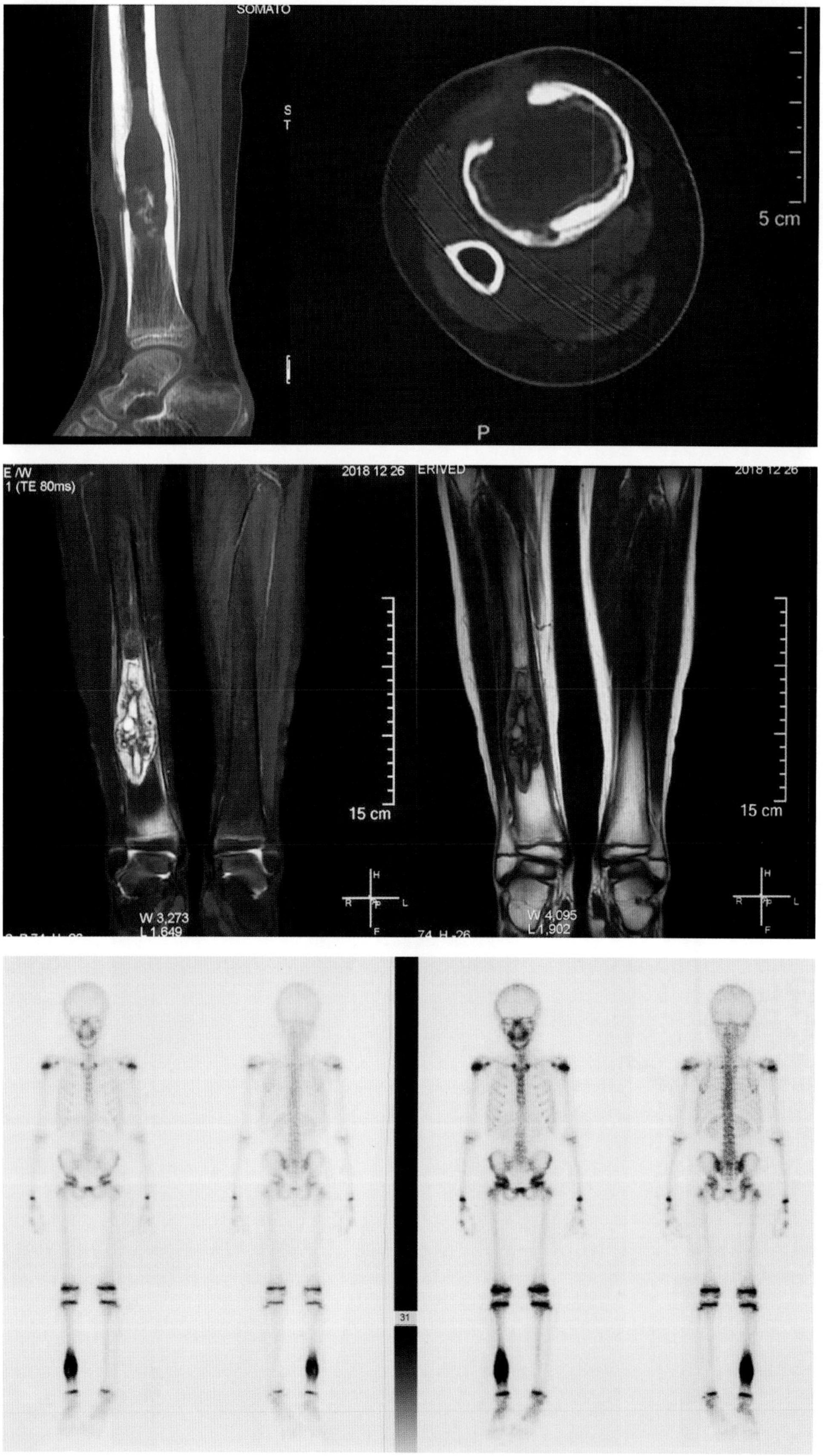

B

C

D

图 8-24（续） 术前影像学检查

B. 术前 CT；C. 术前 MRI；D. 术前骨显像

患者骨显像检查提示单发病变，右胫骨中远端血运异常灶，复合骨肉瘤改变；余骨未见明确异常表现（图 8-24D）。

三、手术计划

1. 能否保留踝关节：病变位于胫骨中下段，肿瘤下极保留 10mm 安全距离后距离踝关节面 40mm。如可以保留关节面则可避免踝关节融合，能更好地保留踝关节功能。但远端可保留胫骨长度较短，通过常规方法无法满意固定。

2. 重建方式：保留远端约 4cm 胫骨，为了达到最稳固的融合效果，术者在假体远端设计一个突起的半球形，可插入胫骨残端髓腔，半球表面为 3D 打印骨小梁界面，可以增加 3D 打印骨长入接触面以达到稳定。假体体部为钴铬钼合金以增强假体强度，近端为组配式骨水泥柄，以骨水泥形式与近端胫骨髓腔固定。远端依靠钢板固定假体与远端残存胫骨，提供早期固定，提供假体远端骨长入的时间。

四、假体设计

1. 行左右双侧胫骨 CT 扫描，DICOM 数据发送工厂建模。

2. 根据 MRI 数据由术者确定截骨长度。根据胫骨全长 MRI 轴位、冠状位的 T2 加权像结果，本例截骨横断面的位置在距离肿瘤病灶上下极 1cm 处。

3. 假体体部为钴铬钼合金以增强假体强度，假体远端骨接触面及半球形表面为 3D 打印骨小梁界面以便实现骨长入。因患肢病变部位膨胀，周径较正常骨质大，故假体数据、各关节面形态的设定需将对侧胫骨数据进行镜像反转。

4. 胫骨周径均匀缩减 10%，内踝尽量做薄以利于软组织覆盖。假体长度应与术前设计的假体长度一致。

5. 钉道设计：术前将适当长度胫骨远端解剖型钢板发给工程师，工程师依据钢板钉孔距离于假体上横向制作钉道，以便固定钢板。特别要注意解剖型钢板最远端横向固定于残存胫骨的螺钉要在半球形柱状设计结构以远，要拧入骨质，避免在远端螺钉拧入过程中被半球形结构阻挡（图 8-25）。

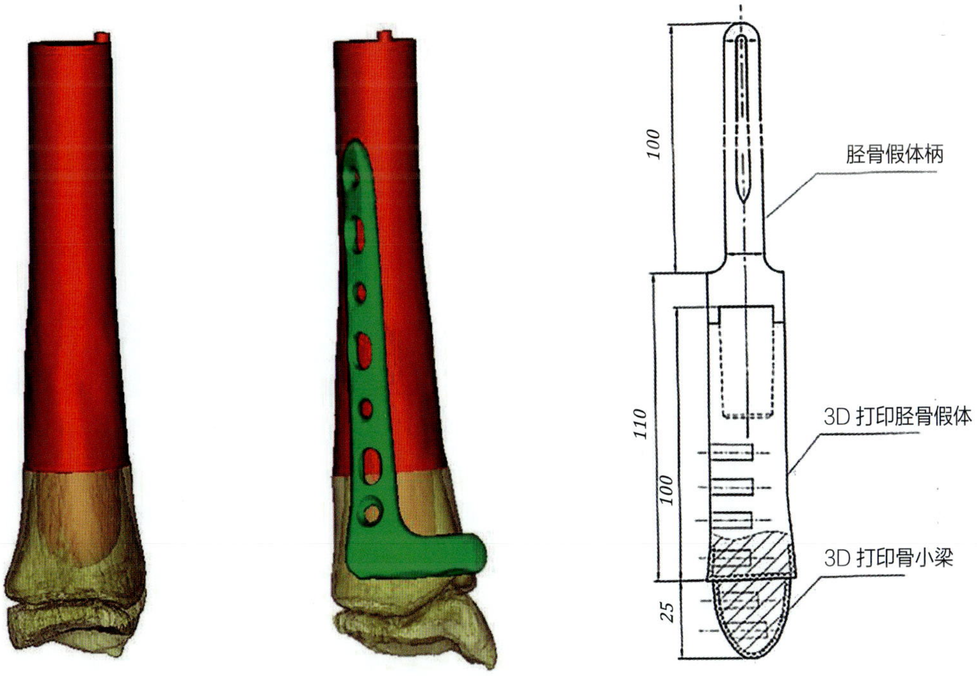

图 8-25 术前假体设计图
设计图中数值单位为 mm

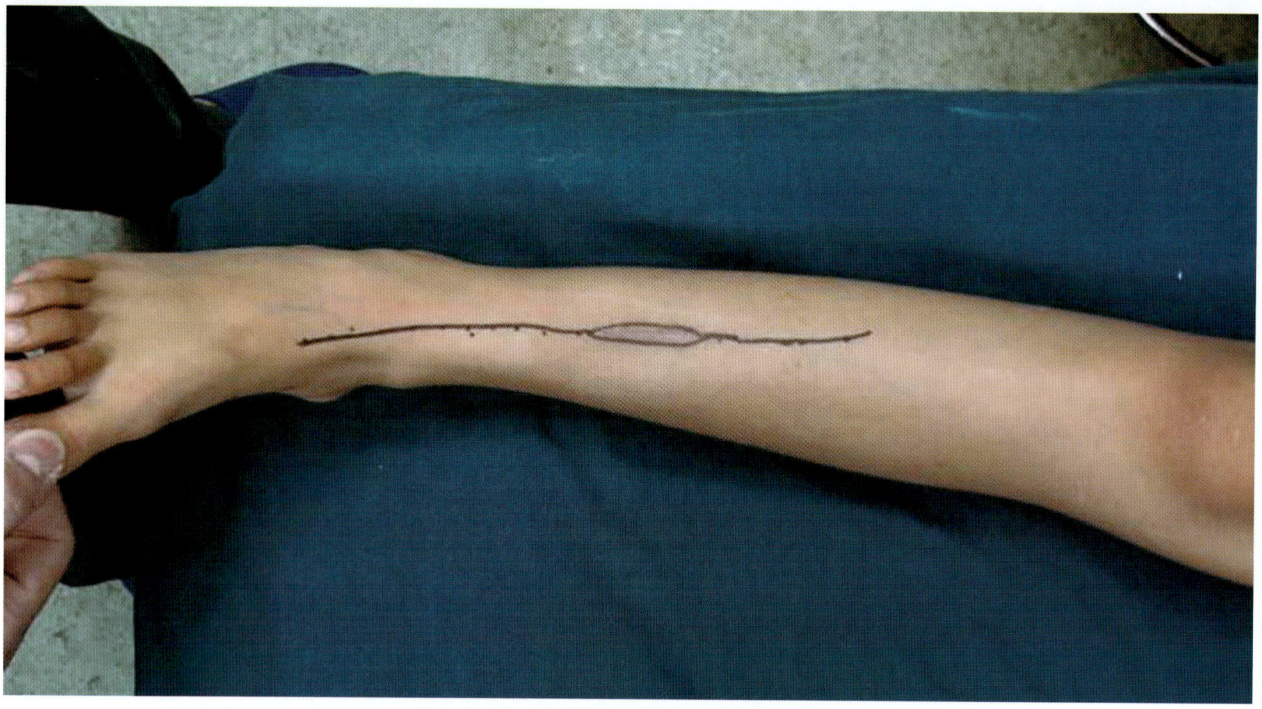

图 8-26 体位及手术切口

五、术前准备

术前准备软轴式扩髓器、电钻、摆锯、线锯、假体及钢板所需专用器械。此外最好预先准备生物重建或旷置所需物品，以备不时之需。

六、术中情况

（1）体位：患者取仰卧位，臀部下方垫薄垫，患肢使用台下止血带，患肢全长消毒铺巾。患肢自大腿根部至足部尤其脚趾缝隙中都要严格按照无菌原则消毒、铺巾（图 8–26）。

（2）胫骨远端瘤段切除：患肢取胫骨前方直切口，梭形切除活检口后继续向下方偏向内踝。切开皮肤皮下及深筋膜，自胫骨表面向外侧剥离胫前肌群显露胫骨下段。分别在距离胫距关节面 40mm 和 160mm 处截断胫骨，轻提瘤段，注意保护胫前后血管主干，注意保护各伸趾肌腱的完整性（图 8–27）。

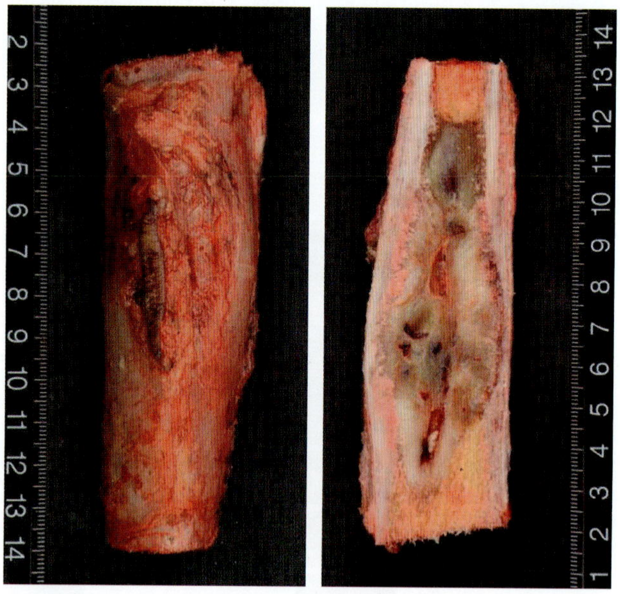

图 8-27 手术标本大体像

（3）假体重建：截断腓骨后，首先置入假体，内旋或外旋假体，找到钢板最佳贴附位置，标注假体及残余胫骨相对位置。取出假体，首先按标记好的位置骨水泥固定假体近端，牵引胫骨远端将半球形柱状突起插入胫骨残端髓腔，复位假体，钢板固定假体与远端残余胫骨（图 8–28，图 8–29）。

患者术后复查 X 线片示关节对位良好，钢板固定牢固（图 8–30）。

七、术后恢复

在术后早期，控制肢体肿胀很重要。患者抬高患肢，弹力绷带轻度加压包扎，早期可使用甘露醇或七叶皂苷钠等进行脱水治疗。引流管在 3 ～ 4 天后拔除。

术后可以活动脚趾、髋关节与膝关节，术后 2 周可佩戴支具和（或）拄拐进行患肢非负重下地运动。术后 6 周可以开始部分负重，由 5kg 开始，逐渐增加。术后 3 个月复查 X 线片，根据假体与胫骨融合情况确定进一步康复计划。

八、随访

患者术后 6 个月脱拐行走，无瘤生存，复查 X 线片，踝关节对位良好，螺钉无松动及断裂，钢板固定无松动，功能良好（图 8–31）。术后 2 年患者跑跳自如，踝关节背伸、跖屈正常（图 8–32）。

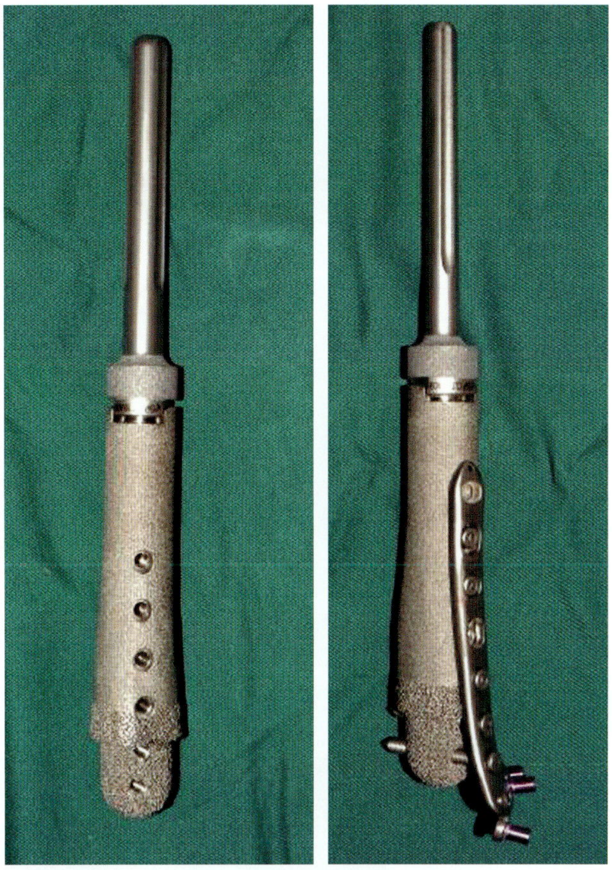

图 8–28　3D 打印胫骨中段肿瘤型假体

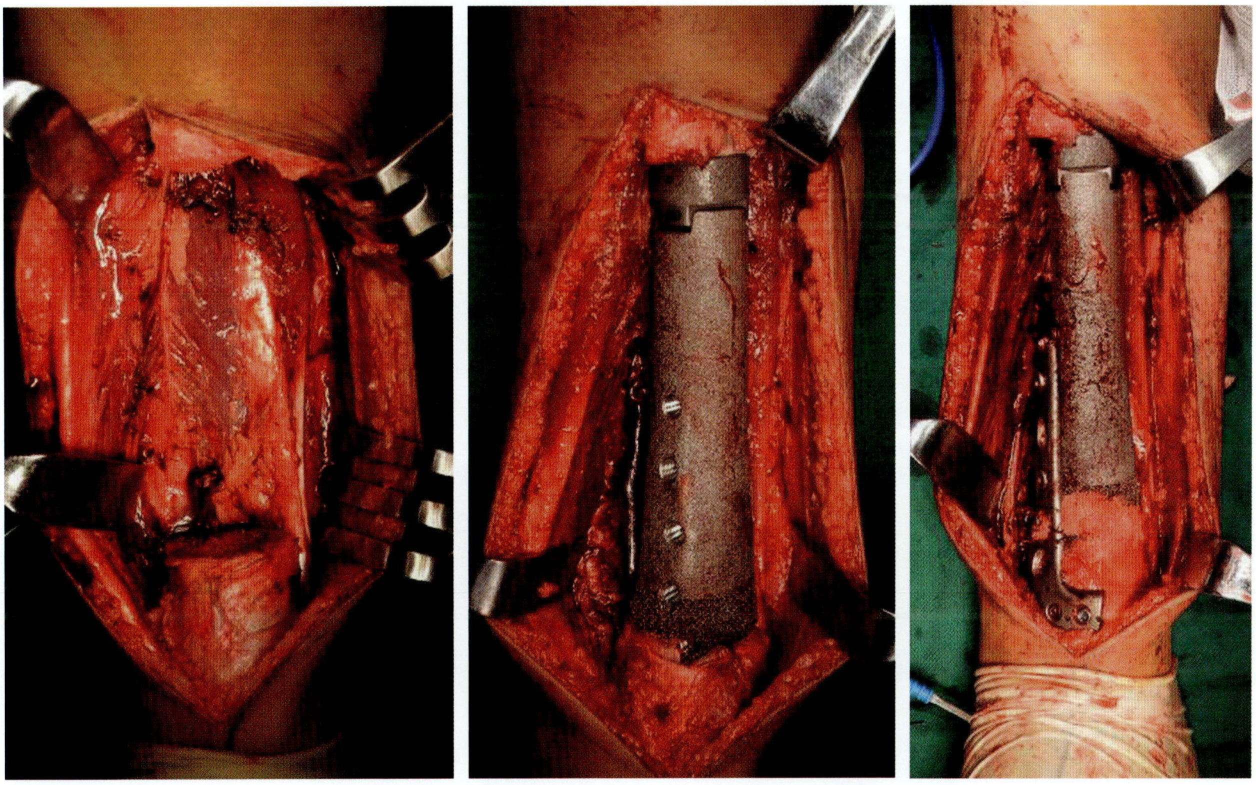

图 8–29　术中完整切除肿瘤，植入中段假体，钢板辅助固定

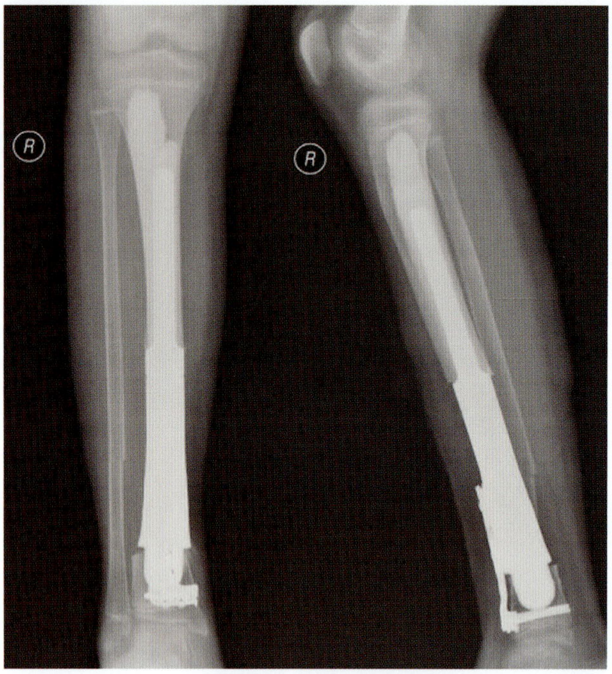

图 8-30 术后 X 线片

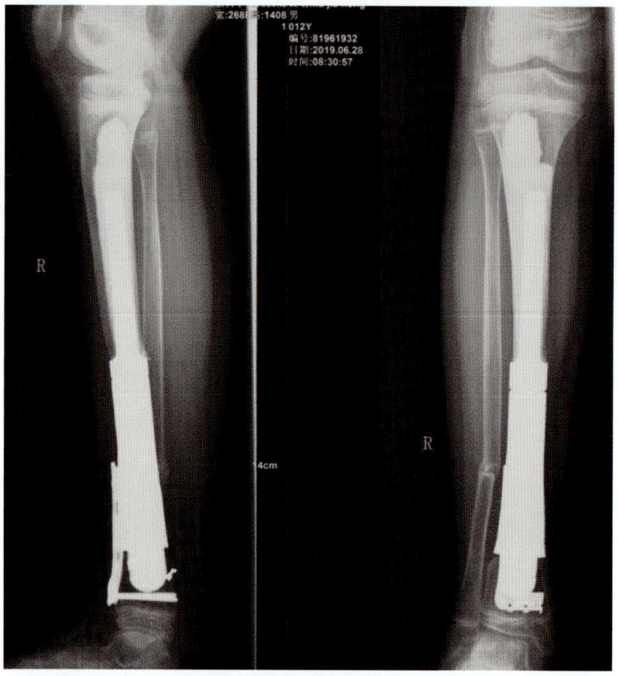

图 8-31 术后半年复查 X 线片

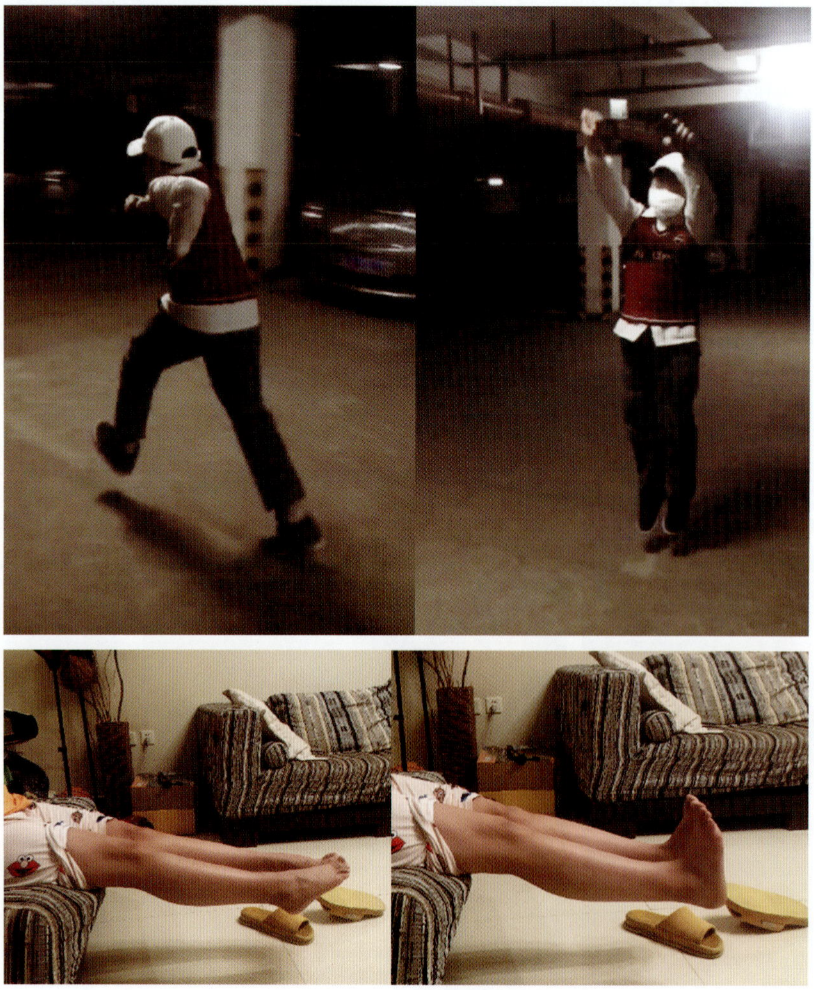

图 8-32 术后功能像

诊疗体会

对于胫骨中段的肿瘤，如果可以保留膝关节以远和踝关节以近 20mm 的正常骨质，则可以选择 3D 打印假体进行重建。假体远端 3D 打印骨小梁界面具有促进骨长入的多孔网格结构，为假体的长期稳定提供帮助。

3D 打印胫骨中段假体设计和手术应注意以下问题：

（1）安全手术边界的确定。若截骨太长，则剩余胫骨远端太短，难以固定，若截骨太短，则安全手术边界不够，因而需在 MRI 加权像和 CT 检查结果上反复测量以确定合适的截骨长度。

（2）3D 打印胫骨假体的形态来源于患侧 CT 扫描数据，若患侧骨质破坏严重，则需将对侧胫骨数据进行镜像反转。假体外径应以胫骨周径等比缩减 10%，以利于软组织覆盖。

（3）固定方式的选择：髓腔残留较长的时候可以使用骨水泥固定。另一端假体界面可设计为圆柱形、半球形或平面的 3D 打印界面 + 交叉螺钉固定 + 钢板固定。根据笔者经验，即使 3D 打印假体柄较短，但在实现早期稳定，维持正常力线后，压应力会刺激骨长入，增加 3D 打印金属骨小梁面积可提高骨整合效率。

（4）使用钢板辅助固定有利于增加稳定性，但对于儿童人群，过多使用钢板会增加局部软组织张力，不利于伤口愈合。

（5）对于儿童人群，当胫骨远端骨骺被阻滞时，应同时阻滞腓骨远端骨骺，避免因腓骨继续生长引起的踝关节内翻。

（6）腓骨作为内在的支撑架，对维持踝关节的稳定性十分重要，因而在切除肿瘤和安装假体时尽量不要截断腓骨。

（7）要做好精确的术前计划，包括截骨的位置、钢板螺钉固定的位置和数量。术中要严格执行术前计划，如果截骨位置发生变化，则会造成假体远端界面与残留胫骨的匹配不良，导致固定失败。必要时，术中进行 C 形臂 X 线透视确定关节面和截骨线位置。

（8）假体固定时，要先固定近端髓内假体柄，再复位远端，调整内旋外旋角度，再进行近端钢板固定。

（9）术后充分引流，逐渐增加患肢负重锻炼。

第九章 3D 打印胫骨远端肿瘤型踝关节融合假体

胫骨下段恶性骨肿瘤的保肢治疗始终是骨肿瘤外科领域的难点。由于胫骨下段局部软组织覆盖较差，加之复杂的血管神经和肌腱等解剖结构，膝下截肢术曾是胫骨下段恶性骨肿瘤临床治疗的首选术式。随着新辅助化疗和外科技术发展，有学者开始尝试应用大段异体骨、自体瘤骨灭活再植、腓骨移植等技术实施保肢治疗，但术后并发症发生率较高，深部感染、踝关节不融合、骨折等问题最终常导致保肢失败。胫骨下端恶性骨肿瘤切除后，修复重建的效果主要取决于两点：一是重建的缺损段要与自体骨整合为一体，并可以长期使用；二是重建的缺损段要有足够的力学强度以维持下肢负重行走。

近年来，3D 打印技术为个体化、定制型人工假体的加工带来了技术上的进步，3D 打印人工假体的技术优势主要体现在两个方面，一是适形匹配，二是骨整合功能。对于胫骨远端的修复重建来说，3D 打印技术提供了一个较为理想的策略。通过 3D 打印可以制作出大小、形状匹配的胫骨下段缺损，在与距骨的接触界面上可以制作出供骨长入的金属骨小梁结构，最终实现与自体距骨骨性融合。

北京大学人民医院对 8 例胫骨远端恶性骨肿瘤患者实施了瘤段切除 + 胫骨远端 3D 打印肿瘤型踝关节融合假体植入术，取得了良好的临床效果。平均随访 15.6 个月，假体远端与距骨均实现完全融合，平均融合时间 4.3 个月。随访期内未见肿瘤复发、未出现伤口并发症和假体松动。患者半年内可佩戴支具行走，以后无须辅助措施即可正常行走。MSTS−93 评分 24 ～ 27 分（平均 25.3 分，84.2%）。

病例一　左胫骨中下段骨肉瘤

一、病史

患者女性，8 岁，因“左下肢疼痛伴肿胀 4 月余”收入院。4 月余前出现左小腿疼痛伴肿胀，就诊外院，行左小腿磁共振增强扫描检查提示“左胫骨中下段病变”。行穿刺活检术，病理考虑骨肉瘤。行 APMI 化疗。化疗后症状缓解，肿瘤较前缩小。

体格检查：左小腿远端轻度肿胀，局部皮温正常，未见浅表静脉曲张。肿胀处可触及质硬肿物，边界较清、不能推动，无压痛。左足感觉、运动、血运正常。

二、影像学检查

入院行带标尺的左侧胫腓骨 X 线片、左侧胫腓骨磁共振增强扫描、双侧胫腓骨 CT 增强扫描。X 线片显示左胫腓骨中下段成骨性病变，可见骨膜反应，病变远端达骺板。MRI 及 CT 显示左胫骨中下段肿瘤，边界尚清晰（图 9–1）。

全身骨显像提示左胫骨单发病变。肺部 CT 未见异常。

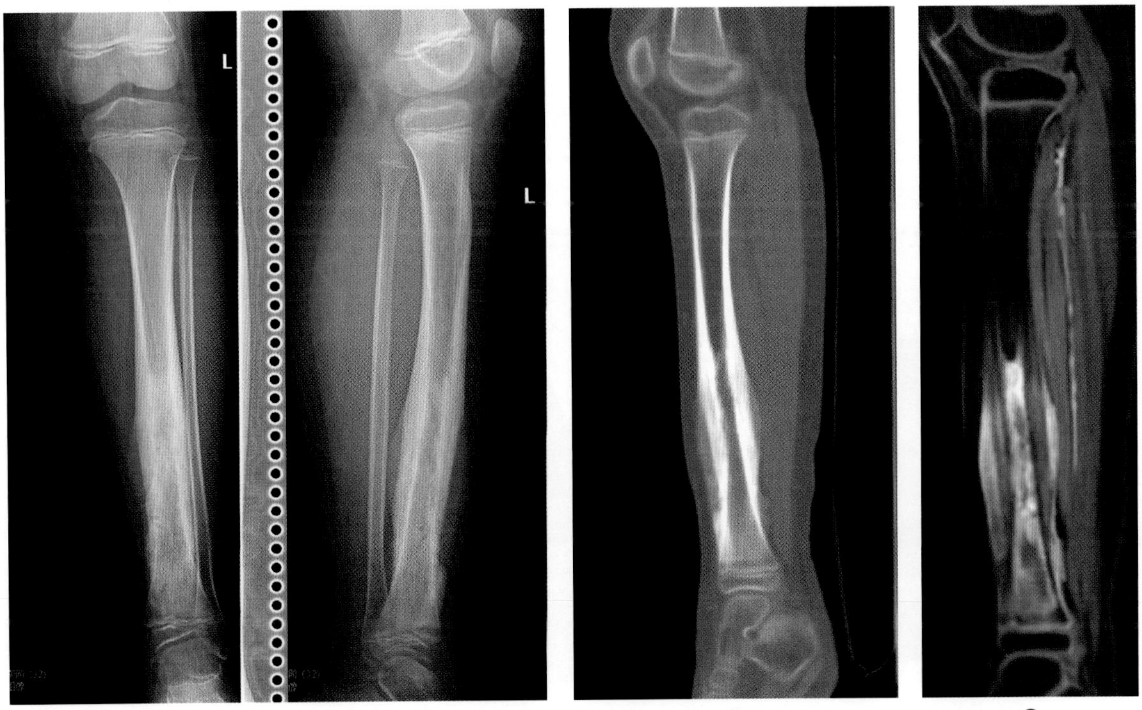

A　B　C

图 9–1　术前影像学检查

A.X 线片；B.CT；C.MRI

三、手术计划

1. 切除边界：肿瘤位于胫骨远端，病变下极达骺板，上极达胫骨上 1/3，经化疗后肿瘤包块边界较清晰，未累及胫后血管神经束，考虑存在保肢条件。由于下极已达骺板，为获得满意的边界，需将胫骨中下段全切除（包括踝关节），腓骨未受累，可以保留。

2. 重建方式：胫骨远端骨缺损的重建方式可分为生物重建和假体重建两大类。生物重建包括自体骨移植 + 内固定、异体骨 + 自体腓骨移植 + 内固定、瘤骨灭活再植 + 自体腓骨移植 + 内固定；假体重建方面，可设计为踝关节融合假体或全踝关节假体。对于该患者，有下面几点考量：

（1）由于肿瘤切除后踝关节关节囊及周围韧带大多被一并切断，唯有踝关节融合方能提供良好的稳定性；

（2）虽然患者骨骼未成熟，但对于该部位的骨缺损，目前无法使用带有延长功能的重建方式（如骨骺移植、可延长假体或髓内钉）；且预计由于胫骨远端骨骺丢失的生长高度不超过 3cm，故无须考虑下肢不等长问题。

（3）生物重建及假体重建均能实现踝关节融合。但使用生物重建，存在骨不愈合、骨折、内固定失败的风险，且对于儿童，胫骨远端软组织包裹能力有限，过多的内固定物会造成伤口愈合问题甚至感染。另一方面，使用 3D 打印定制假体，既能根据患者胫骨数据制作假体，使踝穴完全匹配，又能通过多孔骨小梁结构实现踝关节融合，还能省去髓外固定带来的软组织覆盖问题。因此，术者使用 3D 打印肿瘤型踝关节融合假体。

四、假体设计

1. 行双侧胫腓骨 CT 扫描，并将 DICOM 数据发送工厂建模，使用对侧胫骨的数据作镜像转换。

2. 截骨计划：根据 MRI 和 CT 结果，在踝关节线以上 180mm 截骨。

3. 假体分成 3 部分：近端假体柄、中间缺损段、远端融合段。近端假体柄通过 3D 打印技术生产，表面具有多孔骨小梁结构；中间缺损段为机械加工生产；远端融合段通过 3D 打印技术生产，踝穴表面及下胫腓关节面均有多孔骨小梁结构（图 9–2）。

4. 远端融合段长 60mm，踝关节面与自身胫骨一致，但假体内踝的形状需设计为平滑曲线，避免正常内踝突起引起伤口问题。假体留有 3 个钉道用于进行胫距融合或胫距跟融合。其中内侧后方有一个钉道可通过假体拧入距骨颈中，模拟“本垒打”螺钉。

5. 根据 CT 和 MRI 的测量数据，近端假

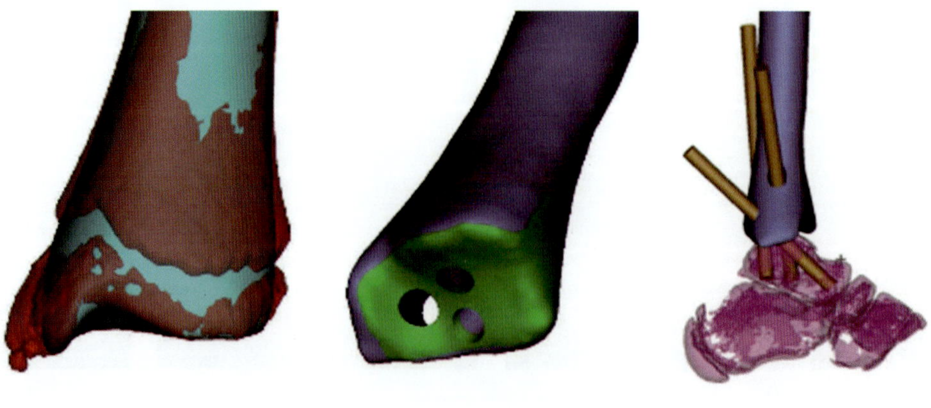

图 9–2 假体模拟重建和设计图

体柄制作 3 个规格，长为 50mm，直径分别为 13mm、14mm、15mm，由于预测剩余髓腔较短，因而通过骨水泥固定难以实现有效固定，故采用生物固定，将假体柄设计为带有多孔骨小梁结构。然而，单纯生物固定在早期难获得足够的抗旋转能力，故在近端外侧辅以钢板固定。在假体柄的缺损段（90mm）上预留 2 个钉孔用以固定钢板。

6．中间缺损段备用 30mm 和 40mm 两个长度，最终总重建长度分别 180mm、190mm。

五、术前准备

术前准备软轴式扩髓器、电钻、摆锯、线锯、假体及钢板所需专用器械。假体与患者胫骨远端同框拍摄 X 线片做最后确认。此外最好预先准备生物重建或旷置所需物品，以备不时之需（图 9–3）。

六、术中情况

体位：患者取仰卧位。

肿瘤切除：取前入路，切口起自胫骨嵴外侧、踝关节线以上 20cm，延胫骨纵轴向远端延伸至踝穴中点。切开皮肤，游离皮瓣，切开深筋膜，游离胫前肌腱并牵开，暴露胫骨前方及踝关节。切开踝关节前关节囊，按术前测量，于踝关节线以上 180mm 截断胫骨。提起截骨端，切开骨间膜，游离后方肌肉附着，切开下胫腓关节、内踝韧带及后方关节囊，肿瘤离体。

假体安装：使用骨刀去除距骨的关节软骨。提起胫骨截骨端，轻度扩大髓腔。体外组装假体，将假体打入近端髓腔内，复位踝关节并维持于中立位，通过预留钉道经假体向距骨拧入螺钉固定。取上肢重建钢板一枚置于胫骨近端外侧，拧入螺钉将钢板固定于假体上，再经钢板拧入 2 枚螺钉固定于胫骨近端，注意螺钉不穿过骺板。最后于外踝作长 1cm 小切口，经皮拧入螺钉 1 枚以加强外踝固定，并预防腓骨生长所致踝内翻。

软组织重建：缝合相邻肌膜以覆盖假体，紧密缝合深筋膜，无张力缝合皮肤。

术后复查 X 线片可见假体位置良好，3D 打印面对合满意，钢板固定牢固（图 9–4）。

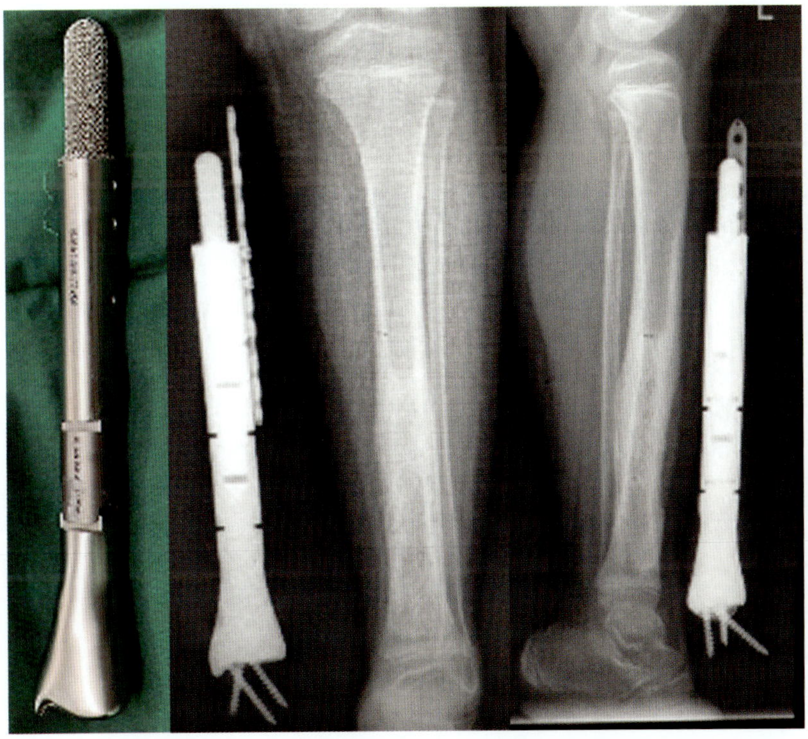

图 9–3 3D 打印胫骨下段假体及患肢与假体术前同框 X 线片

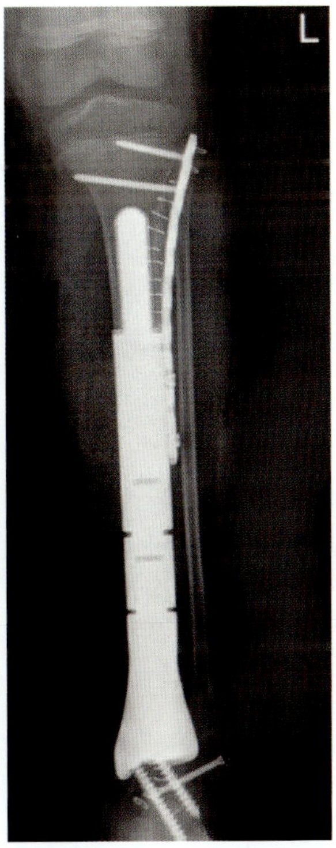

图 9–4 术后 X 线片

七、术后恢复

术后静脉滴注广谱抗生素至引流管拔除，之后口服第二代头孢菌素 1 周。术区适当加压包扎以减少引流量。手术后立即佩戴踝关节支具维持于中立位，并抬高患肢以减少肿胀，应关注脚趾活动情况，避免因过度加压包扎或软组织肿胀引起神经损伤。拔除引流管后患者可拄拐下地，但患肢不能着地。术后 6 ~ 8 周方可开始部分负重，术后 3 个月可完全负重。

八、随访

患者术后 6 个月随访复查 X 线片可见假体位置良好，钢板固定牢固（图 9–5）。

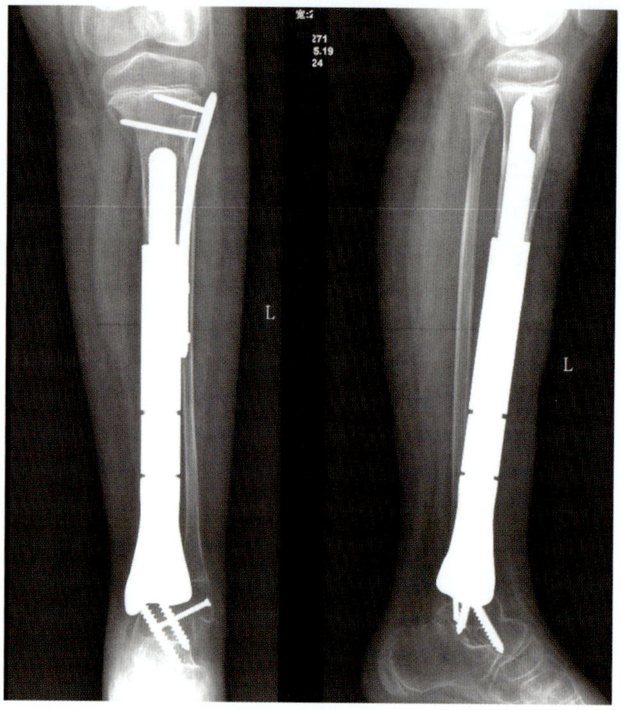

图 9–5 术后随访情况

患者术后 9 个月随访，无瘤生存，下肢功能基本正常（图 9–6）。

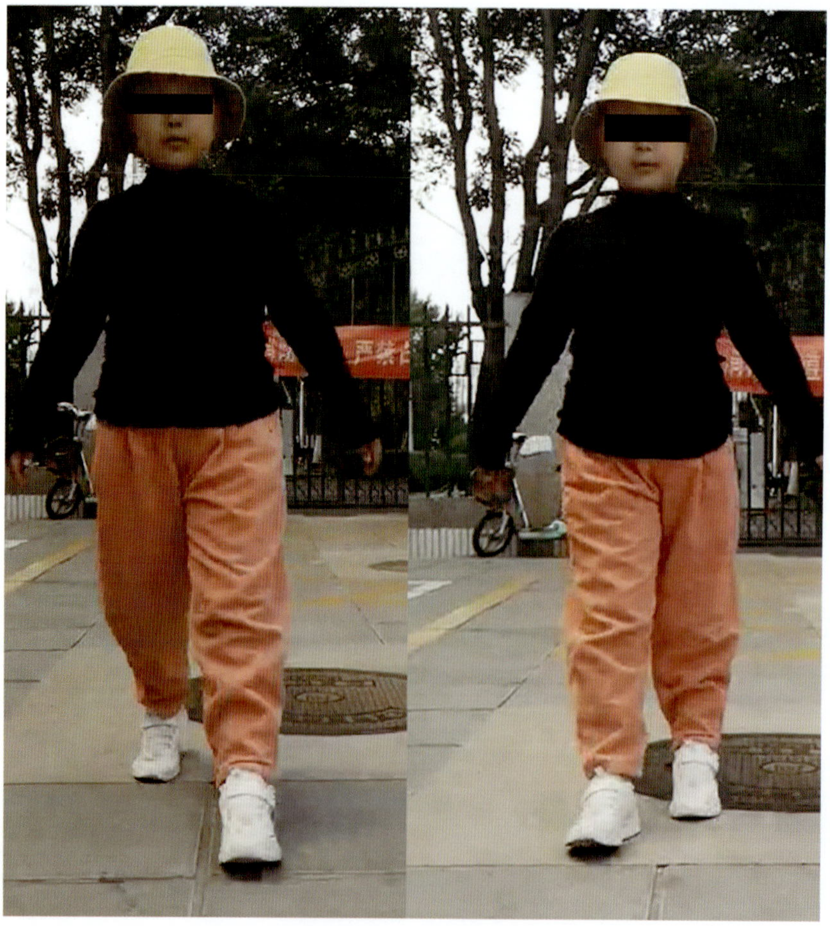

图 9–6 患者术后 9 个月随访复查所见

病例二　左胫骨中下段骨肉瘤

一、病史

患者男性，11 岁，因“左下肢疼痛伴肿胀 3 月余”收入院。3 个月前出现左小腿疼痛伴肿胀，就诊于外院，行左小腿 MRI 检查提示左胫骨中下段病变。行穿刺活检术，病理考虑骨肉瘤。行 APMI 化疗。化疗后症状缓解，肿瘤较前缩小。

体格检查：左小腿远端轻度肿胀，局部皮温正常，未见浅表静脉曲张。肿胀处可触及质硬肿物，边界较清、不能推动，无压痛。左足感觉、运动、血运正常。

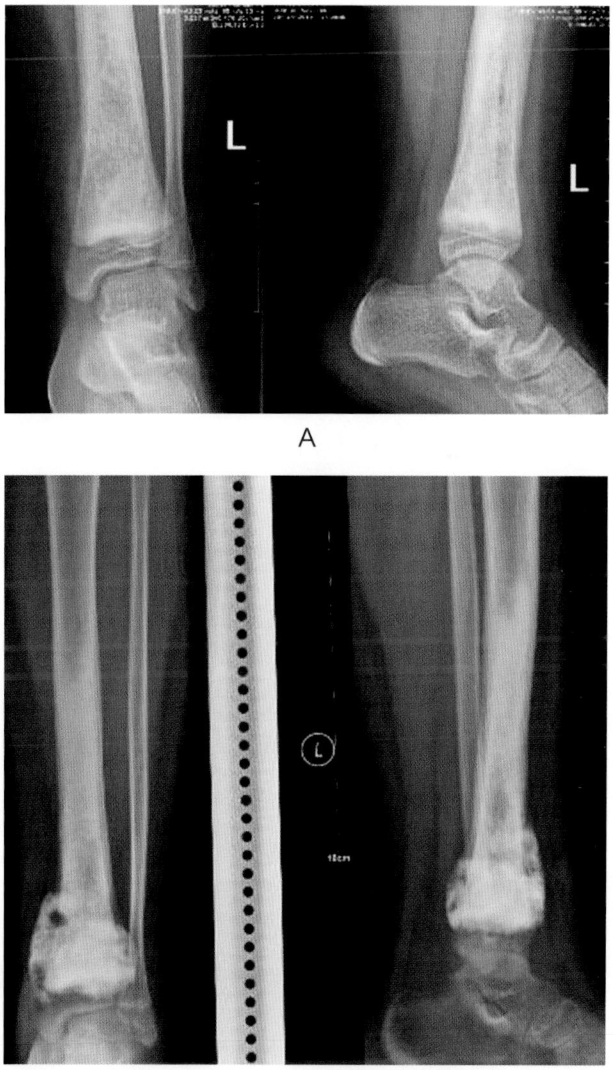

A

B

图 9-7　化疗前后的 X 线片对比

A. 化疗前；B. 化疗后

二、影像学检查

入院行带标尺的左侧胫腓骨 X 线片、左侧胫腓骨磁共振增强扫描、双侧胫腓骨 CT 增强扫描。X 线片显示左胫腓骨中下段成骨性病变，可见骨膜反应，病变远端达骺板（图 9–7）。MRI 及 CT 显示左胫骨中下段肿瘤，化疗后边界清晰。全身骨显像提示左胫骨单发病变。肺部 CT 未见异常。

三、手术计划

1. 切除边界：肿瘤位于胫骨远端，病变下极达骺板，上极达胫骨中段，经化疗后肿瘤包块边界较清晰，未累及胫后血管神经束，存在保肢条件。由于下极已达骺板，为获得满意的边界，需将胫骨中下段全切除（包括踝关节），腓骨未受累，可以保留。

2. 重建方式：踝关节融合假体。对于该患者，有下面几点考量：

（1）由于肿瘤切除后踝关节关节囊及周围韧带大多被一并切断，唯有踝关节融合方能提供良好的稳定性；

（2）患者骨骼未成熟，需考虑腓骨继续生长的因素。

四、假体设计

1. 行双侧胫腓骨 CT 扫描，并将 DICOM 数据发送工厂建模，使用对侧胫骨的数据作镜像转换。

2. 截骨计划：根据 MRI 和 CT 结果，确定在踝关节线以上 180mm 截骨。

3. 假体分成 3 部分：近端假体柄、中间缺损段、远端融合段。近端假体柄为锥接组配设计，骨水泥固定；中间缺损段为机械加工生产；远端融合段通过 3D 打印技术生产，踝穴表面及下胫腓关节面均有多孔骨小梁结构。

4. 远端融合段长 100mm，踝关节面与自身胫骨一致，假体内踝的形状需设计为平滑曲线，避免正常内踝突起引起损伤问题。假体留有 3 个钉道用于进行胫距融合或胫距跟融合。其中内侧后方有一个钉道可通过假体拧入距骨颈中。

5. 根据 CT 和 MRI 的测量数据，近端假体柄制作 3 个规格，长为 120mm，直径分别为 11mm、12mm 和 13mm（图 9-8）。

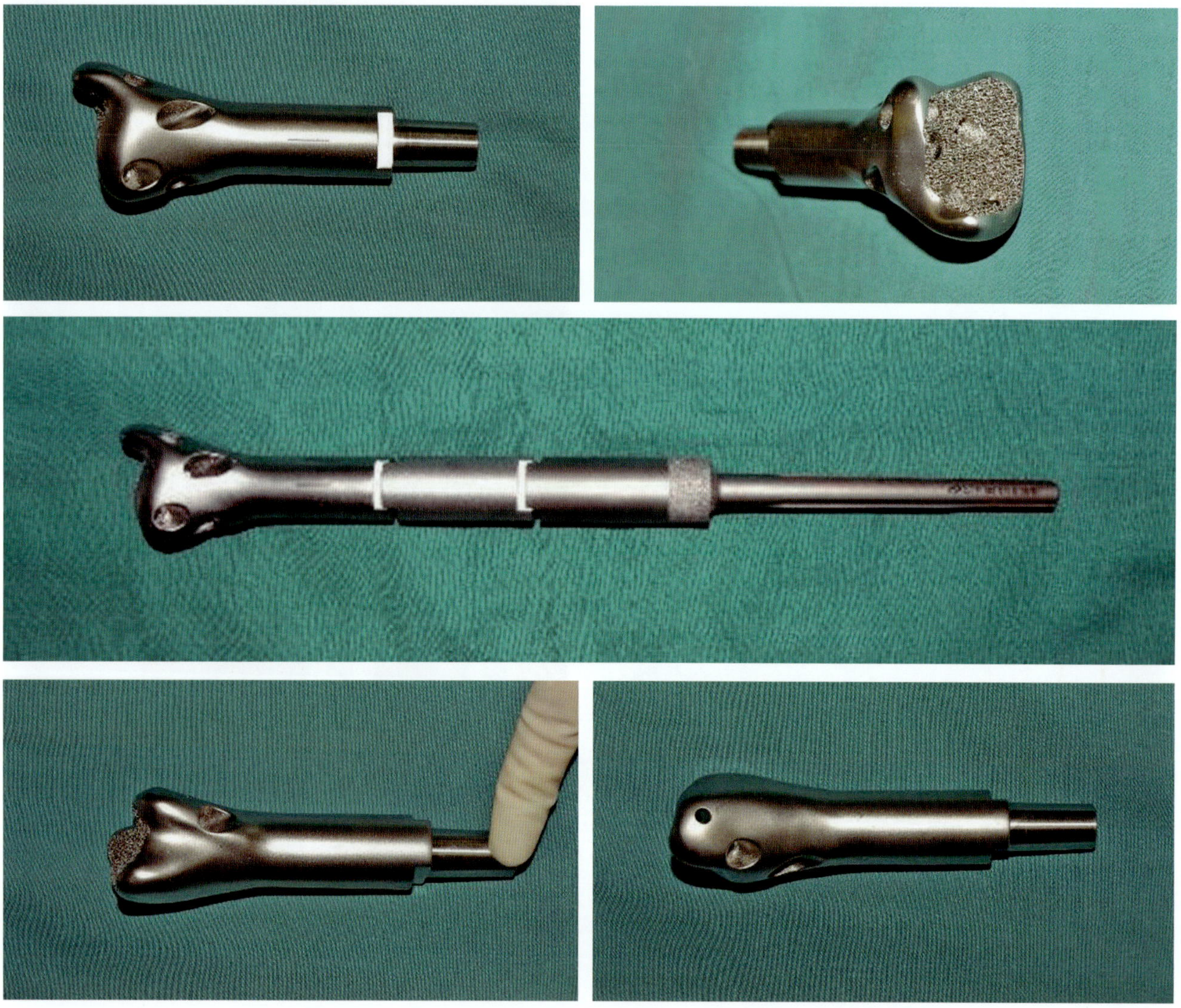

图 9-8 3D 打印胫骨下段假体

五、术前准备

术前准备软轴式扩髓器、电钻、摆锯、线锯、假体及钢板所需专用器械。假体与患者胫骨远端同框拍摄 X 线片做最后确认。此外最好预先准备生物重建或旷置所需物品，以备不时之需。

六、术中情况

体位：患者取仰卧位（图 9–9）。

肿瘤切除：取前入路，切口起自胫骨嵴外侧、踝关节线以上 20cm，延胫骨纵轴向远端延伸至踝穴中点（图 9–10）。切开皮肤，游离皮瓣，切开深筋膜，游离胫前肌腱并牵开，暴露胫骨前方及踝关节。切开踝关节前关节囊，按术前测量，于踝关节线以上 180mm 截断胫骨。提起截骨端，切开骨间膜，游离后方肌肉附着，切开下胫腓关节、内踝韧带及后方关节囊，肿瘤离体（图 9–11，图 9–12）。

假体安装：使用骨刀去除距骨的关节软骨。提起胫骨截骨端，扩大髓腔。体外组装假体，将假体柄打入近端髓腔内，确认复位踝关节并维持于中立位，骨水泥固定近端假体柄。通过预留钉道经假

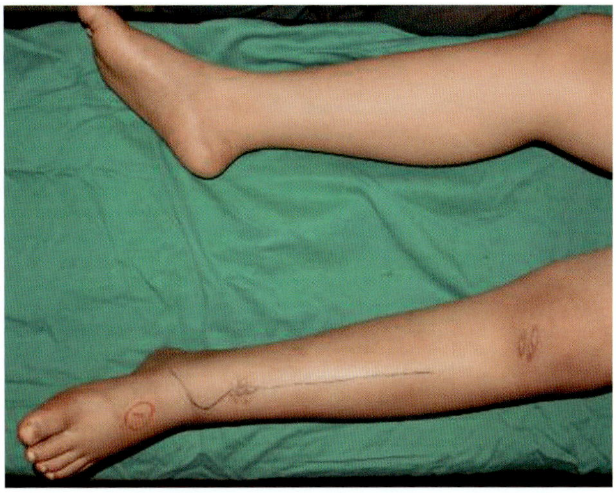

图 9–9　手术体位和切口

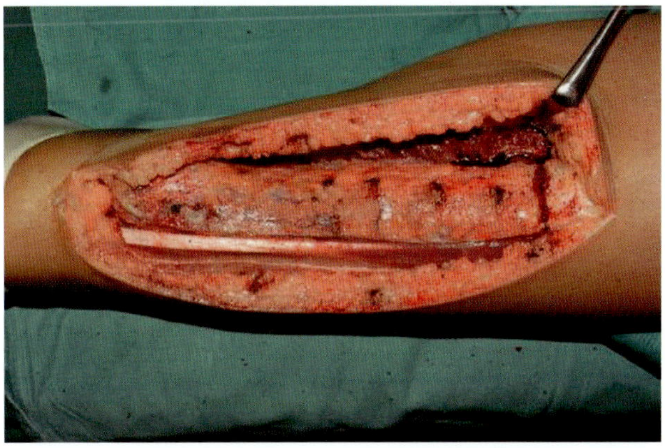

图 9–10　术中切除肿瘤后大体像

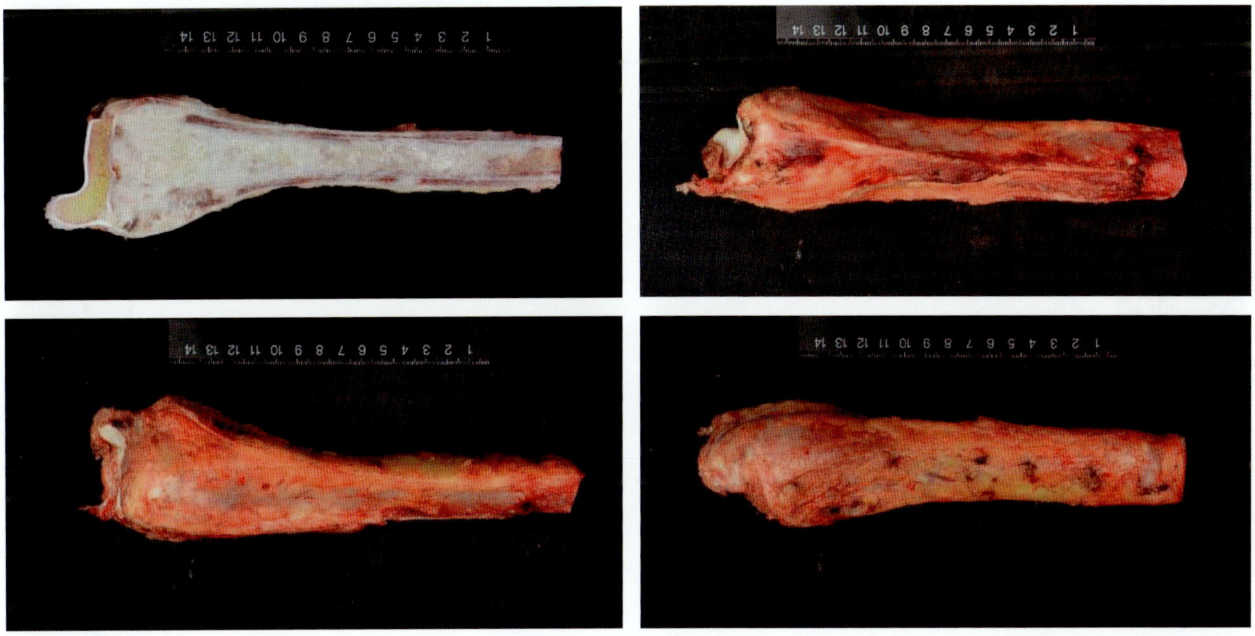

图 9–11　完整切除肿瘤

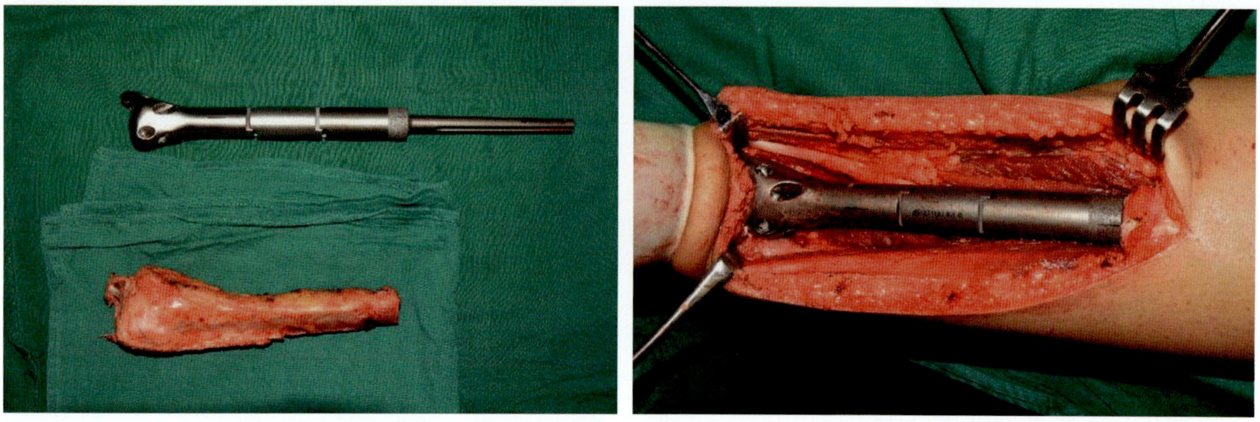

图 9-12 假体安装复位情况

体向距骨拧入螺钉固定。胫骨假体和腓骨间植骨。最后于外踝作长 1cm 小切口，经皮拧入螺钉 2 枚以加强外踝固定，并预防腓骨生长所致的踝内翻。

软组织重建：缝合相邻肌膜以覆盖假体，紧密缝合深筋膜，无张力缝合皮肤（图 9-12）。

术后复查 X 线片可见假体位置良好，3D 打印面对合满意（图 9-13）。

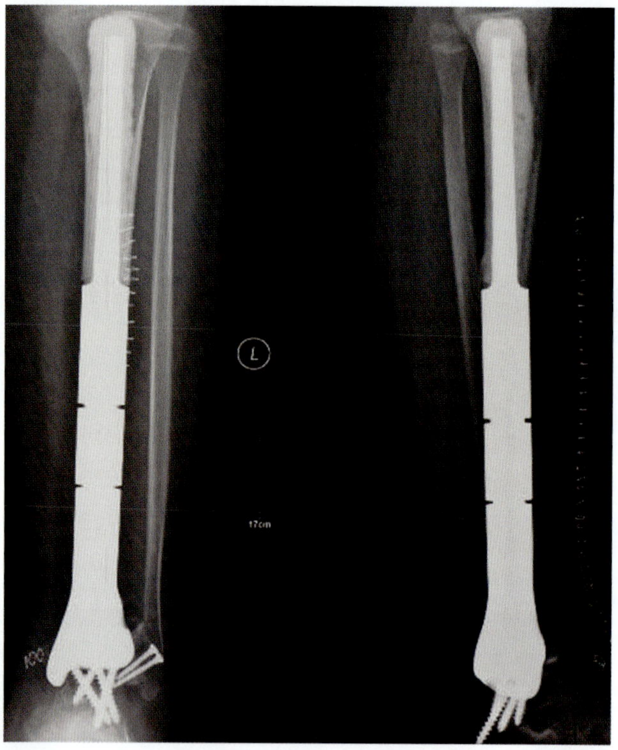

图 9-13 术后 X 线片

七、术后恢复

术后静脉滴注广谱抗生素至引流管拔除，之后口服第二代头孢菌素 1 周。术区适当加压包扎以减少引流量。手术后立即佩戴踝关节支具维持于中立位，并抬高患肢以减少肿胀，应关注脚趾活动情况，避免因过度加压包扎或软组织肿胀引起神经损伤。拔除引流管后患者可拄拐下地，但患肢不能着地。术后 6 ～ 8 周方可开始部分负重，术后 3 个月可完全负重。

八、随访

患者术后半年和 1 年行 X 线片检查，可见假体与距骨稳定融合，周围植骨已经形成皮质外骨桥（图 9-14）。患者术后 1 年，踝关节已融合，前足和足趾有一定屈伸功能，负重行走无须扶拐和佩戴支具，行走正常（图 9-15）。

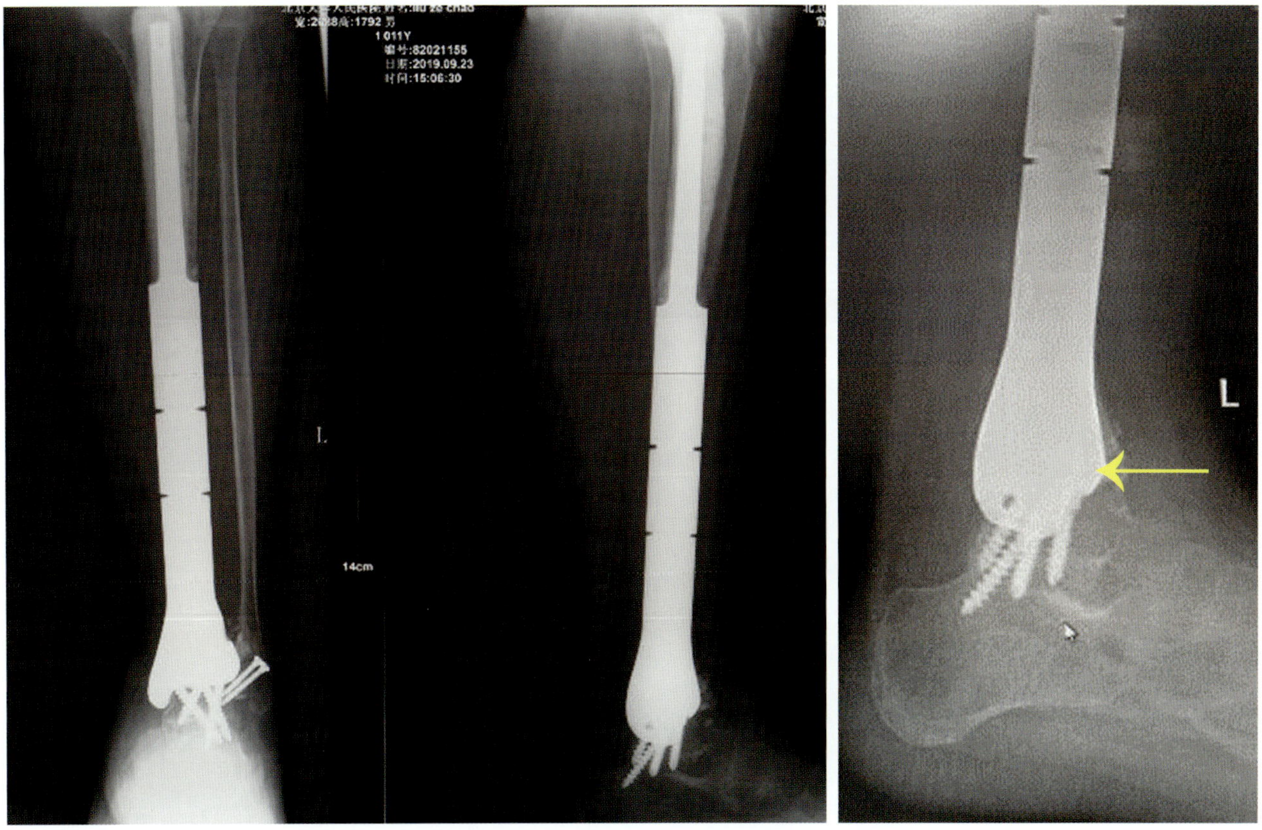

图 9-14　术后半年和 1 年 X 线片

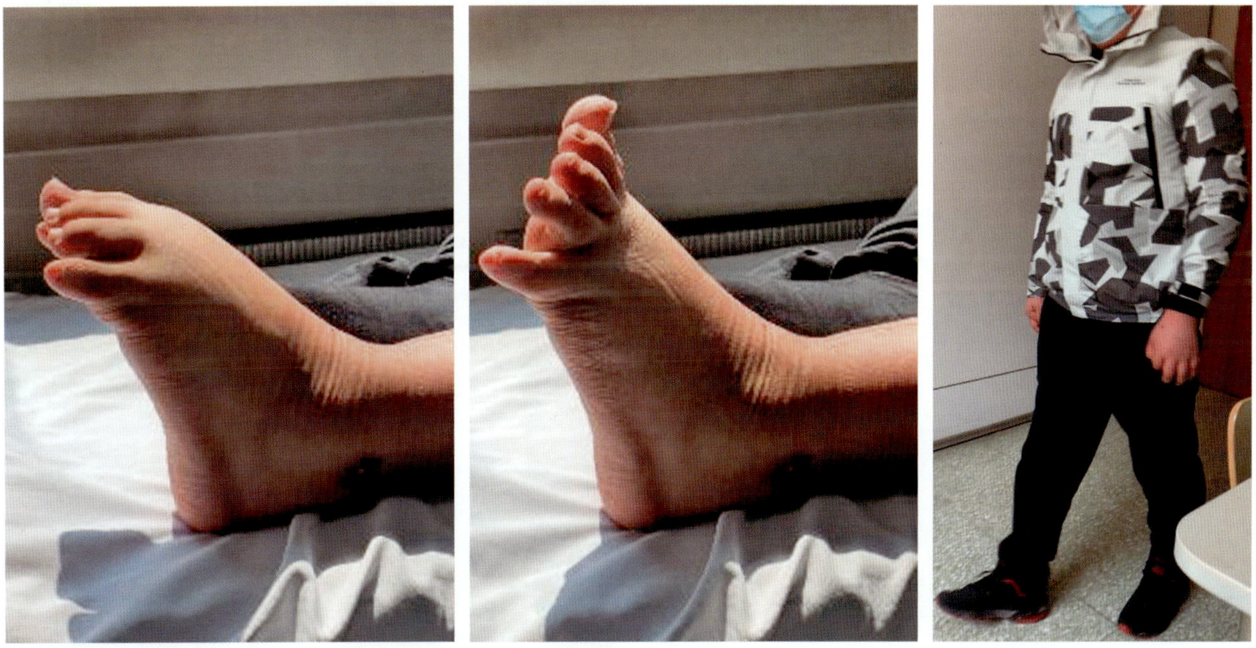

图 9-15　踝关节已融合，前足和足趾有一定屈伸功能，负重行走无须扶拐和佩戴支具

病例三　左胫骨中下段骨肉瘤

一、病史

患者男性，14 岁，因“左下肢疼痛伴肿胀 3 月余”收入院。3 个月前出现左小腿疼痛伴肿胀，就诊外院，行左小腿 MRI 检查提示左胫骨中下段病变。行穿刺活检术，病理考虑骨肉瘤。行 APMI 化疗。化疗后症状缓解，肿瘤较前缩小。

体格检查：左小腿远端轻度肿胀，局部皮温正常，未见浅表静脉曲张。肿胀处可触及质硬肿物，边界较清、不能推动，无压痛。左足感觉、运动、血运正常。

二、影像学检查

入院行带标尺的左侧胫腓骨 X 线片、左侧胫腓骨磁共振增强扫描、双侧胫腓骨 CT 增强扫描。X 线片显示左胫腓骨中下段成骨性病变，可见骨膜反应，病变远端达骺板。MRI 及 CT 显示左胫骨中下段肿瘤，化疗后边界清晰（图 9–16）。全身骨显像提示左胫骨单发病变。肺部 CT 未见异常。

三、手术计划

1. 切除边界：肿瘤位于胫骨远端，病变下极达骺板，上极达胫骨中段，经化疗后肿瘤包块边界较清晰，未累及胫后血管神经束，考虑存在保肢条件。由于下极已达骺板，为获得满意的边界，需将胫骨中下段全切除（包括踝关节），腓骨未受累，可以保留。

2. 重建方式：踝关节融合假体。对于该患者，有下面几点考量：

（1）由于肿瘤切除后踝关节关节囊及周围韧带大多被一并切断，唯有踝关节融合方能提供良好的稳定性；

（2）患者骨骼未成熟，需考虑腓骨继续生长的因素。

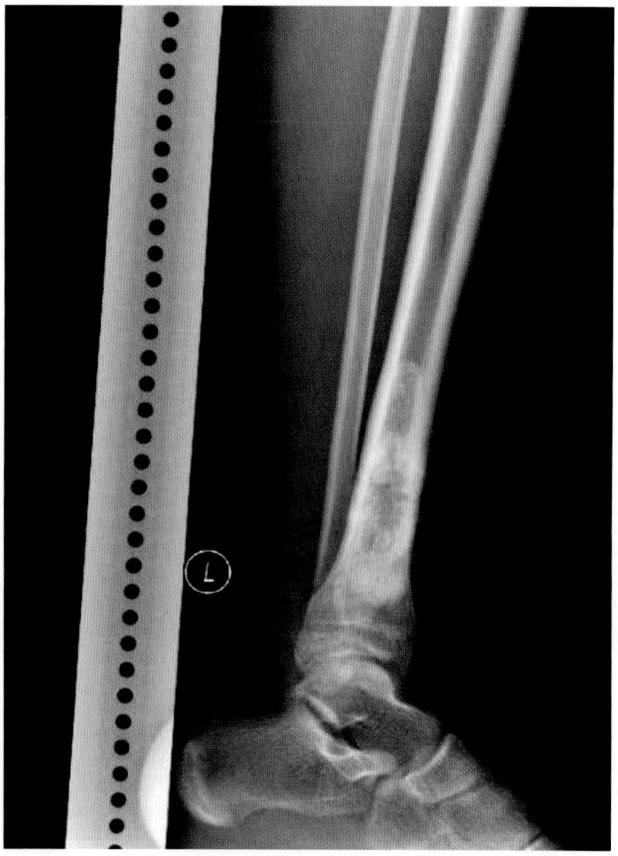

图 9–16　化疗后的 X 线片

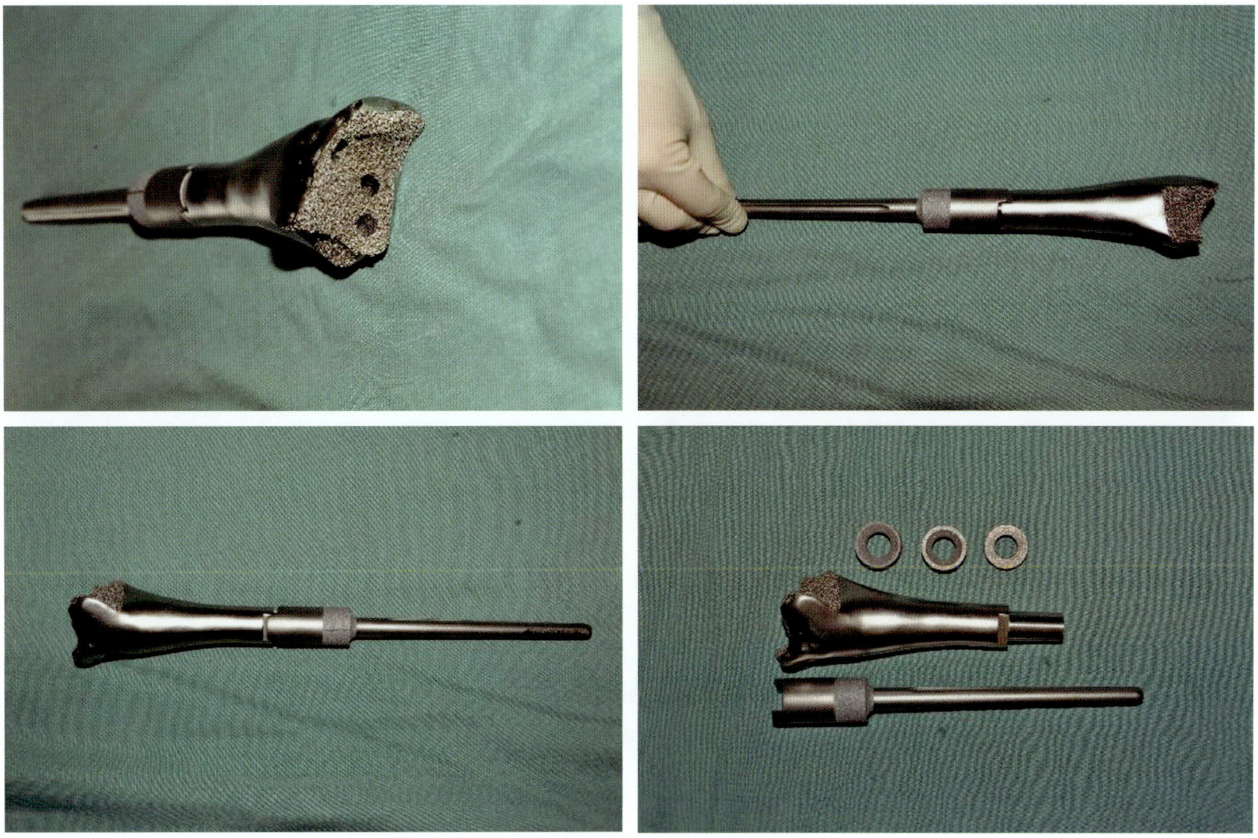

图 9-17　3D 打印胫骨下段假体情况

四、假体设计

1. 行双侧胫腓骨 CT 扫描，并将 DICOM 数据发送工厂建模，使用对侧胫骨的数据作镜像转换。

2. 截骨计划：根据 MRI 和 CT 结果，确定在踝关节线以上 120mm 截骨。

3. 假体分成 3 部分：近端假体柄、中间缺损段、远端融合段。近端假体柄为组配式骨水泥柄；中间缺损段为机械加工生产；远端融合段通过 3D 打印技术生产，踝穴表面及下胫腓关节面均有多孔骨小梁结构。

4. 远端融合段长 100mm，踝关节面与自身胫骨一致，但假体内踝的形状需设计为平滑曲线，避免正常内踝突起引起损伤问题。假体留有 3 个钉道用于进行胫距融合或胫距跟融合。其中内侧后方有一个钉道可通过假体拧入距骨颈中。

5. 根据 CT 和 MRI 的测量数据，近端假体柄制作 3 个规格，长为 120mm，直径分别为 10mm、11mm、12mm（图 9-17）。

五、术前准备

术前准备软轴式扩髓器、电钻、摆锯、线锯、假体及钢板所需专用器械。假体与患者胫骨远端同框拍摄 X 线片做最后确认。此外最好预先准备生物重建或旷置所需物品，以备不时之需。

六、术中情况

体位：患者取仰卧位（图 9-18）。

肿瘤切除：取前入路，切口起自胫骨嵴外侧、踝关节线以上 15cm，延胫骨纵轴向远端延伸至踝穴中点（图 9-18）。切开皮肤，游离皮瓣，

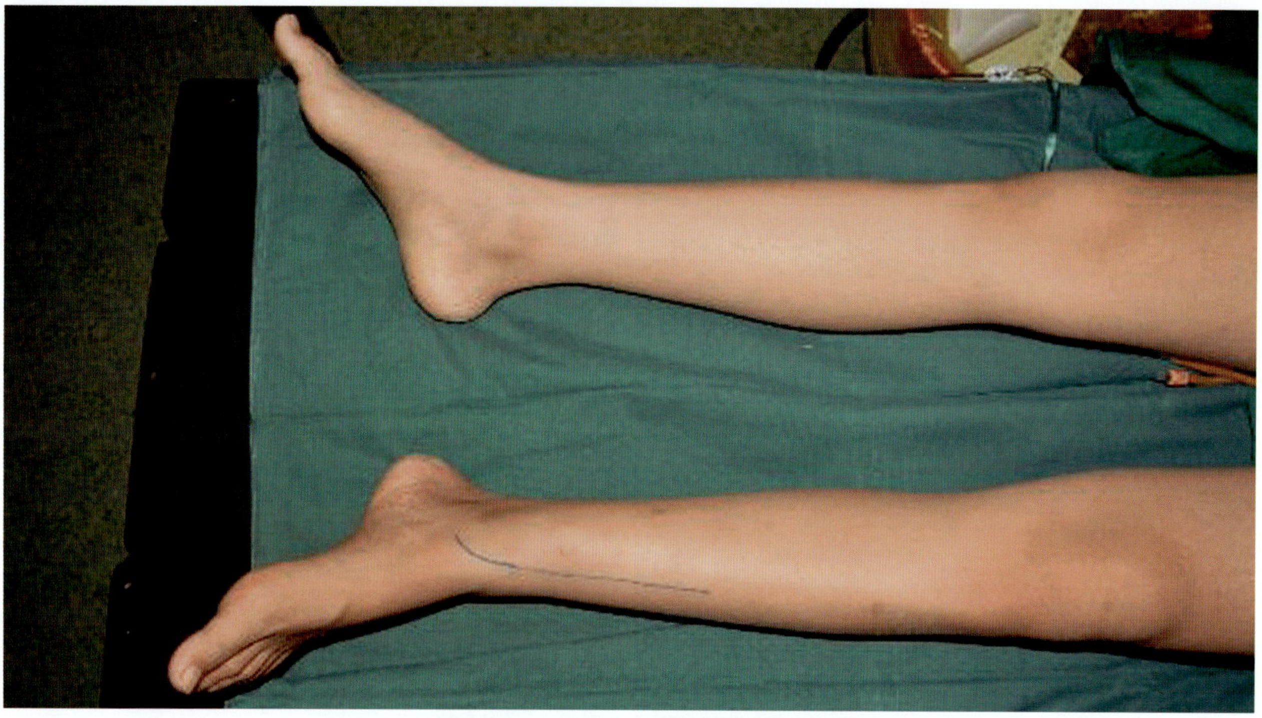

图 9-18 手术体位和切口

切开深筋膜，游离胫前肌腱并牵开，暴露胫骨前方及踝关节。切开踝关节前关节囊，按术前测量，于踝关节线以上 120mm 截断胫骨。提起截骨端，切开骨间膜，游离后方肌肉附着，切开下胫腓关节、内踝韧带及后方关节囊，肿瘤离体（图 9-19，图 9-20）。

假体安装：使用骨刀去除距骨的关节软骨。提起胫骨截骨端，扩大髓腔。体外组装假体，将假体打入近端髓腔内，确认复位踝关节并维持于中立位，骨水泥固定近端假体柄。通过预留钉道经假体向距骨和跟骨拧入螺钉固定。胫骨假体和腓骨间植骨。最后于外踝作长 1cm 小切口，经皮拧入螺钉 1 枚以加强外踝固定，并预防腓骨生长所致的踝内翻。

软组织重建：缝合相邻肌膜以覆盖假体，紧密缝合深筋膜，无张力缝合皮肤（图 9-21）。

术后复查 X 线片可见假体位置良好，3D 打印面对合满意（图 9-22）。

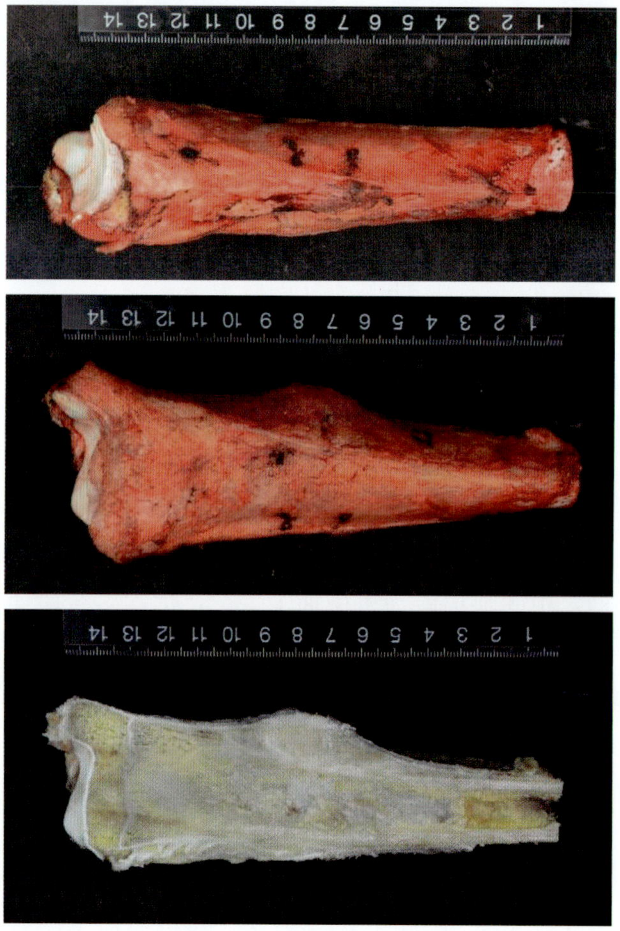

图 9-19 切除标本大体像

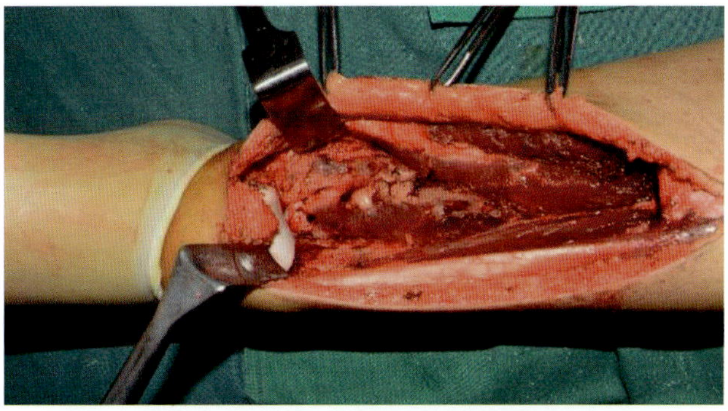

图 9-20 术中完整切除肿瘤大体像

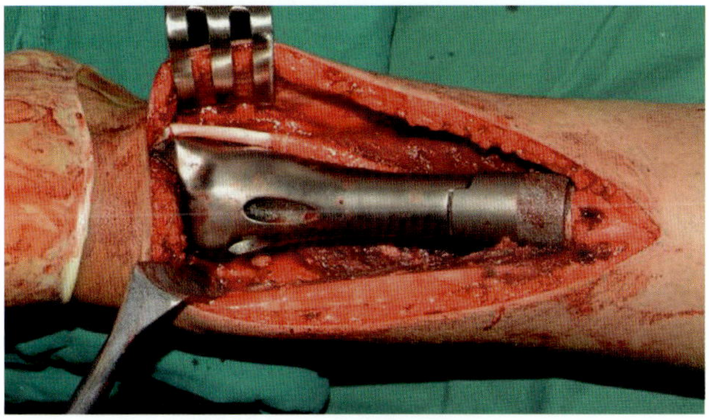

图 9-21 假体固位复位

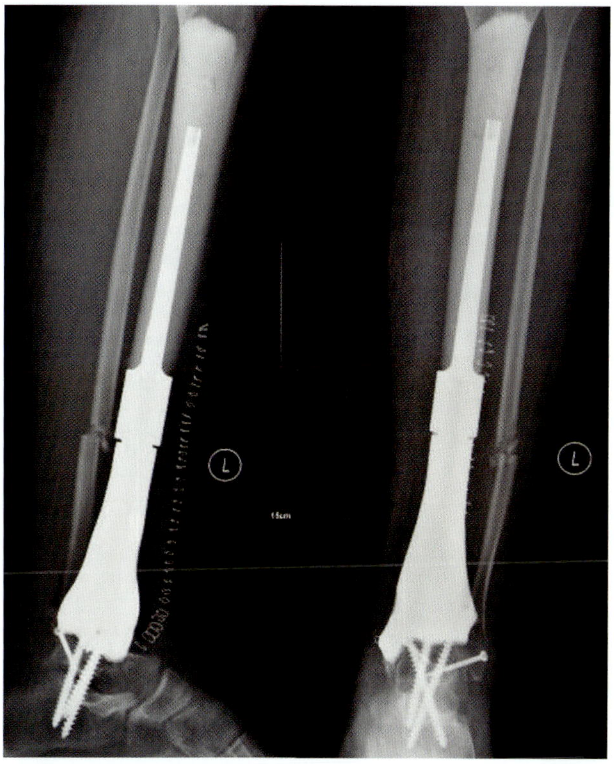

图 9-22 术后 X 线片

七、术后恢复

术后静脉滴注广谱抗生素至引流管拔除，之后口服第二代头孢菌素 1 周。术区适当加压包扎以减少引流量。手术后立即佩戴踝关节支具维持于中立位，并抬高患肢以减少肿胀，应关注脚趾活动情况，避免因过度加压包扎或软组织肿胀引起神经损伤。拔除引流管后患者可拄拐下地，但患肢不能着地。术后 6 ~ 8 周方可开始部分负重，术后 3 个月可完全负重。

八、随访

患者术后半年（图 9–23）、1 年分别查 X 线片。术后 1 年，X 线片可见假体与距骨稳定融合（图 9–24），患者左踝关节已融合，负重行走无须扶拐和佩戴支具（图 9–25）。

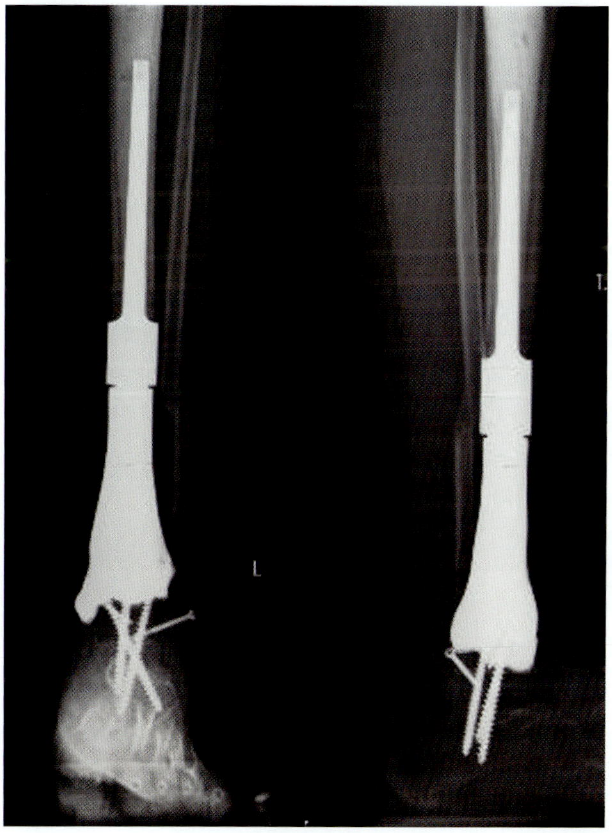

图 9-23 术后半年 X 线片

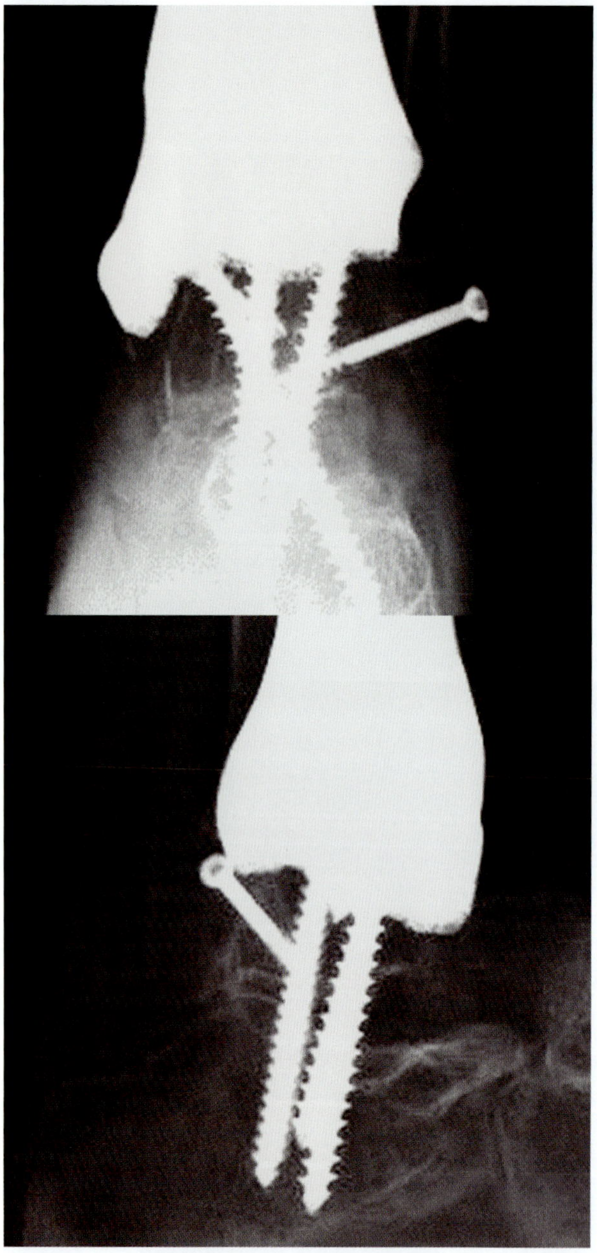

图 9-24 术后 1 年，
复查 X 线片可见假体与距骨稳定融合

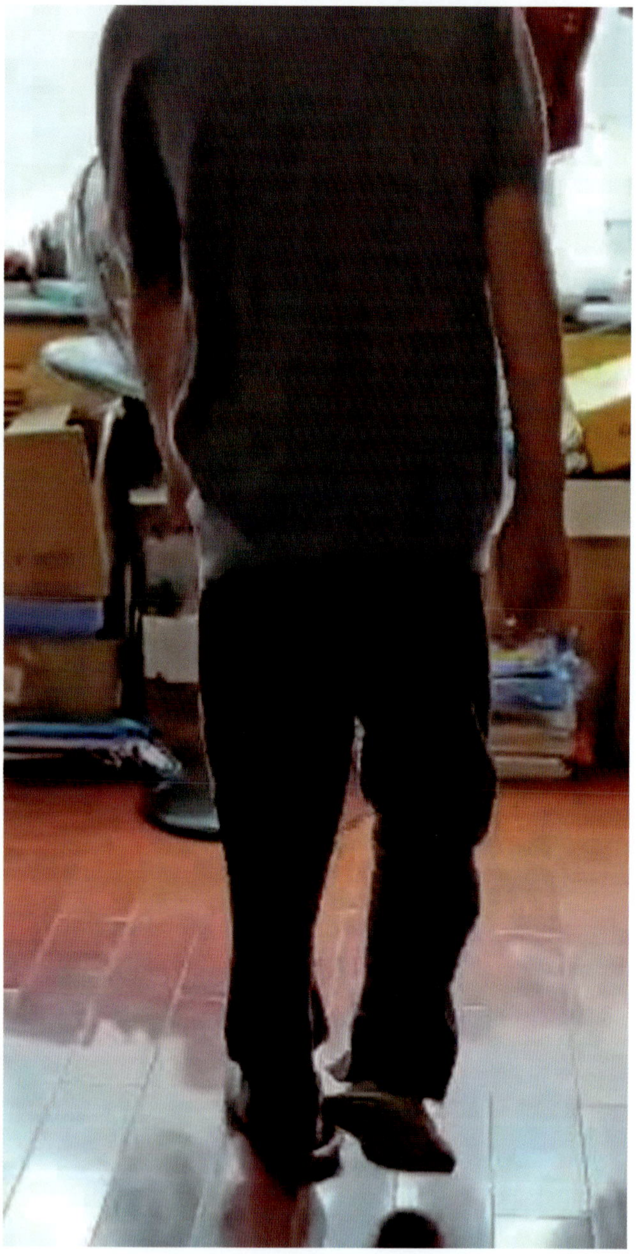

图 9-25 术后 1 年左踝关节已融合，
负重行走无须扶拐和佩戴支具

病例四　右胫骨远端骨巨细胞瘤或动脉瘤样骨囊肿

一、病史

患者女性，10 岁，2 个月前无明显诱因出现右踝部不适，无明显疼痛、肿胀。就诊当地医院行小腿 CT 发现右胫骨远端骨质破坏。于外院行穿刺活检提示：右胫骨远端富于巨细胞病变，局灶可见不规则血腔，并见少许新生骨，考虑为骨巨细胞瘤或动脉瘤样骨囊肿。

体格检查：右胫骨远端无皮肤红肿及浅表静脉曲张，皮肤无破溃，局部皮温不高，未触及明显包块，右踝关节屈伸无明显受限。双下肢肌力、肌张力均无异常，下肢血运未见异常。

实验室检查：血清 C 反应蛋白 16mg/L，余无异常。

二、影像学检查

术前影像学检查结果（图 9–26）所示。

三、手术计划

1. 切除方式选择：胫骨远端穿刺病理提示骨巨细胞瘤或动脉瘤样骨囊肿，病变累及胫骨远端内踝，囊内刮除很难获得满意的外科边界，术后易复发。病变呈膨胀性改变，周边残存骨皮质薄，甚至大部分区域无完整骨皮质，刮除后局部无法提供足够正常的骨皮质进行钢板固定，固定后强度无法保证，可能导致内固定失败。综合考虑上述因素，术者决定选择胫骨远端整块切除 + 3D 打印假体重建。

2. 重建方式：传统人工踝关节假体重建失败率高，常出现距骨处松动、假体柄拔出等并发症。使用异体骨重建常出现骨不连、内固定失败等并发症。因此，术者提出 3D 打印胫骨远端肿瘤型假体设计，进行踝关节融合的设计理念。此部位 3D 打印假体的优点有：①假体强度足够，不会出现假体折断；②假体近、远端骨长入效果显著，避免出现骨不连而造成远期重建失败。

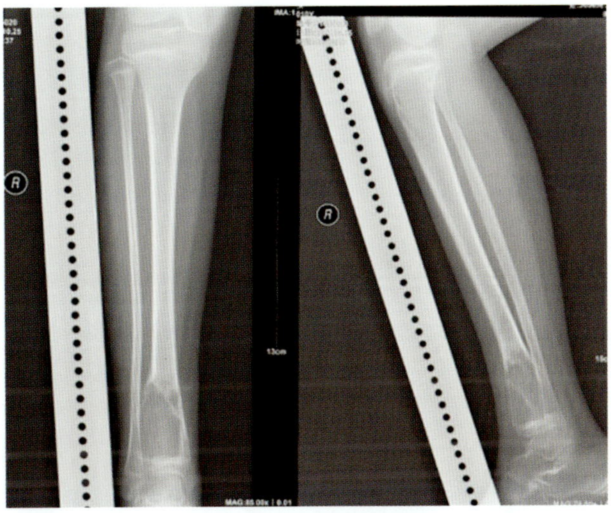

A

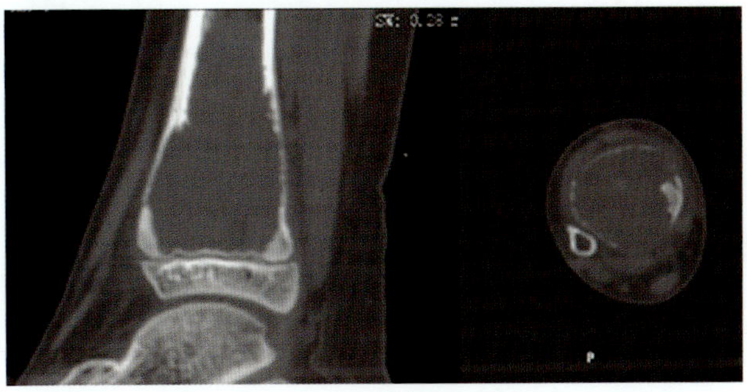

B

图 9–26　术前影像学检查

A.X 线片显示右胫骨远端干骺端骨质破坏；B.CT 提示右胫骨远端干骺端骨质破坏，其内多发囊变可能，需鉴别动脉瘤样骨囊肿、骨巨细胞瘤等

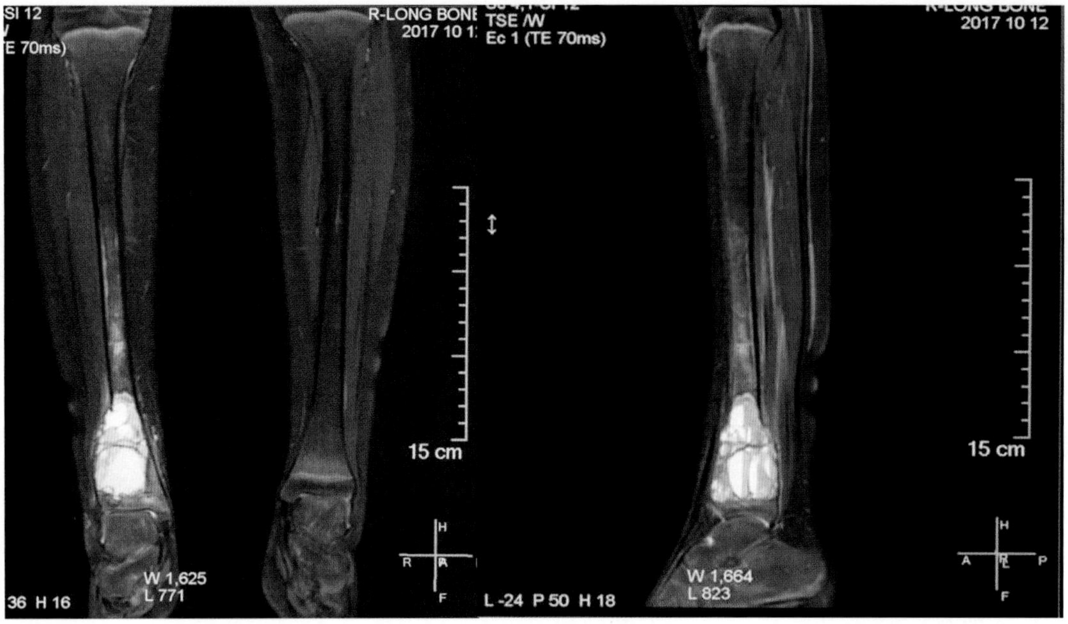

C

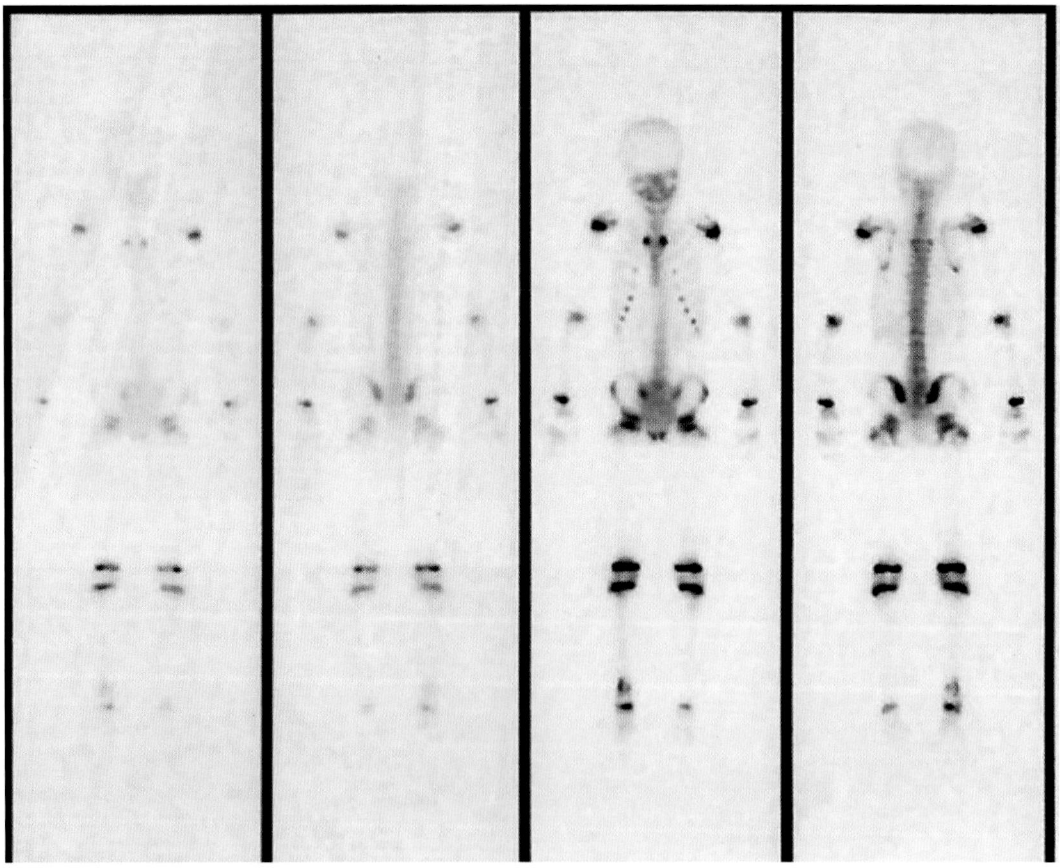

D

图 9-26（续） 术前影像学检查

C.MRI 提示右胫骨远端干骺端内侧占位，考虑动脉瘤样骨囊肿可能大；D. 骨显像提示单发病变，右胫骨远端血运代谢异常灶，考虑恶变可能

四、假体设计

1. 行左右双侧胫骨 CT 扫描，DICOM 数据发送工厂建模。

2. 根据 MRI 数据由术者确定截骨长度。根据胫骨全长 MRI 轴位、冠状位的 T2 加权像，确定本例截骨横断面的位置在距离肿瘤骨内病灶近侧 1cm 处。

3. 3D 打印胫骨远端假体的胫距关节面、胫腓关节面及内踝。因患肢病变部位膨胀，周径较正常骨质大，故假体数据、各关节面形态的设定需将对侧胫骨数据进行镜像反转。

4. 胫骨周径均匀缩减 10%，内踝尽量做薄，以利于软组织覆盖。假体长度应与术前设计的假体长度一致。

5. 此假体全部实行 3D 打印，故体部强度较传统钴铬钼合金弱，所以术者将假体设计为中空形态，以便术中向假体、近端正常残留胫骨髓腔及远端距骨内插入健侧腓骨。中空周径依据健侧腓骨最大周径定制。

6. 钉道设计：术前将适当长度钢板发给工程师，工程师依据钢板钉孔距离于假体上横向制作钉道，以便固定钢板。斜向下方同时制作 3 枚交叉钉道用以进行踝关节融合。

7. 假体远端留置缝合孔，计划术中将残留关节囊缝合至假体周围（图 9–27）。

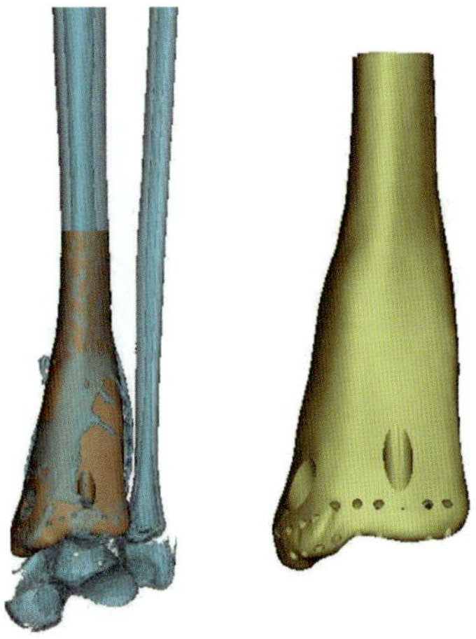

A

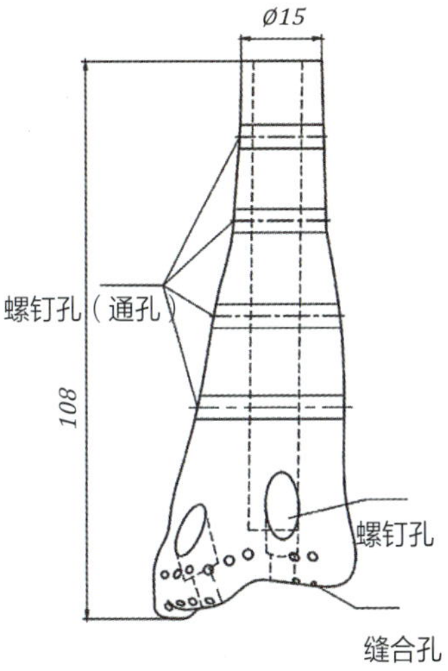

B

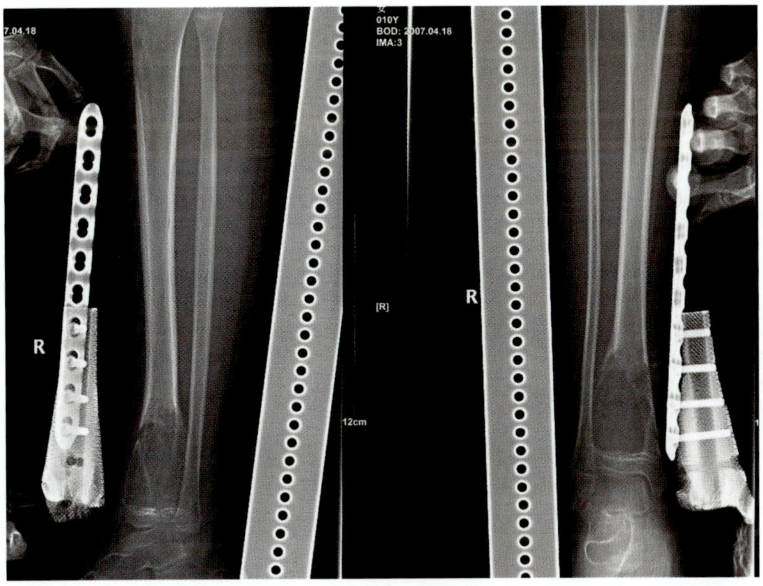

C

图 9–27 假体设计过程

A. 设计效果图；B. 设计图；C. 假体制作完毕后与患肢同框拍摄 X 线片

设计图中 Ø 代表直径；数值单位为 mm

五、术前准备

术前准备摆锯、线锯、不可吸收缝合线、血管标识带、肌腱牵引带和引流管。术前需照双侧胫腓骨正侧位X线片，保证对侧腓骨完好，可作为自体骨取骨植骨。假体与患者胫骨远端同框拍摄X线片做最后确认。此外最好预先准备一段大段异体骨，作为一旦假体植入失败（如定制假体不匹配）后的第二套备选方案。

六、术中情况

1. 体位：患者取仰卧位，臀部下方垫薄垫，患肢使用台下止血带，双腿全长消毒铺巾。双腿自大腿根部至双脚尤其脚趾缝隙中都要严格按照无菌原则的要求消毒铺巾（图9–28）。

2. 胫骨远端瘤段切除：首先行健侧腓骨取骨，按术前计划长度取健侧腓骨，而后缝合包扎。患侧取胫骨前方直切口，梭形切除活检口继续向下方偏向内踝。切开皮肤皮下及深筋膜，自胫骨表面向外侧剥离胫前肌群显露胫骨下段。在距离胫距关节面110mm处截断胫骨，轻提瘤段，注意保护胫前后血管主干，注意保护各伸趾肌腱的完整性，切开关节囊，瘤段离体（图9–29）。

3. 假体重建：将健侧腓骨插入3D打印假体中心预留的通道内。摆锯打磨距骨近端软骨面，显露至松质骨面，于距骨近端骨面中心凿出大小约1cm×1cm，深2cm的凹槽，以便插入腓骨。将假体–腓骨复合假体近端插入胫骨髓腔，将患足向下牵引，将复合假体远端腓骨插入距骨凹槽内。内旋外旋假体，使假体关节面与距骨、腓骨关节面对合完好。使用钢板固定胫骨残端与假体，将螺钉固定于假体预先留置的钉孔内。通过假体远端预留钉道斜向下方锁定假体与距骨，融合踝关节（图9–30）。

4. 软组织重建：使用韧带缝合线将踝关节囊与假体远端缝合孔缝合，重建踝关节。

患者术后复查X线片示关节对位良好（图9–31）。

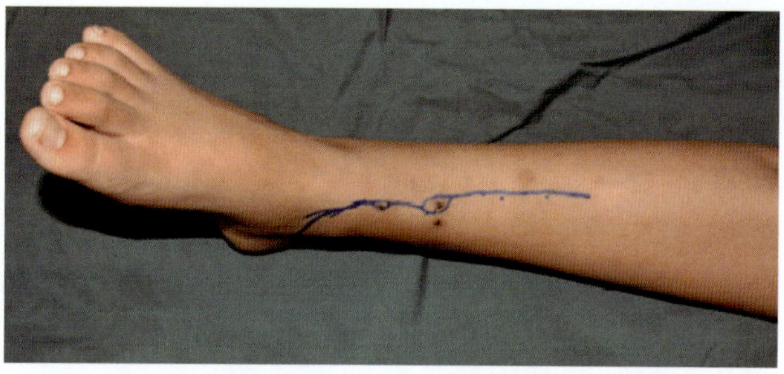

图9–28 体位及手术切口

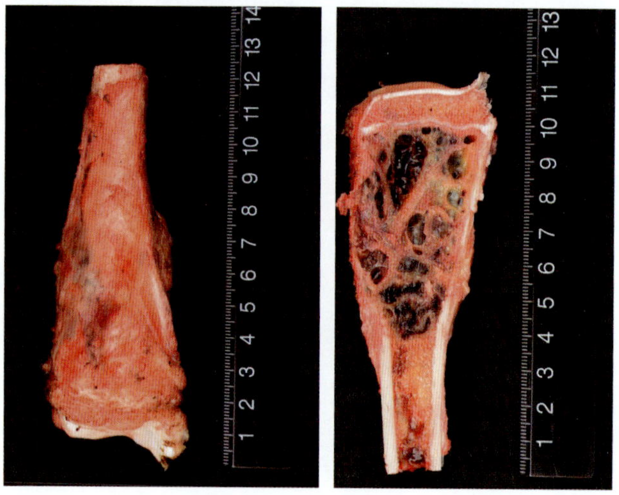

图9–29 手术标本

七、术后恢复

在术后早期，控制肢体肿胀很重要。患者抬高患肢，弹力绷带轻度加压包扎，早期可使用甘露醇或七叶皂苷钠等进行脱水治疗。引流管在3～4天后拔除。

术后可以活动脚趾、髋关节与膝关节，术后2周可佩戴支具拄拐下地活动，进行患肢非负重下地运动。术后3个月复查X线片，根据假体与距骨、腓骨融合程度可以开始部分负重，由1/3体重开始，逐渐增加。

八、随访

患者术后6个月脱拐行走，术后2年复查X线片，踝关节对位良好，螺钉无松动及断裂，钢板固定无松动，功能良好（图9–32，图9–33）。

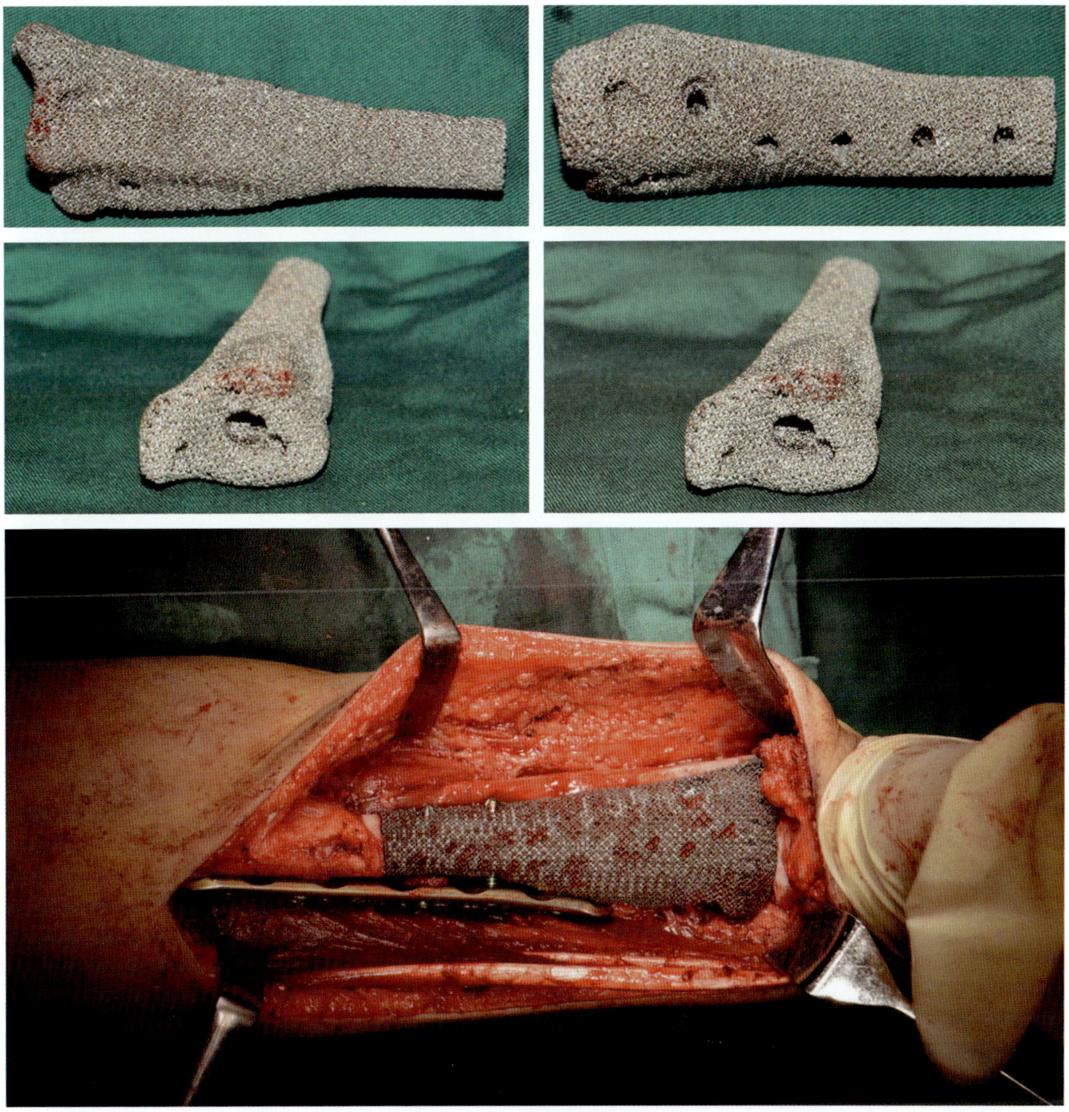

图 9-30 假体及植入情况

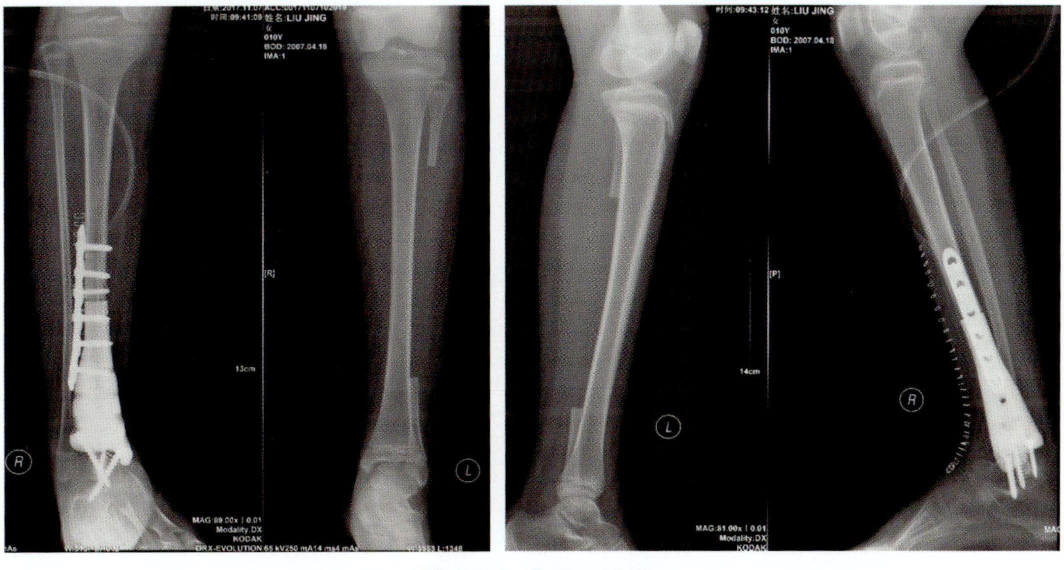

图 9-31 术后 X 线片

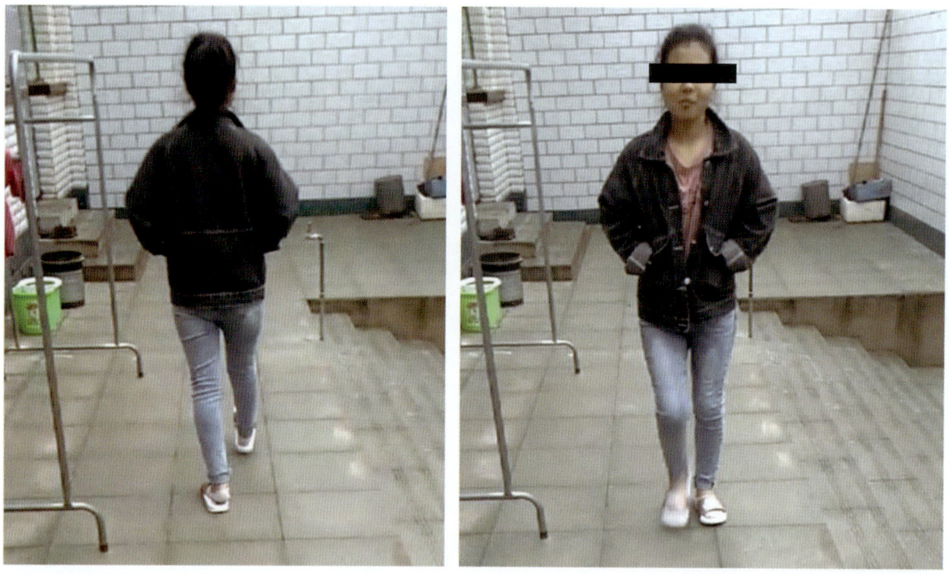

图 9-32 术后 2 年随访

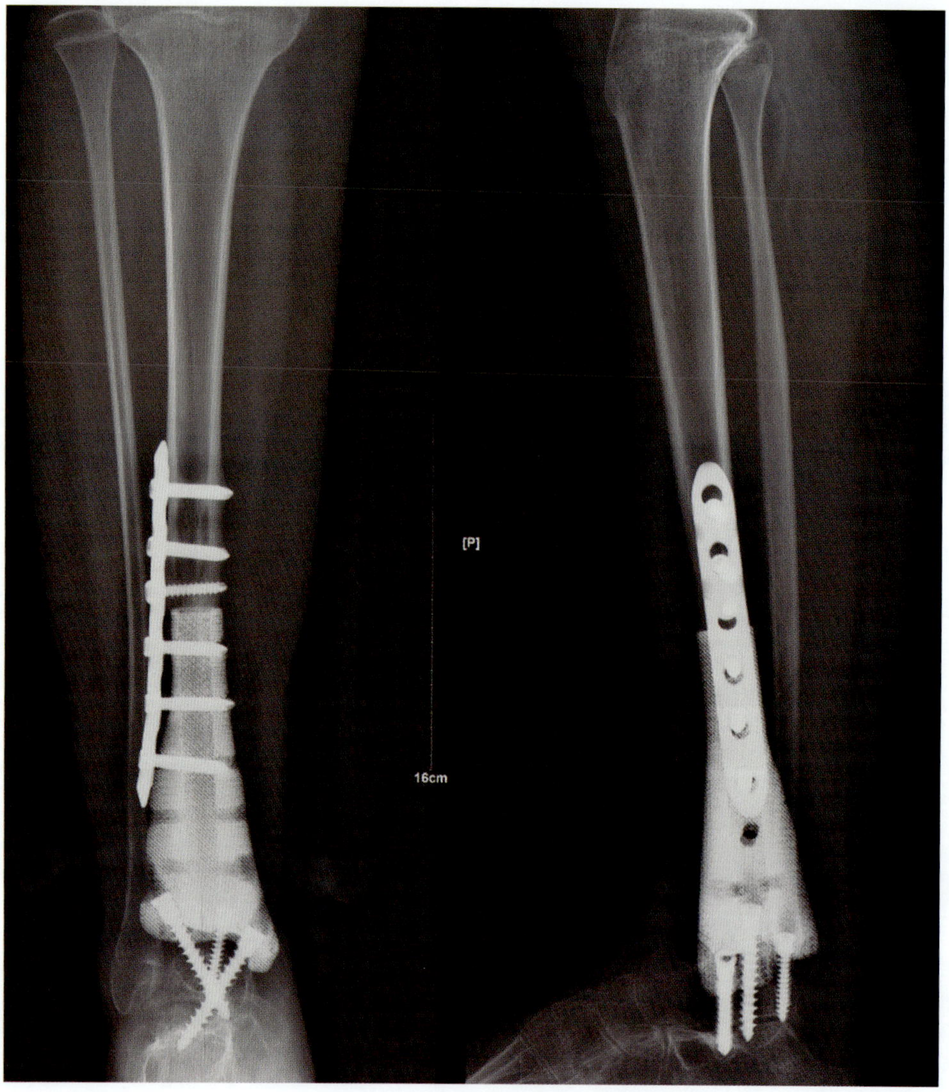

图 9-33 术后 2 年随访复查 X 线片

病例五　左胫骨远端骨肉瘤

一、病史

患者男性，14 岁，自觉左胫骨远端包块 3 个月，质硬，伴轻压痛。于外院完善影像学检查并行穿刺活检，病理提示骨肉瘤。化疗后拟行手术治疗。

体格检查：左胫骨远端内侧见不规则隆起，无皮肤红肿及浅表静脉曲张，局部皮温高，可触及 3cm × 4cm 包块，压痛阳性。

实验室检查：未见明显异常。

二、影像学检查

左胫腓骨正侧位 X 线片可见左侧胫骨远端不规则骨质破坏，局部骨质密度不均匀增高，临近可见骨膜反应，符合骨肉瘤表现。

胫腓骨 CT 增强扫描提示左侧胫骨远端可见大片不规则骨质破坏，骨质密度不均匀增高，邻近可见骨膜反应，病变范围 4.9cm × 4.6cm × 7.7cm，增强扫描软组织肿块轻度不均匀强化，挤压邻近肌肉。

胫腓骨磁共振增强扫描提示左胫骨远端可见大片不规则骨质破坏区伴软组织肿块形成，以长 T1 长 T2 信号为主，局部形成软组织肿块突出于轮廓外，病变范围 4.9cm × 4.2cm × 7.7cm，边界欠清。邻近肌肉受肿物挤压，增强扫描呈明显不均匀强化（图 9–34）。

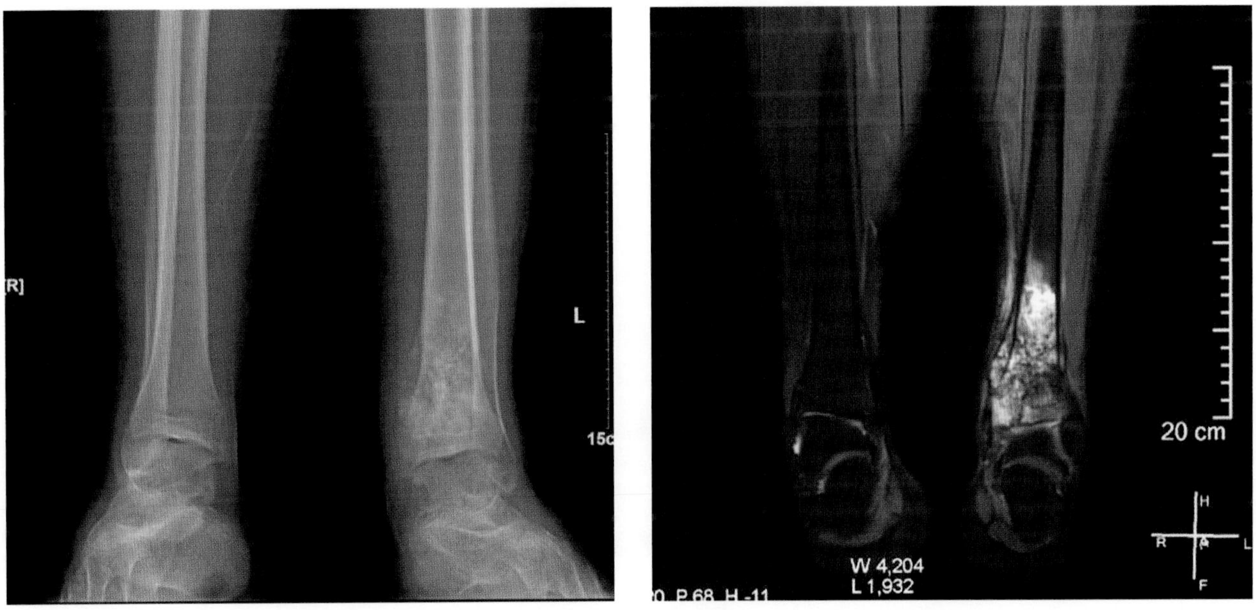

A　B

图 9–34　术前影像学检查

A.X 线片；B.MRI

骨显像提示单发骨病变。

三、手术计划

1. 切除边界：肿瘤位于胫骨远端，病变下极达骺板，上极达胫骨中段，经化疗后肿瘤包块边界较清晰，未累及胫后血管神经束，存在保肢条件。由于下极已达骺板，为获得满意的边界，需将胫骨中下段全切除（包括踝关节），腓骨未受累，可以保留。

2. 重建方式：踝关节融合假体。对于该患者，有下面几点考量：

（1）由于肿瘤切除后踝关节关节囊及周围韧带大多被一并切断，唯有踝关节融合方能提供良好的稳定性；

（2）患者骨骼未成熟，需考虑腓骨继续生长的因素。

四、假体设计

1. 行双侧胫腓骨 CT 扫描，并将 DICOM 数据发送工厂建模，使用对侧胫骨的数据作镜像转换。

2. 截骨计划：根据 MRI 和 CT 结果，确定在踝关节线以上 150mm 截骨。

3. 假体分成 3 部分：近端假体柄、中间缺损段、远端融合段。近端假体柄通过 3D 打印技术生产，表面具有多孔骨小梁结构；中间缺损段为机械加工生产；远端融合段通过 3D 打印技术生产，踝穴表面及下胫腓关节面均有多孔骨小梁结构。

4. 远端融合段长 60mm，踝关节面与自身胫骨一致，但假体内踝的形状需设计为平滑曲线，避免正常内踝突起引起损伤。假体远端制作直径为 20mm 的柱状突起，表面为 3D 打印骨小梁界面，插入距骨以获得更好的融合稳定性。假体留有 3 个钉道用于进行胫距融合或胫距跟融合。其中内侧后方有 1 个钉道可通过假体拧入距骨颈中。

5. 根据 CT 和 MRI 的测量数据，近端假体柄制作 3 个规格，长为 145mm，直径分别为 10mm、11mm、12mm（图 9-35）。

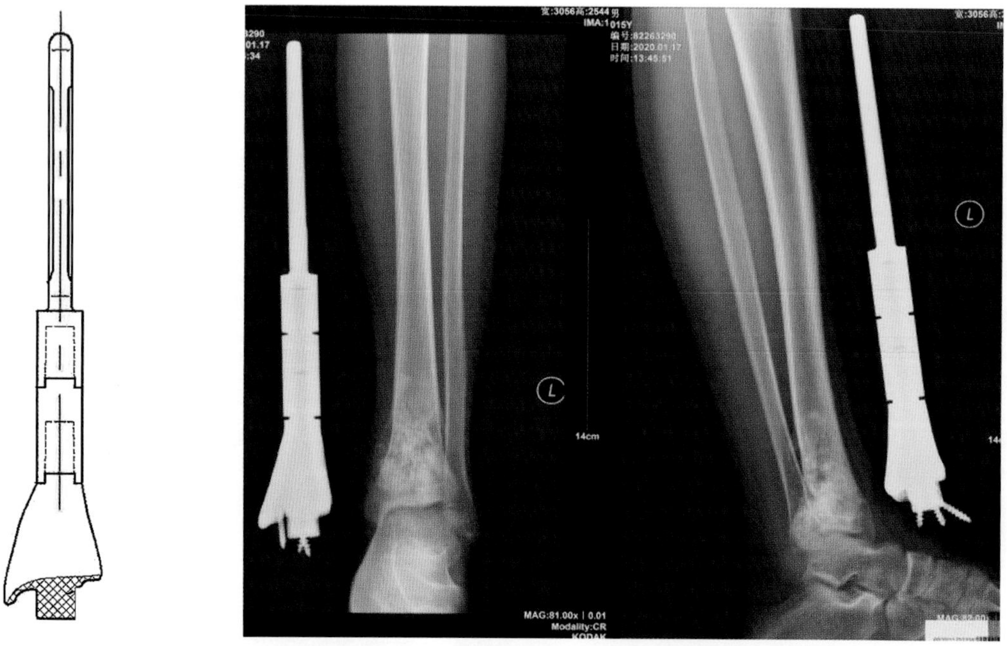

A　　　　　　　　B

图 9-35　假体设计

A. 设计图；B. 假体制作完毕后与患肢共同行 X 线检查

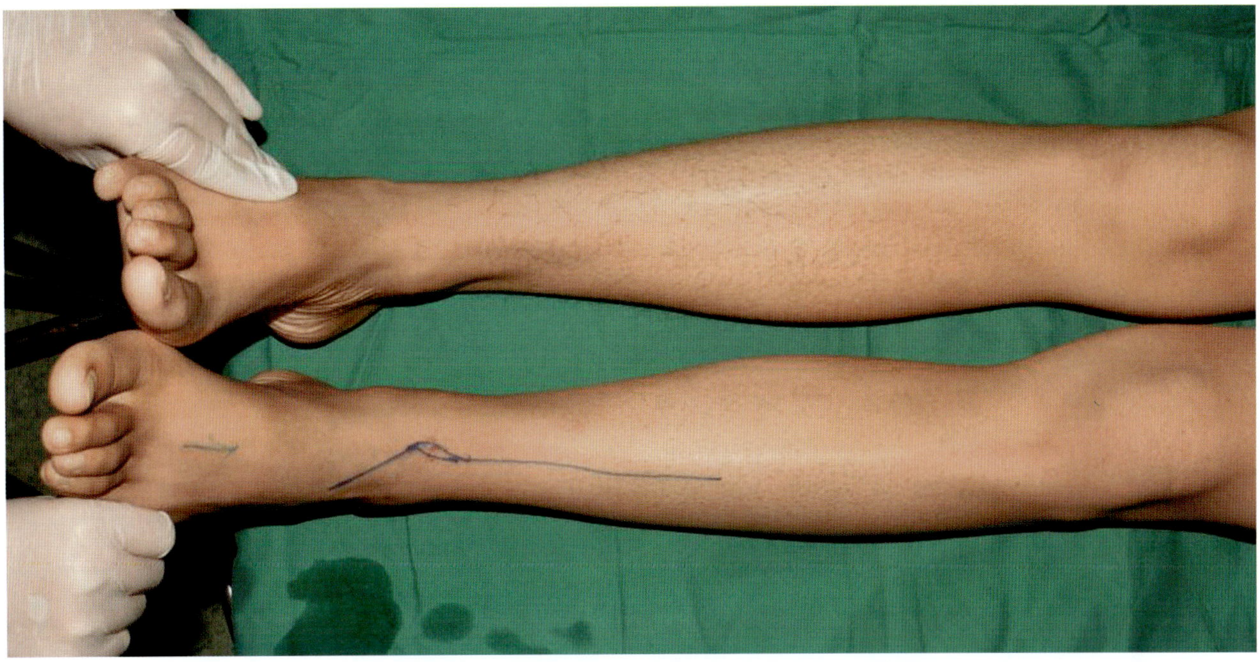

图 9-36　体位及手术切口

五、术前准备

术前准备软轴式扩髓器、电钻、摆锯、线锯、假体及装配钢板所需专用器械。假体与患者胫骨远端同框拍摄 X 线片做最后确认。此外最好预先准备生物重建或旷置所需物品，以备不时之需。

六、术中情况

1. 体位：患者取仰卧位（图 9-36）。

2. 胫骨远端瘤段切除：取前入路，切口起自胫骨嵴外侧、踝关节线以上 16cm，延胫骨纵轴向远端延伸至踝穴中点。切开皮肤，游离皮瓣，切开深筋膜，游离胫前肌腱并牵开，暴露胫骨前方及踝关节。切开踝关节前关节囊，按术前测量，于踝关节线以上 150mm 截断胫骨。提起截骨端，切开骨间膜，游离后方肌肉附着，切开下胫腓关节、内踝韧带及后方关节囊，肿瘤离体（图 9-37）。

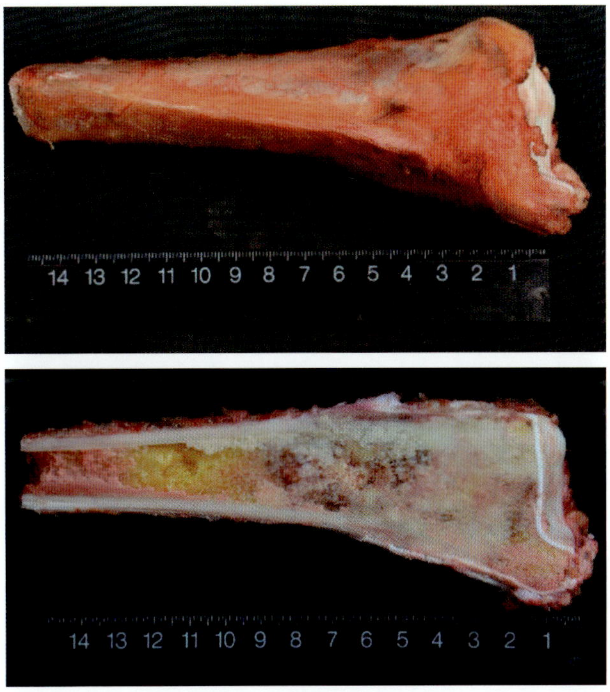

图 9-37　术中标本像

3. 假体安装：使用骨刀去除距骨的关节软骨，于距骨的胫距关节面中央开槽，刮除松质骨，制造骨槽容纳远端假体柄。提起胫骨截骨端，扩大髓腔。体外组装假体，骨水泥固定近端假体柄，确认复位踝关节维持于中立位。通过预留钉道经假体向距骨拧入螺钉固定。胫骨假体和腓骨间植骨。最后于外踝作长 1cm 小切口，经皮拧入螺钉 2 枚以加强外踝固定，并预防腓骨生长所致踝内翻。

4. 软组织重建：缝合相邻肌膜以覆盖假体，

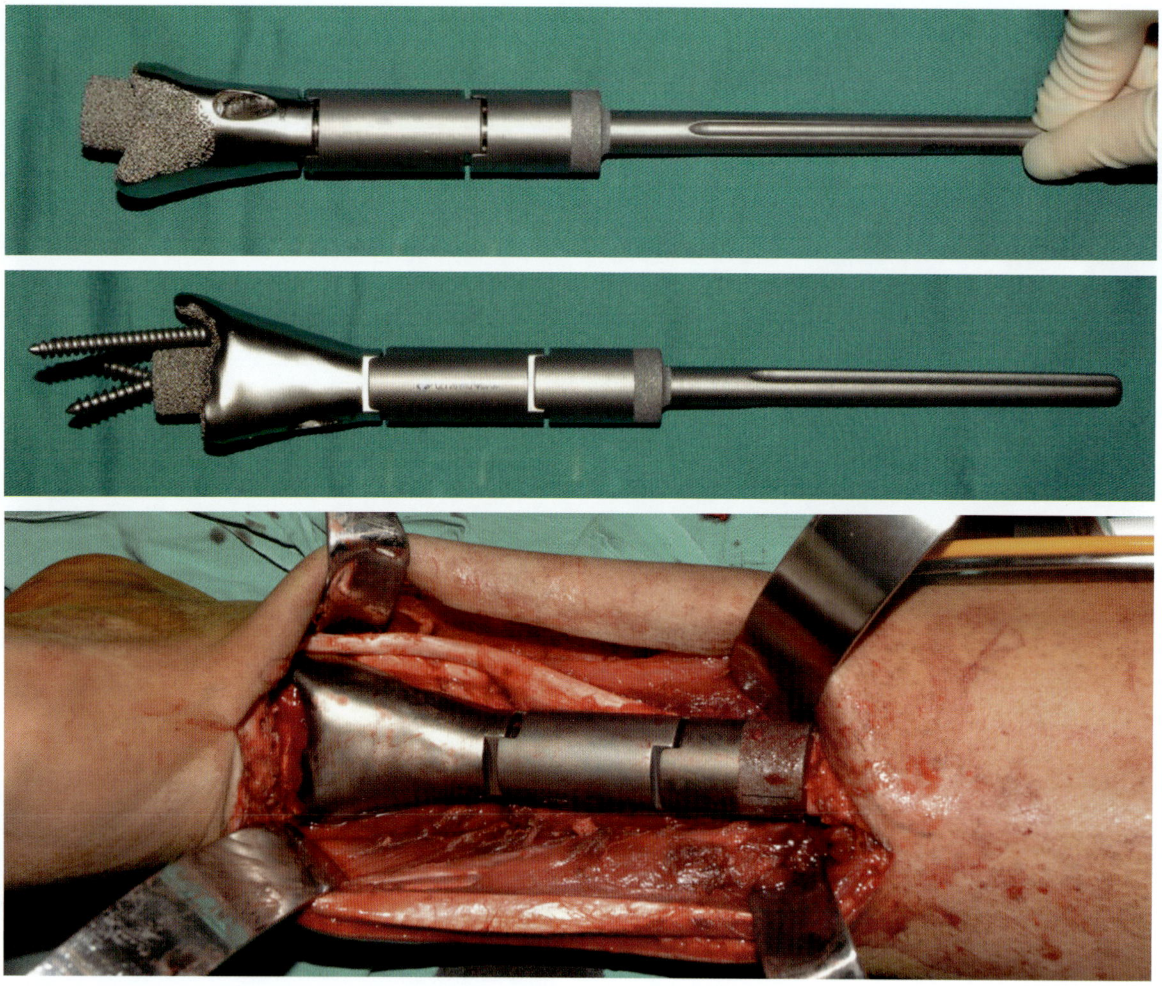

图 9-38 假体情况及术中假体安装

紧密缝合深筋膜，无张力缝合皮肤（图 9-38）。

患者复查术后 X 线片可见假体位置良好，3D 打印面对合满意（图 9-39）。

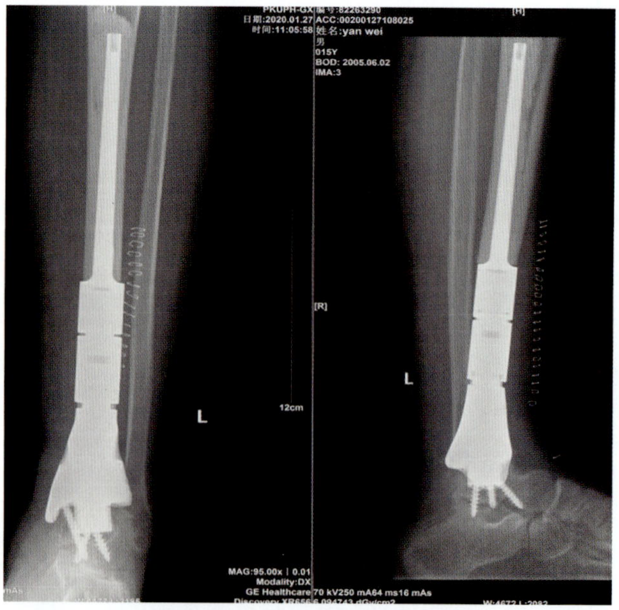

图 9-39 术后 X 线片

七、术后恢复

术后静脉滴注广谱抗生素至引流管拔除，之后口服第二代头孢菌素 1 周。术区适当加压包扎以减少引流量。手术后立即佩戴踝关节支具维持于中立位，并抬高患肢以减少肿胀，应关注脚趾活动情况，避免因过度加压包扎或软组织肿胀引起神经损伤。术后可以活动脚趾、髋关节与膝关节，术后 2 周可佩戴支具拄拐下地活动，进行患肢非负重下地运动。术后 6 周可以开始部分负重，由 1/3 体重开始，逐渐增加。术后 3 个月可完全负重。

八、随访

患者术后 2 个月在助行器辅助下行走（图 9-40）。术后 3 个月复查 X 线片可见踝关节对位良好（图 9-41）。

患者术后 9 个月随访复查，无瘤生存，双下肢功能基本正常（图 9-42）。

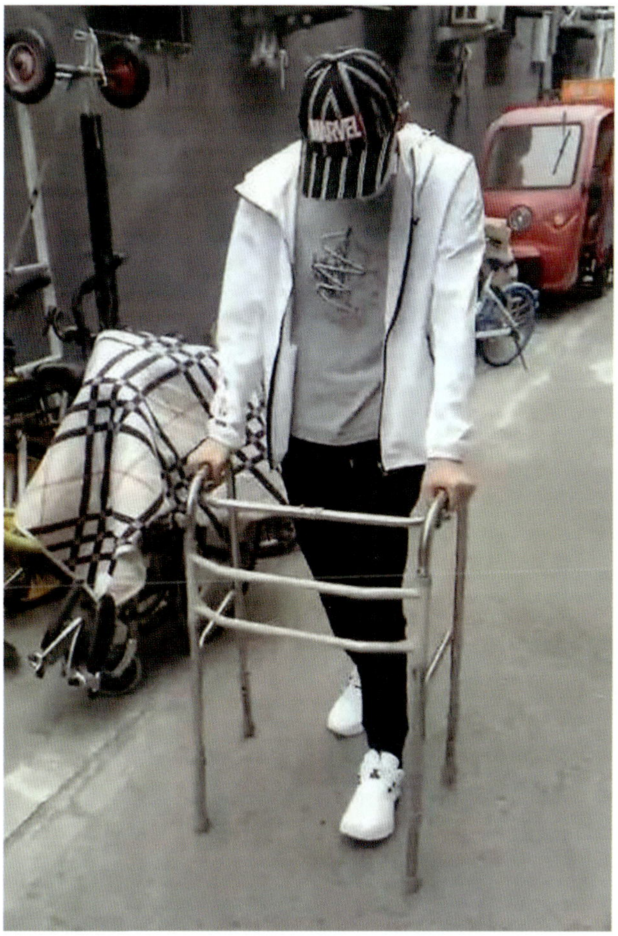

图 9-40　患者术后 2 个月在助行器辅助下行走

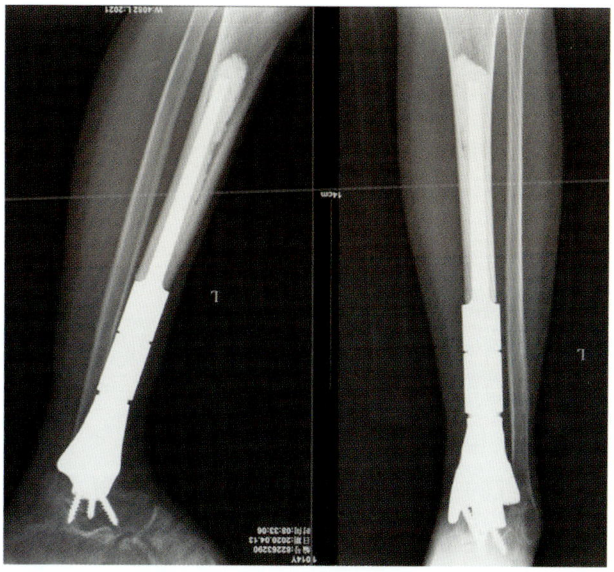

图 9-41　术后 3 个月复查 X 线

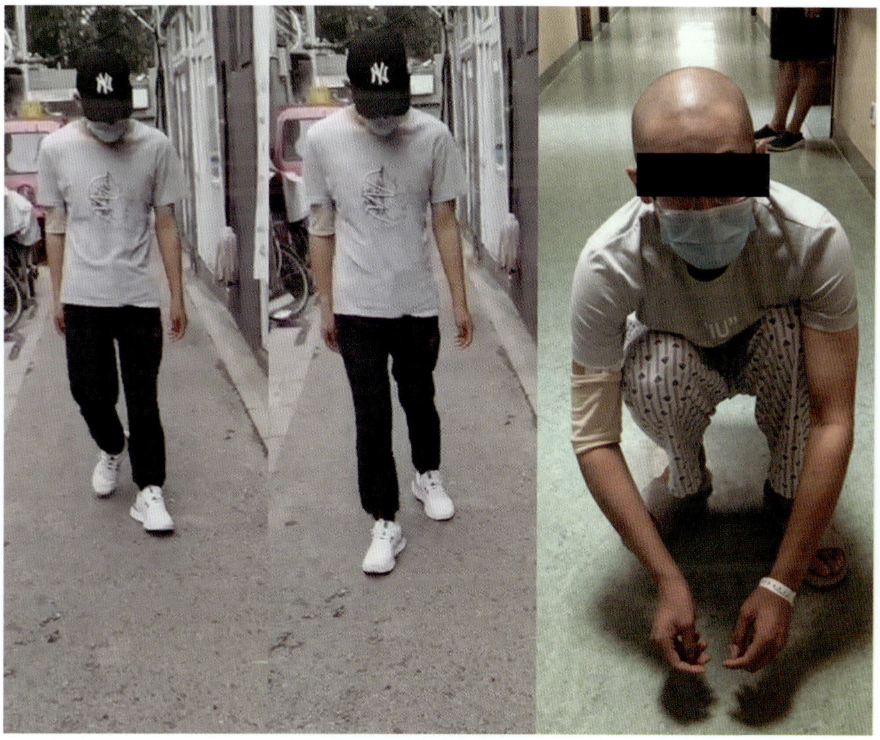

图 9-42　患者术后 9 个月随访复查所见

病例六 左胫骨中下段骨肉瘤

一、病史

患者男性，29 岁，因“左小腿远端疼痛肿胀 1 月余”入院。患者 1 月余前无明显诱因出现左小腿远端疼痛伴肿胀，就诊当地医院，行影像学检查示左胫骨远端病变，穿刺活检病理考虑为骨肉瘤，在外院曾行 1 次阿霉素＋顺铂化疗，为进一步治疗就诊于我院。

体格检查：左小腿远端前方可见隆起，皮肤无明显红肿或曲张静脉，可触及质硬肿物，局部轻度压痛，左足感觉、运动、血运正常。

二、影像学检查

入院行带标尺的左侧胫腓骨 X 线片、左侧胫腓骨磁共振增强扫描、双侧胫腓骨 CT 增强扫描。X 线片显示左胫骨中下段混合型病变，成骨为主，可见骨膜反应。MRI 及 CT 显示左胫骨中下段肿瘤，边界尚清晰，病变以外髓腔内未见跳跃灶，踝关节未受累，但病变下极距离踝关节面不足 2cm（图 9−43）。

全身骨显像提示左胫骨单发病变。肺部 CT 见双肺少许微结节。

三、手术计划

1. 切除边界：肿瘤位于胫骨中下段，病变范围较清楚，未累及胫后血管神经束，考虑存在保肢条件。病变下极距离踝关节面不足 2cm，在保证安全边界的前提下，不能保留自身踝关节，需将胫骨远端一同切除。

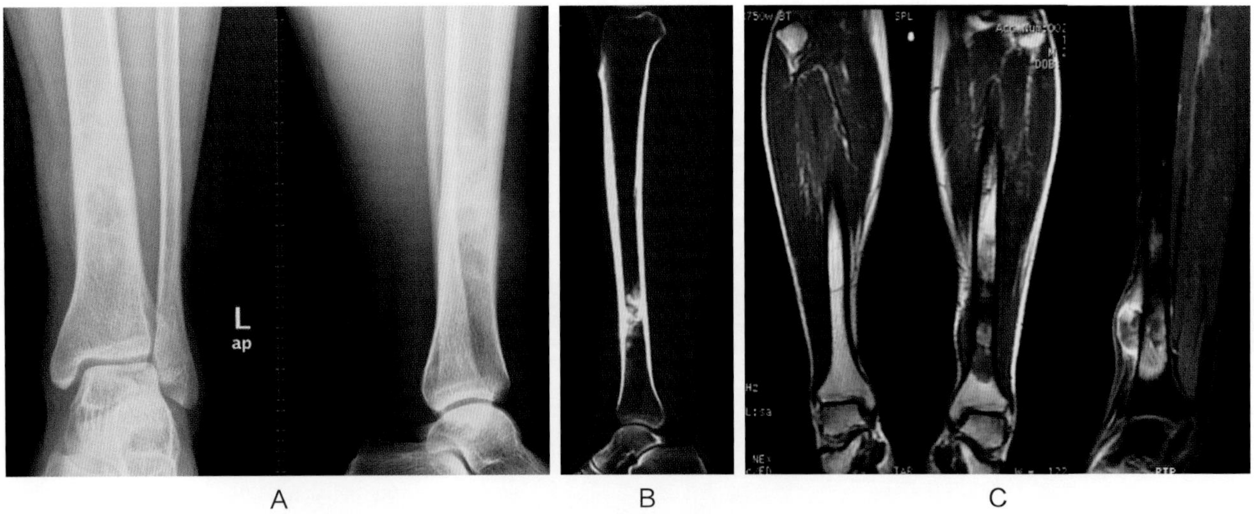

图 9−43 术前影像学检查

A.X 线片；B. 术前 CT；C. 术前 MRI

2. 重建方式：

胫骨中下段累及踝关节缺损，可以选择生物重建或假体重建，在考量用何种重建方法时，术者从 5 个方面进行比较，即“MAFOS”理念：

（1）材料（materials，M）：生物重建使用自体骨或异体骨复合内固定物，假体重建使用钛合金和（或）钴铬钼合金材质，在生物相容性上两者无明显优劣之分，大段异体骨有较高的排异反应和感染风险，在强度上合金材质更优。

（2）关节机制（articulation，A）：此病例为胫骨中下段包括踝关节缺损，首选踝关节融合的重建方式。

（3）固定方式（fixation，F）：生物重建需要使用钢板螺钉进行固定，为达到良好的稳定性，甚至需要内、外侧双钢板，或髓内钉 + 辅助钢板进行踝关节融合及骨干固定。假体重建则使用髓内固定为主，近端通过骨水泥髓内固定能达到满意的固定效果，远端通过 3D 打印带多孔结构的髓内钉辅以螺钉固定能也能达到满意的融合效果。

（4）骨整合（osseointegration，O）：生物重建寄希望于近端骨折端愈合及远端关节面融合，然而，胫骨骨干骨折端具有较高的不愈合率，骨不愈合最终会导致固定失败。假体重建仅需远处界面实现骨长入即可，经验表明，3D 打印多孔骨小梁结构能很好地诱导骨长入，实现长期稳定性。

（5）软组织重建（soft tissue reconstruction，S）：生物重建所需植入物的体积较大，会增加软组织覆盖难度，从而增加短期或长期软组织并发症发生率。假体重建通过修改假体形状，能有效地减少植入物体积，避免突起，从而实现满意的软组织覆盖。

综上所述，术者对本案例选择 3D 打印定制假体进行重建。

四、假体设计

1. 行双侧胫腓骨 CT 扫描，并将 DICOM 数据发送工厂建模，使用对侧胫骨的数据作镜像转换。

2. 截骨计划：根据 MRI 和 CT 结果，在踝关节线以上 170mm 截骨。

3. 假体分成 3 部分：近端假体柄、中间缺损段、远端融合段。近端假体柄及中间缺损段为机械加工生产；远端融合段通过 3D 打印技术生产。

4. 远端融合段长 90mm，近端为莫氏柄锥接；远端根据胫骨形状打印出踝穴关节面，假体的内踝位置舍弃了原本内踝突起形状，做成平滑面以降低软组织张力；关节面中间设计为短粗小柱（直径 16mm，长 15mm）用以髓内固定，关节面及小柱为多孔骨小梁结构界面；假体留有 3 个钉道用于进一步固定，两个从前上向后下，一个从后上向前下直到距骨颈（模拟踝关节融合的“本垒打”螺钉）。

5. 根据 CT 和 MRI 的测量数据，近端假体柄备有 6 个规格，长为 125mm 和 135mm，直径分别为 12mm、13mm、14mm。

6. 中间缺损段备用 40mm 和 50mm 两个长度，最终总重建长度分别 170mm、180mm（图 9–44）。

五、术前准备

术前准备软轴式扩髓器、电钻、摆锯、线锯、假体及装配钢板所需专用器械。钢板准备有胫骨远端前外侧板和上肢用直锁定板。假体与患者胫骨远端同框拍摄 X 线片做最后确认（图 9–45）。此外最好预先准备生物重建或旷置所需物品，以备不时之需。

六、术中情况

体位：患者取仰卧位。

肿瘤切除：取前入路，切口起自胫骨嵴外侧、踝关节线以上 19cm，延胫骨纵轴向远端延伸至踝穴中点（图 9–46）。切开皮肤，游离皮瓣，切开深筋膜，游离胫前肌腱并牵开，暴露胫骨前方及踝关节。切开踝关节囊，按术前测量，于踝

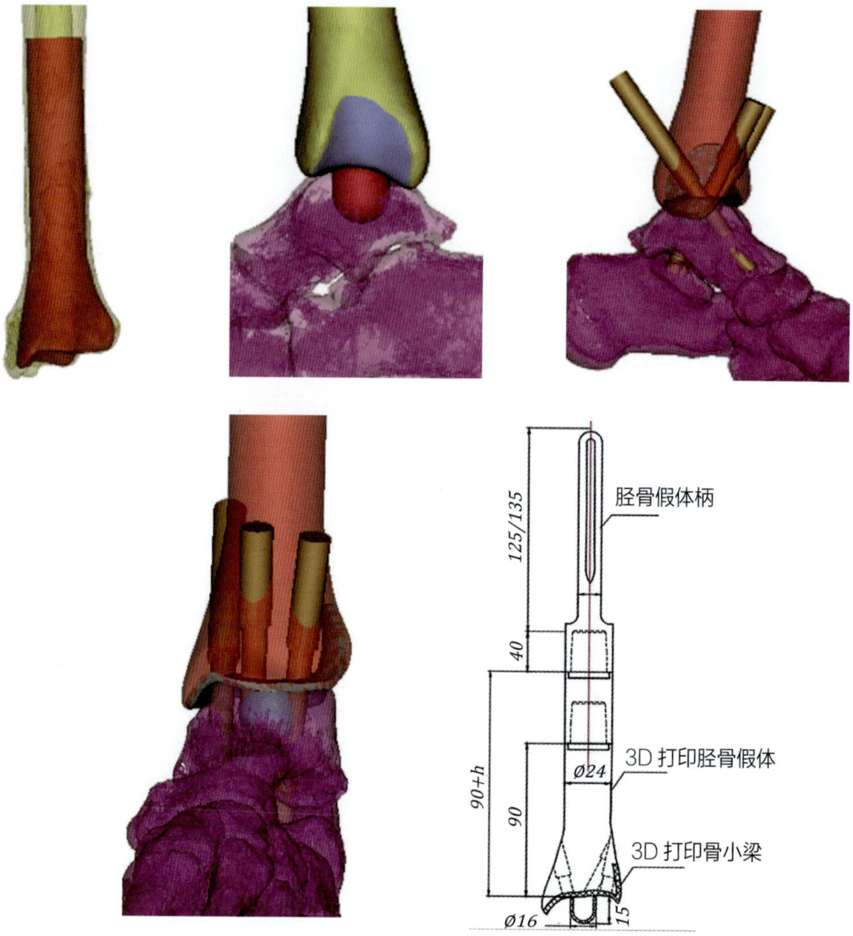

图 9-44 胫骨下段假体设计图及重建效果图
设计图中 Ø 代表直径；数值单位为 mm，缺损段长度 h 根据术中情况决定

关节线以上 170mm 截断胫骨。提起截骨端，切开骨间膜，游离后方肌肉附着，肿瘤离体。

假体安装：提起胫骨近端截骨端，使用软轴式扩髓器扩大髓腔至 15mm，使其可容纳 14mm × 135mm 骨水泥直柄。使用骨刀去除距骨关节软骨，暴露软骨下骨，于胫距关节面中点打开髓腔，逐步扩大髓腔至 16mm，留取松质骨用以植骨。体外组装假体。将胫骨远端假体打入距骨中，见假体与距骨界面贴附满意。冲洗并干燥近端髓腔，使用骨水泥固定近端假体柄，牵拉踝关节复位远端假体，使得远端假体柄插入距骨内并加压打紧，经假体的预留钉道向距骨骨质拧入螺钉 3 枚，此时即可获得良好的稳定性（图 9-47，图 9-48）。

软组织重建：缝合相邻肌膜以覆盖假体，紧

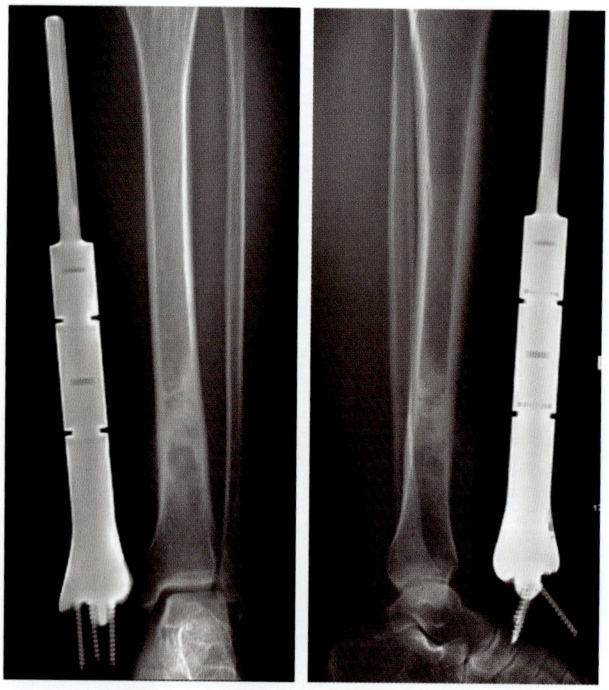

图 9-45 术前假体与患肢同框拍照

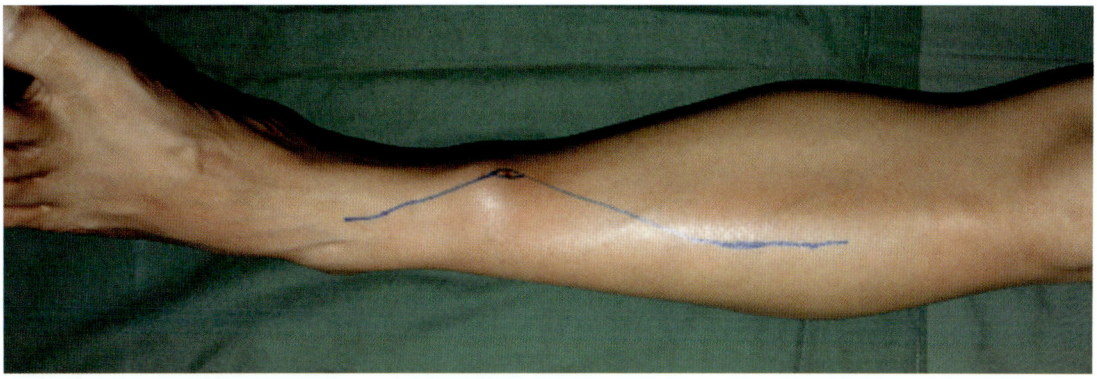

图 9-46　体位和手术切口

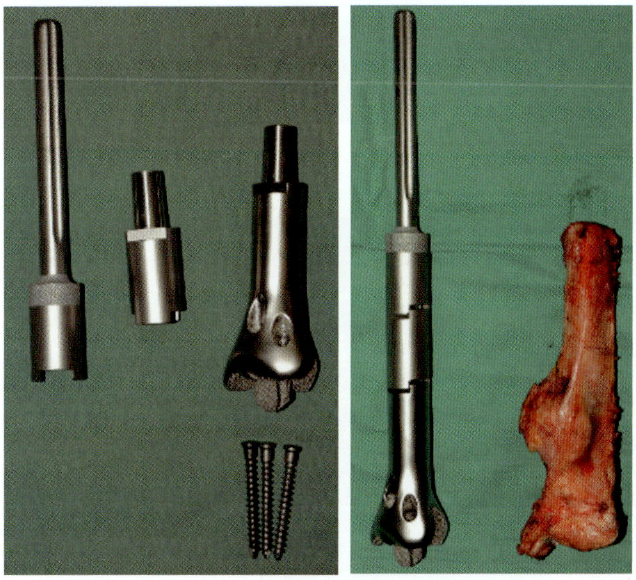

图 9-47　3D 打印胫骨下段融合假体

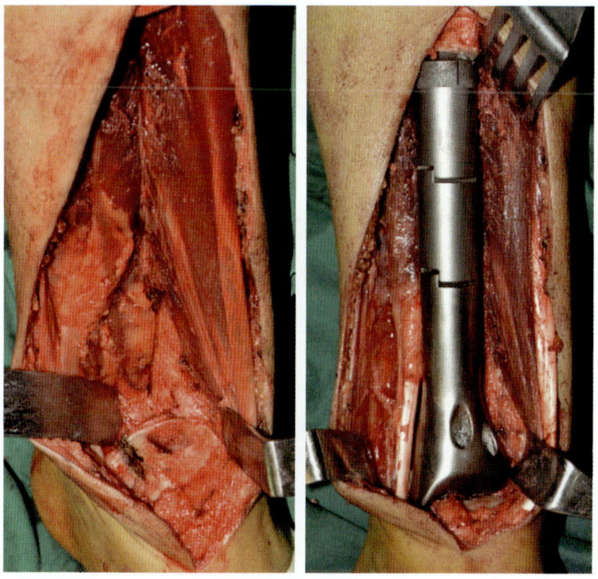

图 9-48　术中大体像及假体重建

密缝合深筋膜，无张力缝合皮肤。

七、术后恢复

术后静脉滴注广谱抗生素至引流管拔除，之后口服第二代头孢菌素 1 周。术区适当加压包扎以减少引流量。手术后立即佩戴踝关节支具维持于中立位，并抬高患肢以减少肿胀，应关注脚趾活动情况，避免因过度加压包扎或软组织肿胀引起神经损伤。拔除引流管后患者可拄拐下地，但患肢不能着地。术后 6 ~ 8 周方可开始部分负重，术后 3 个月可完全负重。

八、随访

患者术后 1 个月复查 X 线片，踝关节对位良好，螺钉无松动及断裂（图 9–49）。

患者术后 9 个月随访复查，无瘤生存，双下肢功能基本正常（图 9–50）。

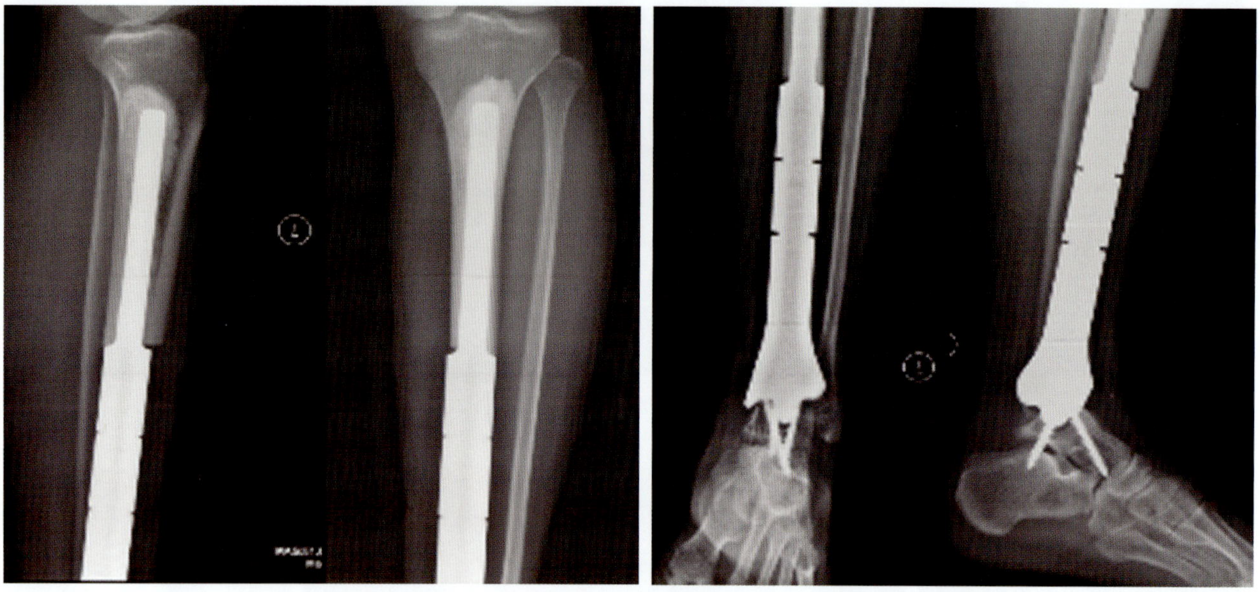

图 9-49 术后 1 个月复查 X 线片

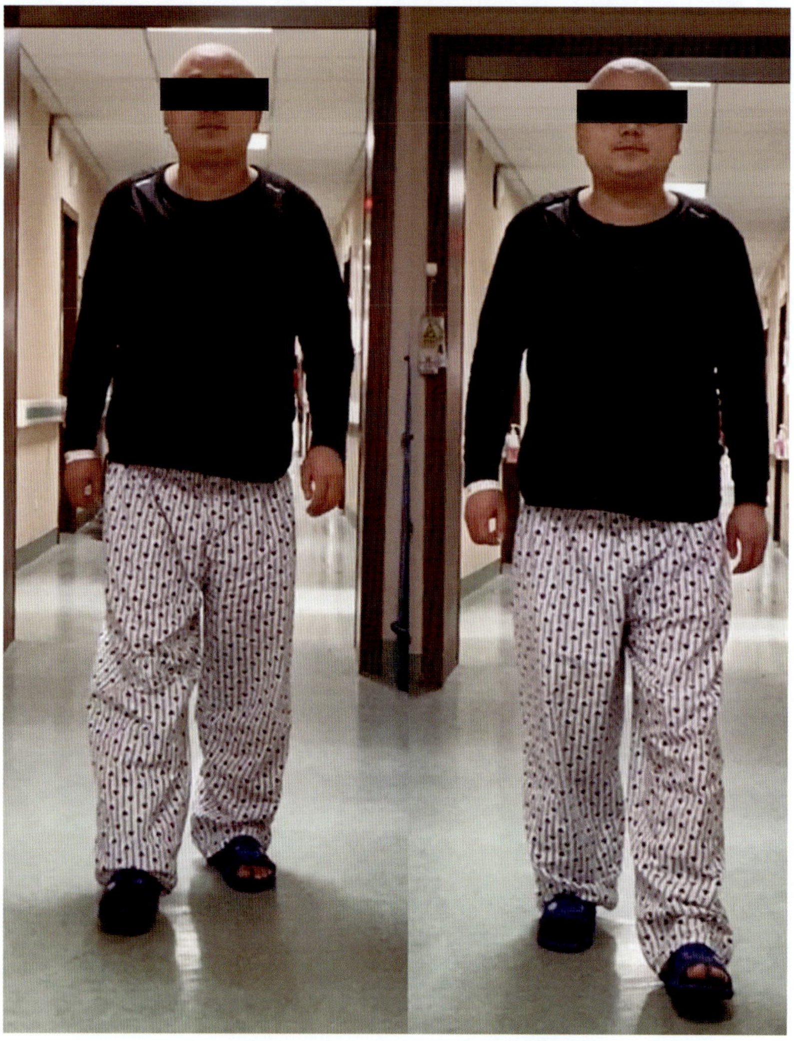

图 9-50 患者术后 9 个月随访复查所见

诊疗体会

胫骨远端骨缺损的重建难度很大，这是因为：①胫骨中下 1/3 血运欠佳，生物重建骨干端骨折不愈合的风险较大；②胫骨远端至踝关节段软组织条件较差，所能容纳的内固定物体积有限。因此，常规的生物重建的并发症发生率高。

胫骨远端大段骨缺损的常用重建方式是大段异体骨重建，常出现远期骨不连、内固定松动、断裂等并发症。骨不连加之长期负重，使得力量作用于钢板及螺钉，导致钢板螺钉松动、断裂，从而导致重建失败。因此，笔者提出 3D 打印胫骨远端肿瘤型假体的设计理念，因 3D 打印骨小梁结构界面能更好地诱导骨长入，使假体与骨界面更好地融合成一个整体。

使用 3D 打印假体重建不仅能实现有效的力学重建，实现即刻和长期稳定，还能使植入物的体积最小化，从而改善软组织覆盖效果，降低并发症发生率。

在设计假体时，有以下几点需要注意：

（1）当患侧胫骨破坏或变形较明显时，应使用对侧胫骨数据作镜像转换来设计假体。

（2）假体的内踝外形应修改成平滑曲线，否则会造成皮肤压迫。

（3）踝关节面和下胫腓关节面应设计为多孔骨小梁结构，其余外露部分应设计为光滑表面以减少软组织摩擦。假体外径以胫骨周径等比缩减 10%，以利于软组织覆盖。笔者所做随访显示胫骨远端假体发生感染和伤口并发症的发生率非常低。

（4）钉道的设计既要考虑固定的有效性，又要考虑实施的可行性。由于腓骨的阻挡，位于外侧的钉道一定要前置（从前上向后下拧入），若设计为后置则会导致术中会无法进行操作。

（5）目前尚无证据证明“胫距融合”与“胫距跟融合”哪种临床效果更佳。但在假体的设计上，进行胫距跟融合会更加简单，实际操作也会更加简便；若想实现胫距融合，则患者应有足够大的距骨以容纳足够长的螺钉，方能达到良好的固定效果。此外，术者探索了模拟“本垒打”方式安装螺钉的可能性。通过术前良好的设计，能使螺钉准确拧入距骨颈中，从而增加了距骨内螺纹数，增加了螺钉的把持力。

（6）对于骨骼未成熟患者，胫骨骨骺不能保留时，应同时对腓骨做骨骺阻滞以防止踝内翻。

（7）腓骨作为内在的支撑架，对维持踝关节的稳定性十分重要。因此在切除肿瘤和安装假体时尽量不要截断腓骨。笔者经验显示，在实施踝关节融合的病例中，并不需要截断腓骨。

（8）当假体全部采用 3D 打印时（3D 打印“热狗技术”），假体强度往往不足，需植入腓骨以增强强度，避免假体断裂。

（9）根据髓腔残留情况，近端胫骨的固定方式可以选择骨水泥固定，也可以设计为 3D 打印的圆柱形粗柄。

（10）术后充分引流，可以活动脚趾、髋关节与膝关节。术后 2 周可佩戴支具拄拐下地，进行患肢非负重运动。术后 3 个月复查 X 线片，根据假体与距骨、腓骨融合程度可以开始部分负重，由 1/3 体重开始，逐渐增加。

骨盆和脊柱篇

第十章 3D 打印组配式人工半骨盆假体

为了进一步改善患者人工半骨盆假体置换的术后功能恢复，降低并发症的发生率，2015 年郭卫教授设计了 3D 打印组配式人工半骨盆假体，进一步优化了半骨盆假体的力学设计，使得假体的早期即刻稳定性得到了加强。假体－骨接触界面 3D 打印出金属骨小梁的结构，增加了假体的骨长入功能，实现远期生物固定。至今，该假体临床使用超过 300 例，取得了很好的临床效果，并发症显著低于前代产品和国外相关案例。2017 年，北京大学人民医院报告了 3D 打印金属骨盆假体的临床应用（Liang et al.，2017），证明了 3D 打印金属假体在结构强度、生物相容性和骨长入方面均能满足人体负重骨缺损假体重建的各项要求。随后， Ji 等（Ji et al.，2020）报告了大宗病例的长期使用随访研究，研究中的病例取得了 MSTS 评分平均 87% 的结果，假体深部感染发生率只有 7%，为至今为止国际上报告的并发症最低、功能最好的人工半骨盆置换的治疗结果。另外，在骨整合方面，对 2 例肿瘤局部复发患者实施半骨盆截肢的标本进行了骨整合方面的研究，通过 Micro CT 及硬组织切片研究，证实 3D 打印骨盆假体界面与患者自体骨盆骨得到了完美的融合（图 10–1）。

目前，北京大学人民医院应用 3D 打印人工半骨盆假体系统（Global Pelvic System，GPS™）已经完成 300 余例的骨盆肿瘤切除后的功能重建，实现骨盆各区域的全覆盖，通过组配连接的假体可重建任何形式的骨盆复杂缺损（Guo，2019）。组配式骨盆系统（GPS™）已得到国际上广泛认可，相关研究结果多次在国际会议中被引用。

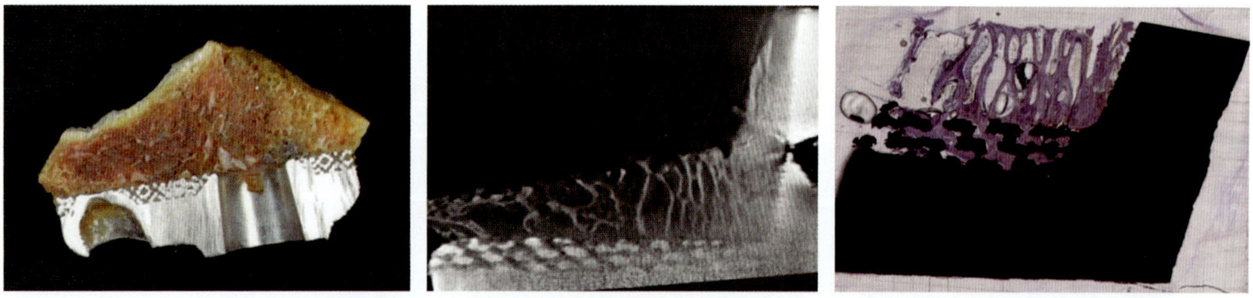

图 10–1 通过 Micro CT 及硬组织切片研究，证实 3D 打印骨盆假体界面与患者自体骨盆骨得到了完美的融合

病例一　右骨盆巨大肿瘤术后复发

一、病史

患者女性，13 岁，因“右骨盆巨大肿瘤术后复发”入院。患者因右骨盆巨大肿瘤于外院行肿瘤刮除，骨水泥填充，钢板内固定术，病例回报动脉瘤样骨囊肿，术后肿瘤迅速进展，局部肿胀明显，就诊于我院，再次行穿刺活检提示动脉瘤样骨囊肿，需鉴别毛细血管扩张型骨肉瘤。

体格检查：右臀部肿胀，可触及巨大肿物，浅表静脉曲张，髋关节活动受限。右侧膝关节活动不受限，右下肢感觉、肌力、血运正常。

因肿瘤巨大，术前给予地舒单抗(denosumab)治疗 4 个月，肿瘤体积明显缩小，局部疼痛肿胀症状消失，复查影像学可见肿瘤包壳完整，查体可触及质硬肿物，边界清楚，髋关节活动受限明显。

二、影像学检查

局部检查包括骨盆 X 线片、磁共振增强扫描及 CT 增强扫描（图 10–2）。全身骨显像其余骨骼未见转移表现。肺部 CT 未见异常。

三、手术计划

（1）切除边界：本例患者穿刺病理结果动脉瘤样骨囊肿，不除外毛细血管扩张型骨肉瘤，本次手术须施行广泛切除。

（2）重建方式：由于髋关节受累，活动受限，术中需重建髋关节。此外，患者髂骨区受累，术中需将自体股骨头回植，与 3D 打印组配式骨盆假体的金属骨小梁面紧密结合，实现早期即刻稳定，远期生物长入。

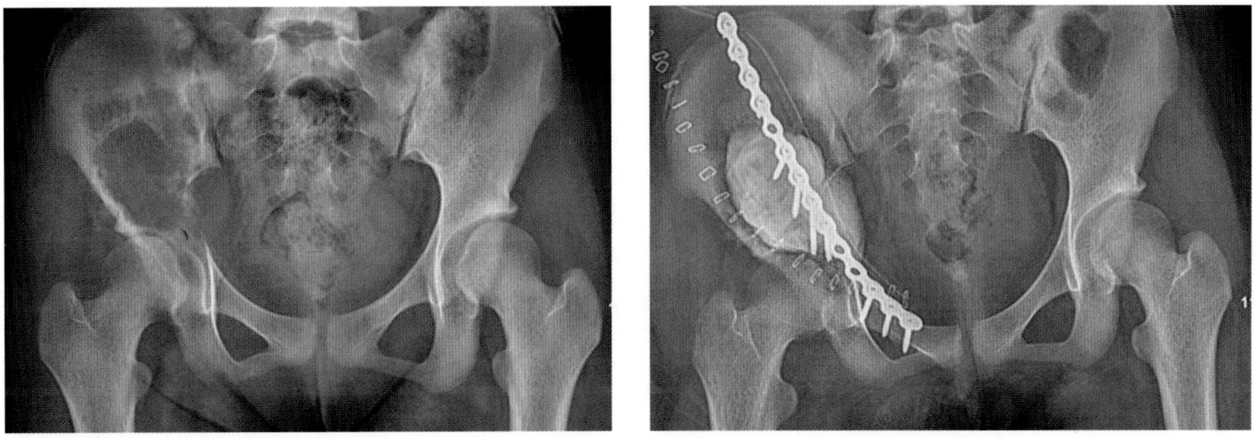

A　　　　B

图 10–2　影像学检查

A. 外院手术前 X 线显示右骨盆溶骨性破坏，肿瘤边界不清；B. 行肿瘤刮除，骨水泥填充，钢板内固定术，病例回报动脉瘤样骨囊肿；

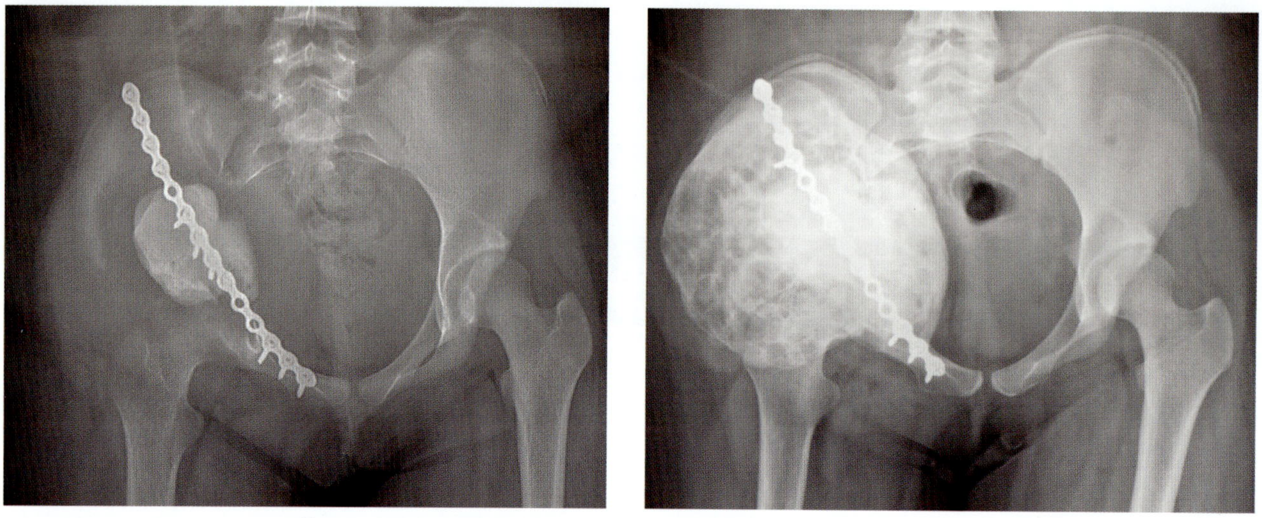

C　D

图 10-2（续）　影像学检查

C. 就诊于我院后行 X 线显示右骨盆溶骨性破坏，其内可见高密度骨水泥影和内固定物；D. 经过地舒单抗治疗 4 个月，肿瘤体积明显缩小，X 线片可见肿瘤包壳完整，边界清楚，包绕髋关节

四、假体设计

组配式骨盆假体（图 10-3）的优势在于无须定制，减少患者等待手术的时间，同时大大降低假体的设计加工和物流成本，最终使患者受益。根据术中缺损大小和患者骨盆大小，决定植入骨盆的高度，通过截骨平面调整外展角度。臼杯与骨盆底座锥接连接，通过调整臼杯方向决定正确的前倾角度。

五、术前准备

术前准备软轴式扩髓器、电钻、摆锯、线锯、假体植入所需专用器械。

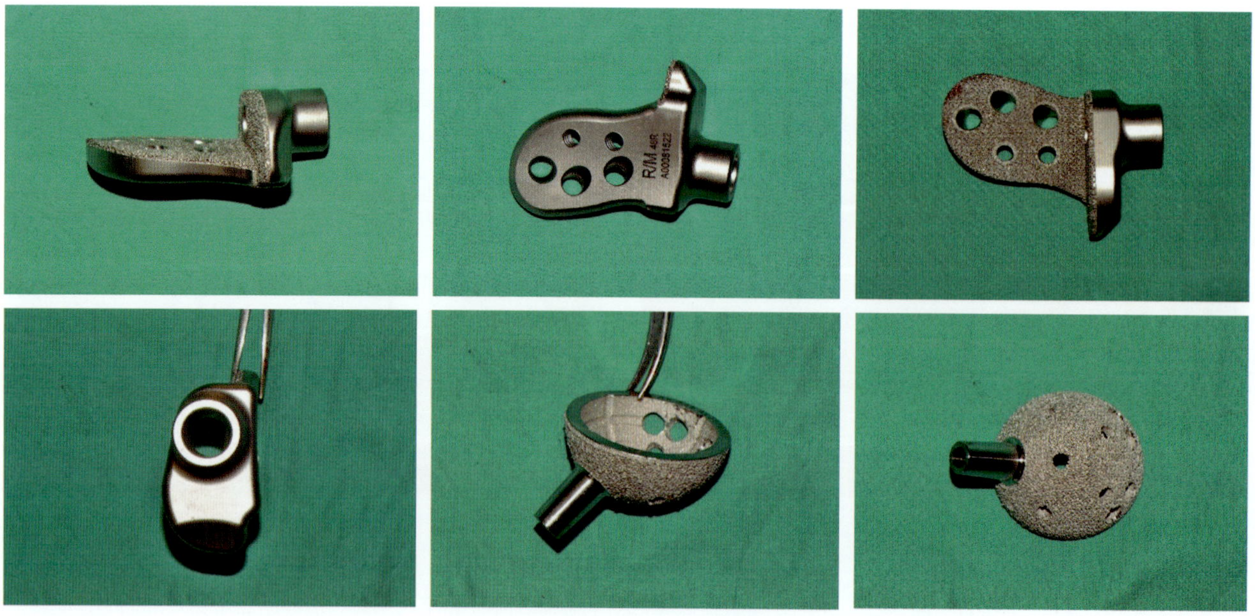

图 10-3　3D 打印组配式骨盆假体

六、术中情况

术前留置腹主动脉球囊。

体位：患者侧卧位。髂腹股沟切口＋改良 SP 入路切口，完整切除肿瘤后，植入 3D 打印可调式半骨盆假体（图 10–4）。肿瘤切除彻底，无残留（图 10–5、图 10–6）。术后复查 X 线片显示假体位置良好，双侧旋转中心对称（图 10–7）。

七、术后恢复

术后静脉滴注广谱抗生素（第三代头孢菌素）2 周，之后口服第二代头孢菌素 1 周。术区适当加压包扎以减少引流量。术后肢体外展中立位，早期尽量抬高患肢以减少肿胀。手术后立即开始股四头肌和臀中肌收缩训练，术后 3 周可在支具保护下适当部分负重站立，扶拐行走，6 ~ 8 周可脱拐行走。

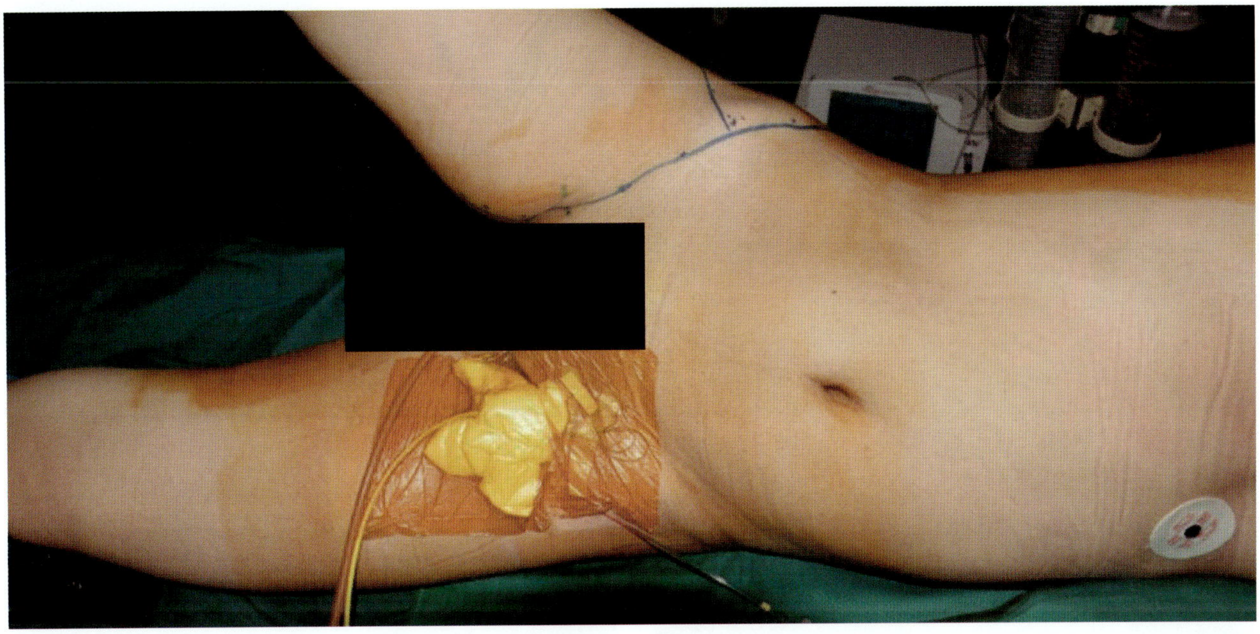

A

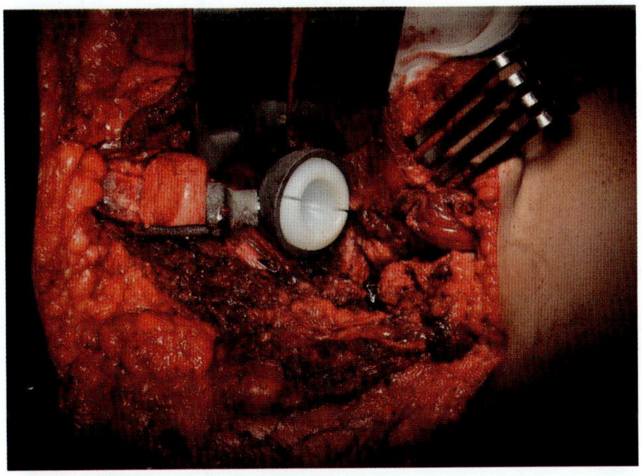

B

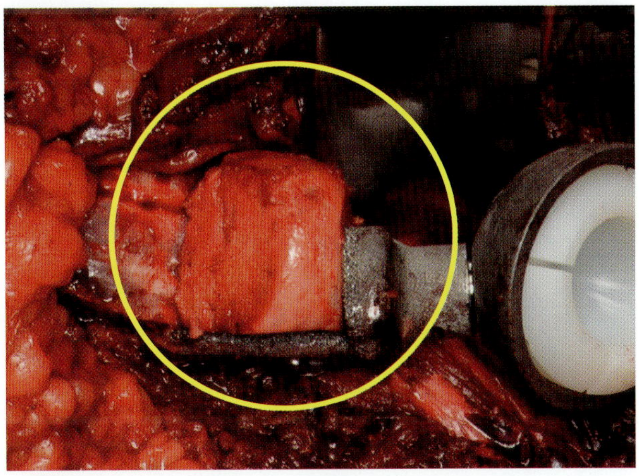

C

图 10–4 术中情况

A. 前入路手术切口；B. 切除肿瘤后安装假体；C. 圈内为回植患者自体股骨头，与 3D 打印金属骨小梁紧密接触，实现远期骨长入的生物固定

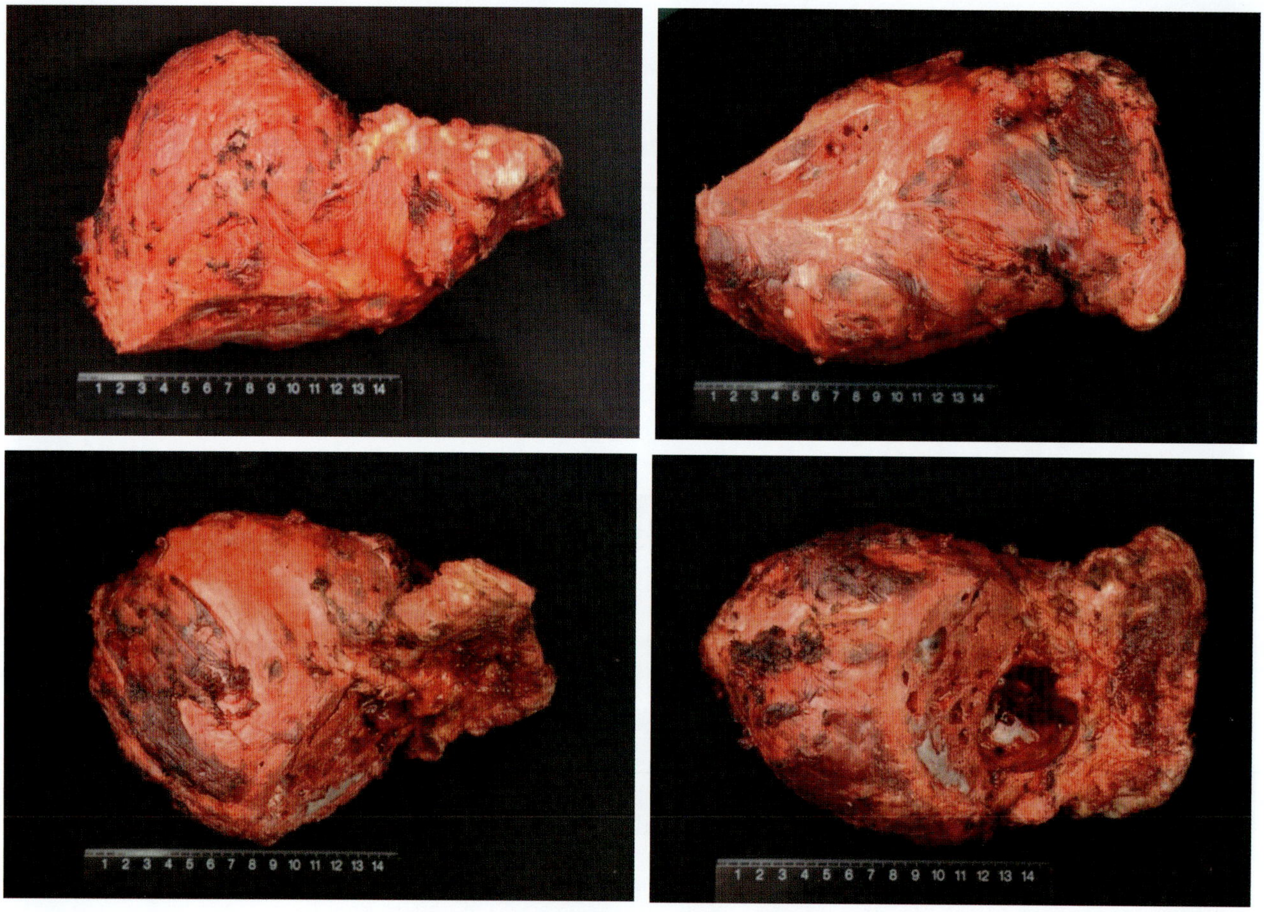

图 10-5 标本大体像，完整切除肿瘤

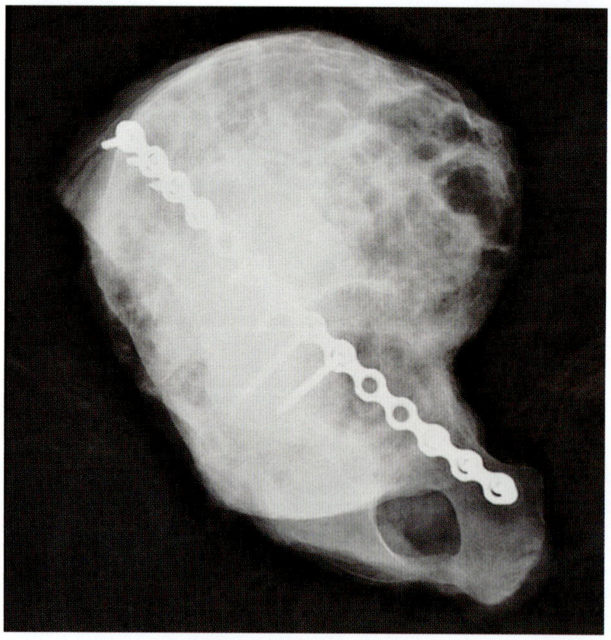

图 10-6 标本术后 X 线片

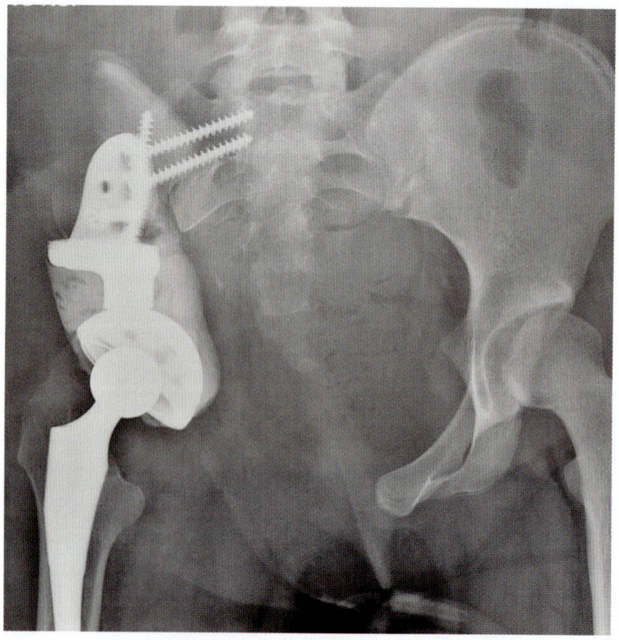

图 10-7 术后复查 X 线片

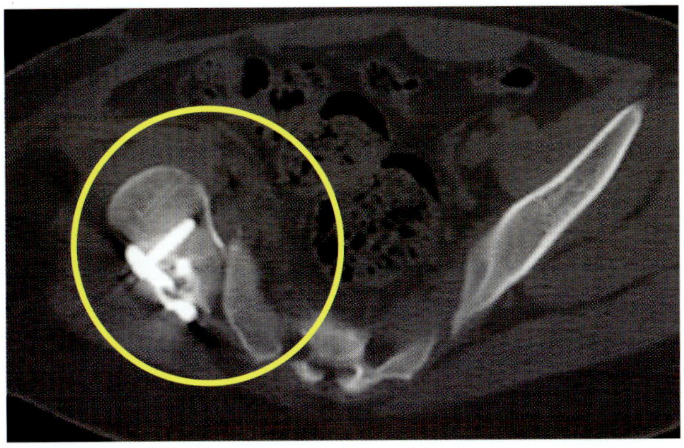

图 10-8　术后 2 年复查 CT 可见无肿瘤复发，回植股骨头与自体骨完全融合并紧密贴附于 3D 打印金属骨小梁，实现骨长入（圈内所示）

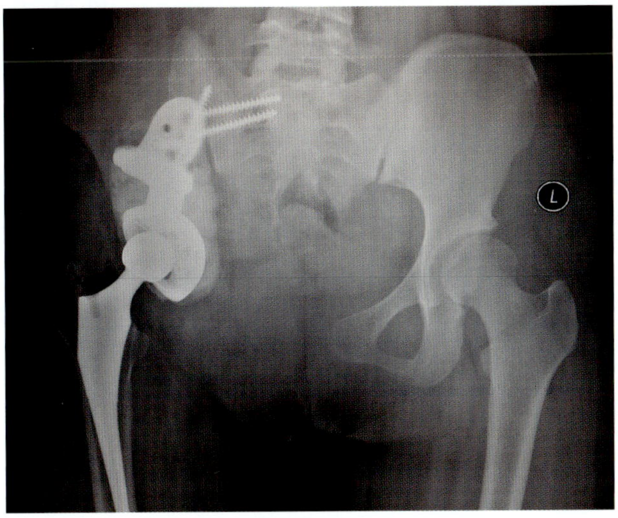

图 10-9　术后 4 年 X 线片

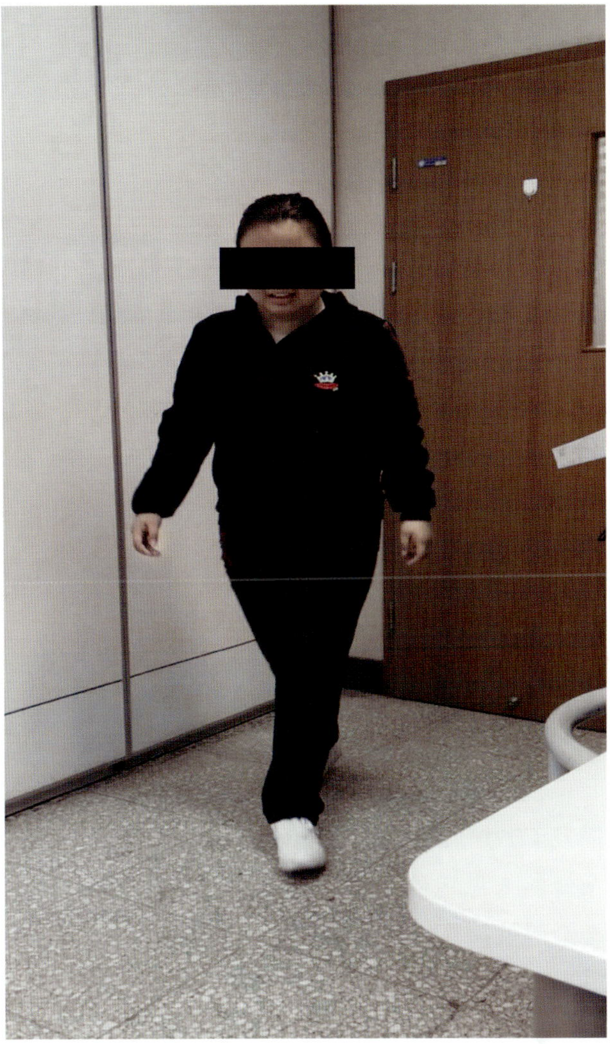

图 10-10　术后 4 年行走体位像

八、随访

患者术后 2 年复查 CT 可见无肿瘤复发，回植股骨头与自体骨完全融合并紧密贴附于 3D 打印金属骨小梁，实现骨长入（图 10–8）。患者术后 4 年，X 线片显示假体位置良好（图 10–9）；患者行走无须扶手杖（图 10–10）。

病例二　左骨盆巨细胞瘤

一、病史

患者男性，18 岁，因左骨盆骨巨细胞瘤就诊我院。因肿瘤巨大，术前行地舒单抗（denosumab）治疗 2 个月，肿瘤体积缩小，边界清楚。

二、影像学检查

局部检查包括骨盆 X 线片、磁共振增强扫描及 CT 增强扫描（图 10–11）。全身骨显像其余骨骼未见转移表现。肺部 CT 未见异常。经过地舒单抗治疗后的影像学资料见图 10–12。

三、手术难点及术前计划

1. 切除边界：本例患者为 Campanacci Ⅲ级骨巨细胞瘤，本次手术须施行广泛切除。在施行广泛切除的时候，边界必须包含整个左半骨盆Ⅱ + Ⅲ区。

2. 重建方式：3D 打印组配式半骨盆假体。

四、假体设计

3D 打印组配式半骨盆假体无须定制。

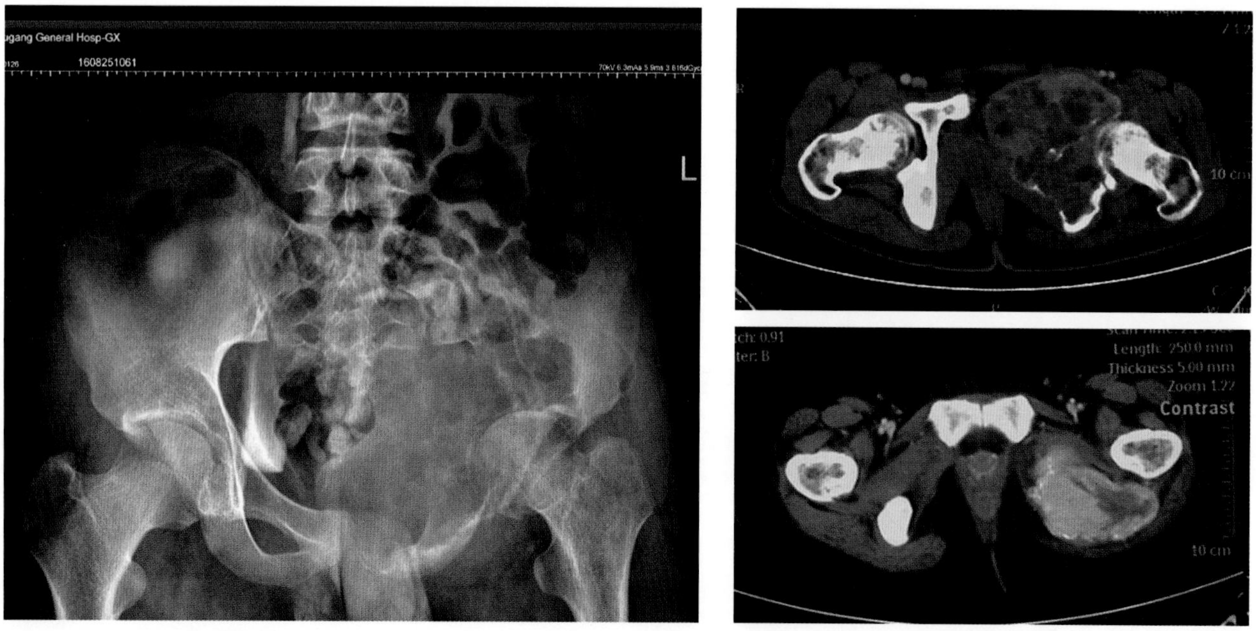

A　　B

图 10–11　初诊时影像学资料

A.X 线可见左骨盆Ⅱ + Ⅲ区溶骨性破坏；B.CT 增强扫描可见溶骨性破坏伴软组织包块形成，肿瘤强化明显

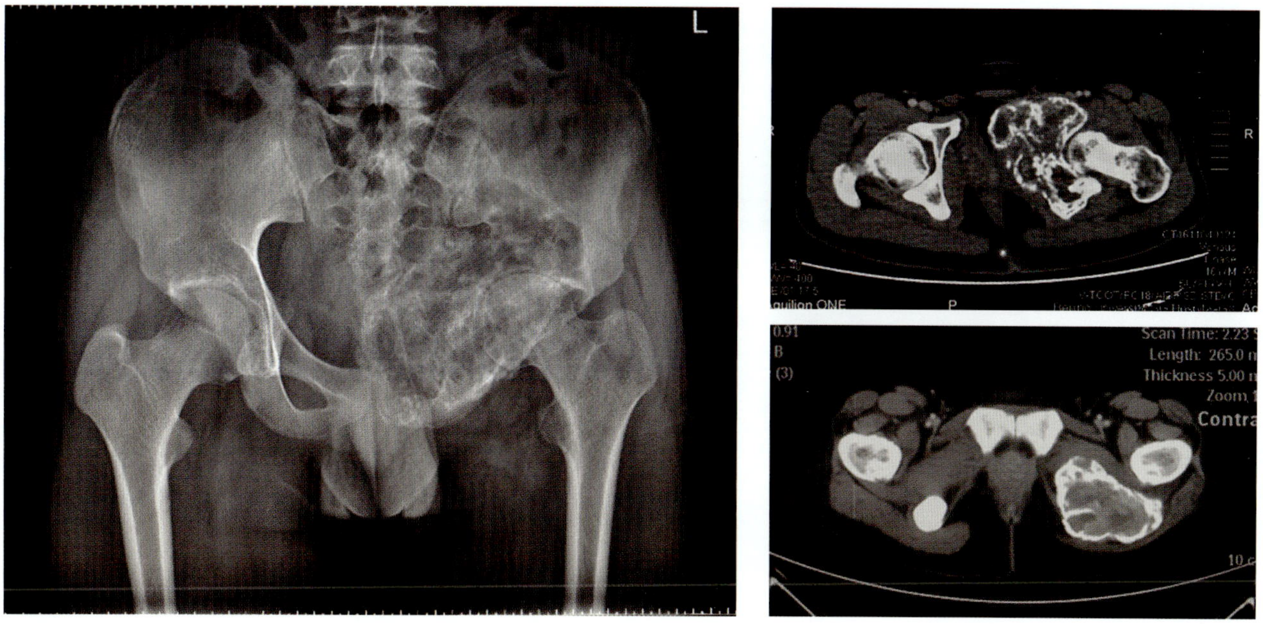

A　　B

图 10-12　经过地舒单抗治疗后的影像学资料

A.X 线显示成骨修复明显；B. 肿瘤体积缩小，边界清楚。骨壳形成

五、术前准备

术前准备软轴式扩髓器、电钻、摆锯、线锯、假体所需专用器械。

六、术中情况

术前留置腹主动脉球囊。

体位：患者侧卧位。髂腹股沟切口＋改良 SP 入路切口（图 10–13），肿瘤切除彻底，无残留（图 10–14）。植入 3D 打印可调式半骨盆假体（图 10–15）。

患者术后复查 X 线片可见假体位置良好，双侧旋转中心对称（图 10–16）。

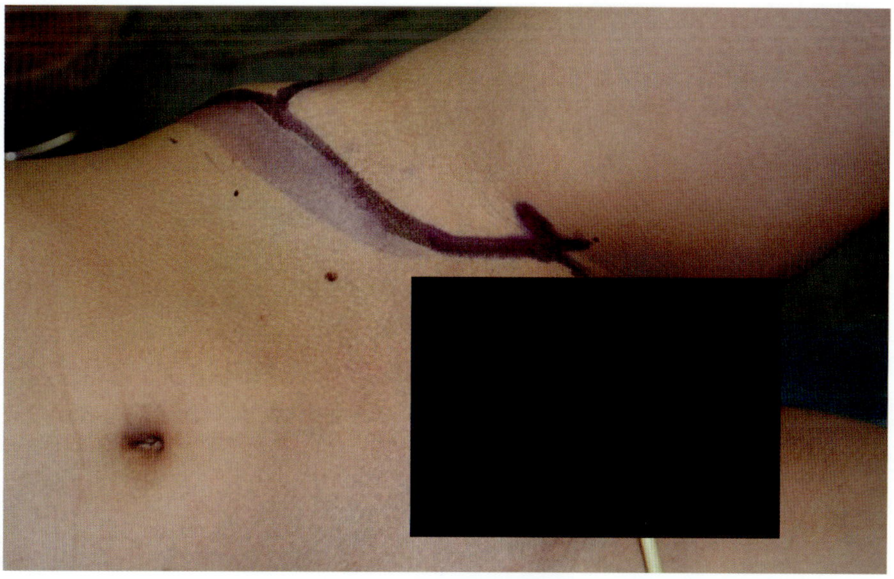

图 10–13　切口体位像

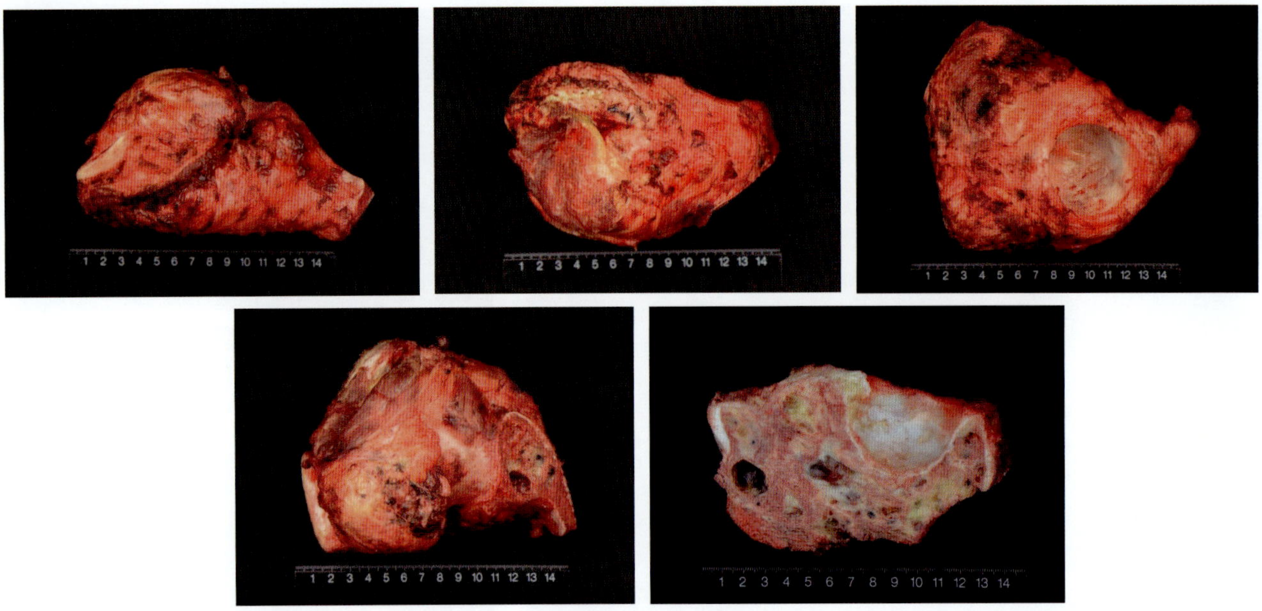

图 10-14 标本情况

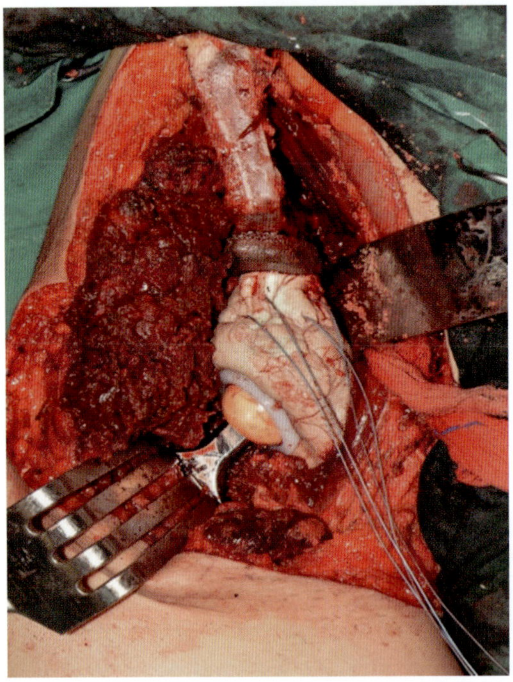

图 10-15 假体安装

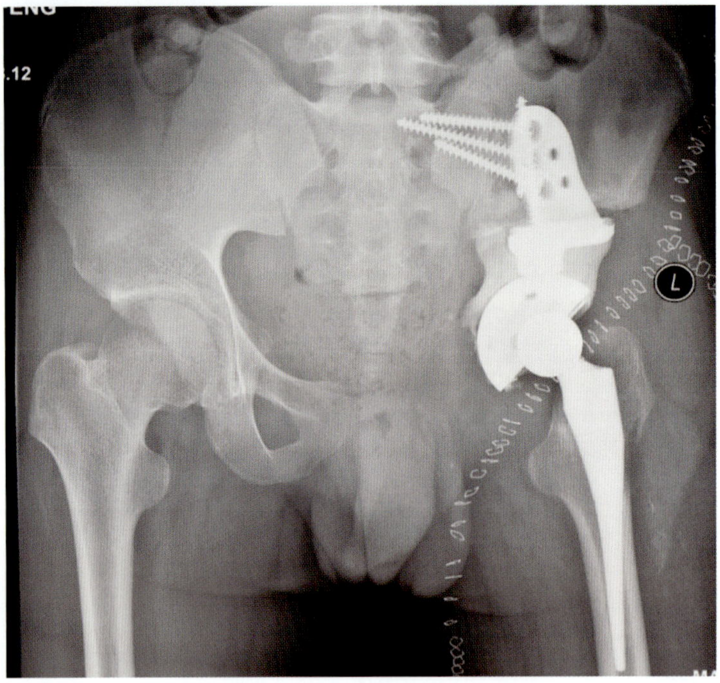

图 10-16 术后 X 线片

七、术后恢复

术后静脉滴注广谱抗生素（第三代头孢菌素）2 周，之后口服第二代头孢菌素 1 周。术区适当加压包扎以减少引流量。术后肢体外展中立位，早期尽量抬高患肢以减少肿胀。手术后立即开始股四头肌和臀中肌收缩训练，术后 3 周可在支具保护下适当部分负重，术后 6 ~ 8 周可完全负重。

八、随访

患者术后 1 年复查，X 线片示假体位置良好；CT 可见良好的骨长入，假体 3D 打印骨小梁于自体骨完全融合（图 10-17）。患者行走正常（图 10-18）。

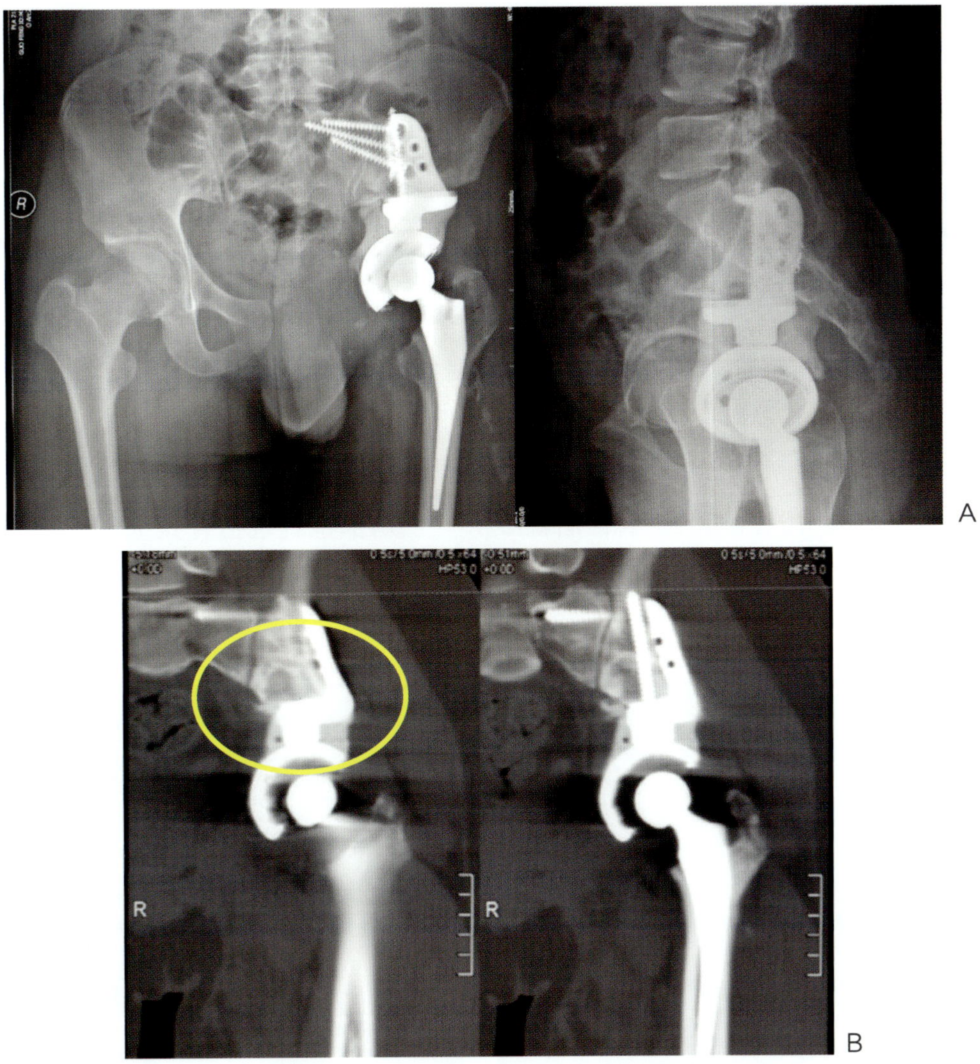

图 10-17　术后 1 年复查影像学资料

A.X 线片位置良好；B.CT 可见良好的骨长入，假体 3D 打印骨小梁与自体骨完全融合（圈内所示）

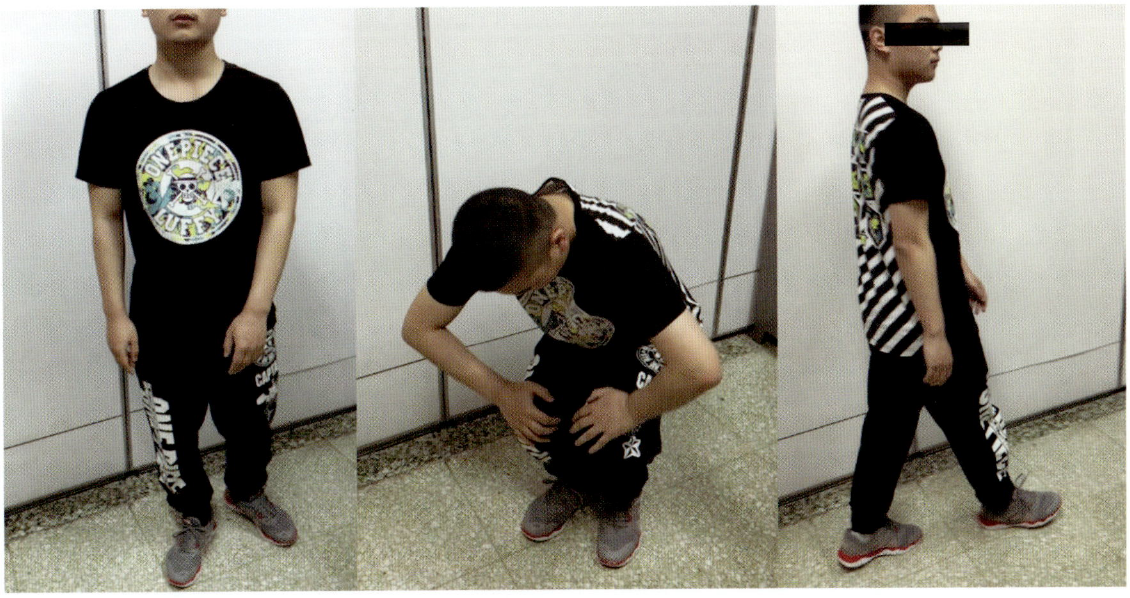

图 10-18　术后 1 年功能完全正常

病例三 骨盆 I 区骨肉瘤

一、病史

患者女性，18 岁，因右骨盆 I 区骨肉瘤就诊我院。术前化疗后肿瘤体积缩小，边界清楚。

二、影像学检查

局部检查包括骨盆 X 线片、磁共振增强扫描及 CT 增强扫描。全身骨显像其余骨骼未见转移表现。肺部 CT 未见异常（图 10−19）。

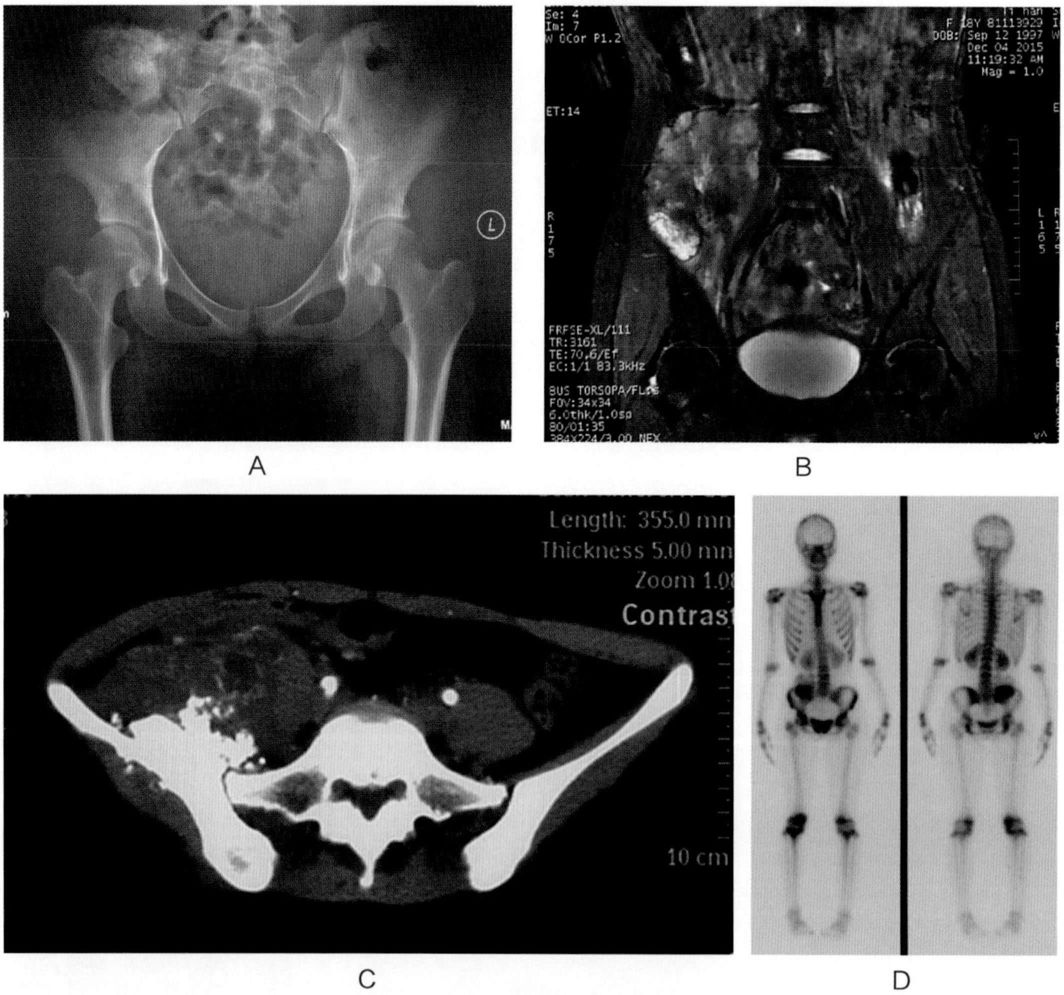

图 10−19 初诊时影像学资料

A.X 线片可见左骨盆 I 区成骨溶骨混合性破坏；B.MRI 的 T2 加权像；C.CT 增强扫描可见髂骨翼病变，巨大软组织包块形成；D. 全身骨显像

三、手术难点及术前计划

1. 切除边界：本例患者骨肉瘤，须施行广泛切除。在施行广泛切除的时候，边界必须包含整个右半骨盆 I 区及部分骶骨翼。

2. 重建方式：GPS™ 3D 打印骨盆 I 区髂骨缺损假体。

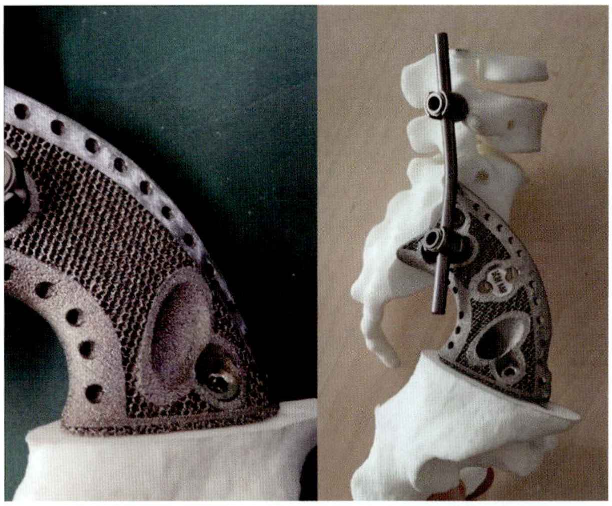

图 10-20 3D 打印骨盆 I 区髂骨缺损假体

四、假体设计

GPS™ 3D 打印骨盆 I 区髂骨缺损假体设计了髂骨和骶骨 2 个 3D 打印骨小梁接触面以实现远期骨长入。假体上的椎弓根钉连接装置可与腰椎椎弓根钉连接实现早期即刻稳定。假体上的缝合孔设计可以实现臀肌的起止点修复（图 10–20）。

五、术前准备

术前准备软轴式扩髓器、电钻、摆锯、线锯、假体所需专用器械。

六、术中情况

术前选择性动脉栓塞，留置腹主动脉球囊。

体位：患者侧卧位，髂腹股沟切口显露肿瘤后实施完整切除。置入匹配的骨盆 I 区假体，与腰椎椎弓根钉相连接（图 10–21，图 10–22）。

术后复查 X 线片显示固定位置良好，无移位、松动、折断（图 10–23）。

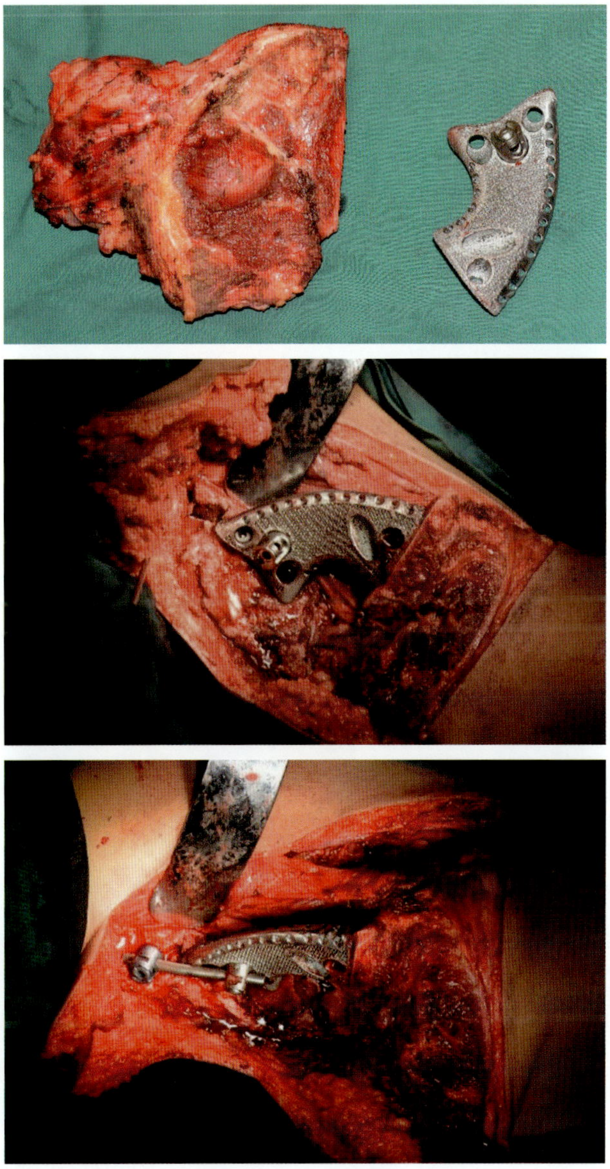

图 10–21 术中情况

七、术后恢复

术后静脉滴注广谱抗生素（第三代头孢菌素）2 周，之后口服第二代头孢菌素 1 周。术区适当加压包扎以减少引流量。术后肢体外展中立位，早期尽量抬高患肢以减少肿胀。手术后立即开始股四头肌和臀中肌收缩训练，术后 2 周可在支具保护下适当部分负重，术后 4 周可完全负重。

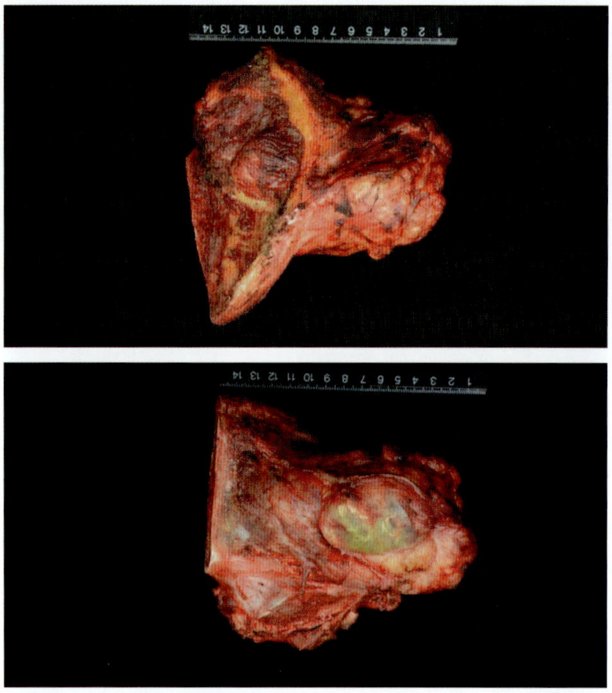

图 10-22 标本情况

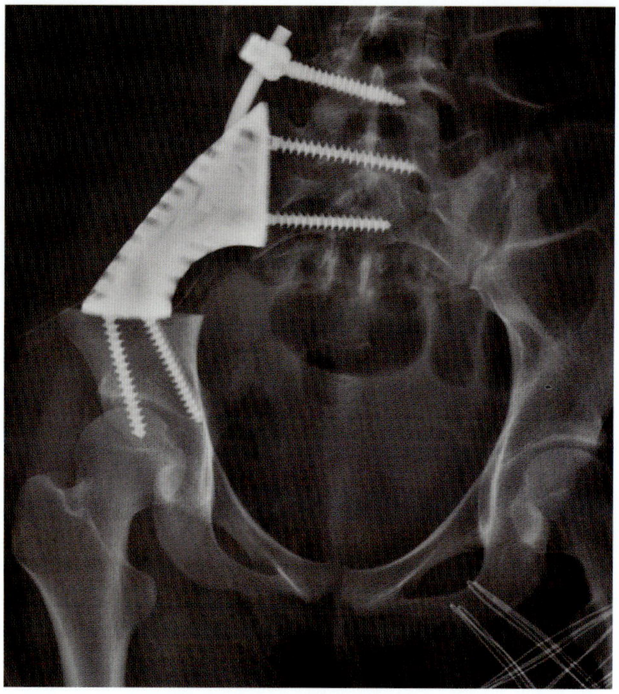

图 10-23 术后 X 线片

八、随访

患者术后 1 年复查 X 线片可见假体位置良好（图 10-24A）。术后 3 年复查 CT 显示假体 - 骨接触面骨长入良好（图 10-24B）。术后 4 年复查 X 线片可见假体 3D 打印骨小梁与自体骶髂关节面完全融合（图 10-24C）。术后 1 年，患者行走正常，可参加舞蹈表演（图 10-25）。

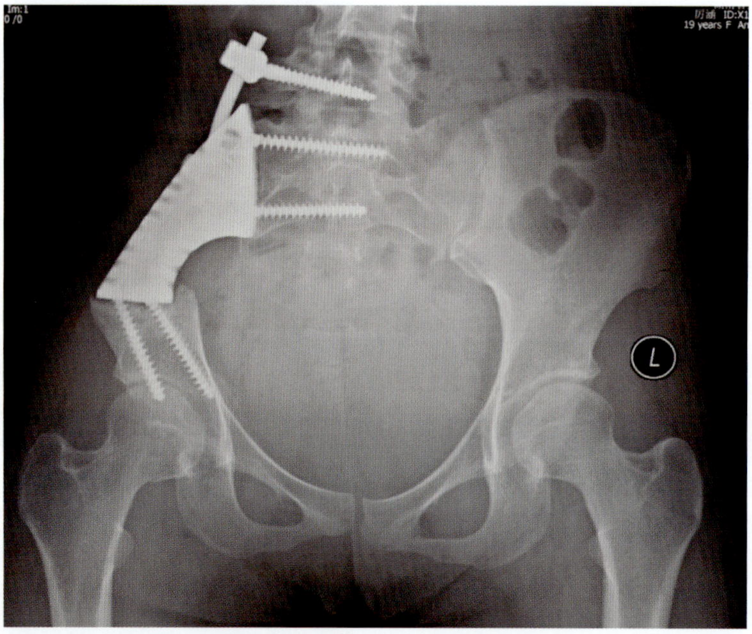

A

图 10-24 术后复查影像学资料

A. 术后 1 年复查 X 线片可见假体位置良好

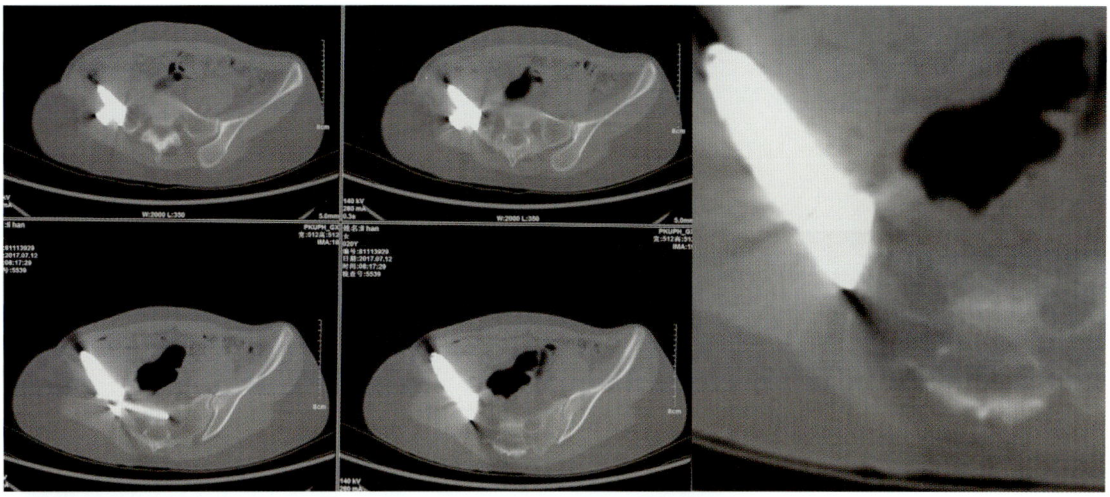

B

C

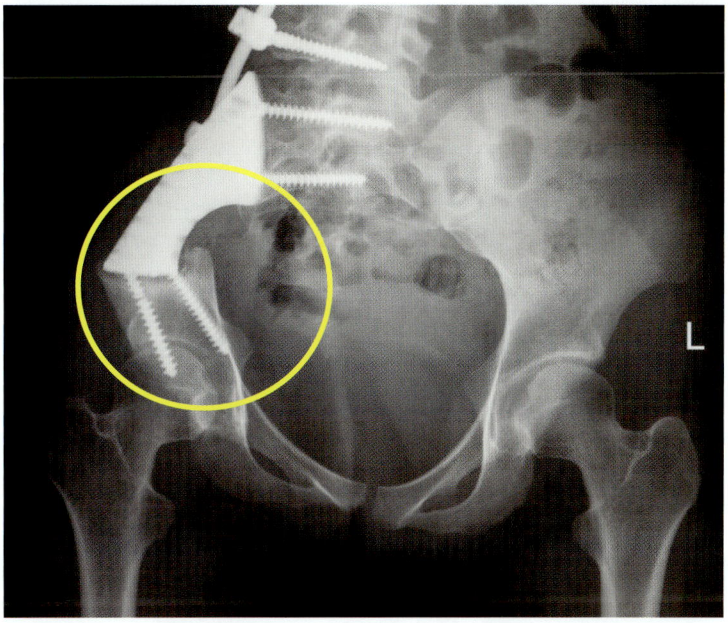

图 10-24（续）　术后复查影像学资料
B. 术后 3 年复查 CT；
C. 术后 4 年复查 X 线片可见假体 3D 打印骨小梁与自体骶髂关节面完全融合（圈内所示）

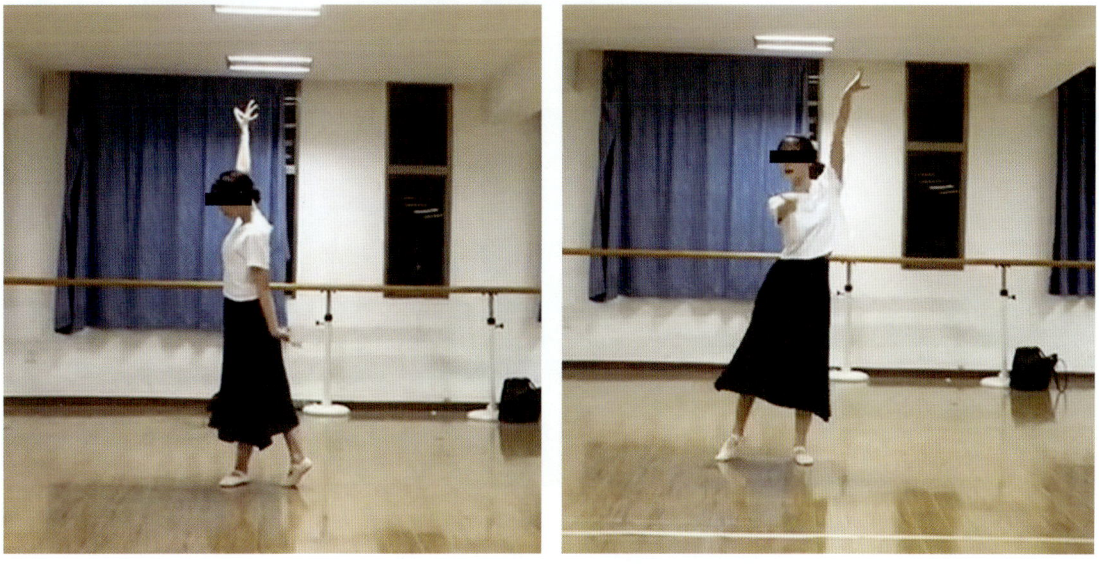

图 10-25　术后 1 年患者运动功能恢复正常

病例四　右骨盆Ⅰ+Ⅱ区骨肉瘤

一、病史

患者男性，16 岁，因右骨盆Ⅰ+ Ⅱ区骨肉瘤就诊于我院。术前化疗后肿瘤体积缩小，边界清楚。

二、影像学检查

局部检查包括骨盆 X 线片、磁共振增强扫描及 CT 增强扫描。全身骨显像其余骨骼未见转移表现。肺部 CT 未见异常（图 10–26）。

三、手术难点及术前计划

1. 切除边界：本例患者骨肉瘤，须施行广泛切除。在施行广泛切除的时候，边界必须包含整个右半骨盆Ⅰ+ Ⅱ区。对于整个髂骨翼切除的病例，功能重建尤为困难。由于整个髂骨翼切除后，人工半骨盆假体没有可以固定的部位，需要设计一种新型的骨盆假体，使之可以固定于骶骨及腰椎上。2011 年，郭卫等设计了第一代“经腰椎固定的半骨盆假体”（Zang et al.，2014）。2015 年郭卫等基于 3D 打印技术，设计了第二代“经腰椎固定的半骨盆假体”（Zhang et al.，2018a；Zhang et al.，2018b；）。目前，北京大学人民医院已完成该型骨盆功能重建 100 余例，取得了非常满意的临床效果。

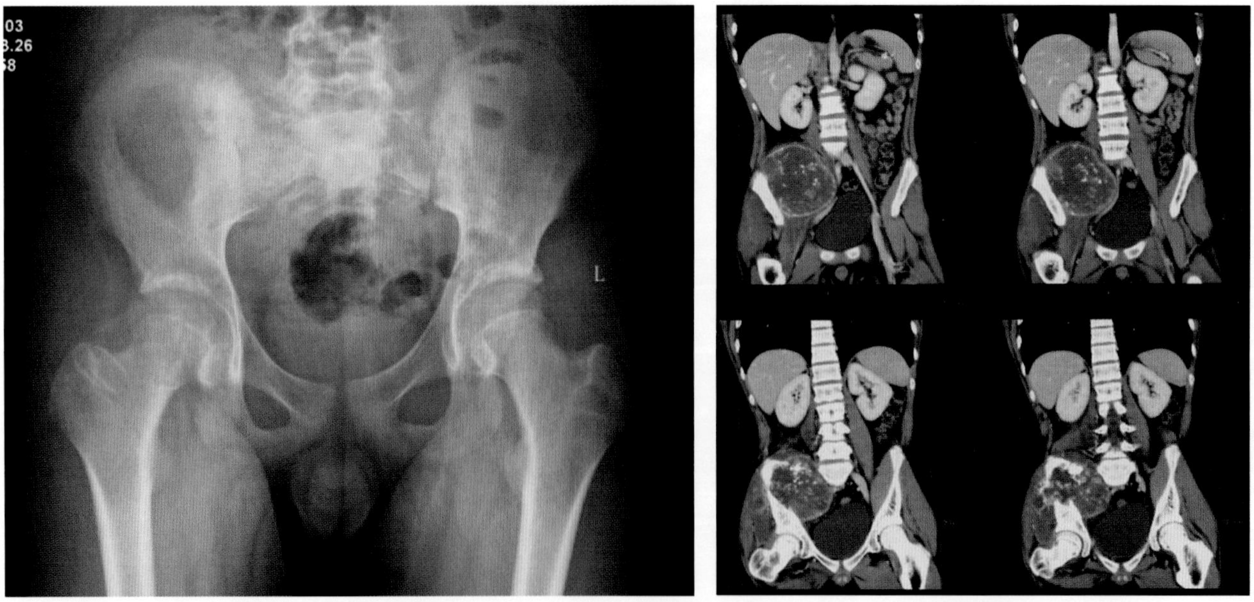

A　B

图 10–26 初诊时影像学资料

A.X 线可见左骨盆Ⅰ+ Ⅱ区成骨溶骨混合性破坏；B.CT 增强扫描可见骨盆病变，巨大软组织包块形成

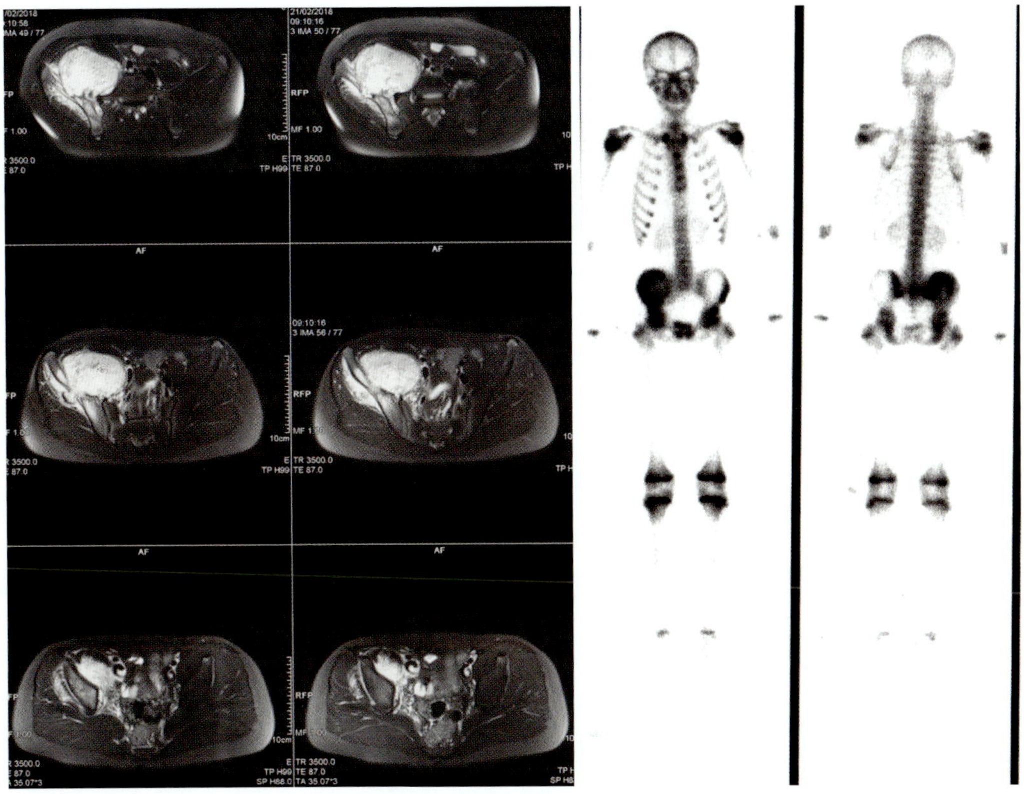

C　　D

图 10-26（续）　初诊时影像学资料

C.MRI 的 T2 加权像；D. 全身骨显像

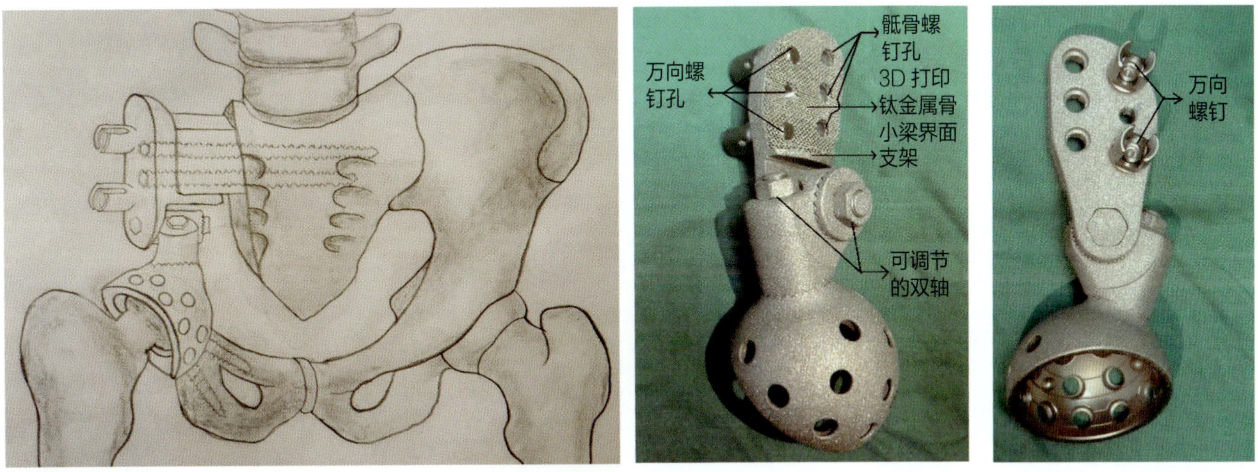

图 10-27　经腰骶固定的钉棒半骨盆重建系统

2. 重建方式：经腰骶固定的钉棒半骨盆重建系统。

四、假体设计

经腰骶固定的钉棒半骨盆重建系统可有效重建Ⅰ+ Ⅱ或Ⅰ+ Ⅱ + Ⅲ区骨盆缺损，术中需移植自体股骨头或异体骨，双轴的设计可调节外展和前倾角度，骶髂关节接触面 3D 打印骨小梁接触面可以实现远期骨长入。假体上的椎弓根钉连接装置可与腰椎椎弓根钉连接实现早期即刻稳定（图 10–27）。

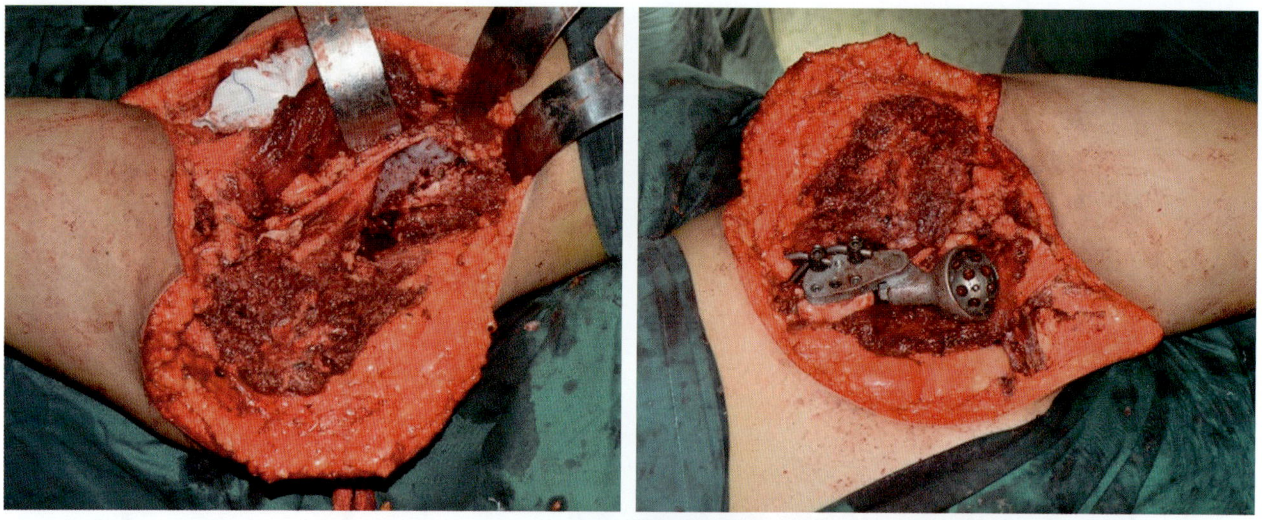

图 10-28 术中情况

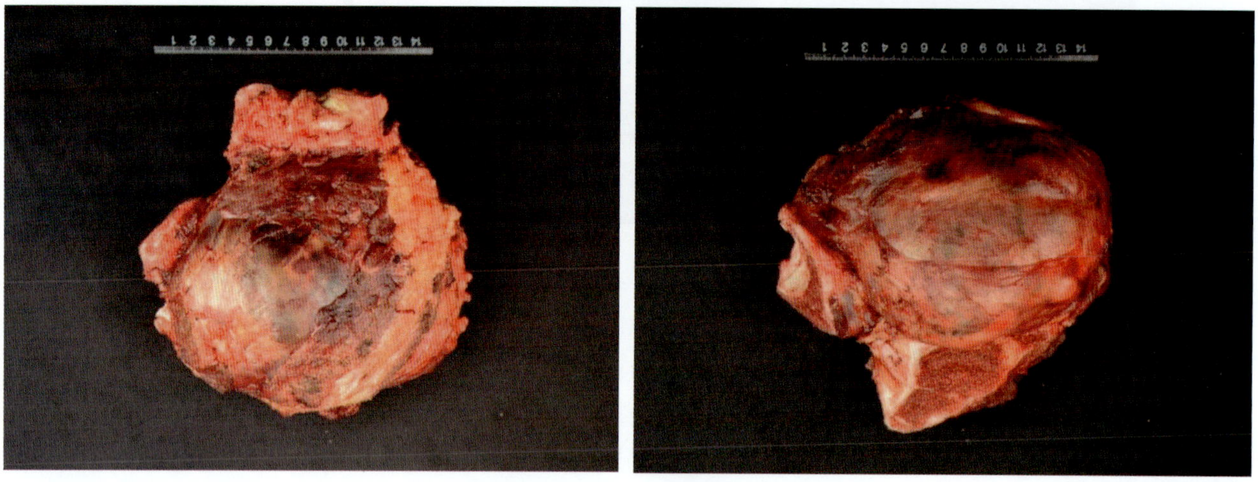

图 10-29 标本情况

五、术前准备

术前准备软轴式扩髓器、电钻、摆锯、线锯、假体所需专用器械。

六、术中情况

术前选择性动脉栓塞，留置腹主动脉球囊。

体位：患者先俯卧位，分离后方肿瘤，预置腰椎椎弓根钉，确定骶髂关节截骨线。然后改为侧卧位切除肿瘤，安装假体，重建软组织（图 10-28，图 10-29）。

术后复查 X 线片显示内固定位置良好，无移位、松动、折断（图 10-30）。

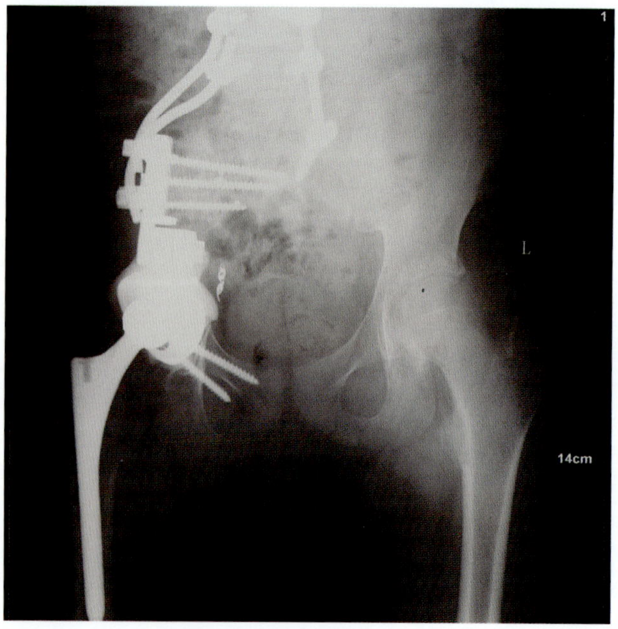

图 10-30 术后 X 线片

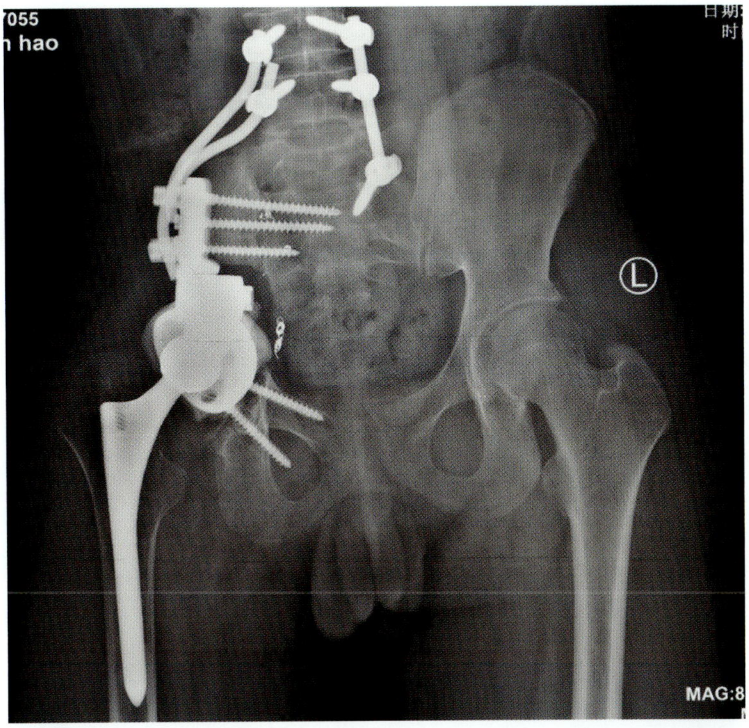

A

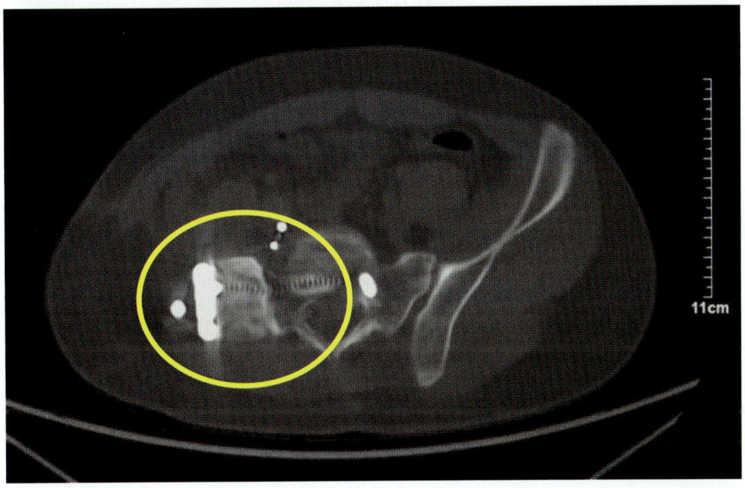

B

图 10-31 术后复查影像学资料

A. 术后 1 年 X 线片位置良好；B. 术后 1.5 年，CT 显示假体与自体股骨头和骶髂关节面完全融合（圈内所示）

七、术后恢复

术后静脉滴注广谱抗生素（第三代头孢菌素）2 周，之后口服第二代头孢菌素 1 周。术区适当加压包扎以减少引流量。术后肢体外展中立位，早期尽量抬高患肢以减少肿胀。手术后立即开始股四头肌和臀中肌收缩训练，术后 6 周可在支具保护下适当部分负重行走。

八、随访

患者术后 1 年复查 X 线显示假体位置可，术后 1.5 年复查 CT 显示假体与自体股骨头和骶髂关节面完全融合（图 10-31）。术后 1 年患者行走基本正常（图 10-32）。

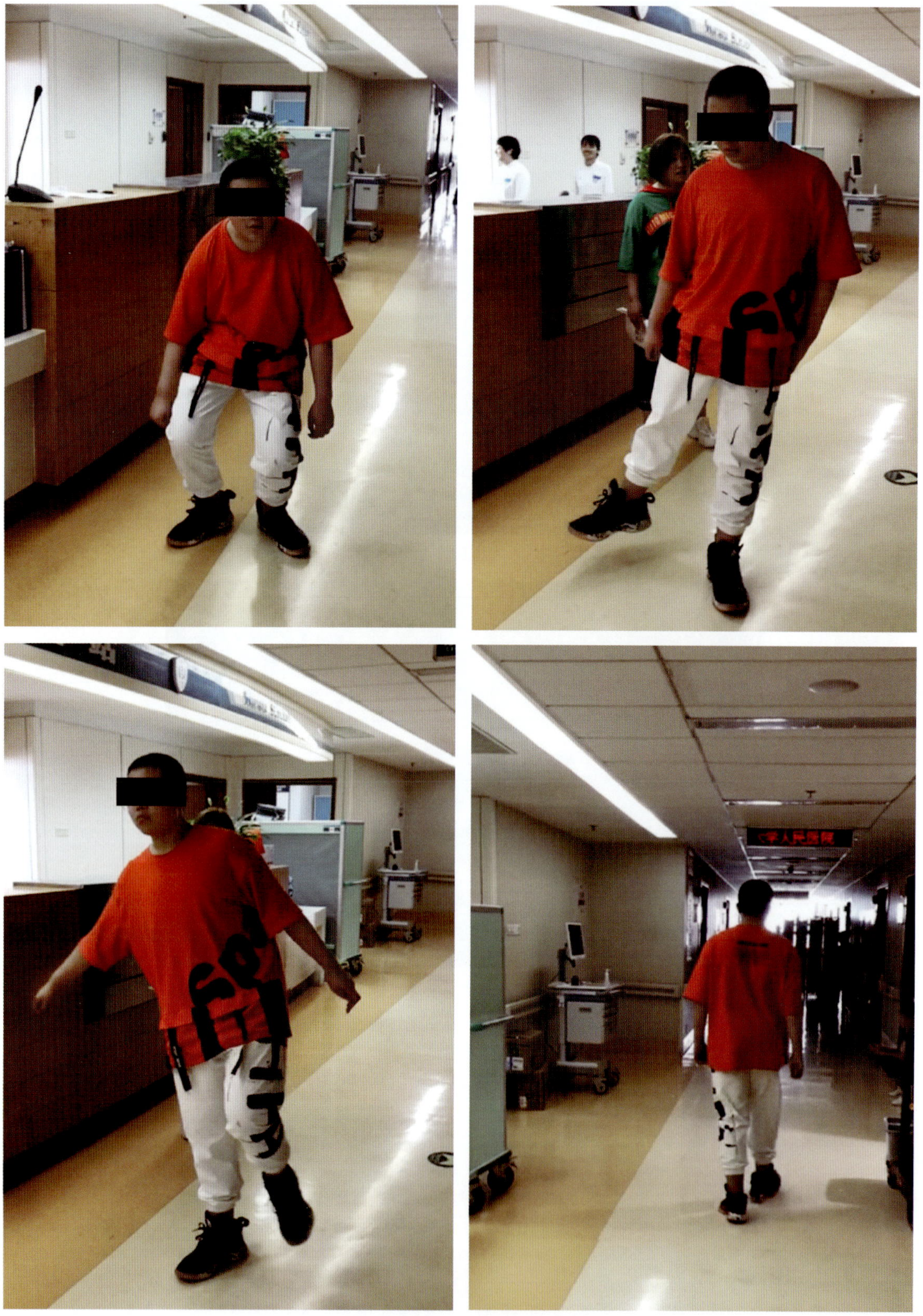

图 10-32 术后 1 年患者行走基本正常

参考文献

Guo W，2019. Limb-salvage treatment of malignant pelvic bone tumor in China for past 20 years. Chin Med J (Engl), 132(24):2994-2997.

Ji T, Yang Y, Tang X, et al, 2020. 3D-Printed Modular Hemipelvic Endoprosthetic Reconstruction Following Periacetabular Tumor Resection: Early Results of 80 Consecutive Cases. J Bone Joint Surg Am, 102(17):1530-1541.

Liang H, Ji T, Zhang Y, et al, 2017 Reconstruction with 3D-printed pelvic endoprostheses after resection of a pelvic tumour. Bone Joint J, 99-B(2):267-275.

Zang J, Guo W, Yang Y, et al, 2014. Reconstruction of the hemipelvis with a modular prosthesis after resection of a primary malignant peri-acetabular tumour involving the sacroiliac joint. Bone Joint J, 96-B(3):399-405.

Zhang Y, Guo W, Tang X, et al, 2018a. En bloc resection of pelvic sarcomas with sacral invasion: a classification of surgical approaches and outcomes. Bone Joint J, 100-B(6):798-805.

Zhang Y, Tang X, Ji T, et al, 2018b. Is a Modular Pedicle-hemipelvic Endoprosthesis Durable at Short Term in Patients Undergoing Enneking Type I + Ⅱ Tumor Resections With or Without Sacroiliac Involvement?. Clin Orthop Relat Res, 476(9):1751-1761.

第十一章 3D 打印定制型人工半骨盆假体

3D 打印定制化人工半骨盆在国际上已有许多研究报告。3D 打印技术解决了人工骨盆与自体髂骨融合、人工半骨盆长期稳定的问题。而且，3D 打印技术可以制作出任意形状的人工假体。但是，定制型人工半骨盆的缺点是术中不能调节，灵活度差，术中必须根据导板截骨。但是，骨盆恶性肿瘤往往长出很大的软组织肿块，导板难以与骨盆很好的贴合，因而术中难以精确截骨，结果导致骨缺损与假体不匹配。另外，3D 打印定制型半骨盆制作需要 3 ~ 4 周的时间，等人工骨盆假体做好，肿瘤可能已长得更大，术中可能需要截骨的范围与定制的骨盆不相匹配，导致假体不能使用。但是，骨盆肿瘤有时累及的范围较大且形状不规则，有时候无法通过组配假体实现重建。例如当骨盆肿瘤跨越骶髂关节累及骶骨时，往往需要制备特殊的定制假体才能完成复杂重建，本章将分享两例 3D 打印定制型人工半骨盆假体的病例。

病例一 右骨盆巨大软骨肉瘤

一、病史

患者女性，32 岁，因“右骨盆巨大软骨肉瘤”入院。患者因右骨盆巨大肿瘤就诊我院，行穿刺活检提示 II 级软骨肉瘤。

体格检查：右臀部肿胀，可触及巨大肿物，未见浅表静脉曲张。右侧膝关节活动不受限，右下肢感觉、肌力、血运正常。

二、影像学检查

局部检查包括骨盆 X 线片、磁共振增强扫描及 CT 增强扫描。全身骨显像其余骨骼未见转移表现。肺部 CT 未见异常（图 11-1）。

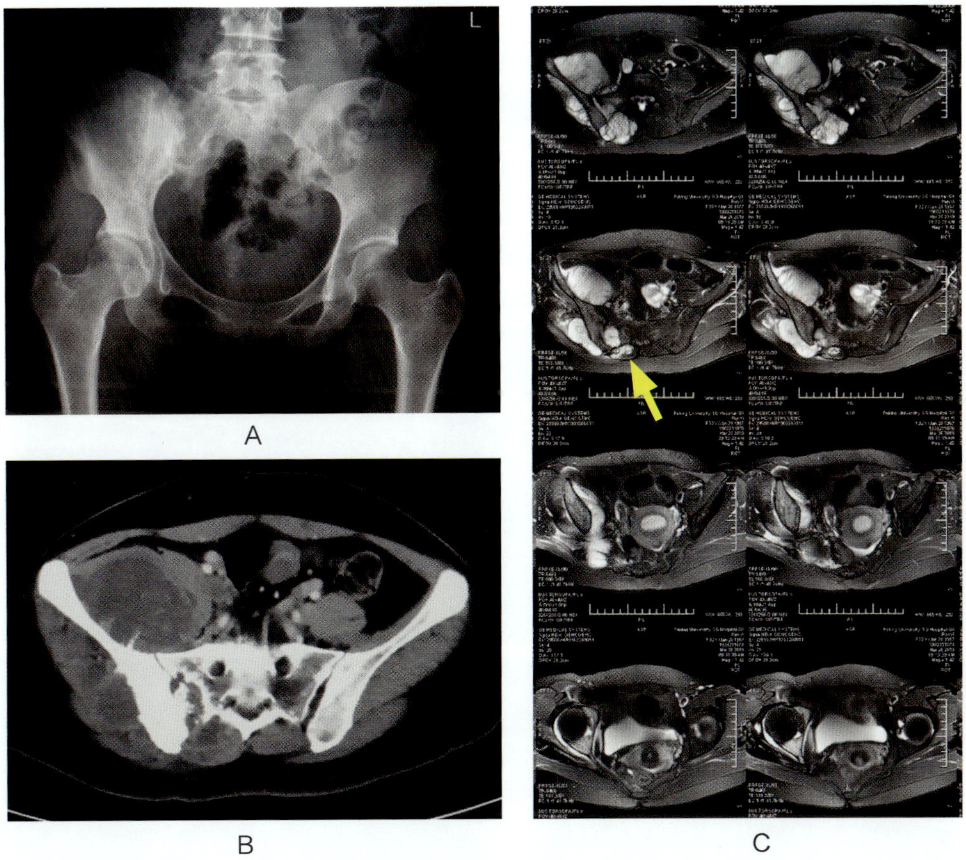

图 11-1 术前影像学检查

A.X 线片显示右骨盆密度增高，周围可见软组织包块影；B. 术前 CT 显示骨盆巨大肿瘤累及骶骨，可见软组织包块影及钙化；C. 术前 MRI 的 T2 加权像显示右骨盆高信号病变，周围可见软组织包块影，累及骨盆 I+II+III+IV 区。骶骨翼可见异常高信号影（如箭头所指）

三、手术计划

1. 切除边界：本例患者穿刺病理结果为软骨肉瘤，本次手术必须施行广泛切除。在施行广泛切除的时候，边界必须包含整个右半骨盆和骶骨右半。

2. 重建方式：由于髋关节和骶髂关节同时受累，在没有 3D 打印技术前，该患者的传统手术方式只能是超半骨盆截肢或旷置，术者曾应用半骨盆假体和大段异体骨实施重建，但效果

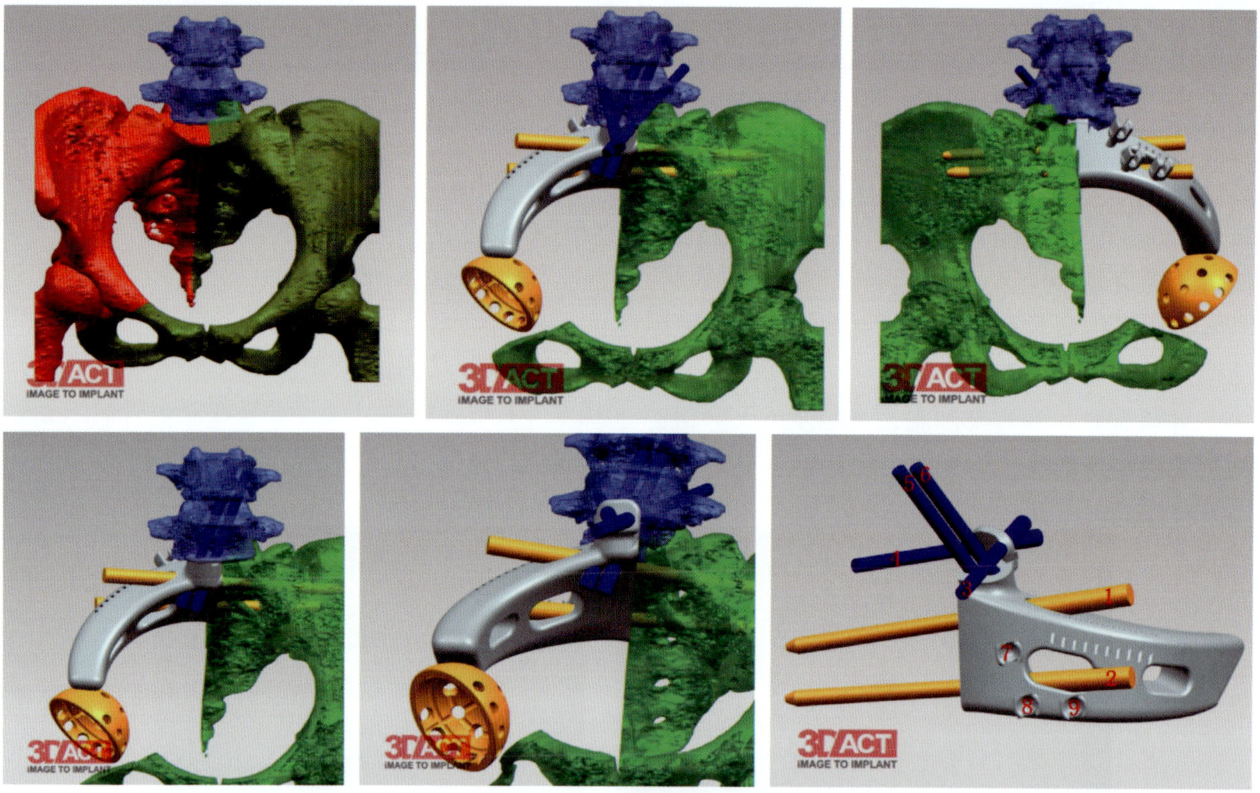

图 11-2 组配式股骨上段假体

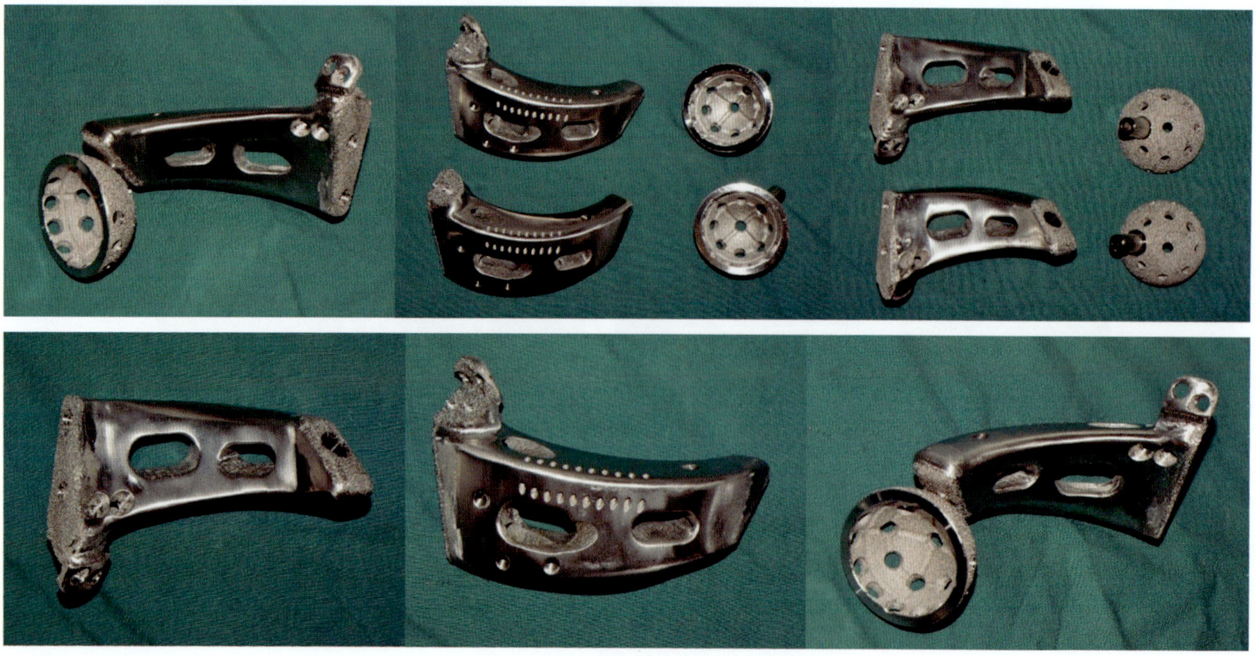

图 11-3 3D 打印定制型骨盆假体

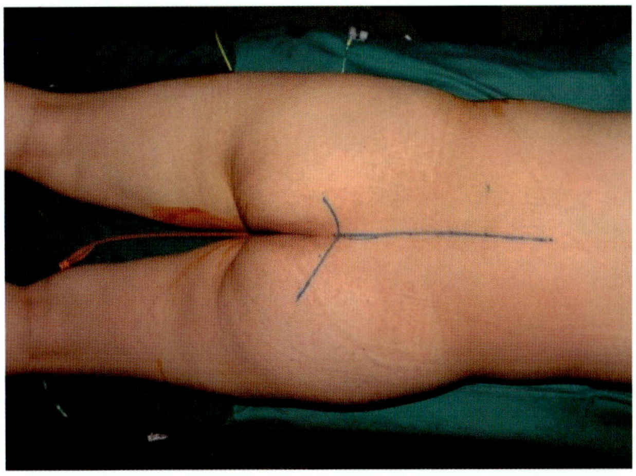
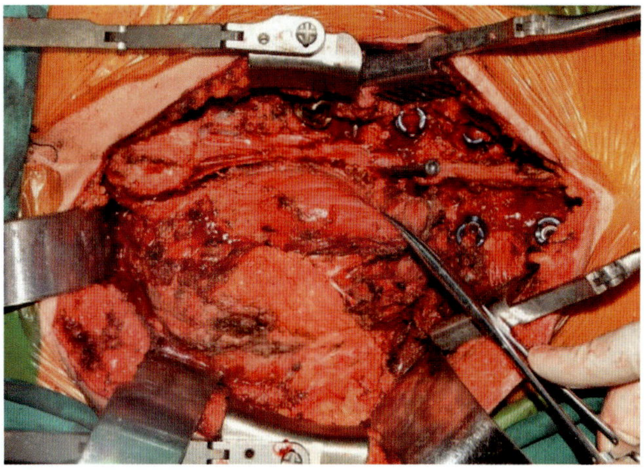

图 11-4　术中大体像，俯卧位后入路术野

欠佳，异体骨引发的排异反应往往导致伤口不愈合和迟发感染。本病例中术者定制了 3D 打印骨盆假体，骶骨接触界面选择 3D 打印骨小梁设计，辅以椎弓根螺钉固定，实现早期即刻稳定，远期通过骨长入实现稳定。

四、假体设计

1. 行骨盆 CT 扫描，并将 DICOM 数据发送工厂建模。

2. 按照 DICOM 数据及截骨计划，将假体骶骨接触界面设计为多孔骨小梁结构。

3. 假体上预置椎弓根螺钉可与腰椎椎弓根钉连接。假体预置松质骨拉力螺钉钉孔，可与骶骨和腰椎接触面加压固定（图 11-2，图 11-3）。

4. II 区设计仍为传统半骨盆假体。

五、术前准备

术前准备软轴式扩髓器、电钻、摆锯、线锯、假体及椎弓根钉所需专用器械。

六、术中情况

术前留置腹主动脉球囊。

患者先俯卧位，分离后方肿瘤，预置腰椎椎弓根钉，确定骶骨截骨线。然后改为侧卧位切除肿瘤（图 11-4，图 11-5，图 11-6，图 11-7）。

术后复查 X 线片可见假体位置良好（图 11-8）。

七、术后恢复

术后静脉滴注广谱抗生素（第三代头孢菌素）2 周，之后口服第二代头孢菌素 1 周。术区适当加压包扎以减少引流量。术后肢体外展中立位，早期尽量抬高患肢以减少肿胀。手术后立即开始股四头肌收缩训练，术后 4 周可在支具保护下适当部分负重，术后 6 ~ 8 周可完全负重。

八、随访

患者术后 3 个月复查，X 线显示假体位置良好（图 11-9）；患者行走需扶手杖。

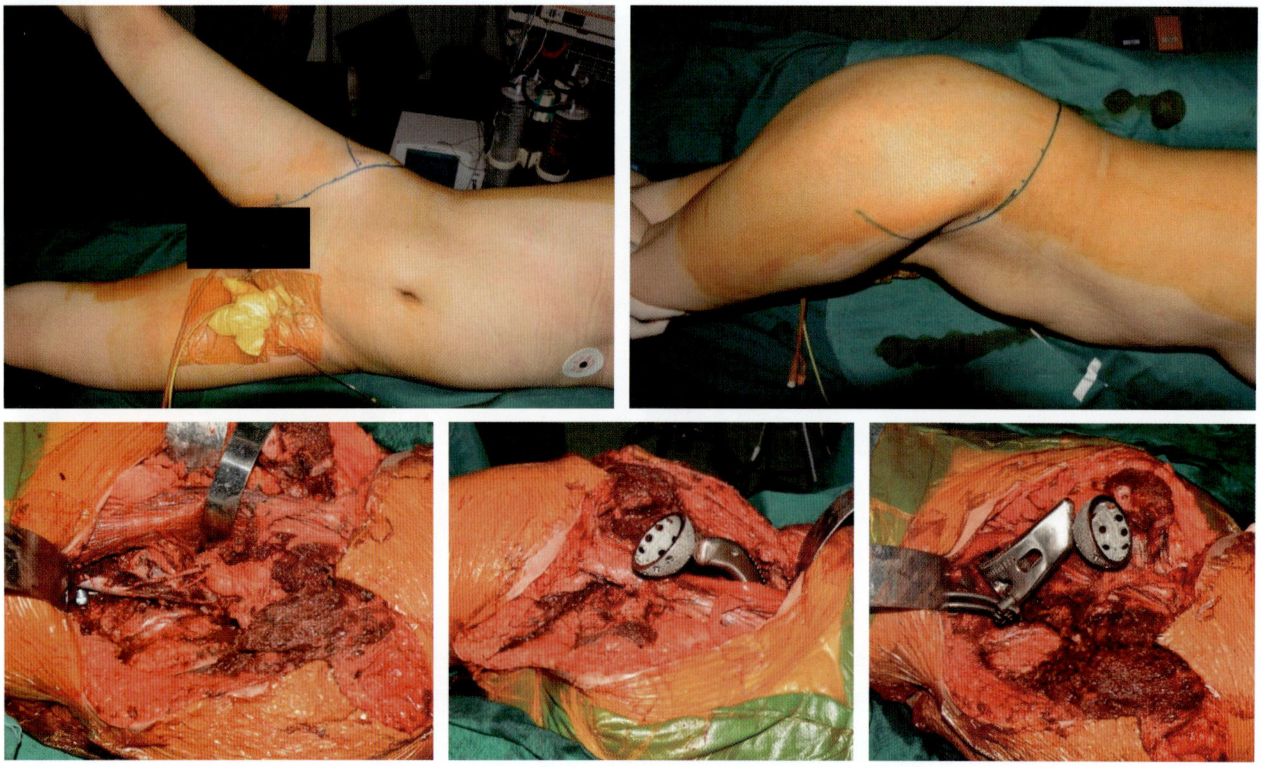

图 11-5 前、后入路联合切除肿瘤后安装假体

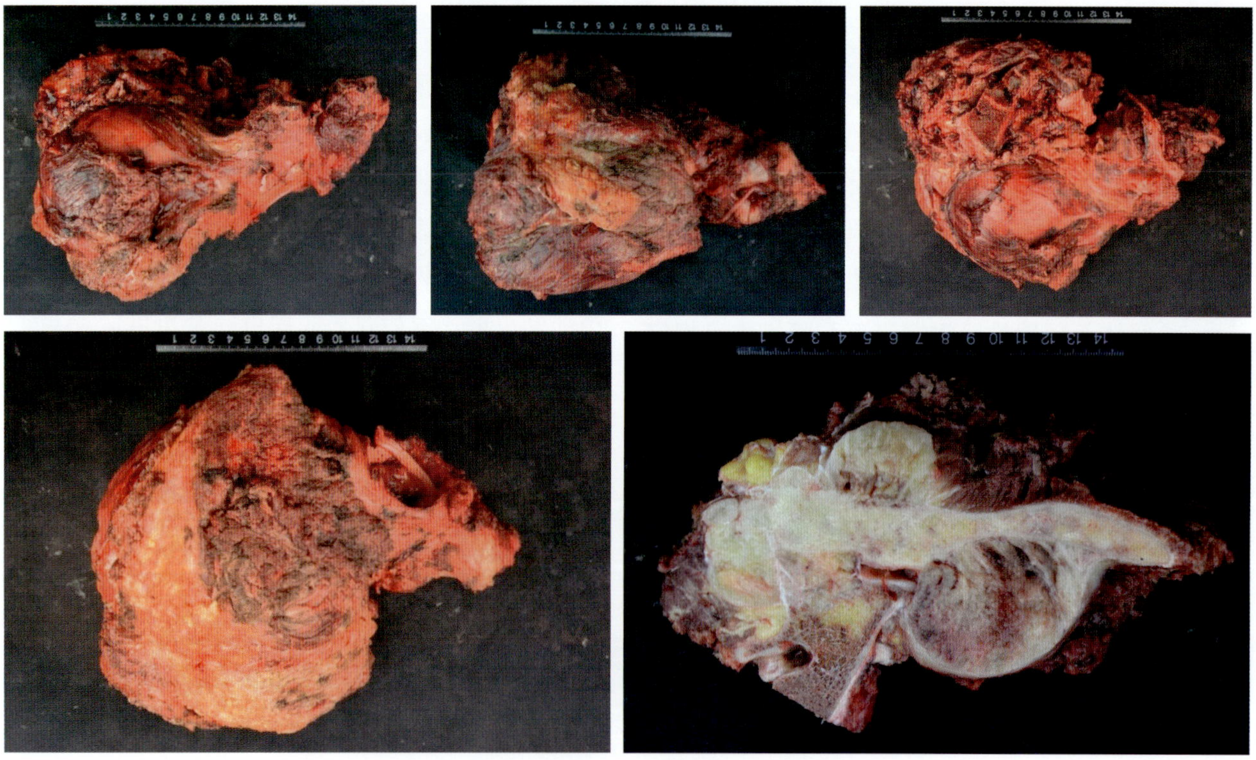

图 11-6 完整切除肿瘤，剖面符合软骨肉瘤表现

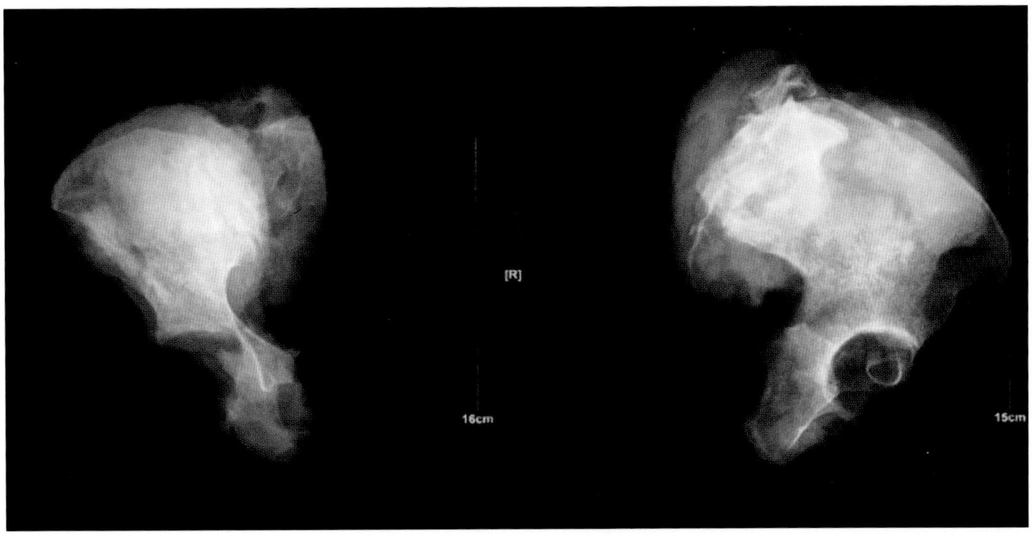

图 11-7　标本术后 X 线片

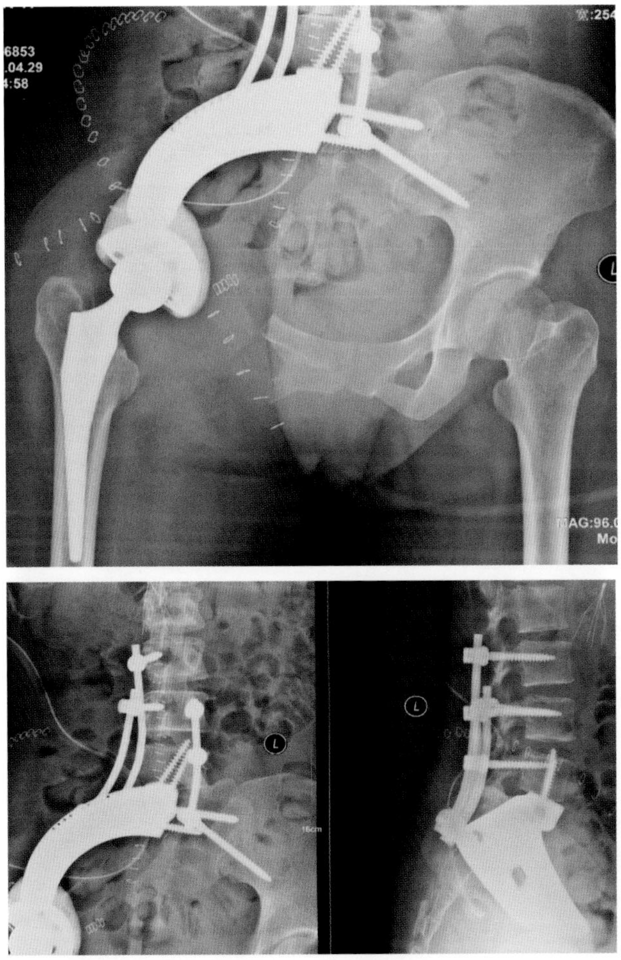

图 11-8　术后复查 X 线片

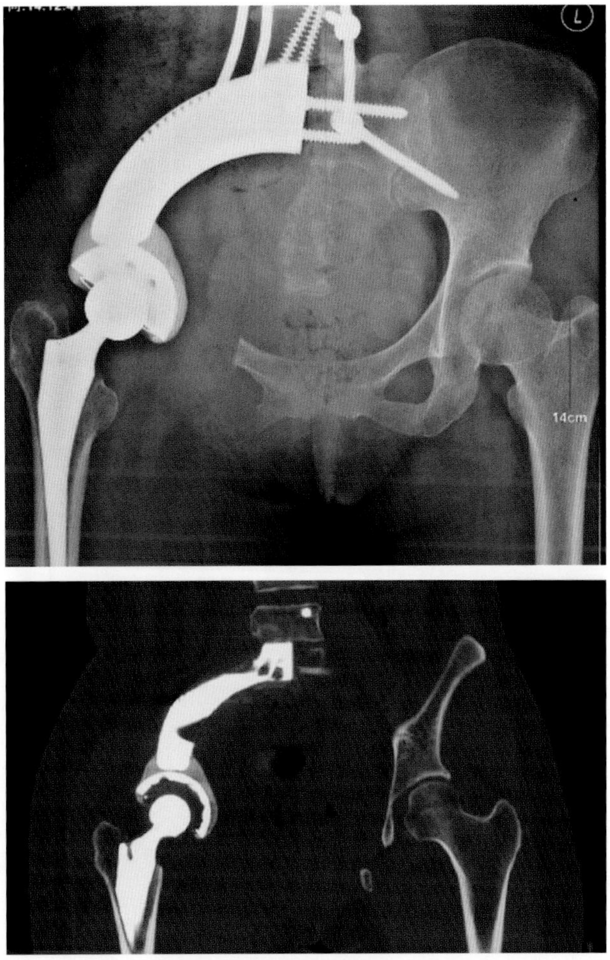

图 11-9　术后 3 个月复查 X 线片和 CT

病例二　左骨盆软骨肉瘤术后复发

一、病史

患者男，62 岁，3 年前因左骨盆软骨肉瘤于外院行肿瘤切除灭活再植术，因肿瘤复发就诊于我院。

二、影像学检查

局部检查包括骨盆 X 线片、磁共振增强扫描及 CT 增强扫描（图 11−10，图 11−11）。

全身骨显像显示肱骨单发病变，其余骨未见转移征象。肺部平扫 CT 未见异常。

三、手术难点及术前计划

1. 切除边界：本例患者为软骨肉瘤复发，本次手术必须施行广泛切除，边界必须包含整个

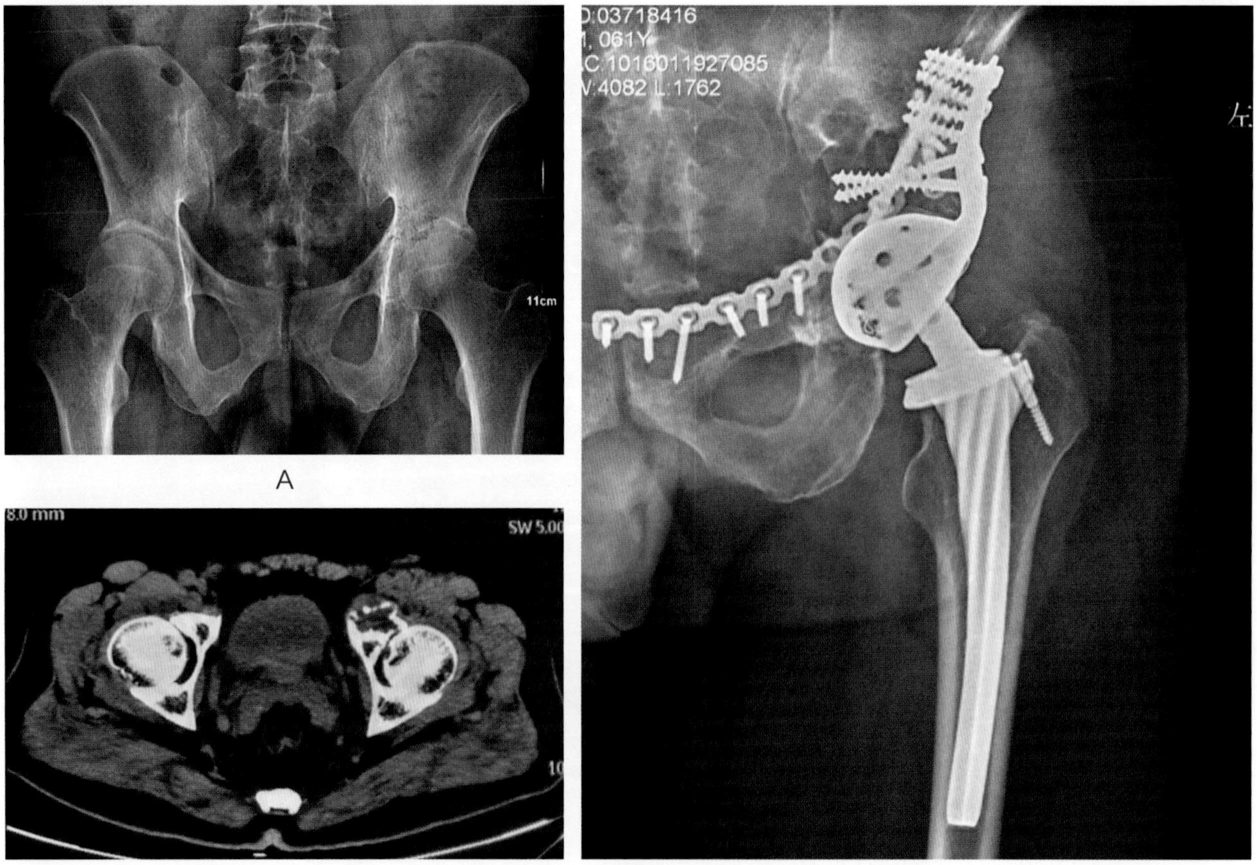

A　B　C

图 11−10　初次手术前、后影像学检查

A. 术前 X 线片；B. 手术前 CT；C. 术后 X 线片

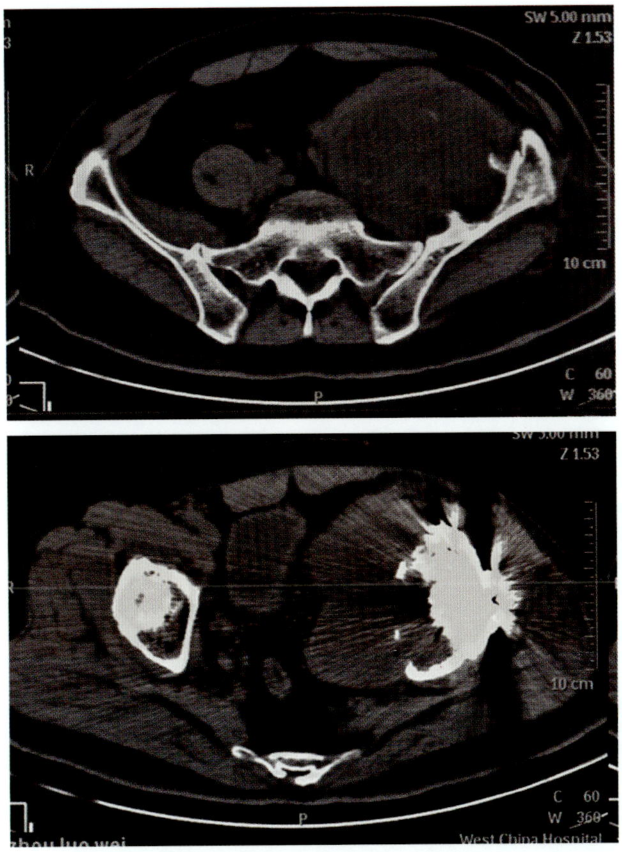

图 11-11　就诊我院后的术前 CT，可见肿瘤复发，巨大软组织包块

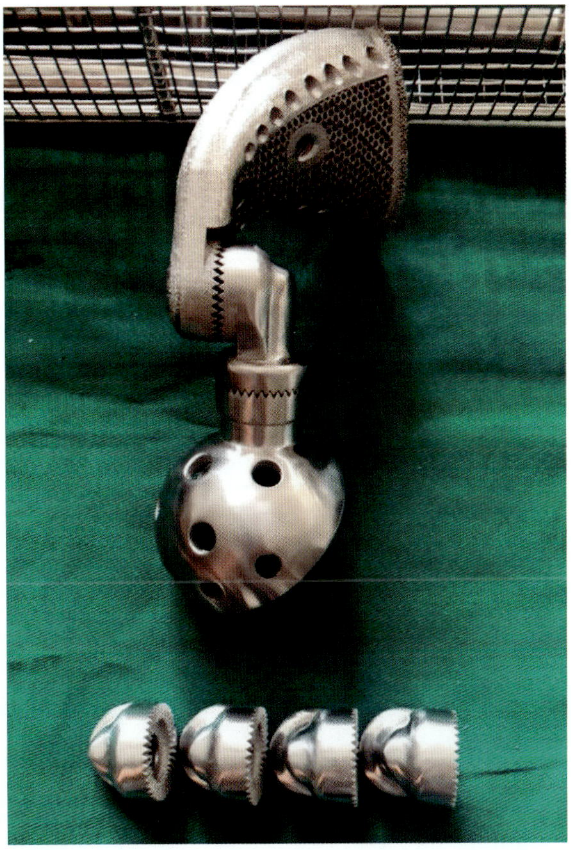

图 11-12　定制半骨盆假体

左半骨盆。

2. 重建方式：由于髋关节和骶髂关节同时受累，术者定制了 3D 打印骨盆假体，骶骨接触界面选择 3D 打印骨小梁设计，辅以椎弓根螺钉固定，实现早期即刻稳定，远期通过骨长入实现稳定。

四、假体设计

1. 行骨盆 CT 扫描，并将 DICOM 数据发送工厂建模。

2. 按照 DICOM 数据及截骨计划，将假体骶骨接触界面设计为多孔骨小梁结构。

3. 假体上预置椎弓根螺钉可与腰椎椎弓根钉连接。假体预置松质骨拉力螺钉钉孔，可与骶骨接触面加压固定。

4.Ⅱ区设计仍为传统半骨盆假体（图 11-12）。

五、术前准备

术前准备软轴式扩髓器、电钻、摆锯、线锯、假体及椎弓根钉所需专用器械。

六、术中情况

术前留置腹主动脉球囊。

患者先俯卧位，分离后方肿瘤，预置腰椎椎弓根钉，确定骶骨截骨线。然后改为侧卧位切除肿瘤（图 11-13，图 11-14）。

患者术后 X 线显示假体位置良好，双侧髋臼旋转中心平齐（图 11-15）。

七、术后恢复

术后静脉滴注广谱抗生素（第三代头孢菌素）

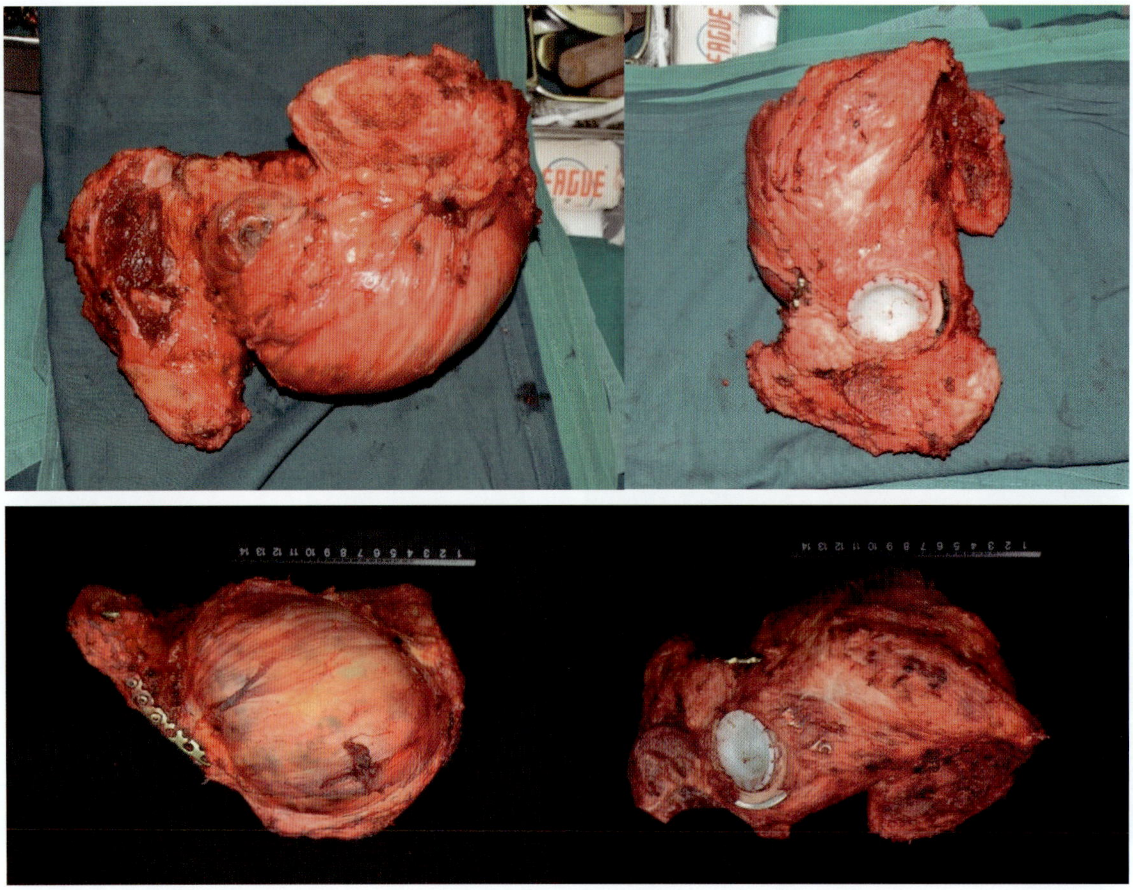

图 11-13 标本情况

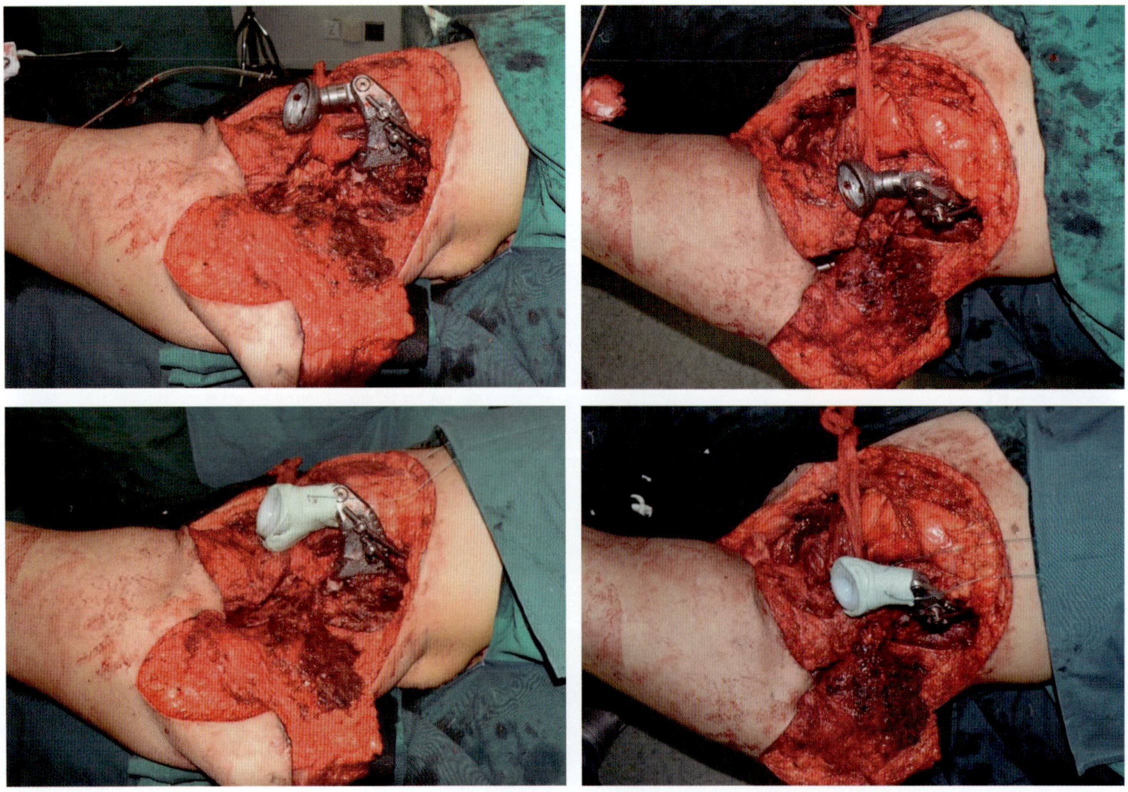

图 11-14 假体安装

2 周，之后口服第二代头孢菌素 1 周。术区适当加压包扎以减少引流量。术后肢体外展中立位，早期尽量抬高患肢以减少肿胀。手术后立即开始股四头肌收缩训练，术后 4 周可在支具保护下适当部分负重，术后 6 ～ 8 周可完全负重。

八、随访

患者术后 3 个月复查，X 线显示假体位置良好（图 11–16）；患者行走需扶手杖。

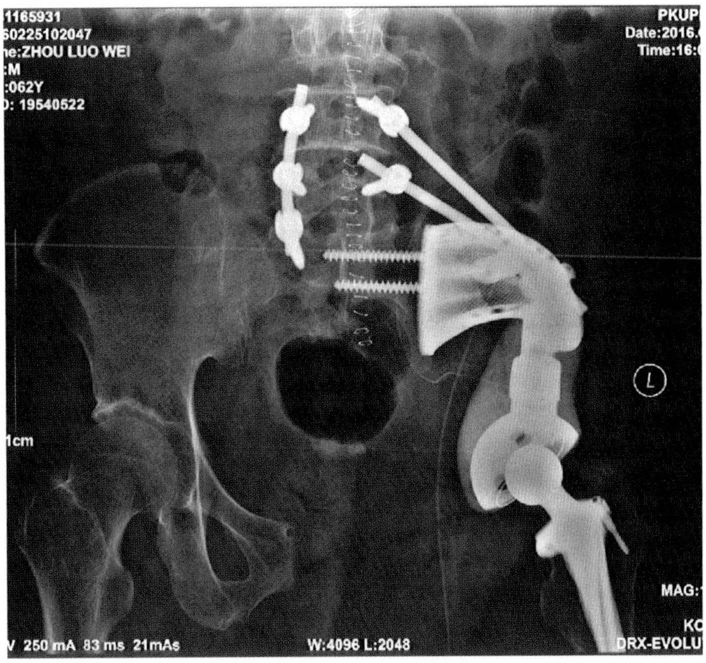

图 11–15 术后 X 线片

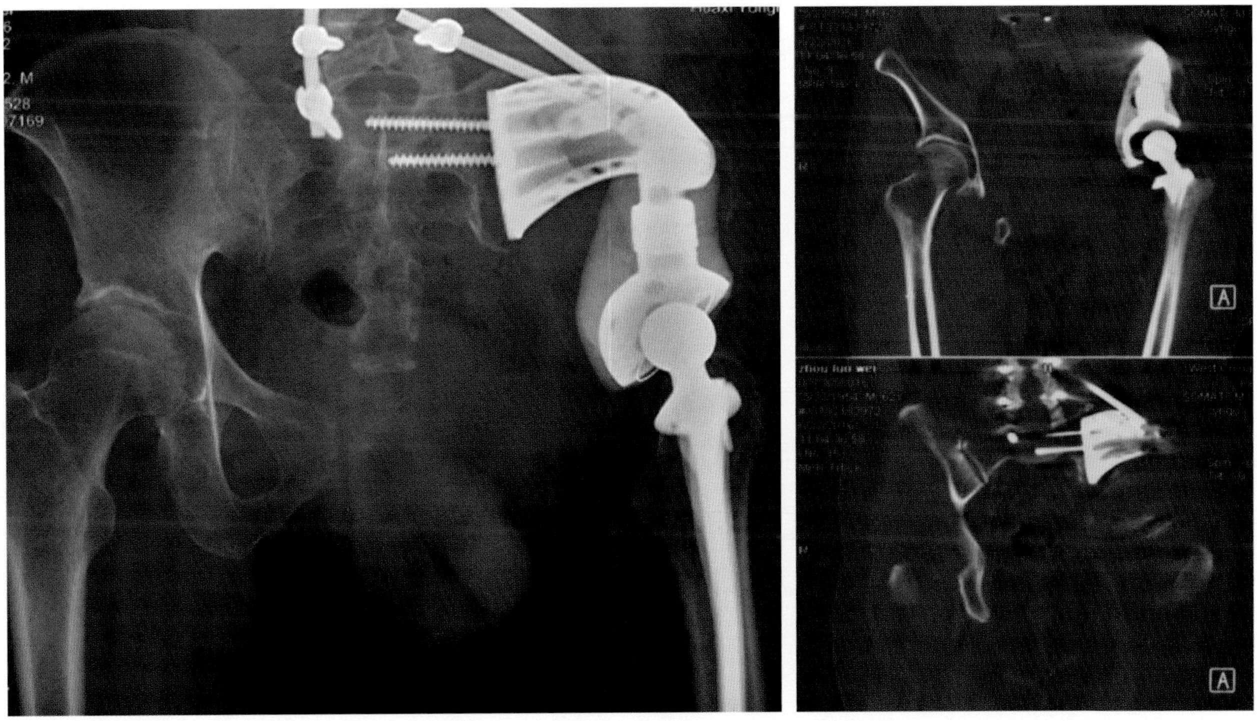

图 11–16 术后 3 个月复查 X 线片及 CT

第十二章 3D 打印人工椎体——组配式和定制型

全脊椎切除后，需要重建椎体高度。椎体重建主要分为：支撑型（如钛网）、人工椎体以及异体骨移植等。虽然钛网重建已使用多年，但其缺点日益突出，其中，最主要的缺点是钛网边缘锐利，容易引起相邻上下椎体的切割，造成椎体再次塌陷，导致脊椎后凸畸形。自体或异体管状骨移植重建有来源少、骨不愈合及不易固定等缺点。原有的人工椎体设计往往只能修复 1 ～ 2 个节段椎体的缺损，远远无法满足复杂脊柱肿瘤切除后长节段缺损的难题。定制型 3D 打印人工椎体是一种解决方案，但需要同时打印多个椎体，导致定制时间较长，另外加上术中可调节性差，不能满足术者术中对手术范围的调整。

2015 年北京大学人民医院首次设计使用 3D 打印组配式人工椎体重建全脊椎切除后脊柱的稳定性，该人工椎体可以组合成任意长度，并设计了不同角度的终板，适用于胸椎、腰椎肿瘤切除后的脊柱稳定性的重建，取得了较为理想的临床效果（郭卫，2019；郭卫，2020）。

3D 打印组配式人工椎体的设计理念包括以下几点：①非定制型人工椎体；②术中即时调整植入的人工椎体的长度、上下骨接触面角度以匹配骨缺损的长度以及上、下椎体终板角度；③调整部件不占用植骨空间；④ 3D 打印制备的金属骨小梁界面，确保局部骨长入，有效促进人工椎体与自体骨的骨整合。

病例一 上胸椎软骨肉瘤

一、病史

患者男性，21 岁，因“上胸椎肿瘤”入院。穿刺活检提示软骨肉瘤。

体格检查：右上肢感觉、肌力、血运正常。

二、影像学检查

局部检查包括脊柱 X 线片、磁共振增强扫描及 CT 增强扫描（图 12−1）。全身骨显像其余骨骼未见转移表现。肺部 CT 未见异常。

三、手术计划

（1）切除边界：本例患者穿刺病理结果软骨肉瘤，手术须施行广泛切除。

（2）重建方式：定制型 3D 打印人工椎体，金属骨小梁面与终板紧密结合，配合椎弓根钉固定，实现早期即刻稳定，远期通过骨长入实现稳定。

四、假体设计

根据术前计划，定制大小两个 3D 打印人工椎体（图 12−2）。

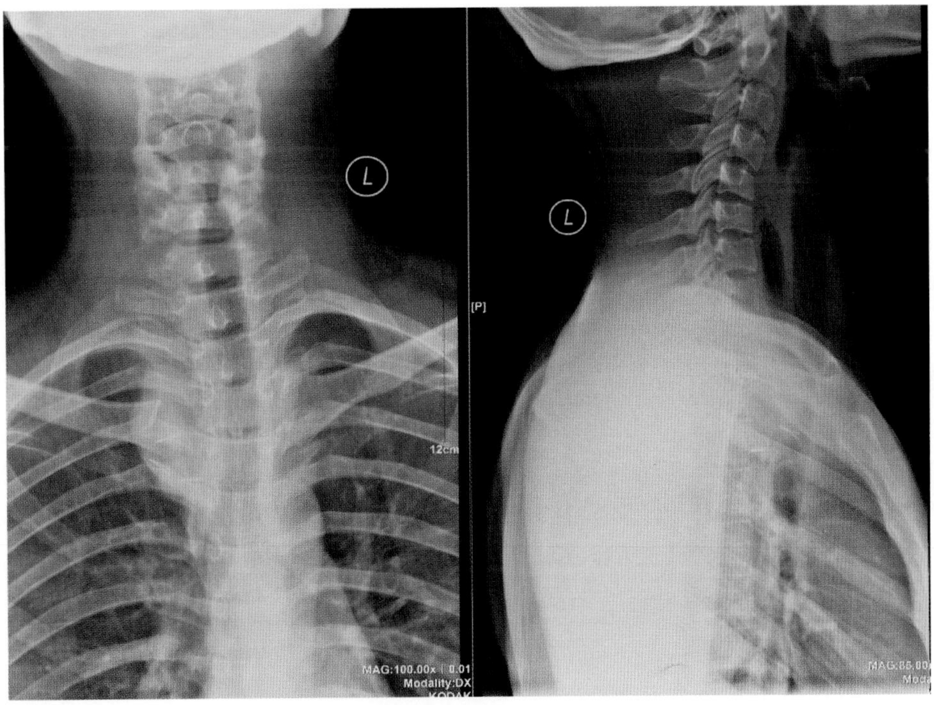

A

图 12−1 术前影像学检查资料

A. 术前 X 线片显示上胸椎病变，右纵隔可见软组织影

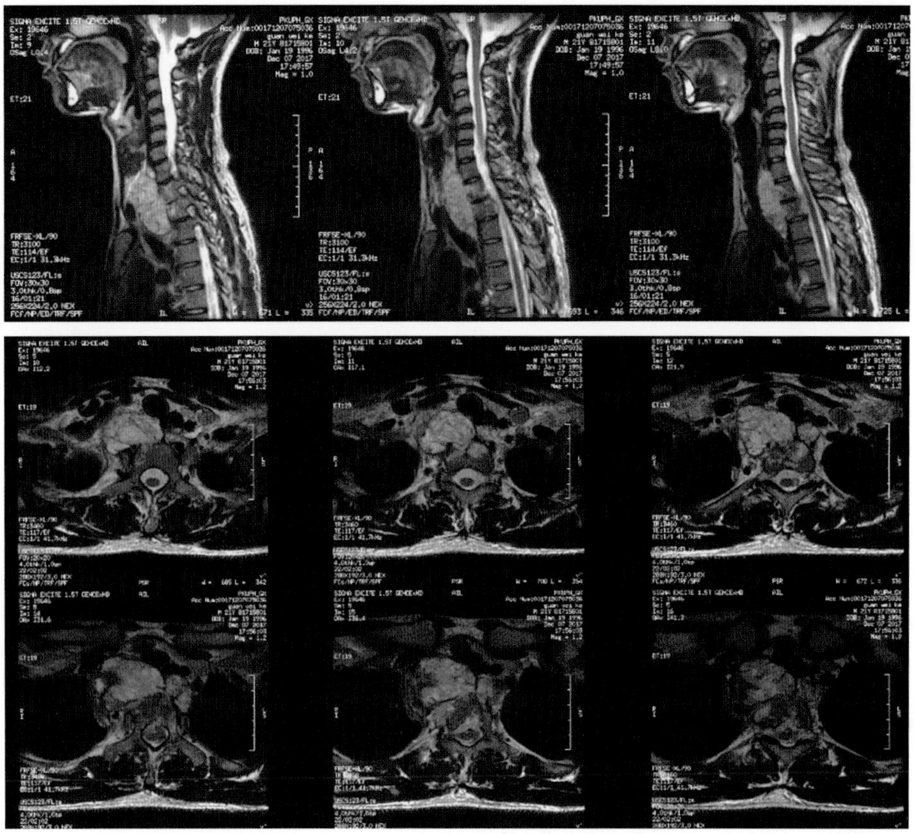

B

图 12-1（续） 术前影像学检查资料

B.MRI 矢状位及轴位可见 T2、T3 椎体内异常信号影，椎体前方及右侧巨大软组织包块，MRI T2 加权像高信号

五、术前准备

术前准备超声骨刀，血管阻断设备、显微操作器械等专用器械。

六、术中情况

体位：患者先俯卧位（图 12-3A），行后路椎弓根固定（图 12-3B），分离椎管内硬膜及神经根（图 12-3C）。然后患者转为侧卧位（图 12-4A），沿肿瘤前方边界分离（图 12-4B），保护大血管及重要脏器（图 12-4C）。最后患者再次转为俯卧位，自后方完成肿瘤整块切除（图 12-5A），同时植入定制人工椎体和后入路椎弓根钉固定（图 12-5B，图 12-5C）。

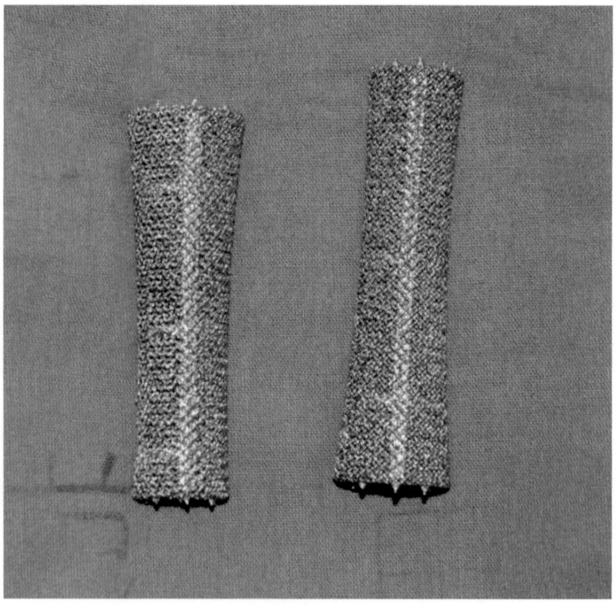

图 12-2 定制型 3D 打印人工椎体

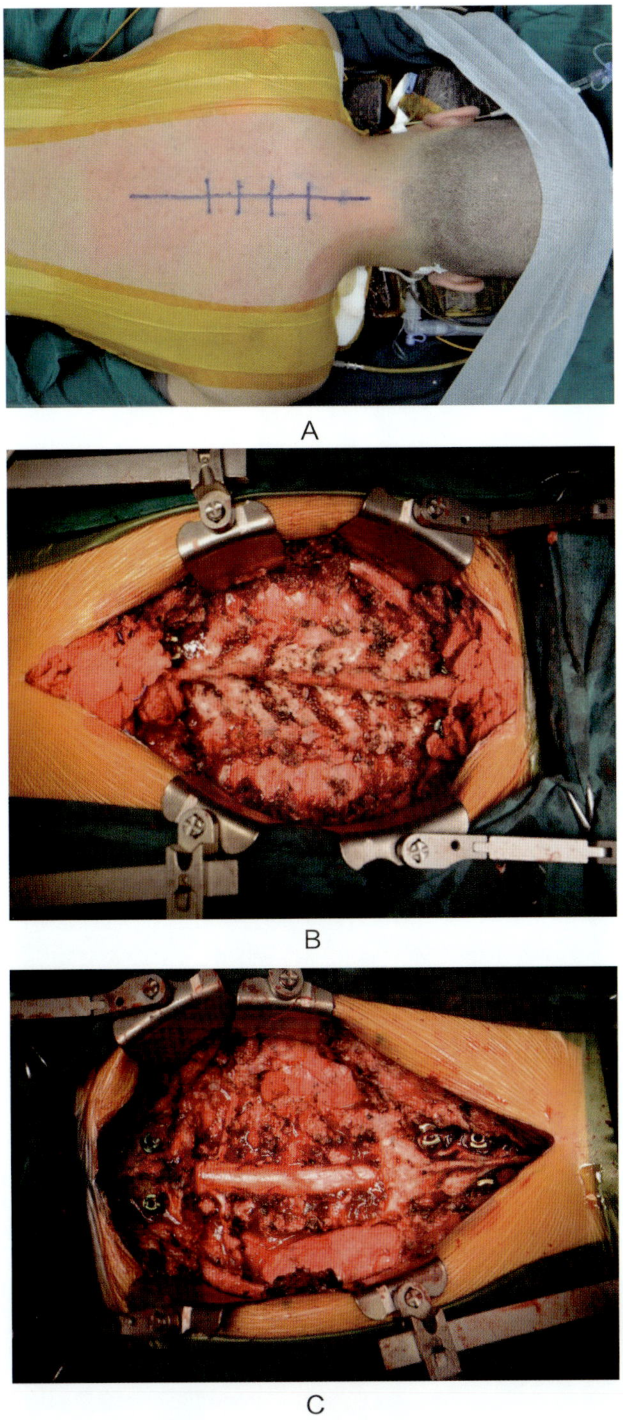

图 12-3　后入路手术情况

A. 后入路手术切口；B. 椎弓根钉内固定；C. 打开椎管，分离脊髓和神经根

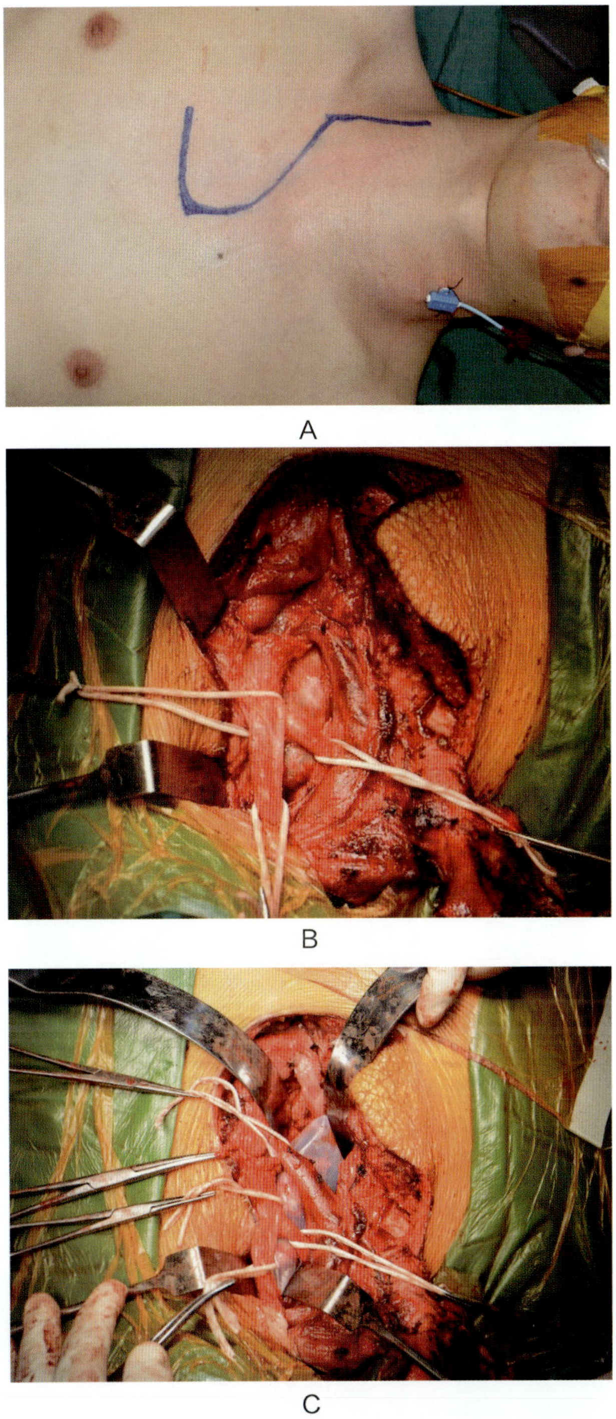

图 12-4　前入路手术情况

A. 前入路手术切口；B. 游离重要神经血管和脏器；C. 硅胶片垫开前入路重要结构

患者术后复查 X 线片显示植入物位置良好（图 12-6），标本切缘无肿瘤残留（图 12-7，图 12-8）。

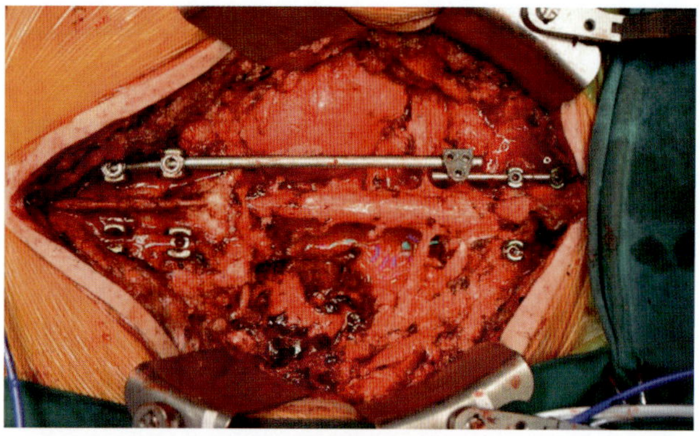

A

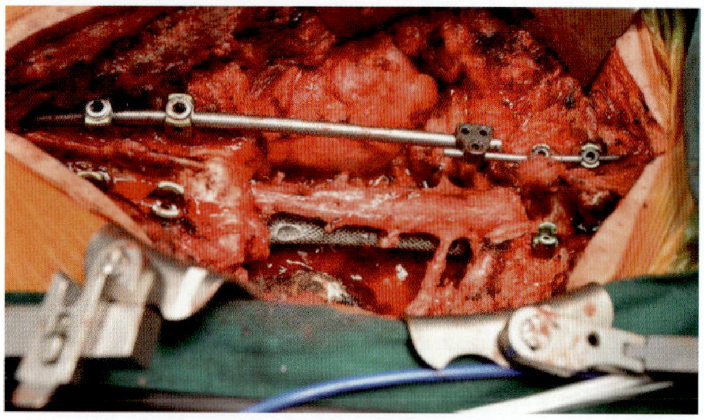

B

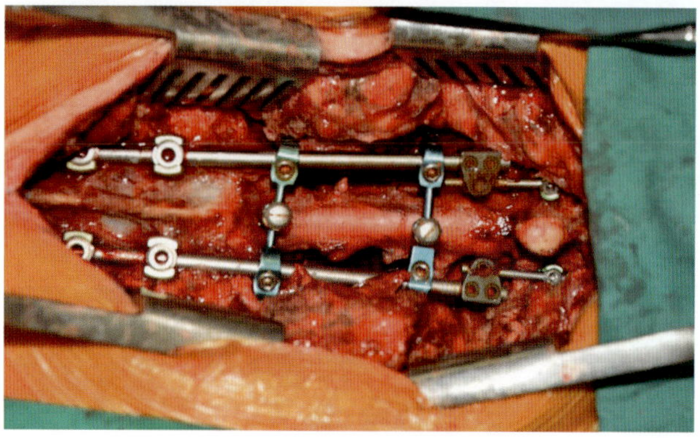

C

图 12-5 再次后入路手术情况

A. 肿瘤切除后；B. 定制型人工椎体植入；C. 颈胸联合侧块钉椎弓根钉系统固定

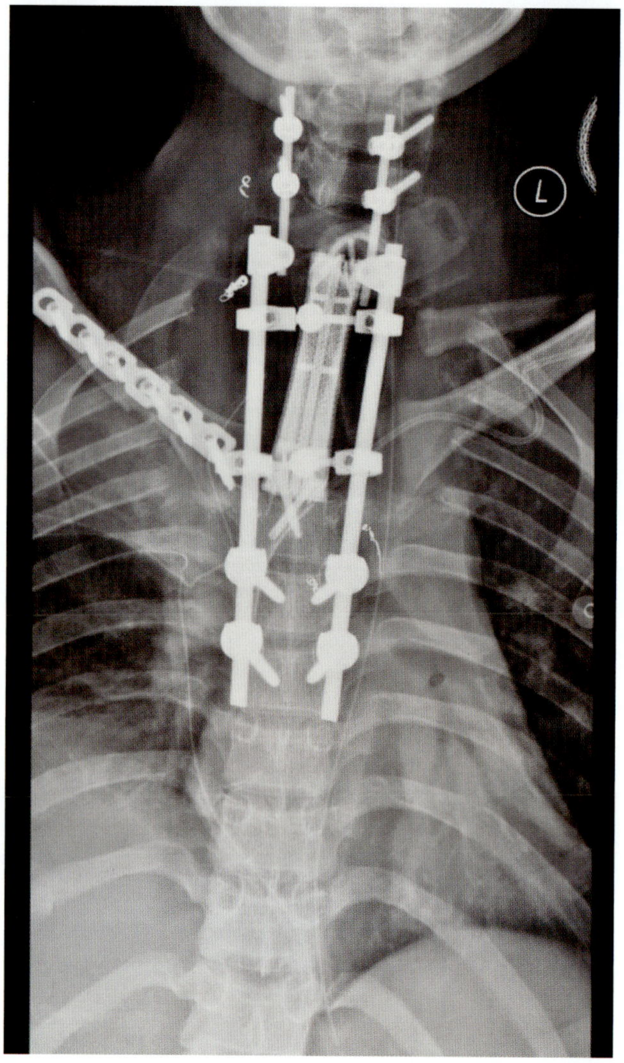

图 12-6 术后 X 线片

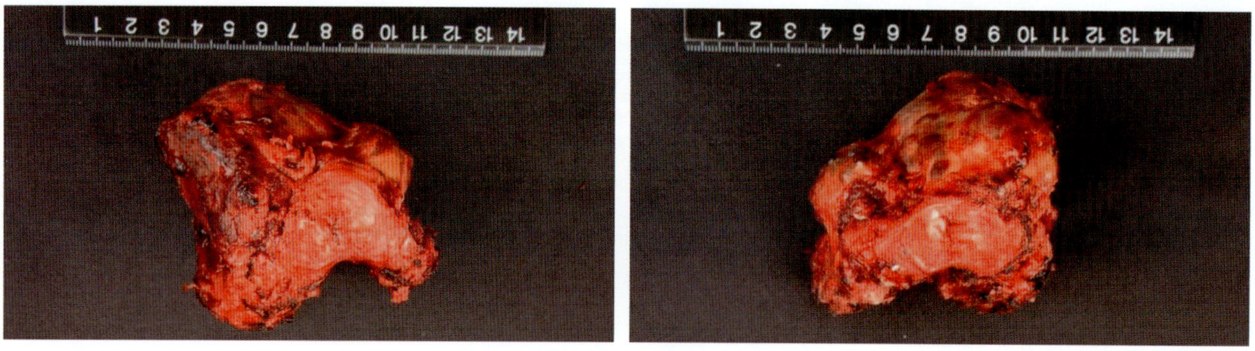

图 12-7 标本大体观

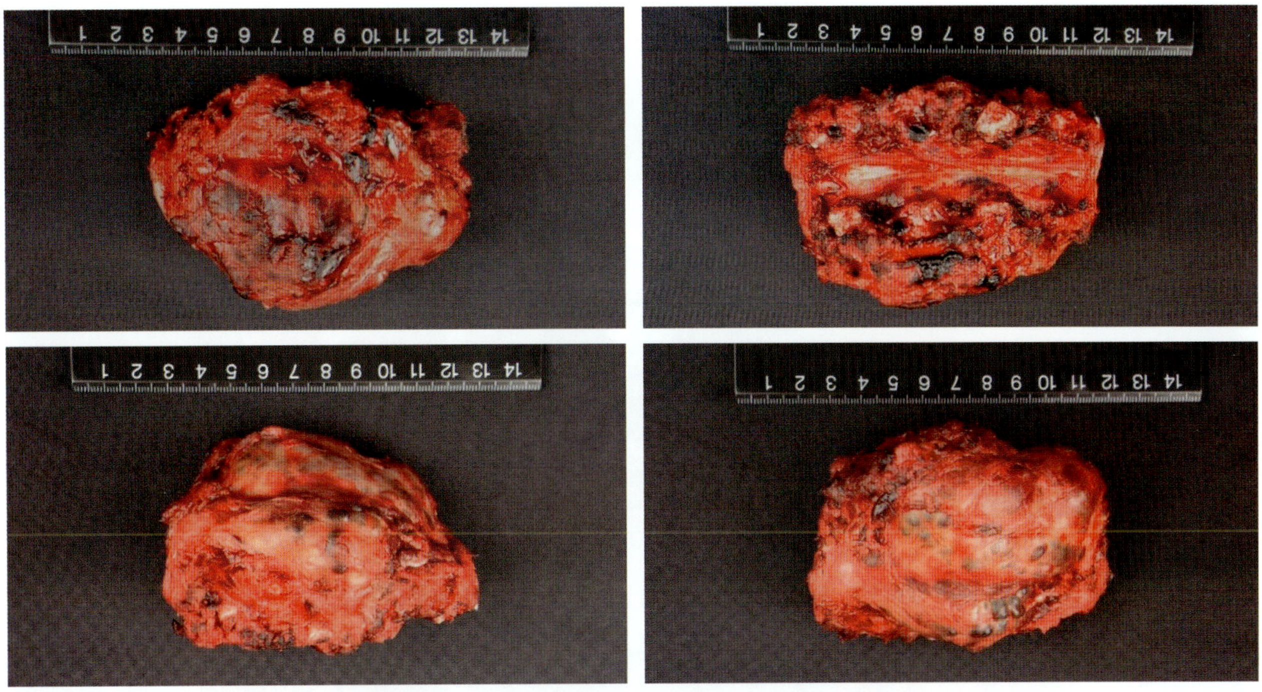

图 12-7（续） 标本大体观

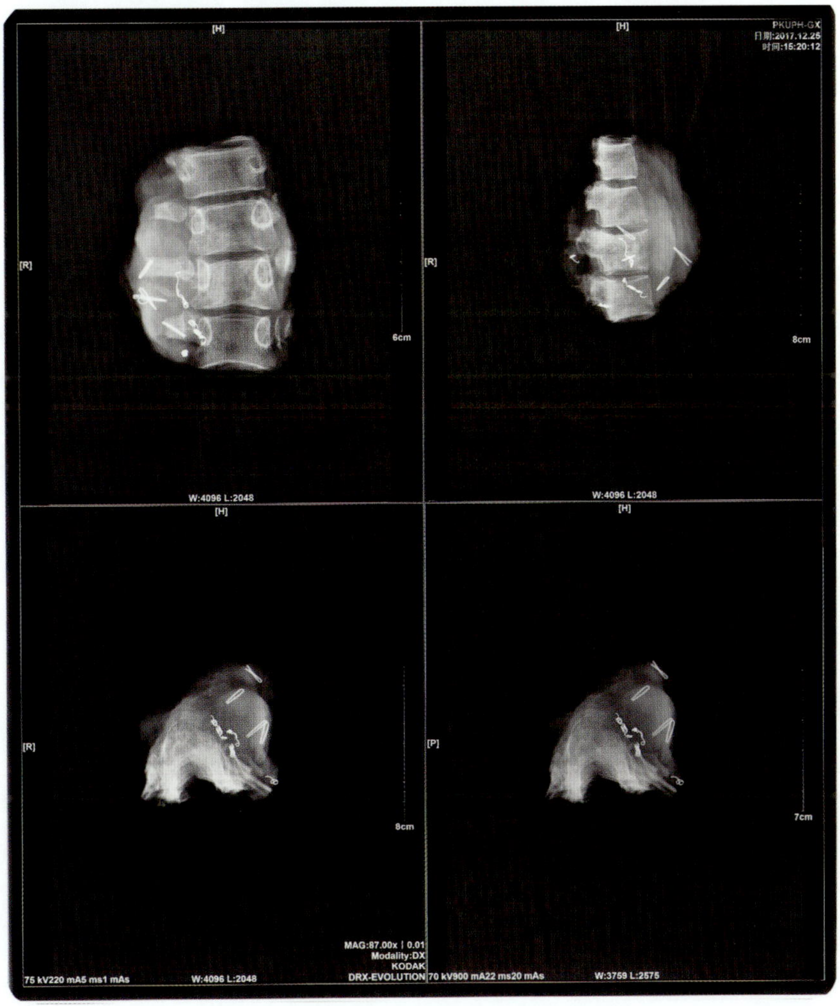

图 12-8 标本 X 线片

七、术后恢复

术后静脉滴注广谱抗生素（第三代头孢菌素）2周，之后口服第二代头孢菌素1周。术区充分引流。术后 2 周可在支具保护下适当部分负重站立。

八、随访

患者术后2年和术后4年的X线片和CT复查，均显示人工椎体位置良好。肿瘤无复发，3D 打印人工椎体实现骨长入（图 12–9，图 12–10）。

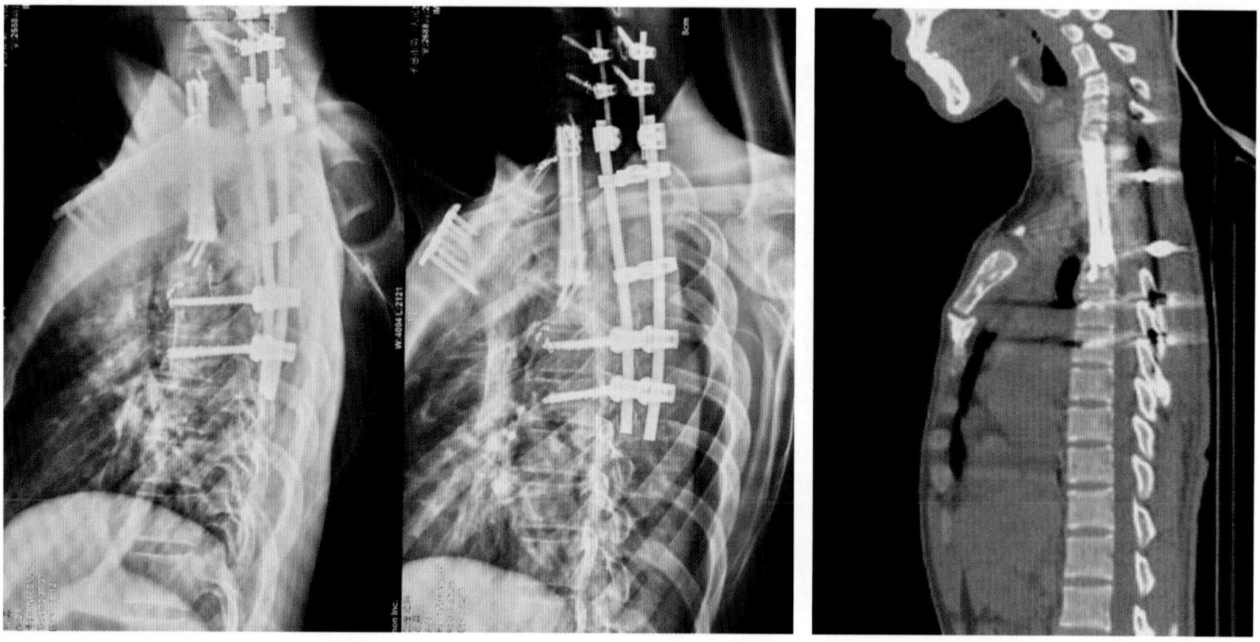

图 12–9 术后 2 年复查，无肿瘤复发，椎体无下沉，CT 显示已经实现骨长入

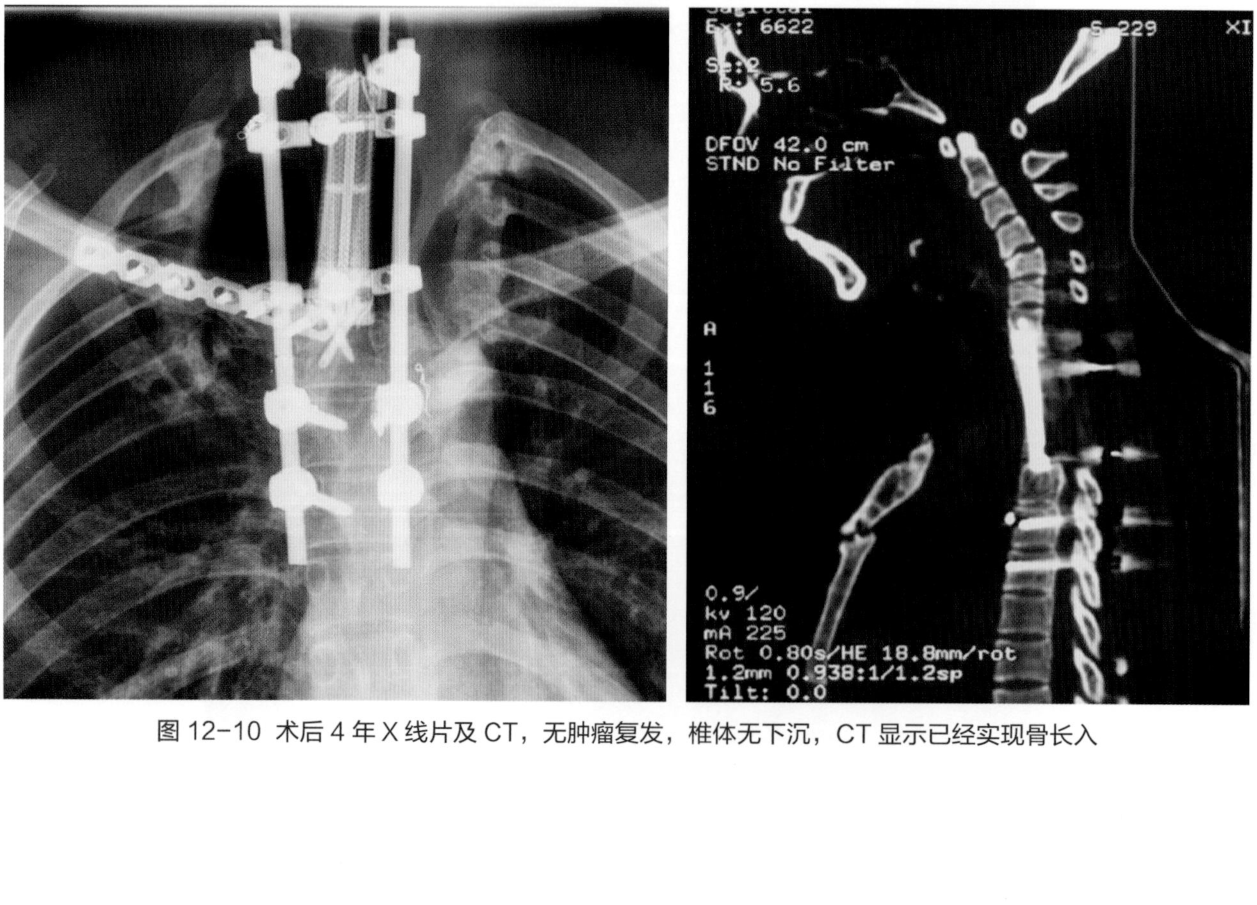

图 12–10 术后 4 年 X 线片及 CT，无肿瘤复发，椎体无下沉，CT 显示已经实现骨长入

病例二 左胸膜顶巨大软骨肉瘤

一、病史

患者男性，37 岁，因左胸膜顶、胸壁、颈胸椎交界处巨大软骨肉瘤就诊我院。查体可见左背部、颈肩部巨大肿瘤（图 12–11）。

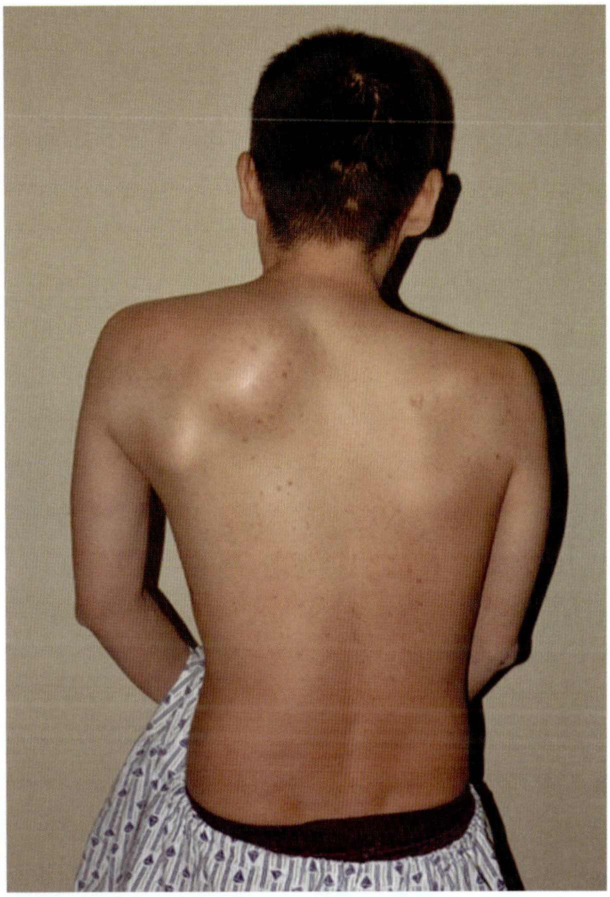

图 12–11 术前体位像

二、影像学检查

局部检查包括 X 线片、磁共振增强扫描及 CT 增强扫描，可见左胸膜顶巨大软骨源性肿瘤（图 12–12），CT 显示肿瘤压迫神经血管束（图 12–13）。全身骨显像其余骨骼未见转移表现。肺部 CT 未见异常。

三、手术难点及术前计划

1. 切除边界：本例患者为软骨肉瘤，本次手术须施行广泛切除。

2. 重建方式：3D 打印组配式人工椎体。

四、假体设计

组配式人工椎体无须定制。其优势在于可以组合成任意长度，并设计了不同角度的终板，适用于胸椎、腰椎肿瘤切除后的稳定性重建，目前已经取得了较为理想的临床效果。这种组配式人工椎体尤其适用于本例多个节段椎体切除的患者，根据术中切除椎体的数量（本例为 5 节椎体）植入适当长度的人工椎体（图 12–14）。

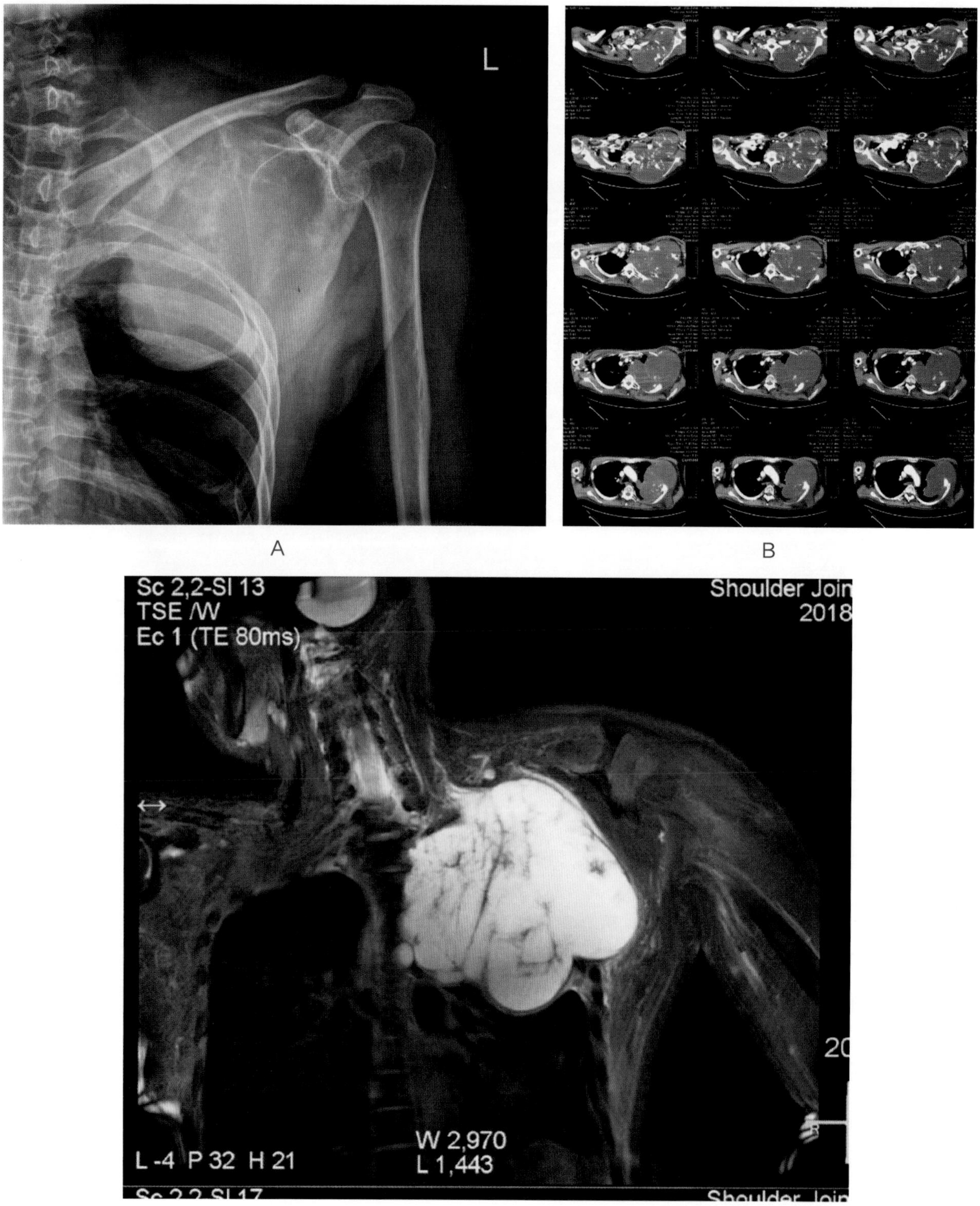

A B C

图 12-12 就诊时影像学资料

A.X 线片可见左胸膜顶、胸壁巨大肿瘤影；B.CT 增强扫描可见溶骨性破坏伴巨大软组织包块形成，其内可见钙化影；C.MRI T2 加权像可见高信号的巨大包块毗邻上纵隔重要器官

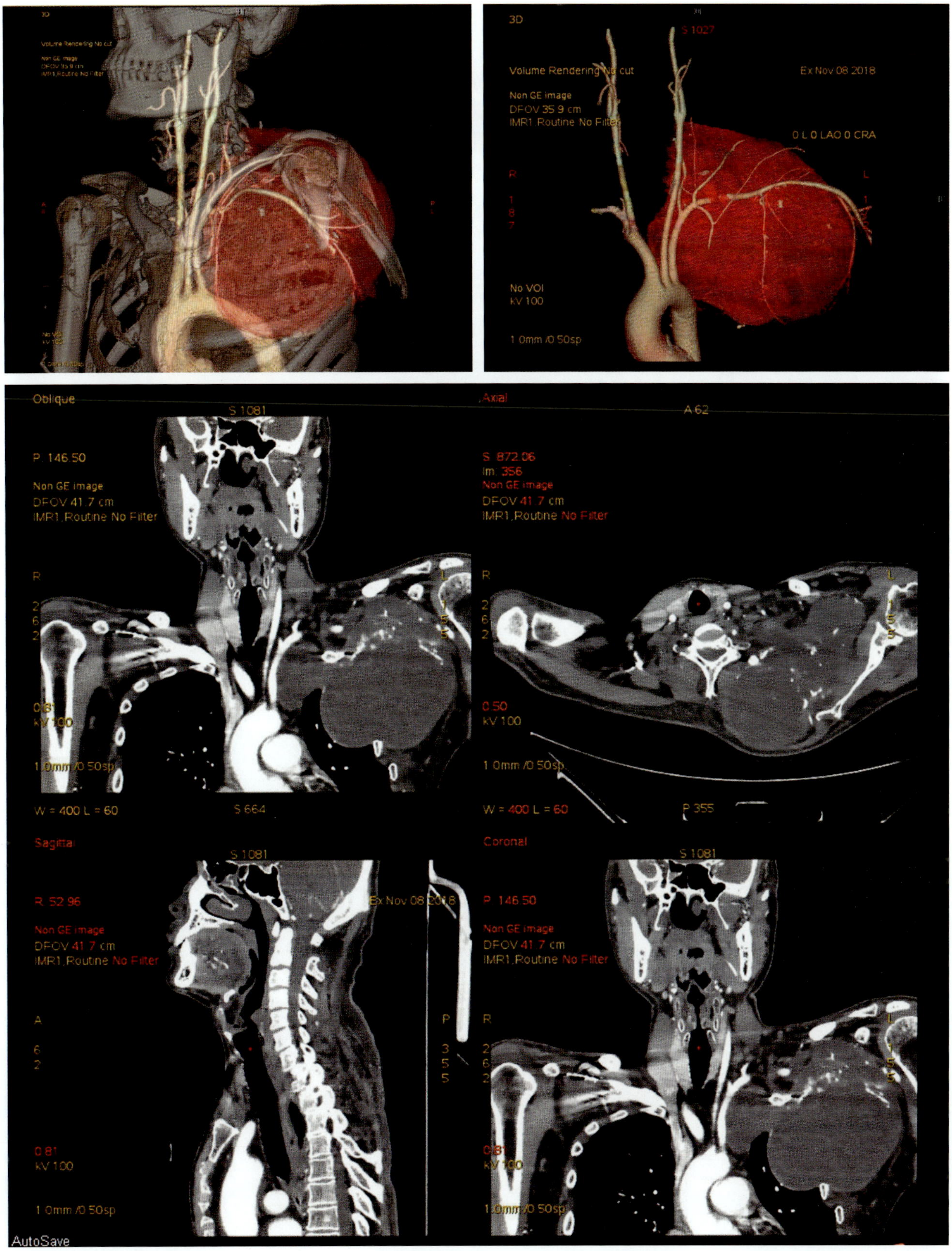

图 12-13　CT 检查结果

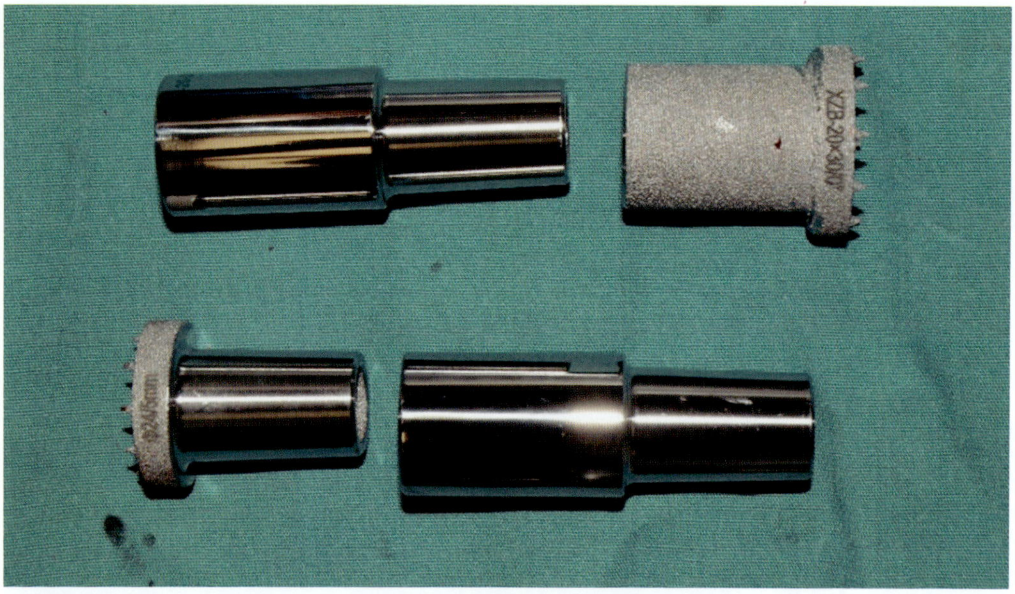

图 12-14 组配式人工椎体

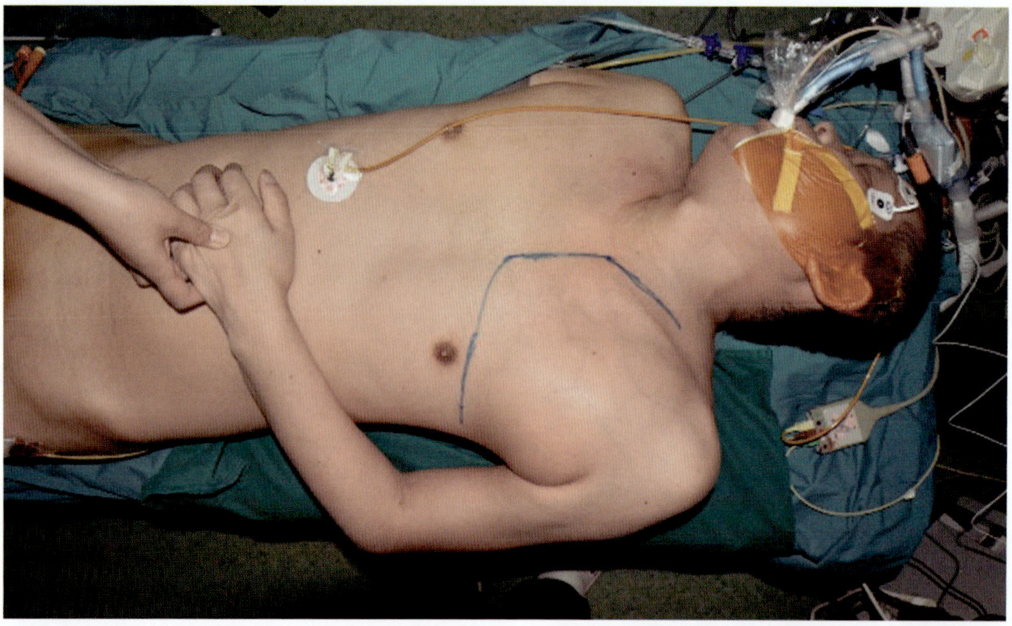

A

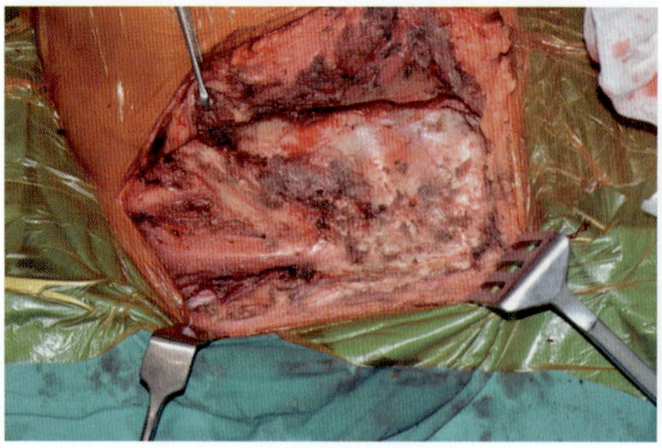

B

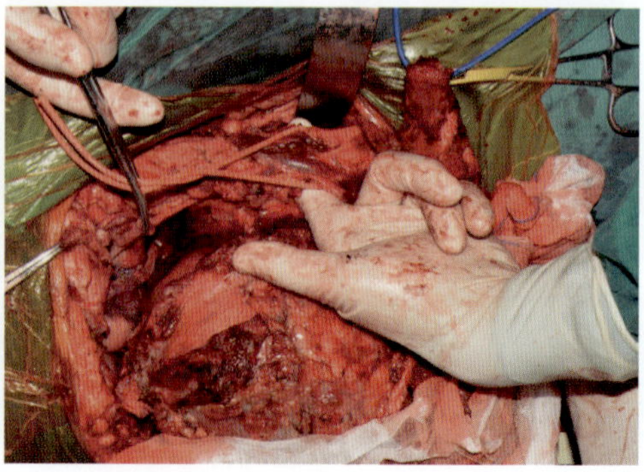

C

图 12-15 前入路手术情况

A. 前入路手术切口；B. 游离前方胸壁肿瘤；C. 游离重要神经血管和脏器

五、术前准备

术前准备超声骨刀、显微外科器械，另需准备胸壁大范围缺损修补所需专用材料。

六、术中情况

患者先仰卧位（图 12–15A），沿肿瘤前方边界分离（图 12–15B），保护大血管及重要脏器（图 12–15C），然后患者转为俯卧位（图 12–16A），行后入路椎弓根固定（图 12–16B），分离椎管内硬膜及神经根（图 12–16C）。而后侧卧打开全部切口完成肿瘤整块切除，植入组配式人工椎体并修补胸壁（图 12–17、图 12–18），切除标本边界良好（图 12–19，图 12–20）。

术后 X 线显示内固定牢靠，组配式人工椎体位置良好（图 12–21）。

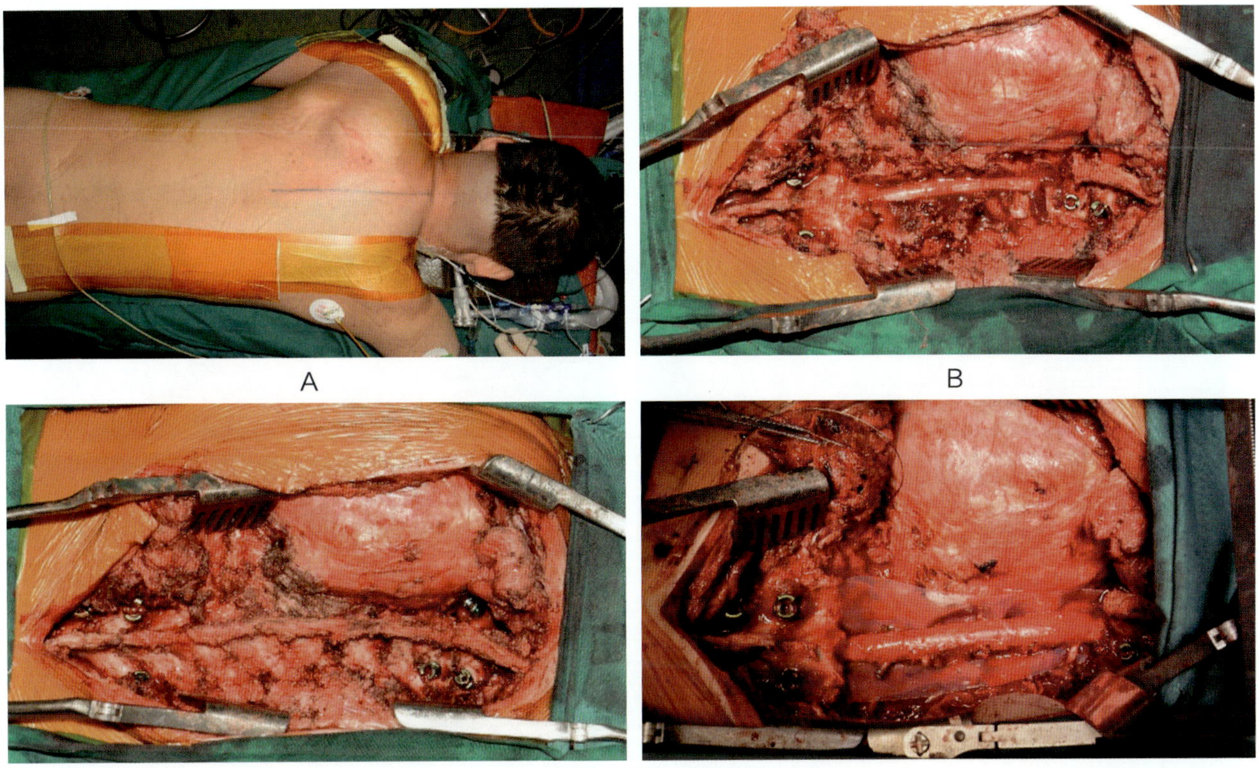

A　B　C

图 12–16　后入路手术情况

A. 后入路手术切口；B. 椎弓根钉内固定；C. 打开椎管，分离脊髓和神经根，硅胶膜保护

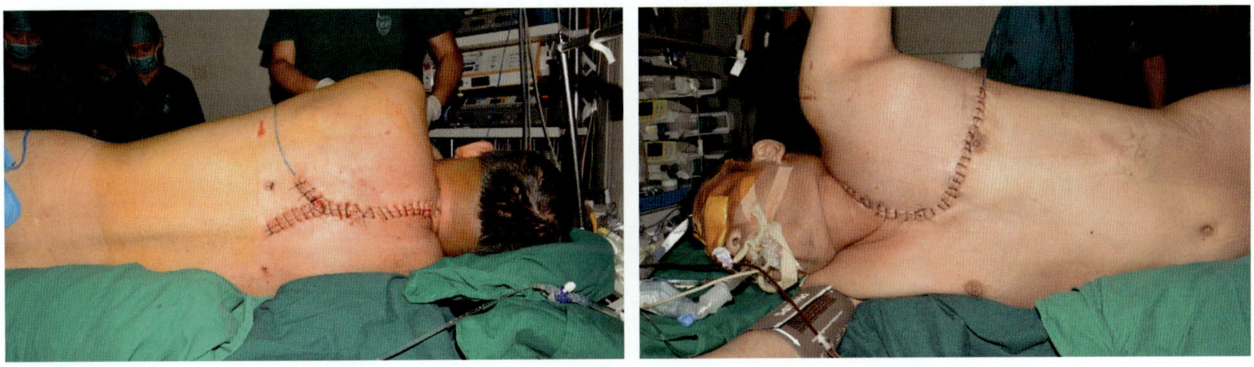

A

图 12–17　侧卧，前、后入路联合手术情况

A. 手术切口

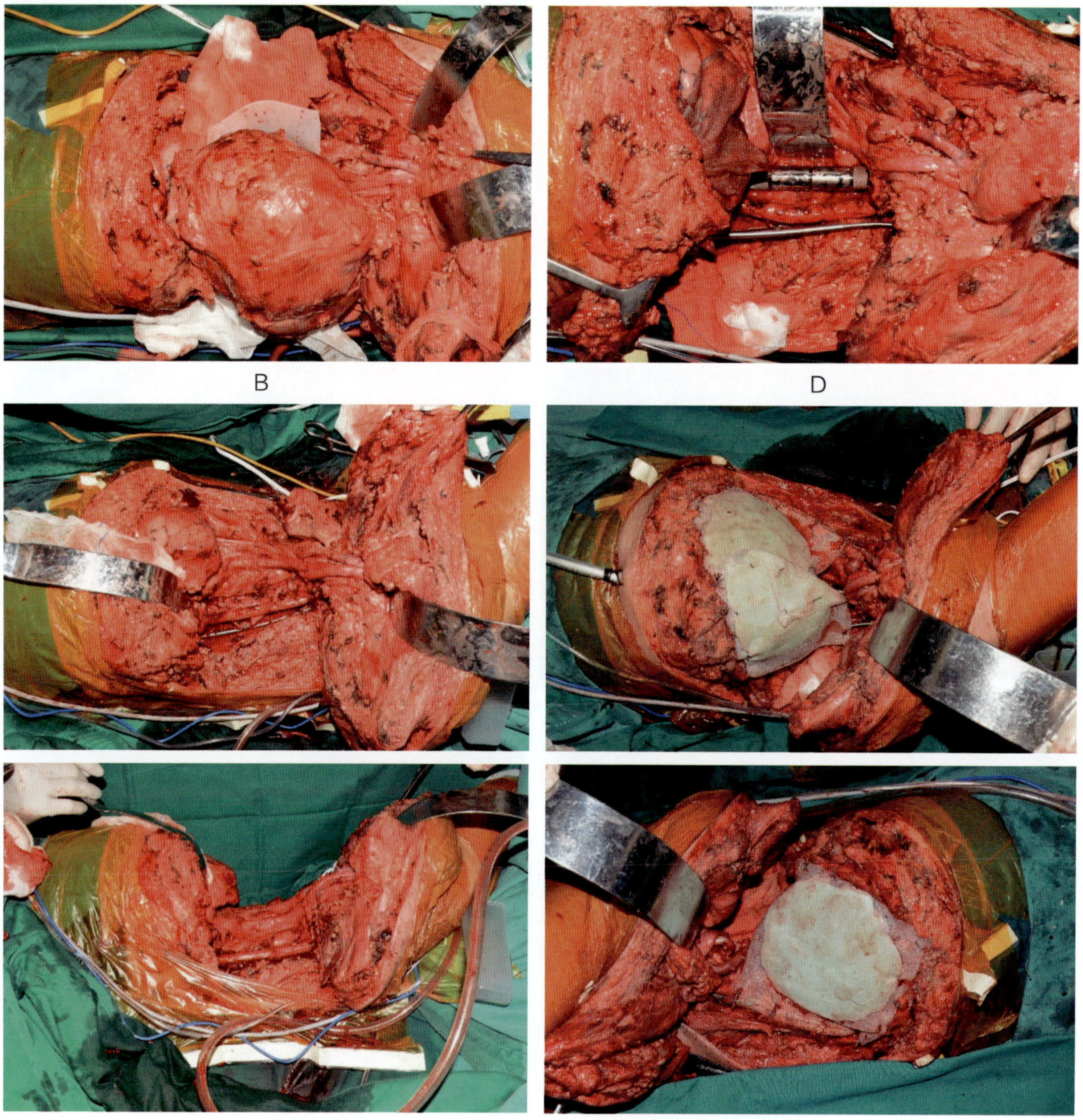

B D C E

图 12-17（续） 侧卧，前、后入路联合手术情况

B. 显露肿瘤；C. 切除肿瘤后情况；D. 植入人工椎体；E. 修补胸壁

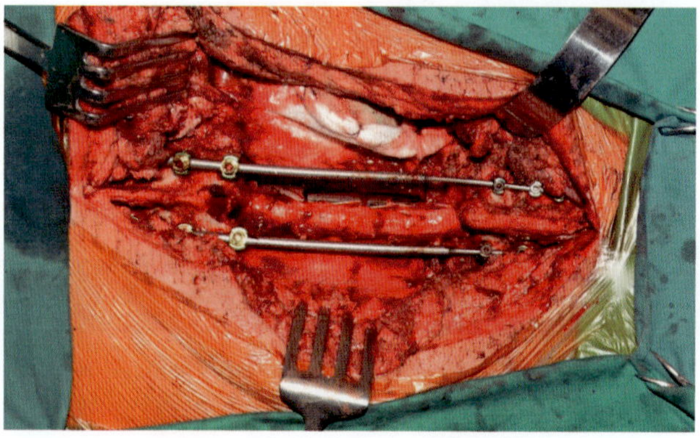

图 12-18 后入路椎弓根钉加压

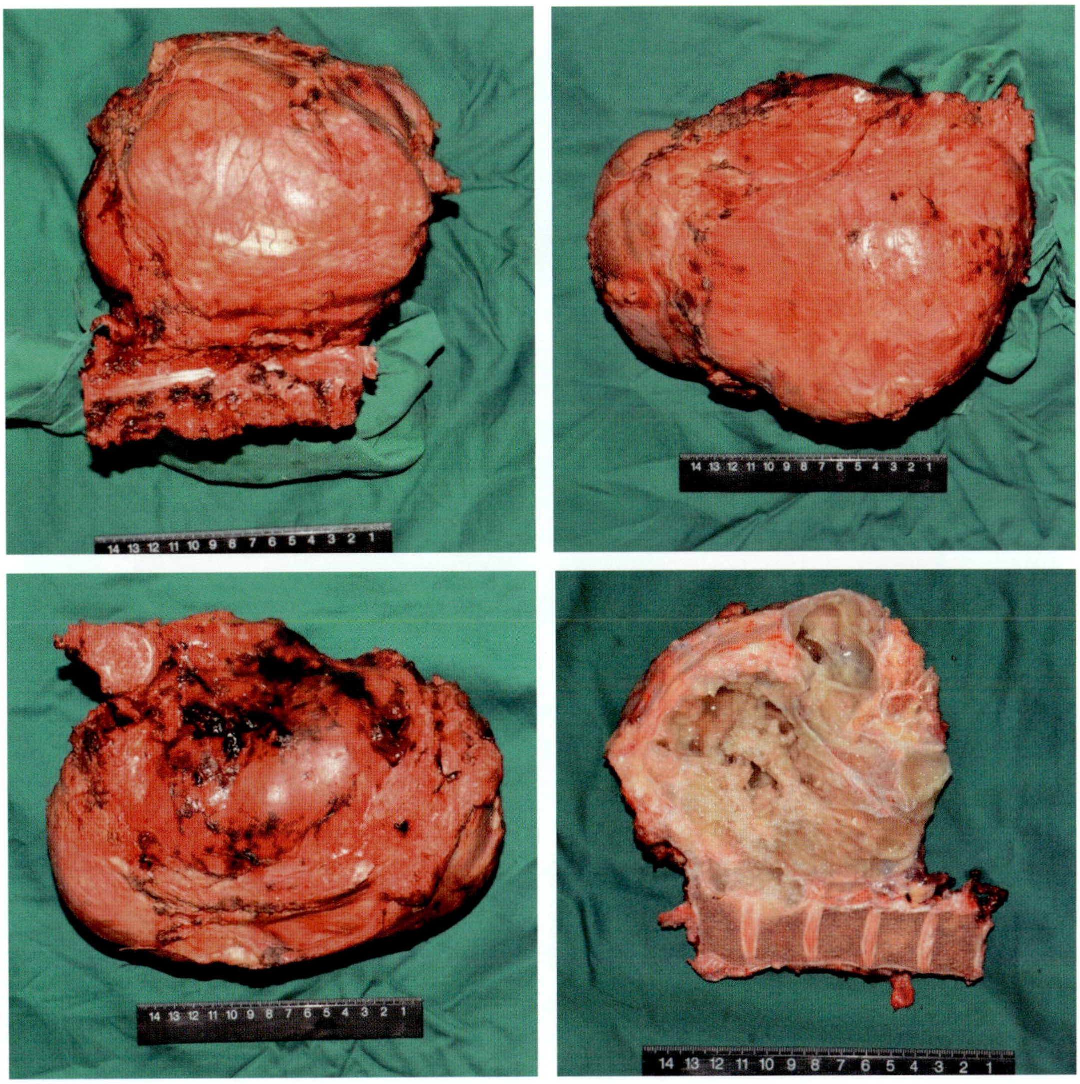

图 12-19　标本大体观

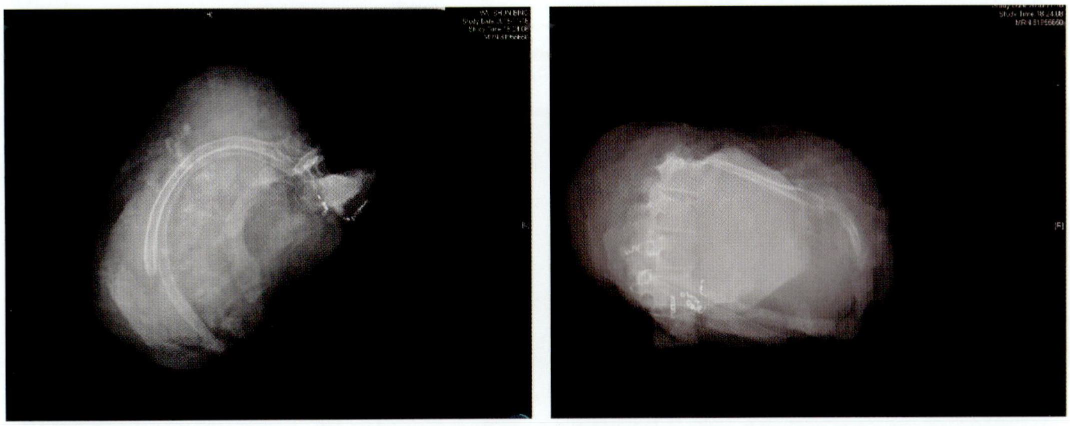

图 12-20　标本 X 线片

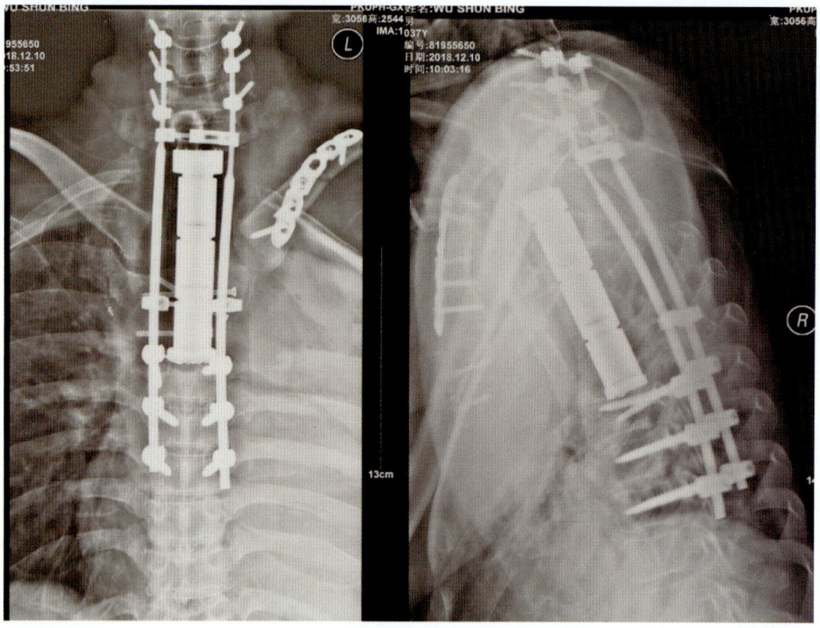

图 12-21 术后复查 X 线片

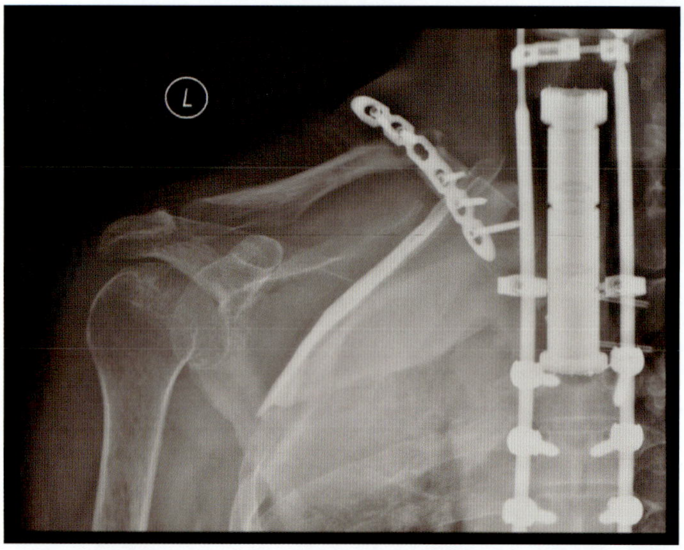

A

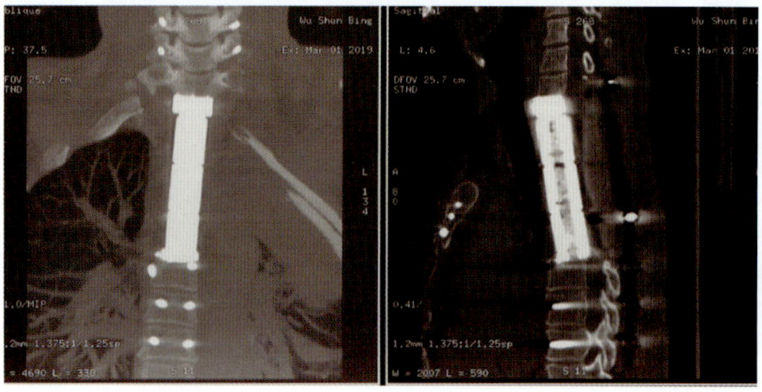

B

图 12-22 术后 1 年复查影像学资料

A.X 线片位置良好；B.CT 可见良好的骨长入，假体 3D 打印骨小梁于自体骨完全融合

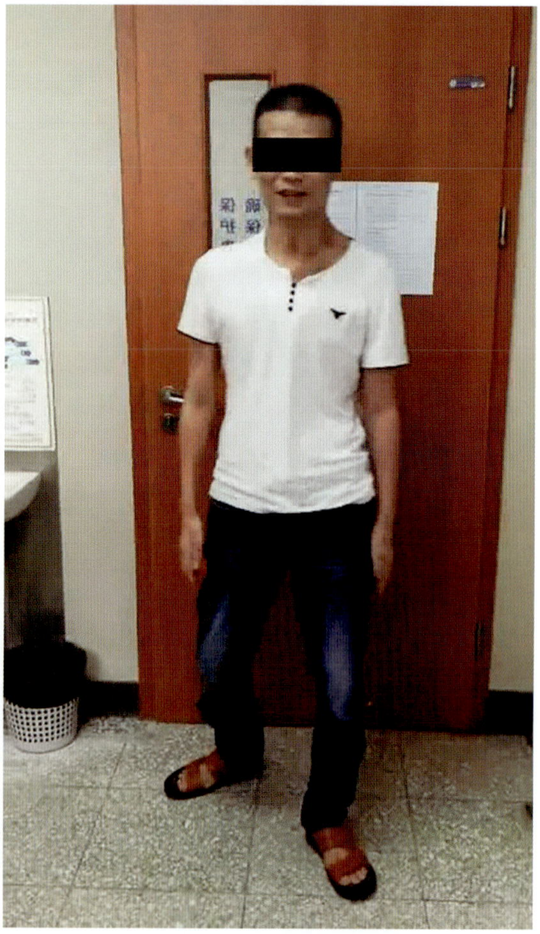

图 12-23 术后 1 年复查，行走正常

七、术后恢复

术后静脉滴注广谱抗生素（第三代头孢菌素）2 周，之后口服第二代头孢菌素 1 周。术区充分引流。术后 4 周可在支具保护下适当部分负重。

八、随访

患者术后两年随访复查，X 线片检查显示人工椎体位置良好。患者可正常行走（图 12-22，图 12-23）。

参考文献

郭卫 , 2019. 中国骨科肿瘤专业的发展与展望 . 中华外科杂志 , (57)1:23-28.

郭卫 , 2020. 3D 打印金属假体修复骨肿瘤切除后骨关节缺损的应用现状与展望 . 中华骨科杂志 , 40(12):755-759.

第十三章 3D 打印全骶骨假体

当骶骨恶性肿瘤累及高位骶骨时往往需要行全骶骨切除术，全骶骨切除后脊柱失去了支撑点，脊柱与骶骨及骨盆的连续性遭到破坏。如何重建腰髂部的连续性及脊柱骨盆的稳定性是一个非常重要的问题。

国际上普遍采用椎弓根钉棒系统联合植骨进行骶骨肿瘤切除后腰髂部稳定性的重建，但随后的研究发现，由于全骶骨切除，脊椎的全部重量集中于腰髂部的钉棒系统，应力集中容易造成钉棒的断裂、松动。

2015 年北京大学人民医院应用 3D 打印人工骶骨假体重建全骶骨切除后骨盆环的完整性，相关工作在 *Euro Spine J* 发表（Wei et al., 2017）。由于 3D 打印骶骨假体的与骨的接触界面设计了金属骨小梁结构，使假体能够与自体髂骨及腰椎椎体形成骨性融合。截至 2019 年已有 10 余例患者在北京大学人民医院接受了 3D 打印人工全骶骨假体的手术重建，其中 10 例患者的中长期随访结果在 *Bone Joint J* 发表（Wei et al., 2019）。这 10 位患者随访结果整体上满意，腰髂部稳定性好、并发症少，取得了较为理想的临床效果（Guo et al., 2020）。生物力学研究证实，人工骶骨假体的三柱重建方法较以往的单纯椎弓根钉棒系统固定，应力分散，固定更加稳定（Huang et al., 2019）。2019 年 3D 打印骶骨假体的图片被刊登在著名肿瘤外科杂志 *J Surgical Oncology* 上的封面（图 13-1）。

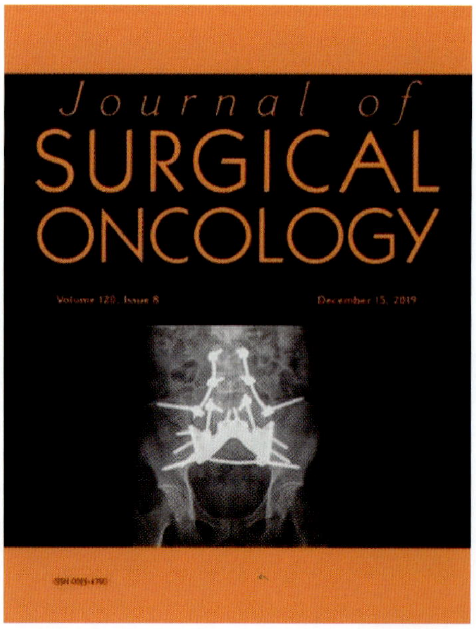

图 13-1 2019 年 3D 打印骶骨假体的图片被刊登在著名肿瘤外科杂志 *J Surgical Oncology* 上的封面

病例一 骶骨脊索瘤

一、病史

患者男性，58 岁，因“会阴区放射痛伴大小便功能障碍半年”入院。于外院行影像学检查发现骶骨占位性病变。

二、影像学检查

骨盆 X 线片可见骶骨溶骨性破坏（图 13–2A）。全身骨显像可见骶骨区核素浓聚，其余骨骼未见转移表现（图 13–2B）。MRI T2 加权像可见高信号肿瘤性病变（图 13–2C）。CT 增强扫描见低血供占位（图 13–2D）。肺部 CT 未见异常。骶骨穿刺活检提示脊索瘤（图 13–3）。

三、手术计划

1. 切除边界：本例患者穿刺病理结果脊索瘤，本次手术须施行广泛切除。

2. 重建方式： 3D 打印全骶骨假体结合椎弓根钉固定系统，可以实现早期即刻稳定，远期通过骨长入实现稳定。

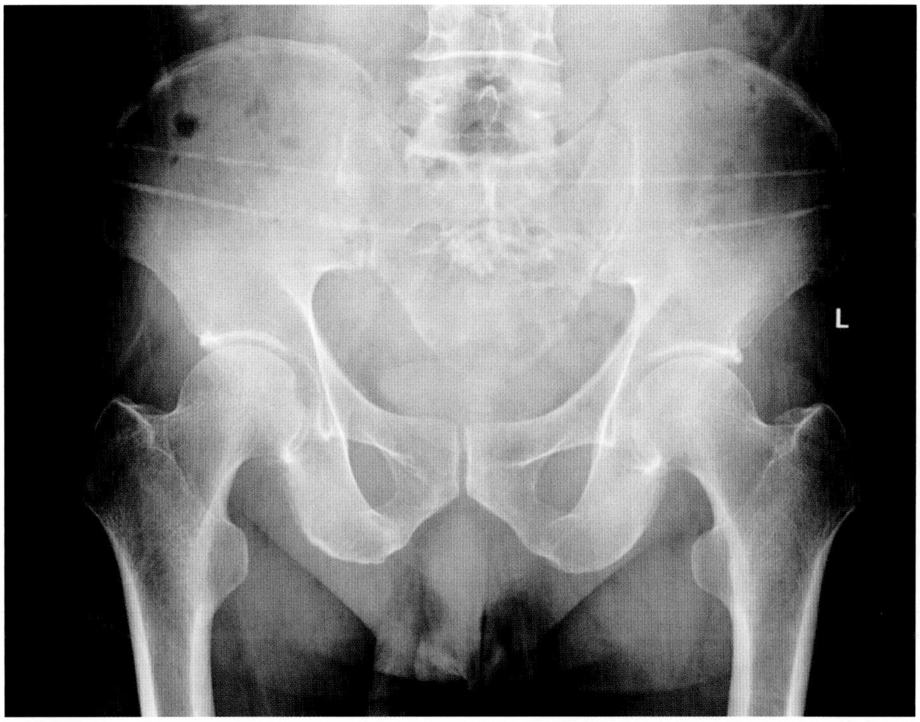

A

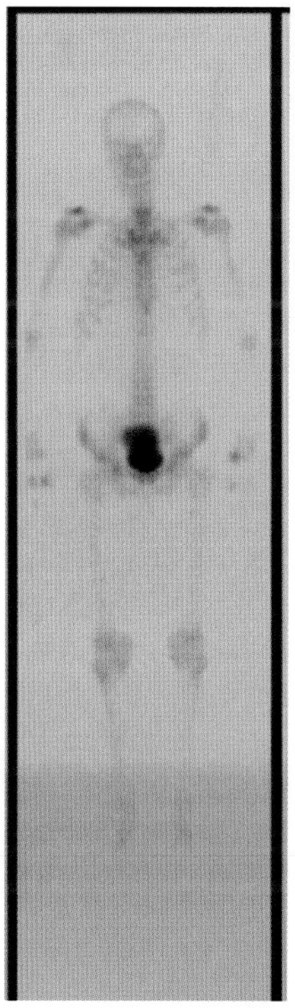

B

图 13–2 入院影像学检查

A. 术前 X 线片显示骶骨膨胀性溶骨性破坏，肿瘤边界不清；B. 术前全身骨显像

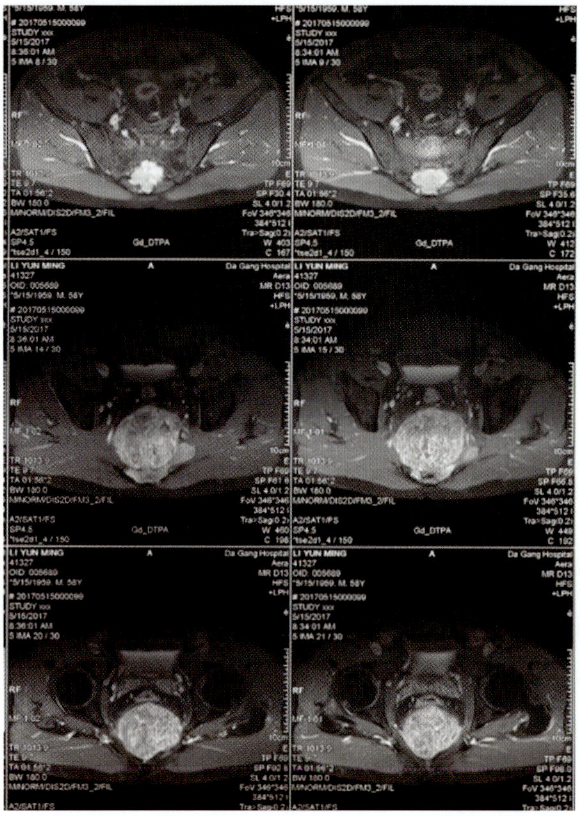

C

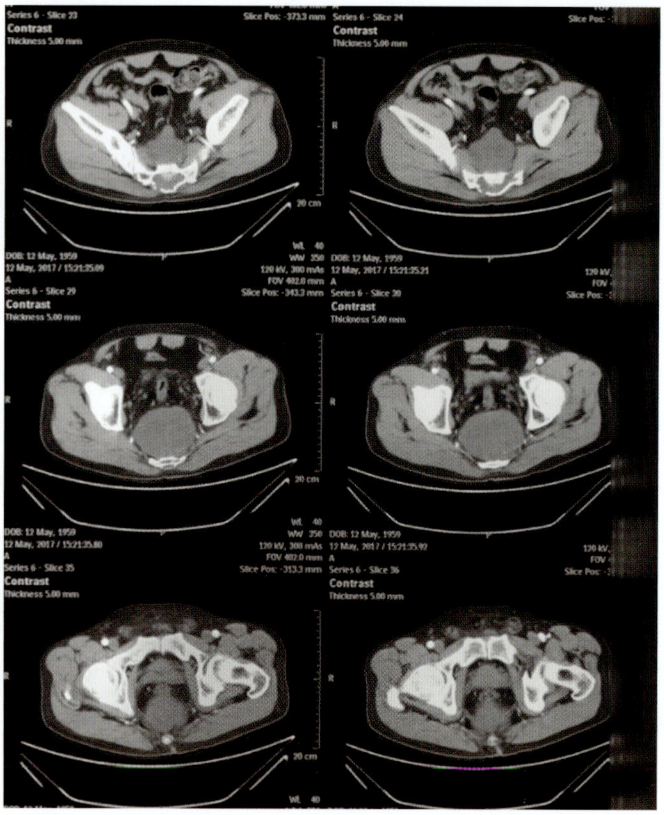

D

图 13-2（续） 入院影像学检查

C. 术前 MRI 的 T2 加权像；D. 术前 CT 增强扫描

病理诊断： （骶骨）粘液背景中可见巢片状肿瘤细胞，部分胞浆红染，部分呈空泡状，核轻度异型，结合临床，考虑脊索瘤可能性大。（冰冻结果已与当日报告）

报告医生： [redacted] 审核医生： [redacted] 报告日期： 2017-06-02

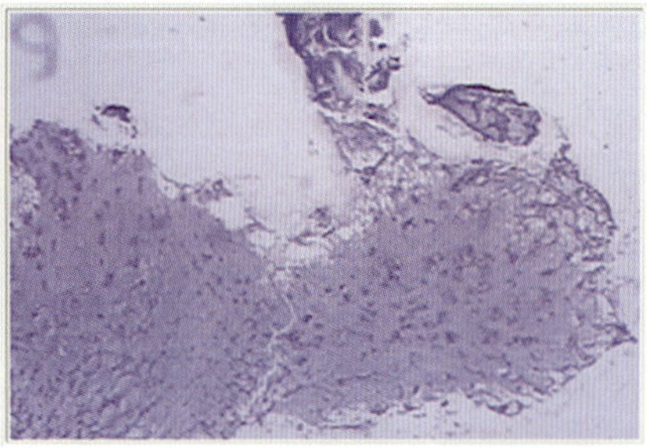

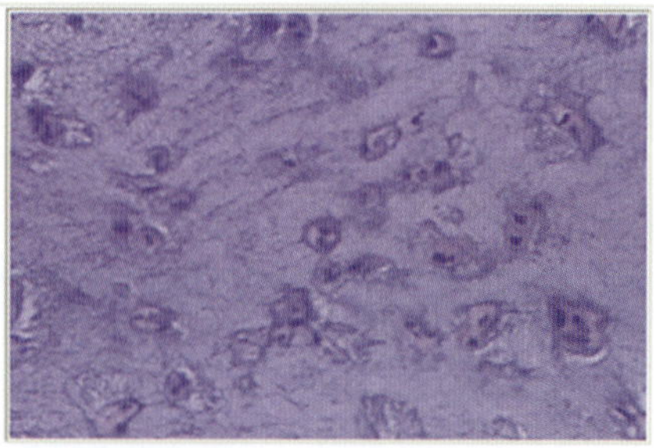

图 13-3 穿刺活检病理学报告

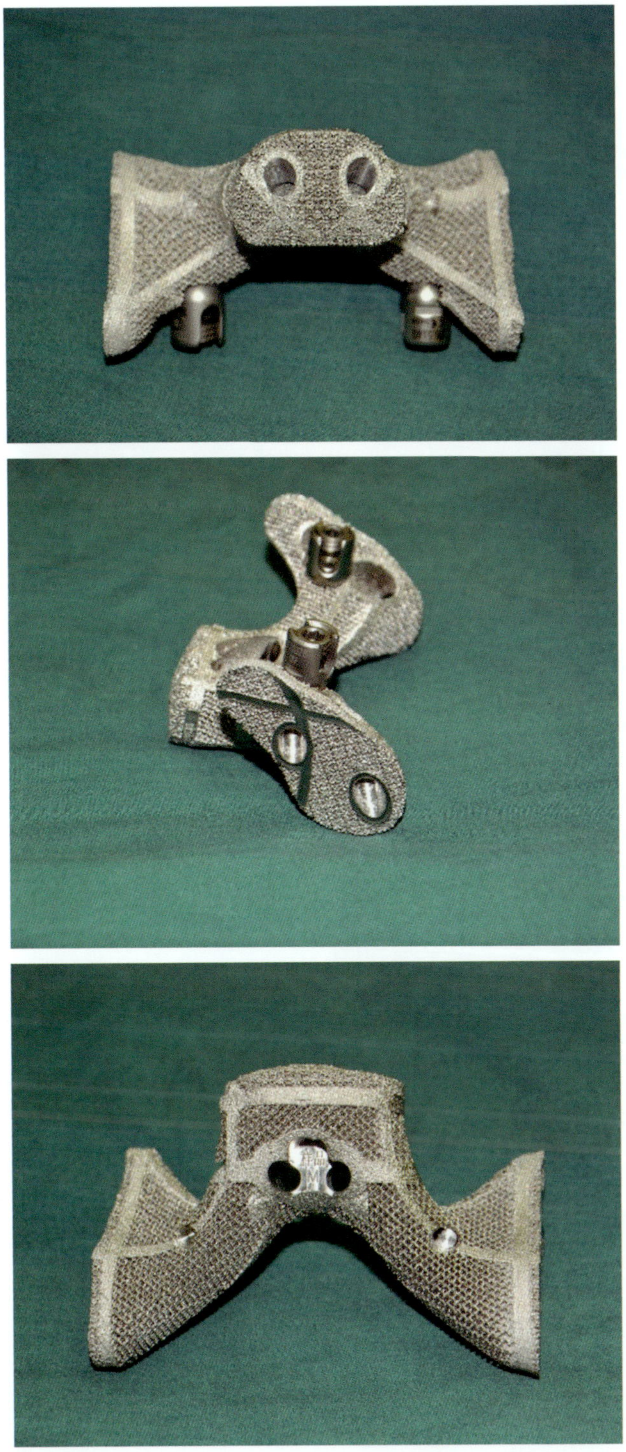

图 13-4　3D 打印全骶骨假体

四、假体设计

大、中、小 3 个型号的全骶骨假体无须定制（图 13-4）。

五、术前准备

术前准备电钻、摆锯、线锯、椎弓根钉植入所需专用器械。

六、术中情况

术前进行选择性血管栓塞，留置腹主动脉球囊。

患者俯卧位完成一期单纯后入路手术。术中完整切除肿瘤，植入骶骨假体（图 13-5），病变切除边界好，无肿瘤残留（图 13-6，图 13-7），术后 X 线显示内固定结构稳定（图 13-8）。

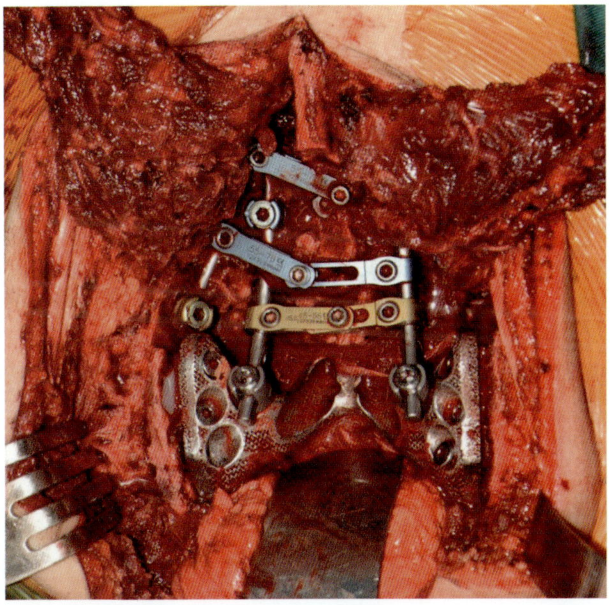

图 13-5　术中所见

完整切除肿瘤后植入 3D 打印全骶骨假体，金属骨小梁与自体髂骨紧密接触，实现远期骨长入的生物固定

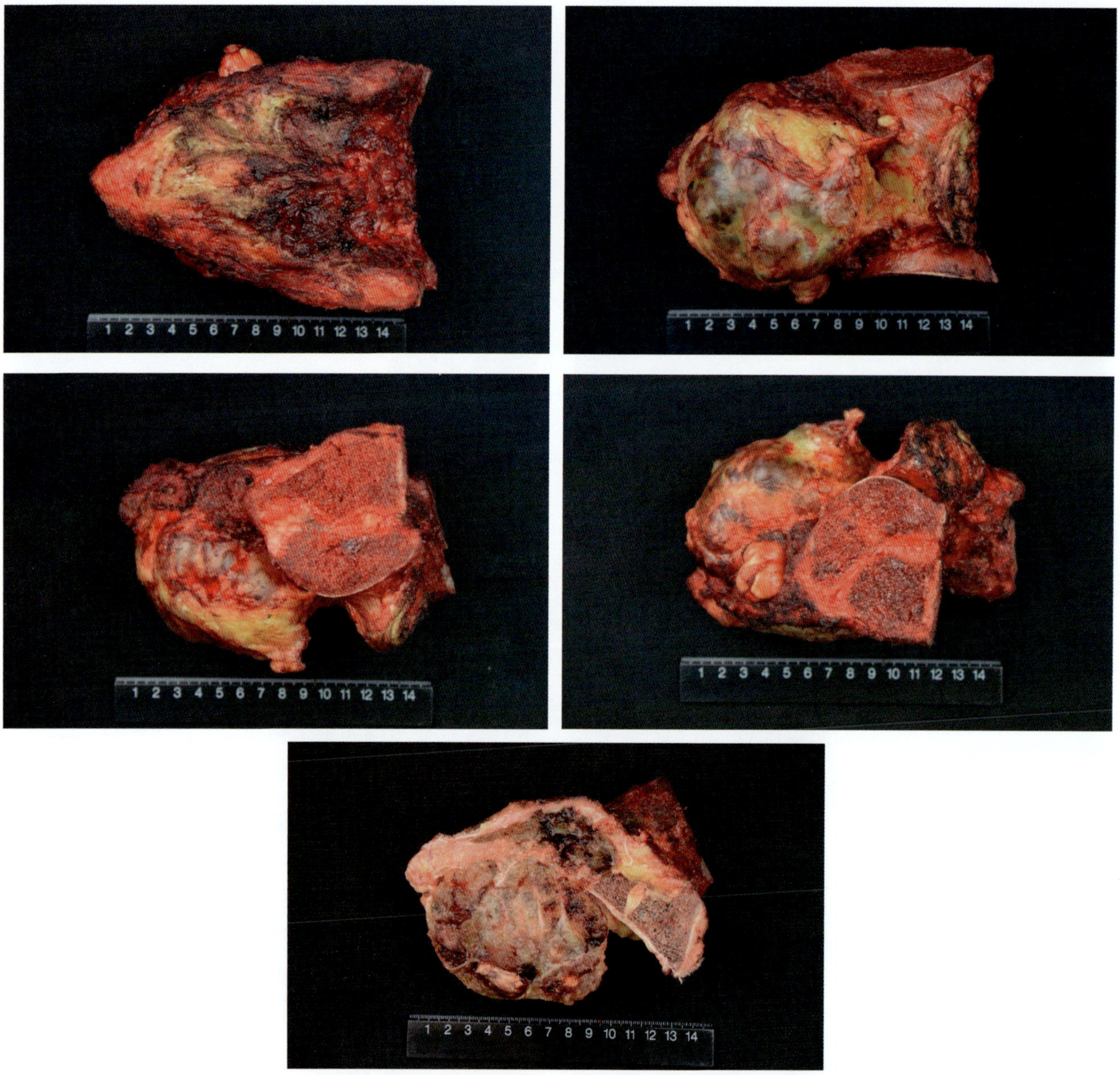

图 13-6 标本大体像，完整切除肿瘤

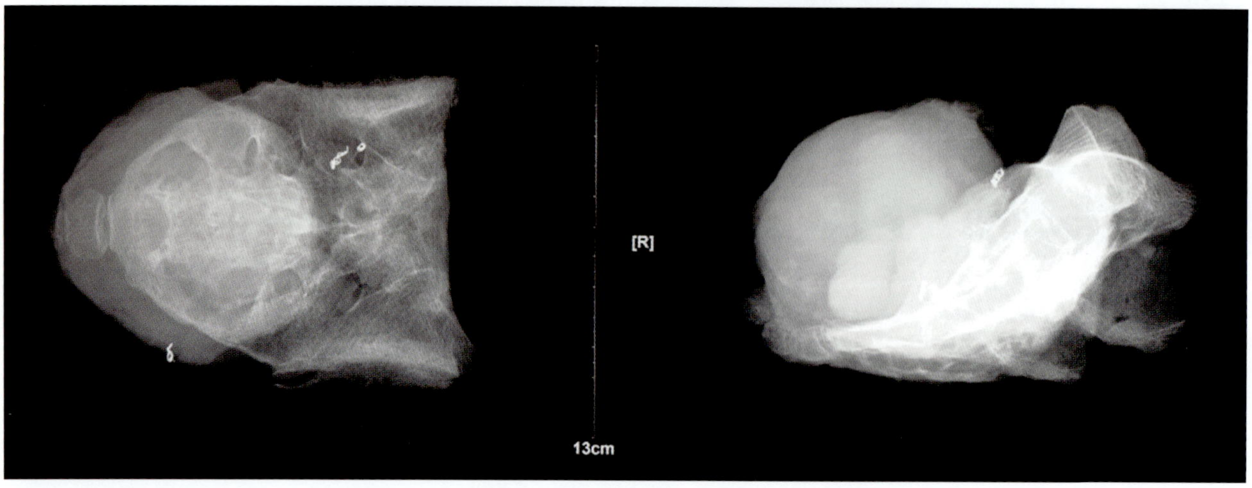

图 13-7 标本术后 X 线片

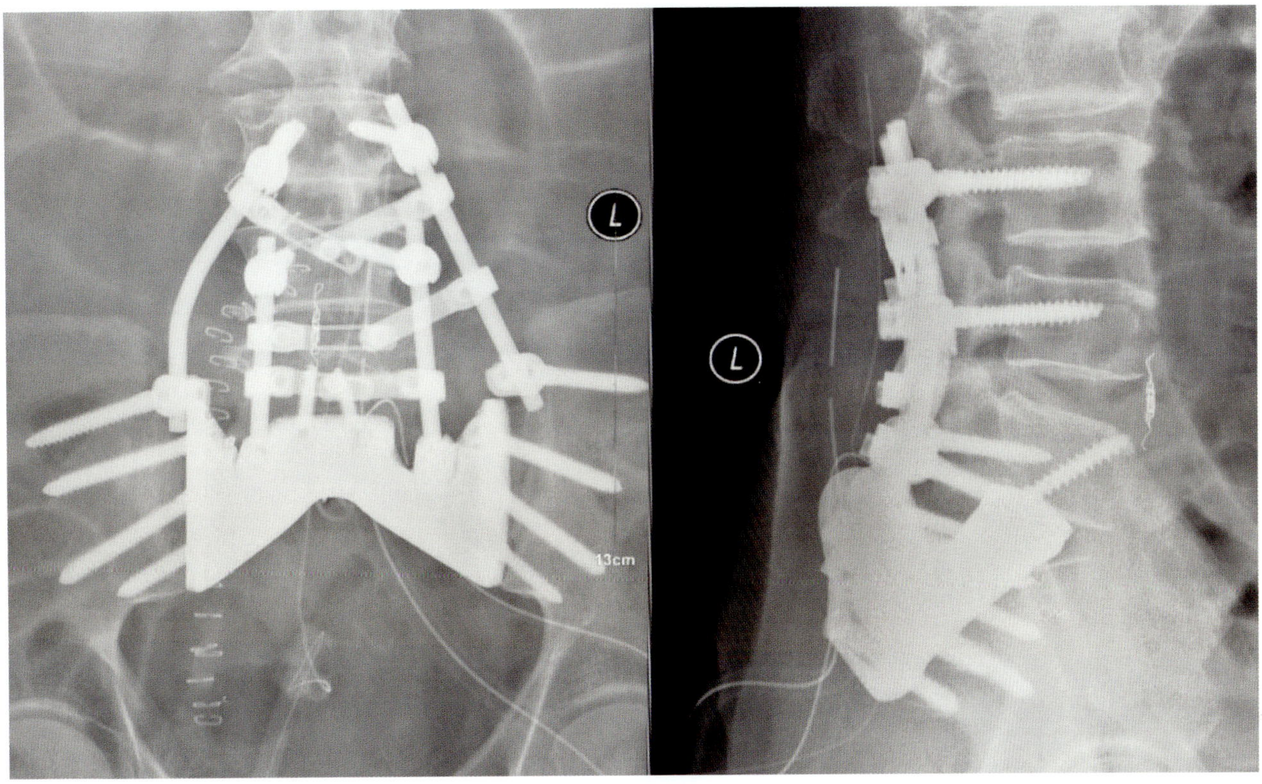

图 13-8　术后复查 X 线片

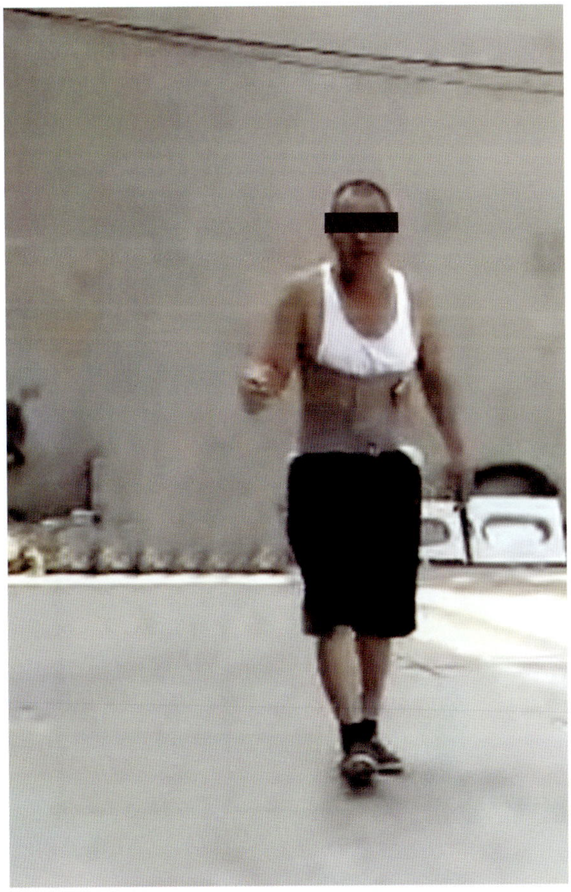

图 13-9　术后 8 周下地负重行走，腰围保护

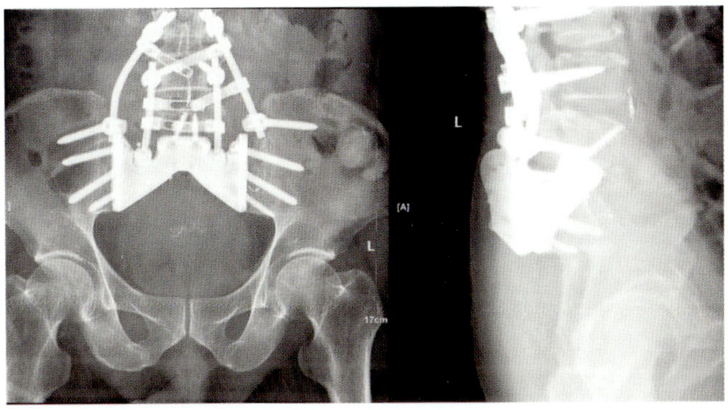

图 13-10　术后 2 年复查 X 线，假体位置良好，无松动

七、术后恢复

术后静脉滴注广谱抗生素（第三代头孢菌素）2 周，之后口服第二代头孢菌素 1 周。术区充分引流。术后 6 周可在支具保护下适当部分负重站立。

八、随访

患者术后 8 周可下地负重行走，需腰围保护（图 13-9）。患者术后 2 年随访，X 线显示假体位置良好(图 13-10），行走无须扶手杖。

病例二　骶骨脊索瘤

一、病史

患者男性，46 岁，因“会阴区放射痛 1 年”入院。于外院行影像学检查发现骶骨占位性病变，穿刺活检提示脊索瘤。

二、影像学检查

骨盆 X 线片可见骶骨溶骨性破坏（图 13–11A）。全身骨显像可见骶骨区核素浓聚，其余骨骼未见转移表现（图 13–11B）。MRI T2 加权像可见高信号肿瘤性病变（图 13–11C）。CT 增强扫描见低血供占位（图 13–11D）。肺部 CT 未见异常。CT 提示骶骨溶骨性破坏，脊索瘤可能性大（图 13–12）。穿刺活检证实病理诊断为脊索瘤。

三、手术计划

（1）切除边界：本例患者穿刺病理结果脊索瘤，本次手术须施行广泛切除。

（2）重建方式： 3D 打印全骶骨假体结合椎弓根钉固定系统，可以实现早期即刻稳定，远期通过骨长入实现稳定。

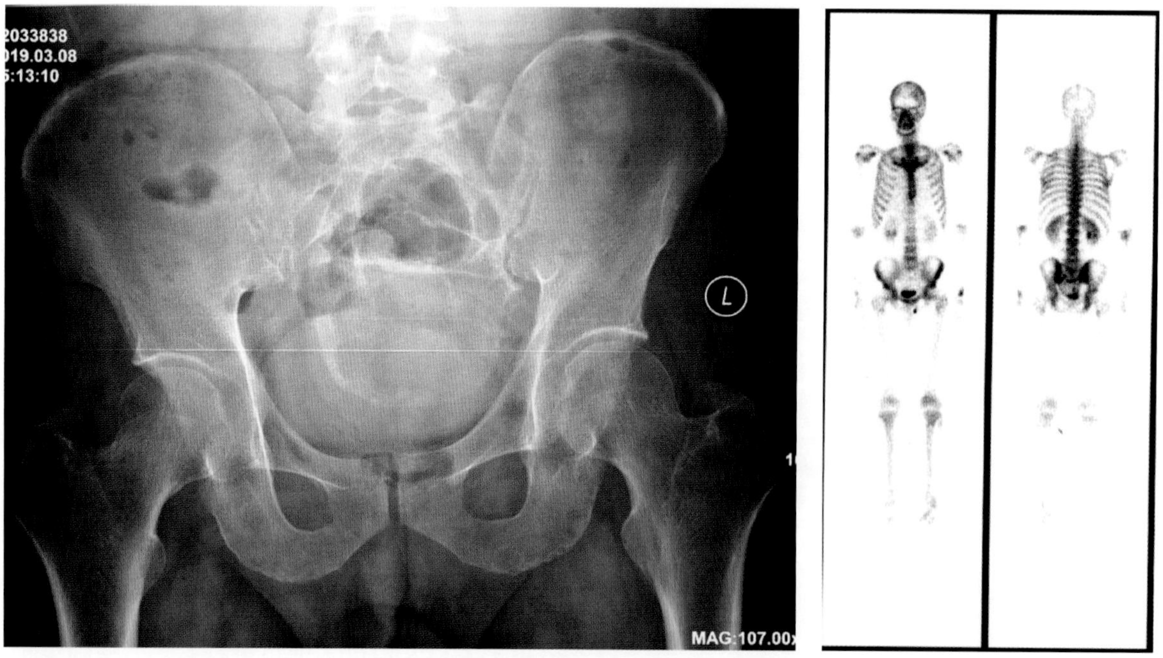

A　　B

图 13–11 入院影像学检查

A. 术前 X 线片显示骶骨膨胀性溶骨性破坏，肿瘤边界不清；B. 术前全身骨显像

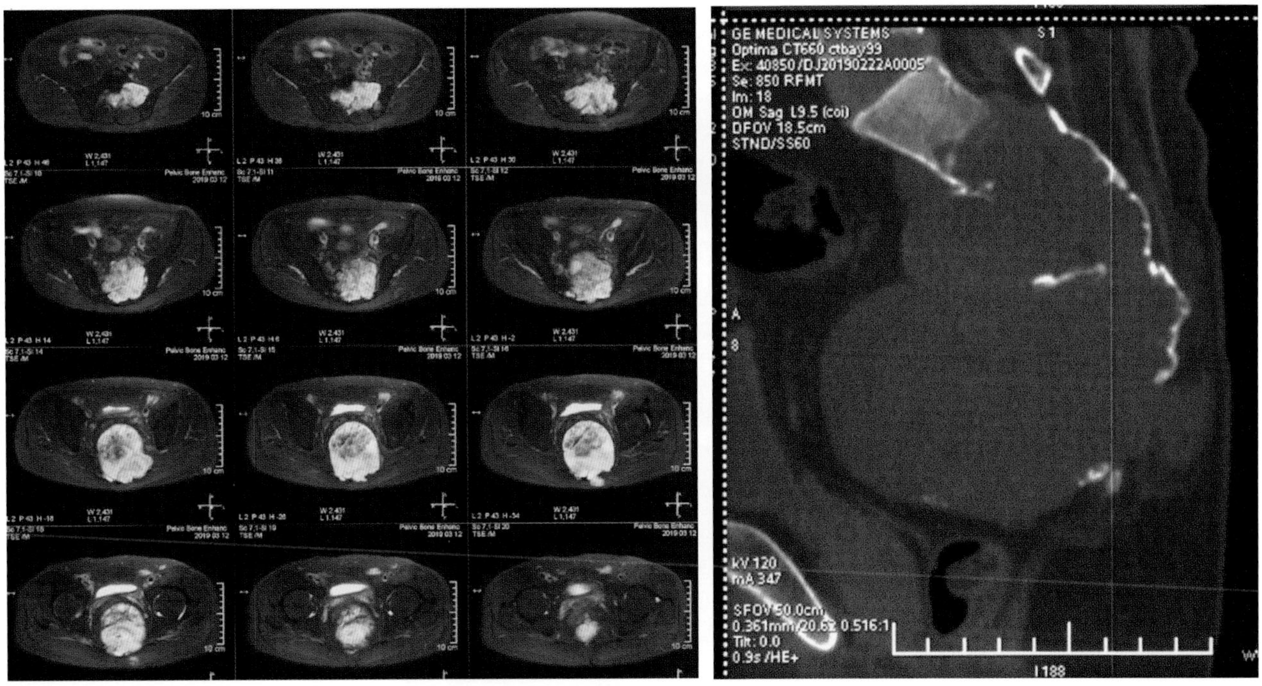

C　　D

图 13-11（续） 入院影像学检查

C. 术前 MRI 的 T2 加权像；D. 术前 CT 增强扫描

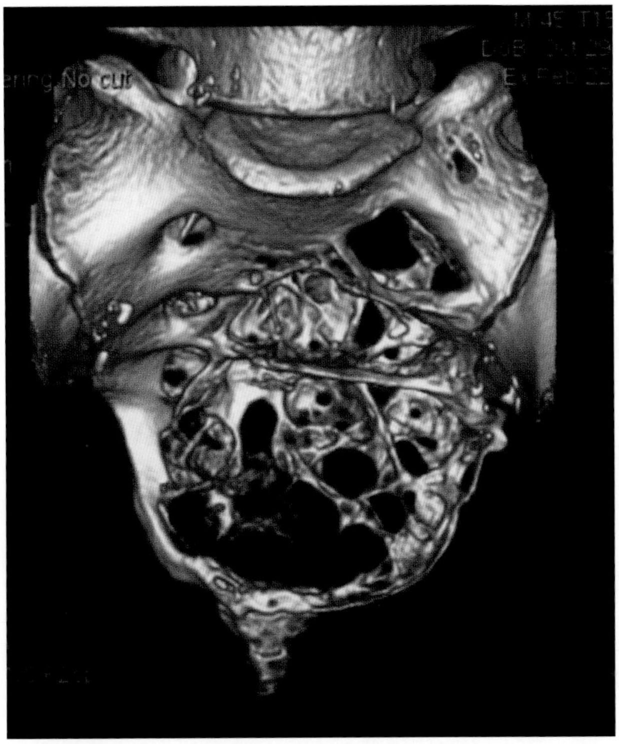

图 13-12 术前 CT

四、假体设计

全骶骨假体的优势在于无须定制。为增加假体与自体髂骨的贴附，术前设计截骨导板可增加假体的匹配度（图 13-13）。

五、术前准备

术前准备电钻、摆锯、线锯、椎弓根钉植入所需专用器械。

六、术中情况

术前进行选择性血管栓塞，留置腹主动脉球囊。

患者先侧卧位经腹膜后切口处理前方血管，并预先处理腰 5 骶 1 椎间盘（图 13-14）。而后俯卧位完成后入路肿瘤切除和假体植入（图 13-15），肿瘤边界好，无肿瘤残留（图 13-16，图 13-17），术后 X 线片显示内固定结构稳定（图 13-18）。

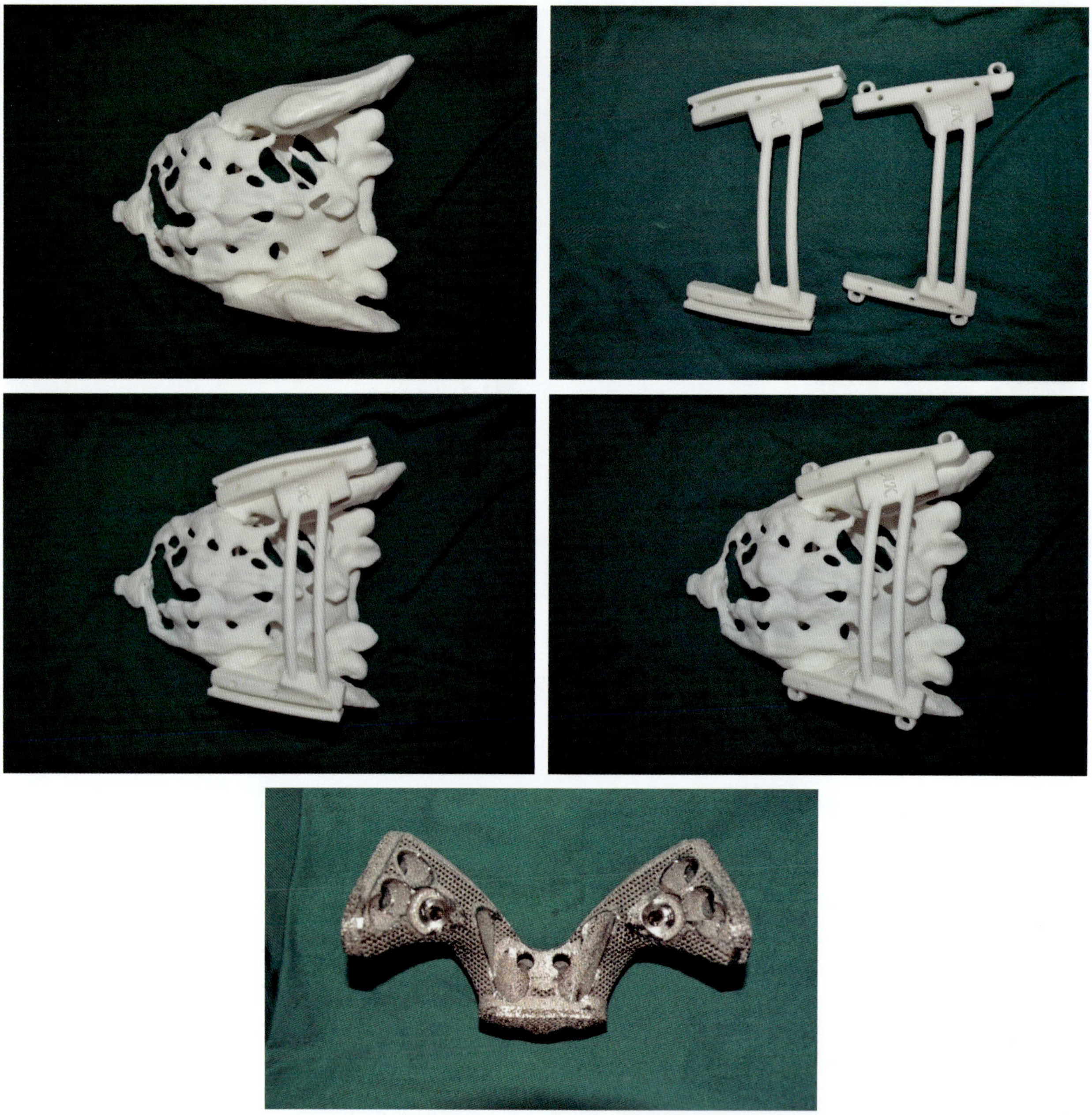

图 13-13 截骨导板和 3D 打印全骶骨假体

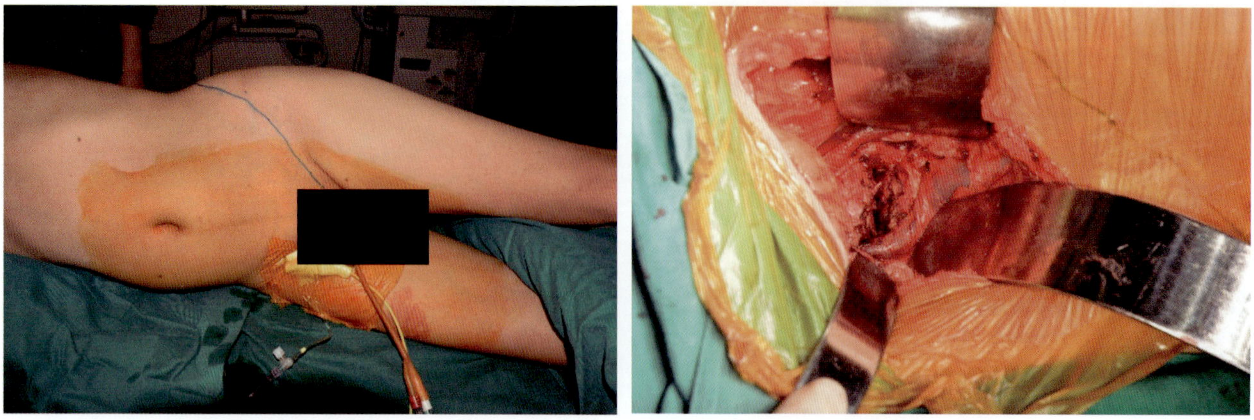

图 13-14 侧卧位经腹膜后切口处理前方血管，并预先处理腰 5 骶 1 椎间盘

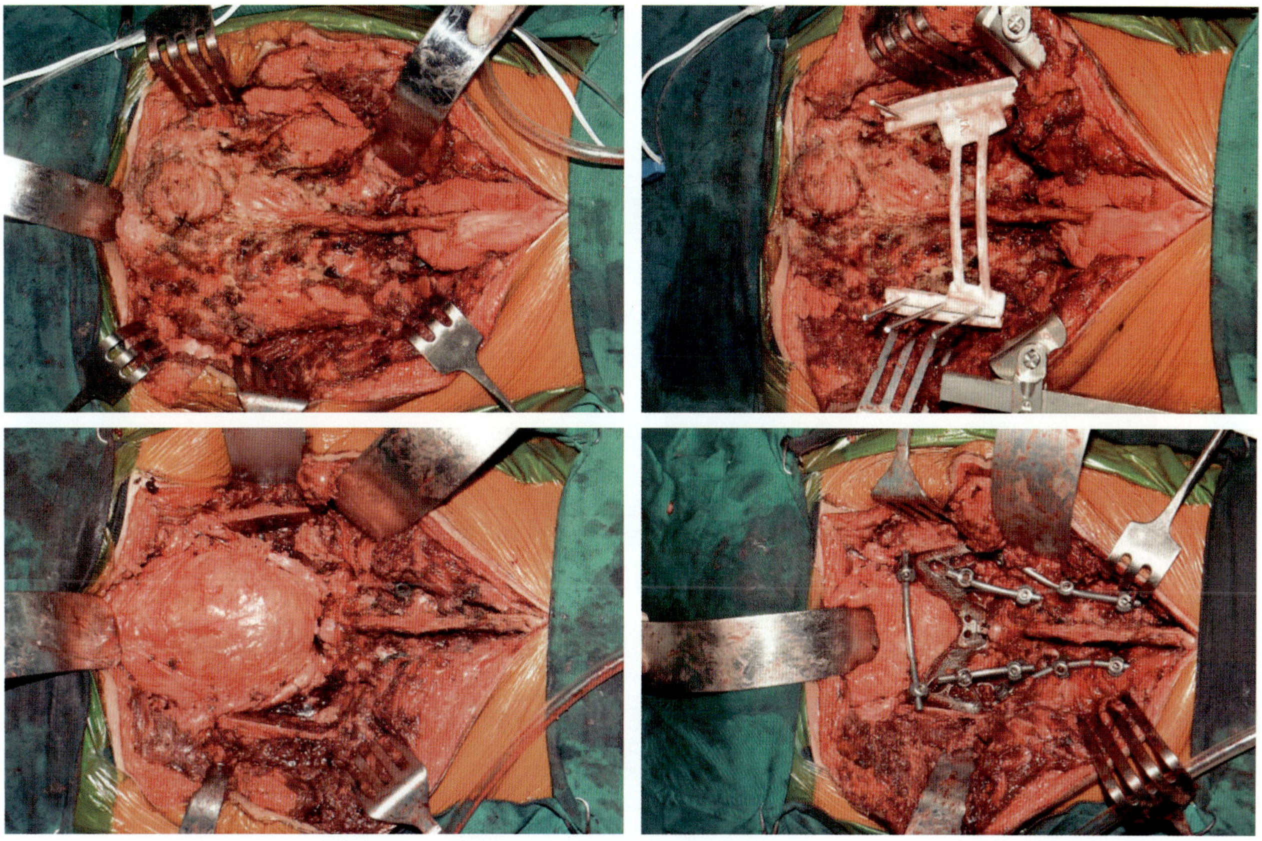

图 13-15　后入路术中情况

完整切除肿瘤后植入 3D 打印全骶骨假体，经导板截骨后金属骨小梁与自体髂骨紧密接触，实现远期骨长入的生物固定

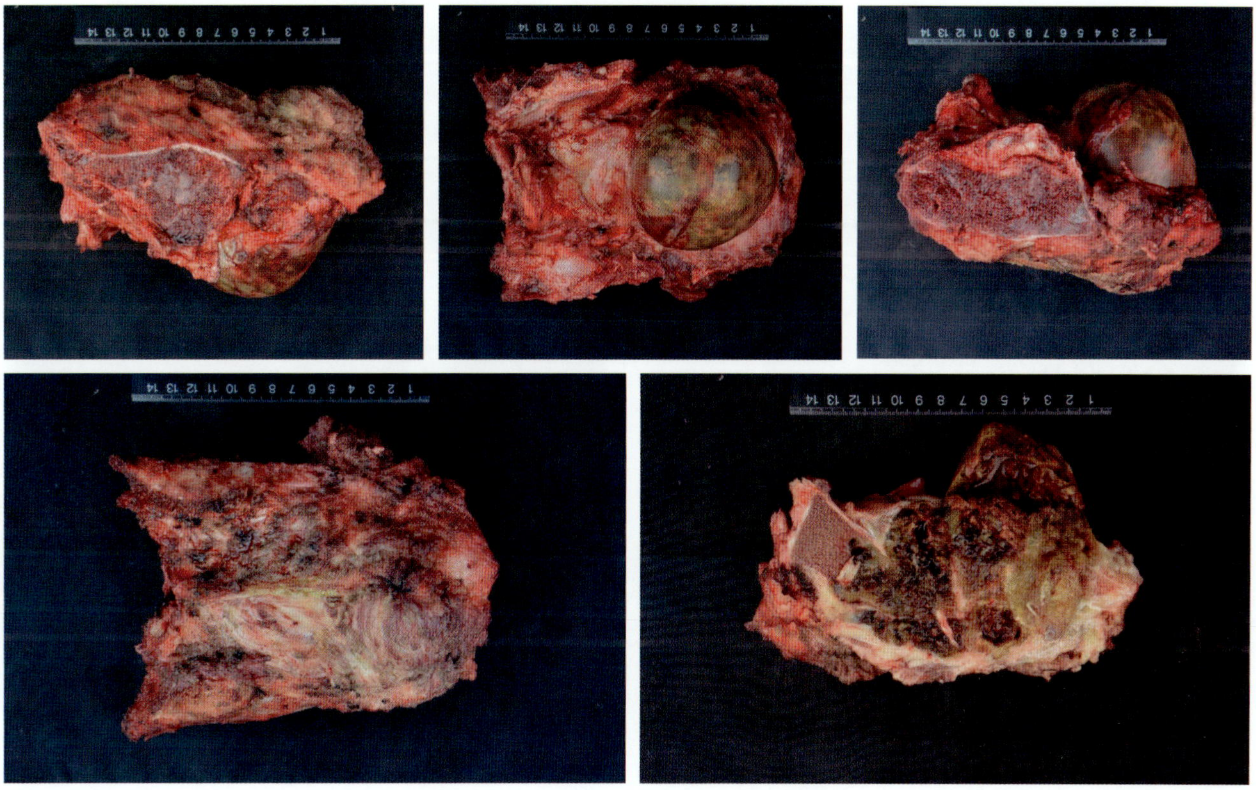

图 13-16　标本大体像，完整切除肿瘤

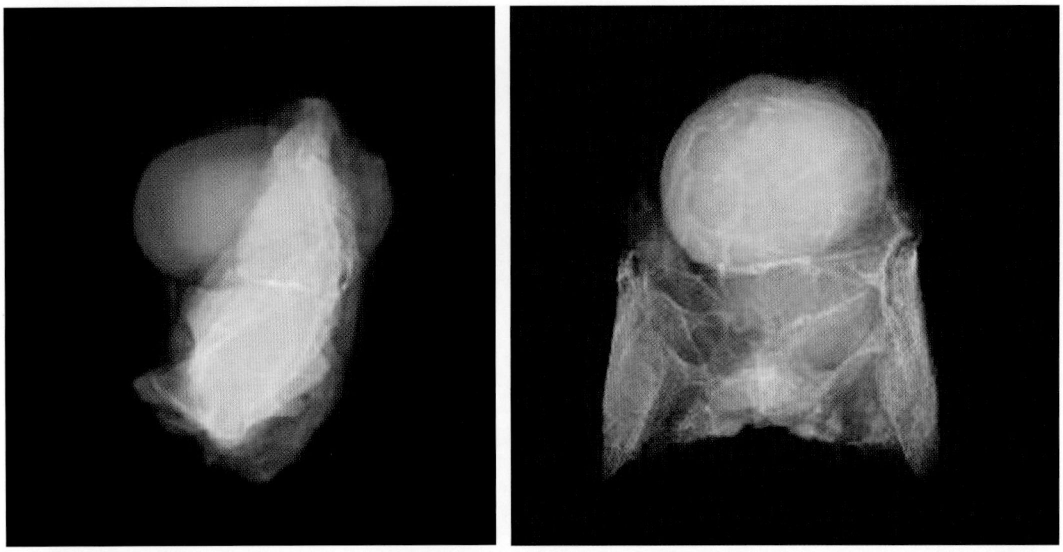

图 13-17 标本术后 X 线片

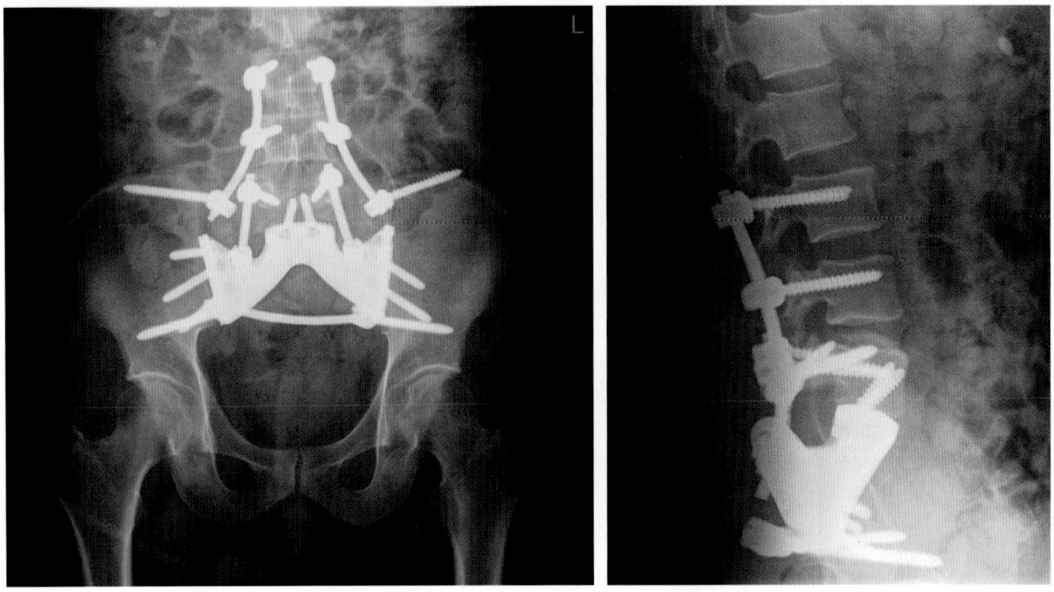

图 13-18 术后 X 线片

七、术后恢复

术后静脉滴注广谱抗生素（第三代头孢菌素）2周，之后口服第二代头孢菌素1周。术区充分引流。术后6周可在支具保护下适当部分负重站立。

八、随访

患者术后2年随访。X线片显示假体位置良好，CT可见假体与自体髂骨骨性融合（图13-19），行走无须扶手杖。

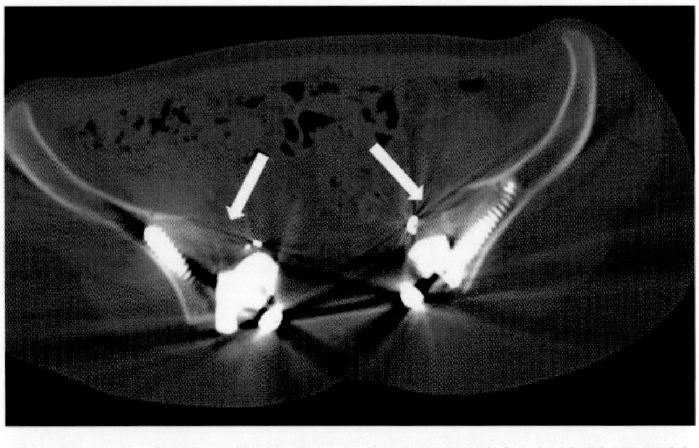

图 13-19 术后 2 年随访，CT 可见假体与自体髂骨骨性融合

参考文献

Guo W, Hornicek FJ, Sim FH, 2020. Surgery of the Pelvic and Sacral Tumor. 1st ed. Dordrecht: Springer Nature B.V.

Huang S, Ji T, Guo W, et al., 2019, Biomechanical comparison of a 3D-printed sacrum prosthesis versus rod-screw systems for reconstruction after total sacrectomy: A finite element analysis. Clin Biomech (Bristol, Avon), 70:203-208.

Wei R, Guo W, Ji T, et al., 2017, One-step reconstruction with a 3D-printed, custom-made prosthesis after total en bloc sacrectomy: a technical note. Eur Spine J, 26(7):1902-1909.

Wei R, Guo W, Yang R, et al., 2019. Reconstruction of the pelvic ring after total en bloc sacrectomy using a 3D-printed sacral endoprosthesis with re-establishment of spinopelvic stability: a retrospective comparative study. Bone Joint J, 101-B(7):880-888.

假体翻修篇

第十四章　3D 打印技术在肿瘤型假体翻修中的应用

随着恶性骨肿瘤患者生存期不断延长，传统的肿瘤型假体在使用过程中可能出现各种并发症，常见的并发症包括假体的无菌性松动、下沉、折断，假体周围骨折等。这些情况下，往往需要对假体进行二次翻修手术，才能恢复患者的肢体功能。

肿瘤型假体的翻修是一个非常复杂的临床操作，难度远高于肿瘤型假体初次植入和普通表面型人工关节翻修术。由于残留自体骨质较少，可供翻修后固定的有效髓腔长度往往很短，靠近关节端的髓腔宽大，很难实现稳定的力学固定。如果初次肿瘤型假体置换手术中选择的髓腔固定方式为骨水泥固定，在清除骨水泥后残留皮质往往十分菲薄，生物学强度很差。

以往在面对这些棘手的问题时，骨肿瘤科医生往往不得已选择全股骨置换等措施，牺牲患者的部分肢体功能。但当 3D 打印技术应用于肿瘤型假体的设计之后，很多难题迎刃而解，本章和读者分享一些临床经典病例，供大家借鉴。

病例一 左股骨下段肿瘤型假体置换术后假体柄断裂

一、病史

患者女性，9 岁，2 年前因左股骨下段骨肉瘤于我院行股骨下段儿童肿瘤型假体置换，术前术后进行新辅助化疗，定期复查未见肿瘤复发。1 周前滑到后出现左下肢疼痛、畸形、反常运动。复查 X 线发现假体柄根部断裂。

体格检查：左大腿畸形，可触及骨擦感、反常运动。

入院后立即行皮牵引及支具外固定，并完善双下肢 CT 增强扫描，除外肿瘤复发，同时将 CT 的 DICOM 数据发送工厂准备完成特殊假体的制备。

二、影像学检查

患者骨肉瘤发病时年仅 9 岁，我们选择了股骨下段儿童型肿瘤型假体。这种假体的胫骨髓腔光滑柄和抗旋转双钉的设计，在提供稳定的胫骨平台同时，降低了对胫骨骨骺的损伤，维持了胫骨生长发育能力，2 年后复查可见双侧胫骨长度基本相等（图 14-1A、B）。

受限于 9 岁儿童的髓腔发育，术者初次手术选择了外径为 10mm（长度 120mm）的曲度柄，儿童型假体的股骨近端髓腔固定方式为骨水泥固定，随着儿童体重增加和暴力外伤等因素，导致

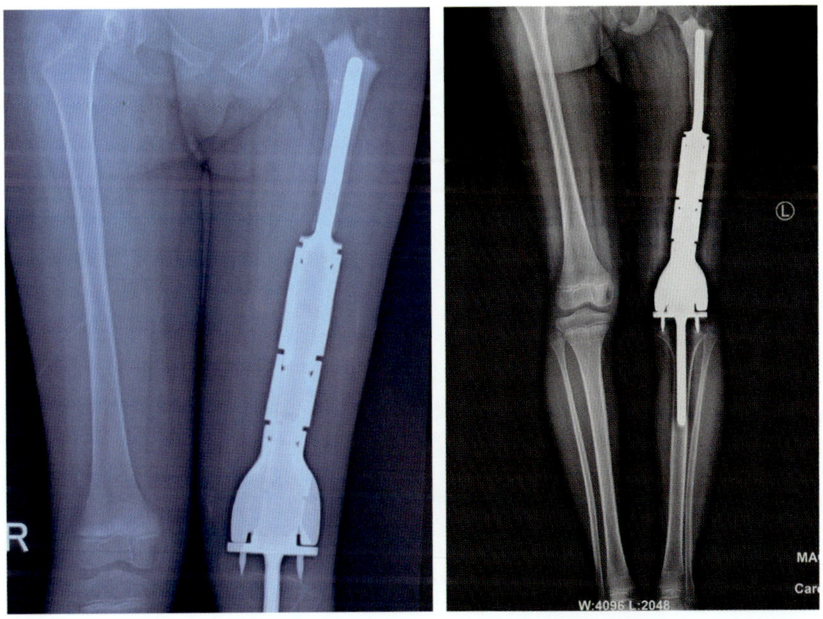

A B

图 14-1 术前 X 线影像学资料

A.2 年前因左股骨下段骨肉瘤行股骨下段儿童肿瘤型假体置换，长度满意，股骨近端髓腔骨水泥固定满意。B. 双下肢全长可见左侧股骨短缩 3cm，两侧胫骨长度基本相同。左侧股骨假体柄可见断裂线

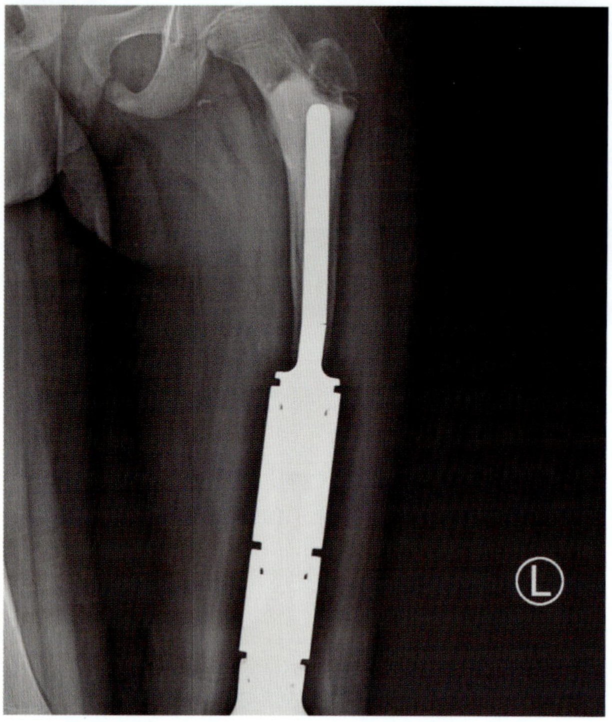

C

图 14-1（续） 术前 X 线影像学资料

C. 股骨近端假体柄折断移位，近端髓腔内骨水泥固定未见严重松动迹象

假体柄应力集中点折断（图 14-1B、C）。

三、手术计划

患者肿瘤切除术后 2 年，局部无复发，目前肢体短缩 3cm，假体柄根部折断，残留股骨柄在髓腔内松动不明显，假体柄顶部已到达股骨粗隆间水平，近端无有效固定髓腔。

面对这样的难题，可供选择的常规翻修技术非常有限。方案一：组配式假体的全股骨置换，假体需要定制偏心距较小的股骨头颈部组件和小号双动或单动股骨头，患者接受全股骨置换后下肢功能较差，肢体不等长也会进一步加重。方案二：股骨侧方开槽，取出断柄及髓腔内骨水泥，重新置入更粗的假体柄（生物固定或水泥固定），辅以捆绑带或钢板，该操作非常复杂，不确定性很高，患者需等待开槽部位骨愈合才能开始功能锻炼。

鉴于上述问题，我们大胆地提出了 3D 打印外套筒的方案（图 14-2，图 14-3），术前计划需考虑的问题包括：

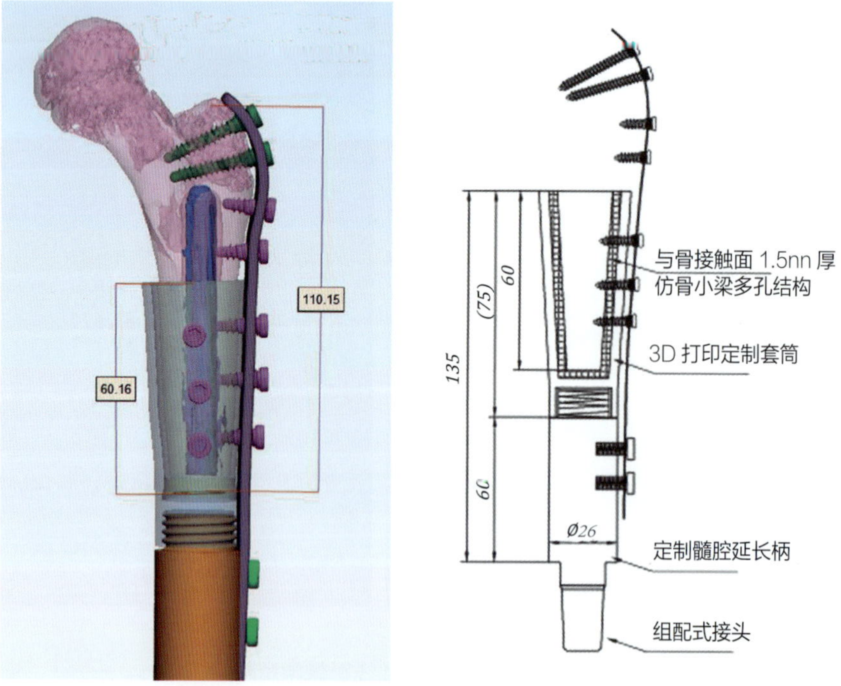

图 14-2 3D 打印胫骨上段辅助组配式肿瘤型假体设计图，胫骨平台组件锻造成型与原股骨假体匹配（避免股骨部分翻修）

设计图中 Ø 代表直径；数值单位为 mm

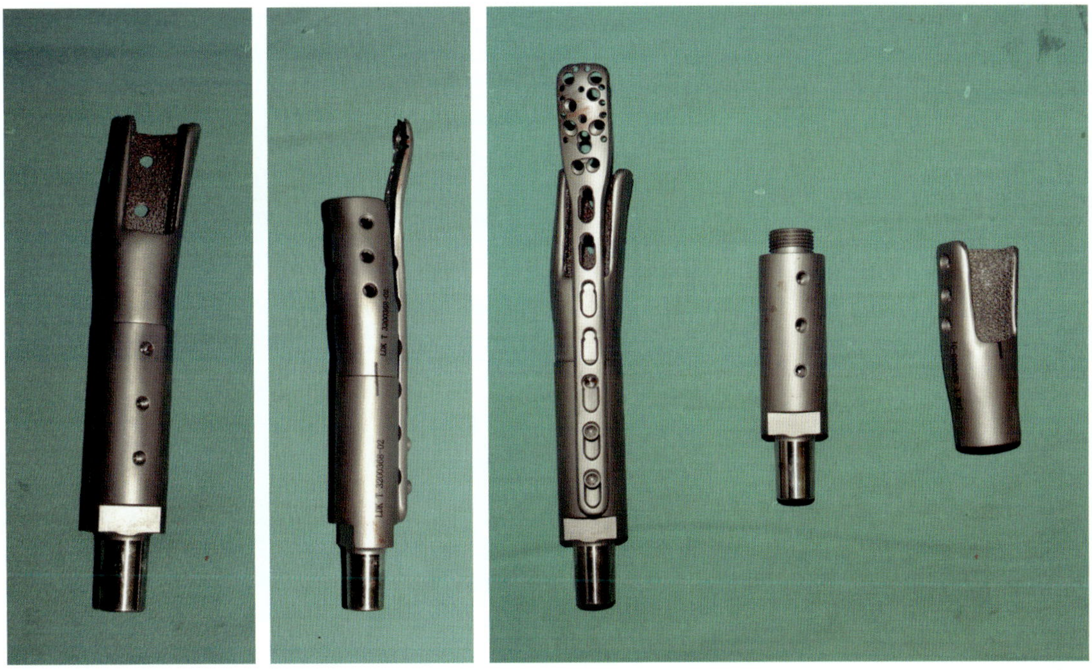

图 14-3 3D 打印股骨辅助组配式套筒型肿瘤型假体

（1）避免因翻修和取出股骨假体柄，造成自体骨量的丢失。

（2）套筒需与股骨外径完全匹配，为减少外骨膜完全破坏，套筒可选择 270°，外侧 90° 覆盖钢板。

（3）钢板跨越假体柄固定于大粗隆，辅以钛缆或捆绑带。

四、假体设计

（1）行双侧 CT 扫描，DICOM 数据发送工厂建模。

（2）调取原假体数据设计套筒锥接组件，原有组配部件尽量保留。

（3）套筒假体内壁为 3D 打印金属骨小梁结构，套筒早期抗旋转能力弱，故在假体外侧 90° 使用钢板辅助固定。假体缺损段上留有钉孔用于固定钢板，钢板跨越假体柄固定于大粗隆，辅以钛缆或捆绑带。

五、术前准备

术前准备钛缆、捆绑带、不可吸收性缝合线和引流管。假体与患者同框拍摄 X 线片做最后确认。此外最好预先准备全股骨假体，以备不时之需。

六、术中情况

（1）体位：患者取侧卧位，大腿上段一直到足趾，都要按照无菌原则消毒铺巾。

（2）股骨外侧入路切口进入，术中注意保留髌韧带的连续性。取出折断股骨假体，清理股骨残端。截骨至预先设计的截骨面。

（3）假体重建：逐渐将残留股骨打入 3D 打印套筒，注意旋转角度的准确性。复位膝关节。

（4）钢板、捆绑带加固（图 14-4）。

（5）术后 X 线片可见关节对位良好，假体固定牢靠（图 14-5）。

七、术后恢复

弹力绷带轻度加压包扎。患者肢体抬高 3 ~ 4 天。引流管在 3 ~ 4 天后拔除。膝关节支具固定。6 周内膝关节弯曲 90°，同时开始负重站立。3 个月后去除支具行走。

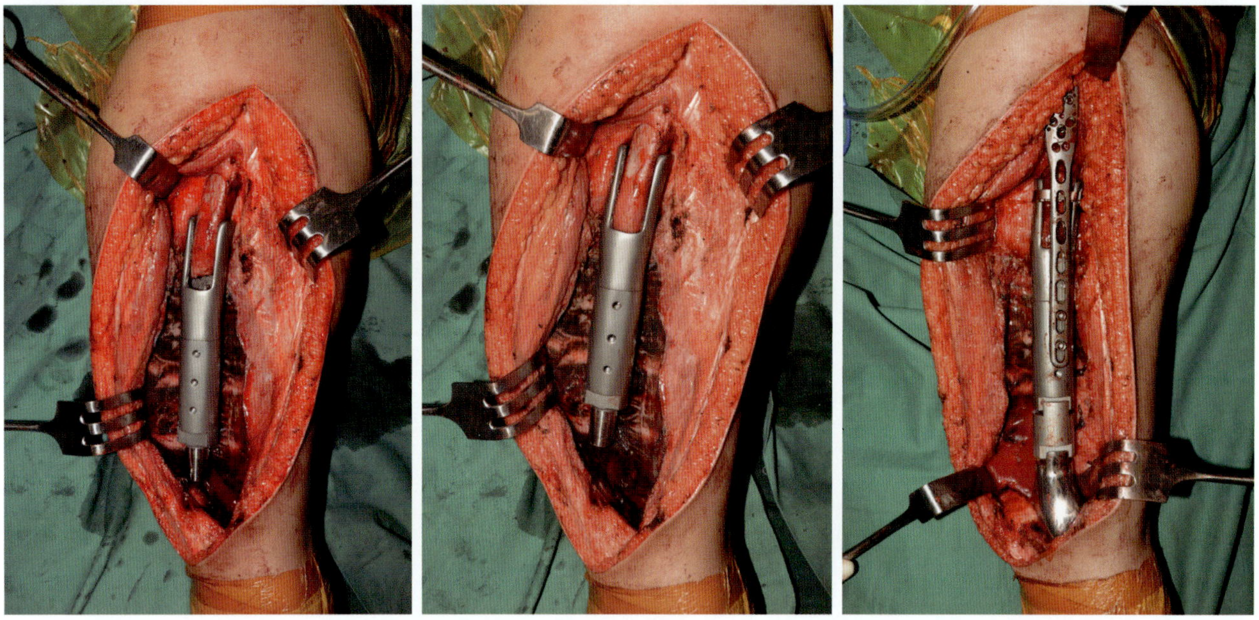

A　　　　B　　　　C

图 14-4　术中情况

A. 逐渐将残留股骨打入 3D 打印套筒，注意旋转角度的准确性；B. 残留股骨完全打入 3D 打印套筒；C. 复位膝关节，钢板、捆绑带加固

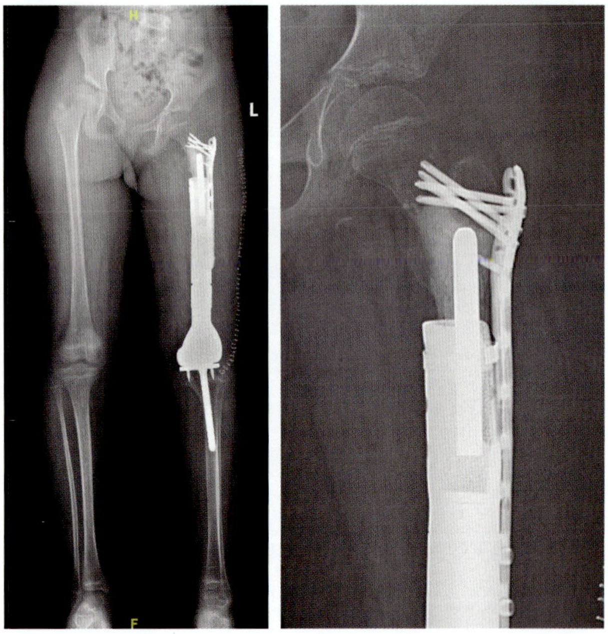

图 14-5　术后 X 线片可见关节对位良好，假体固定牢靠

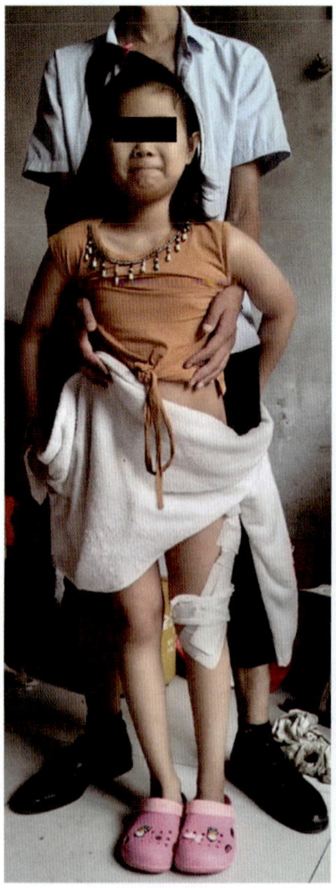

图 14-6　术后 6 周开始负重站立

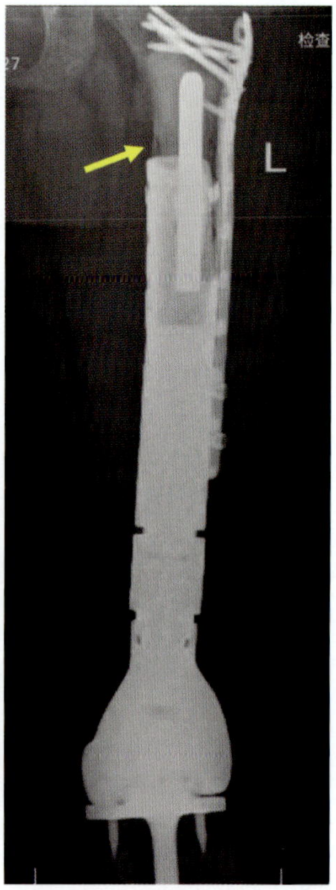

图 14-7　术后 6 个月复查 X 线片，可见套筒周围出现明显骨长入迹象（如箭头所示）

八、随访

伤口一期愈合，术后 6 个月复查 X 线片，关节对位良好，功能良好（图 14-6，图 14-7）。

病例二　左股骨中上段软骨肉瘤复发

一、病史

患者男性，56 岁，因“左股骨中上段巨大软骨肉瘤术后复发”入院。患者因左股骨中上段巨大软骨肉瘤于外院行瘤段切除及股骨上段假体置换术，术后肿瘤复发，巨大肿瘤包绕假体。

体格检查：左大腿上段肿胀，可触及巨大肿物，未见浅表静脉曲张。左侧膝关节活动不受限，左下肢感觉、肌力、血运正常。

二、影像学检查

入院行左股骨 X 线片、磁共振增强扫描及 CT 增强扫描。全身骨显像其余骨骼未见转移表现。肺部 CT 未见异常（图 14–8）。

三、手术计划

1. 切除边界：本例患者第一次外院手术后病理结果为软骨肉瘤，本次手术必须施行广泛切除。在施行广泛切除的时候，边界必须包含整个肿瘤和原有假体。截骨面设计在原假体柄下。

2. 重建方式：在没有 3D 打印技术前，该患者的传统手术方式只能是全股骨假体置换甚至截肢，患者损失了较健康的股骨下段骨质。术者设计了股骨上段组配双动假体，股骨下段界面选择

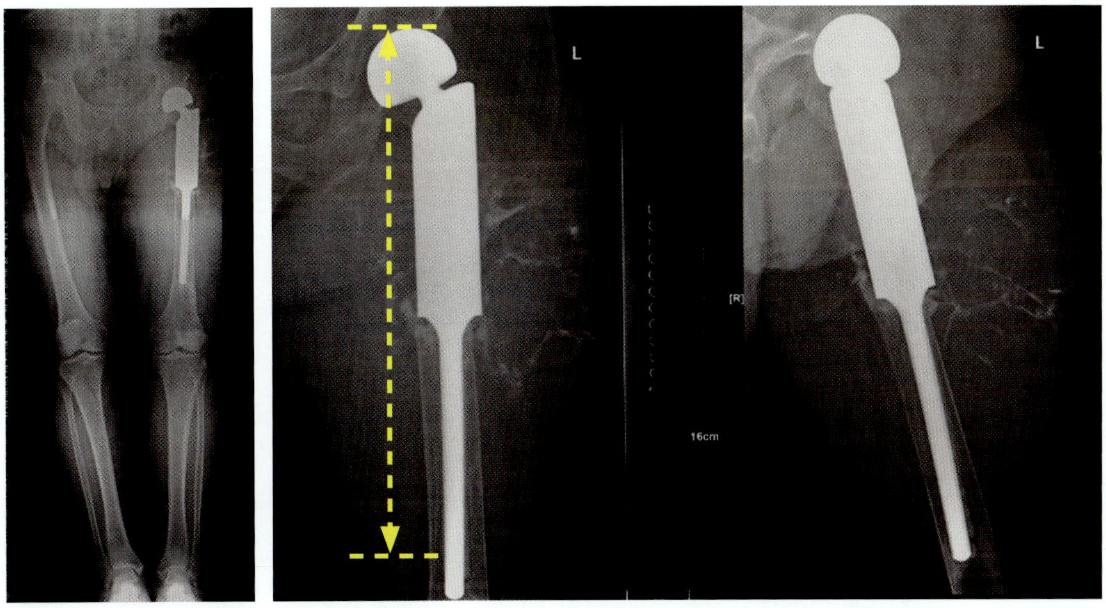

A　　B

图 14–8　术前影像学资料

A.X 线片示下肢全长片显示股骨上段假体置换术后，假体及股骨上段周围可见软组织包块影；B. 术前 X 线片显示股骨上段假体置换术后，假体及股骨上段周围可见软组织包块影，软组织内可见钙化影（虚线标志肿瘤上下极）

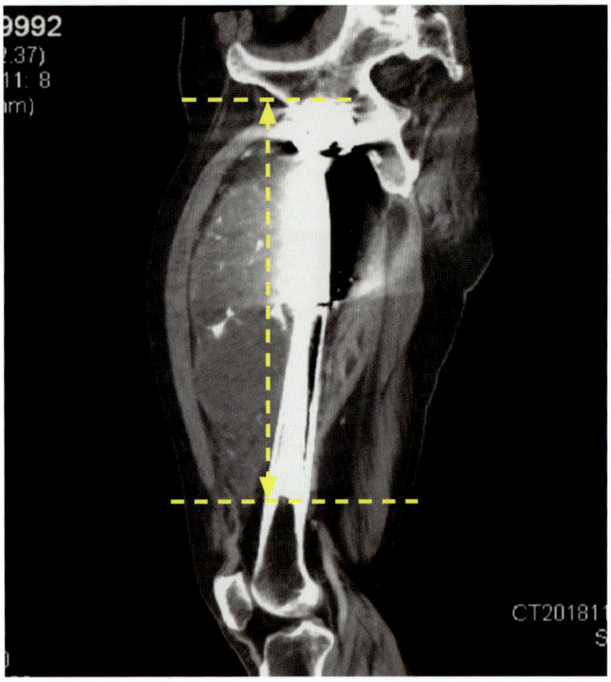

C

图 14-8（续） 术前影像学资料

C. 术前 CT 显示股骨上段假体置换术后，假体及股骨上段周围可见软组织包块影及钙化（虚线标志肿瘤上下极）

短粗柱状辅以 3D 打印骨小梁设计，配合钢板交锁，实现早期即刻稳定，并通过骨长入实现长期使用。

四、假体设计

1. 行双侧股骨 CT 扫描，并将 DICOM 数据发送工厂建模，使用对侧股骨的数据作镜像转换作为设计辅助参数。

2. 按照 DICOM 数据及截骨计划，将假体远端界面的形状设计为截骨面的形状，中间设置为短粗假体柄，界面及假体柄表面均为多孔骨小梁结构（图 14−9）。

3. 两侧使用钢板辅助固定，在假体的内、外侧钻孔以固定钢板。外侧钢板有螺钉能穿过远端假体柄形成交锁（图 14−10）。

4. 锥接结构连接股骨上段假体组配段（图 14−11）。

五、术前准备

术前准备软轴式扩髓器、电钻、摆锯、线锯、

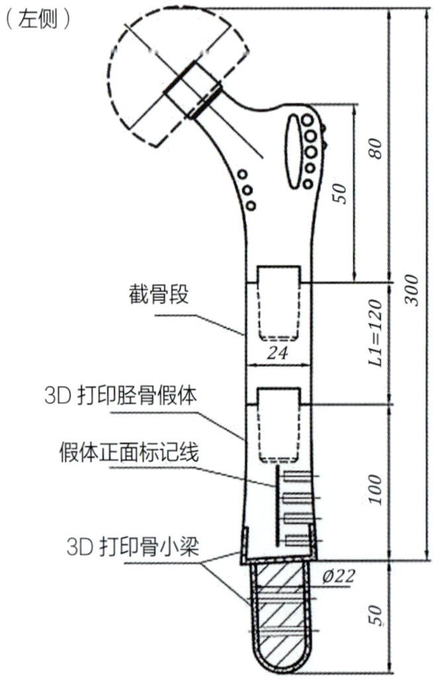

图 14−9 组配式股骨上段假体设计图

设计图中 Ø 代表直径；数值单位为 mm

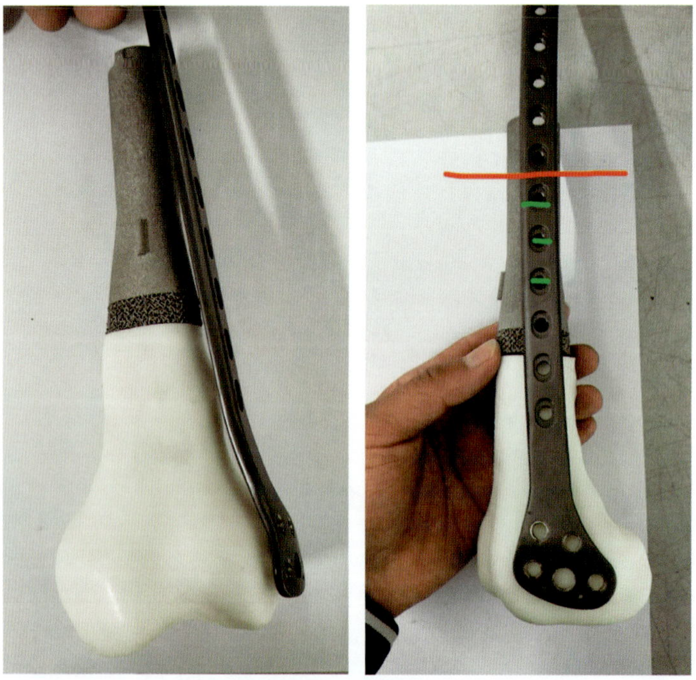

图 14−10 根据股骨远端形态，钢板预折弯，确定假体上钢板锁孔位置。确定假体上钢板锁孔位置。截断钢板多余部分

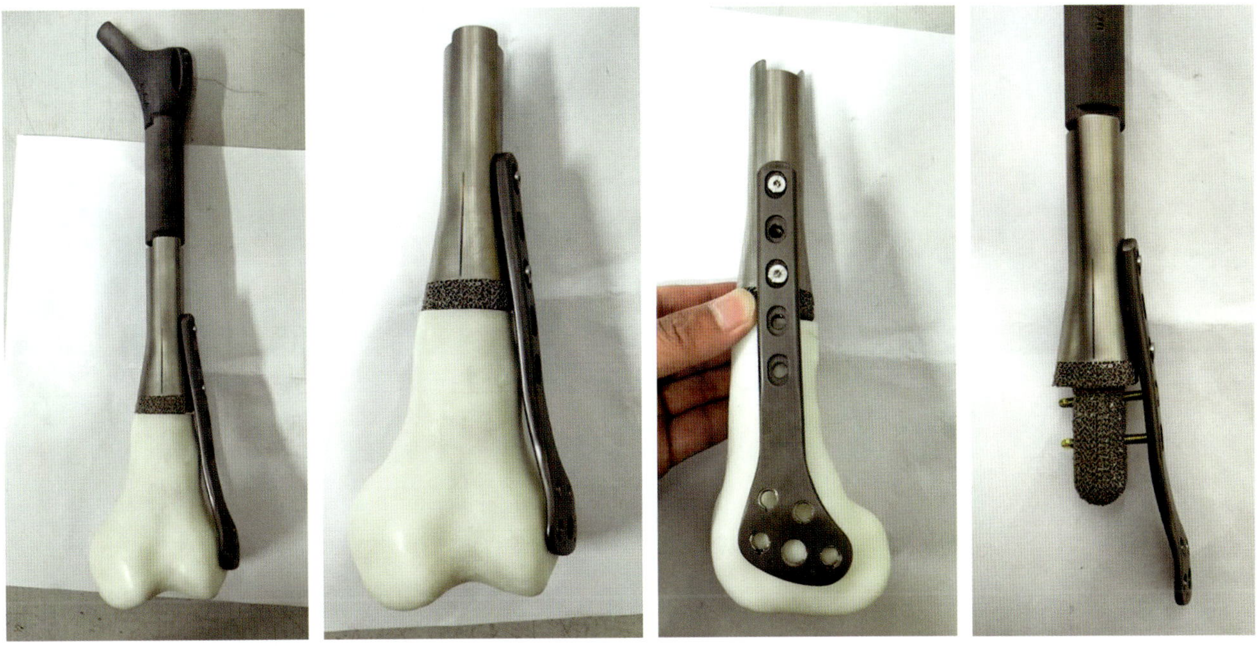

图 14-11　假体和钢板在体外模拟组装。确认假体远端粗柄的交锁孔位置

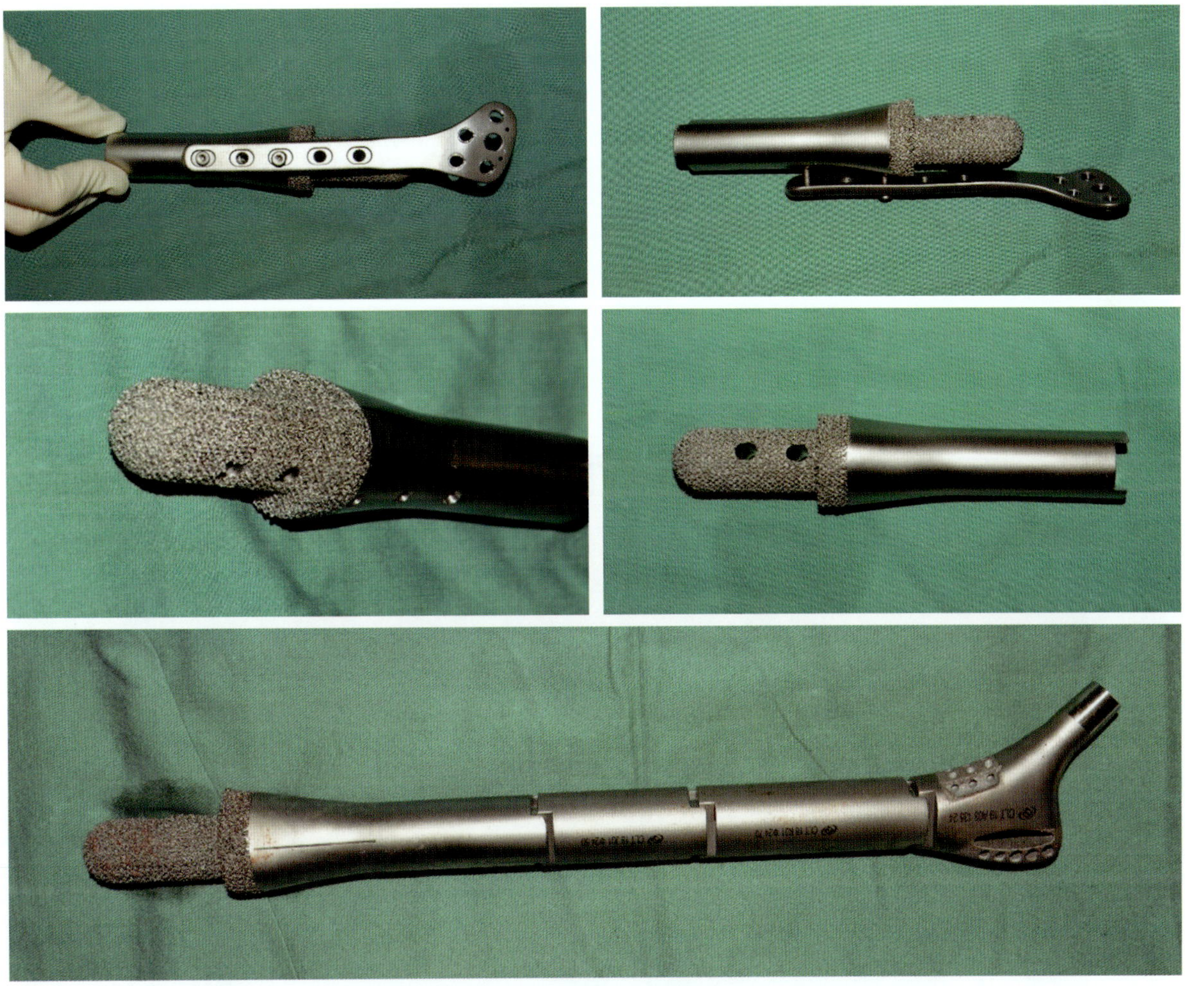

图 14-12　假体、钢板情况
假体远端粗柄有钢板交锁孔

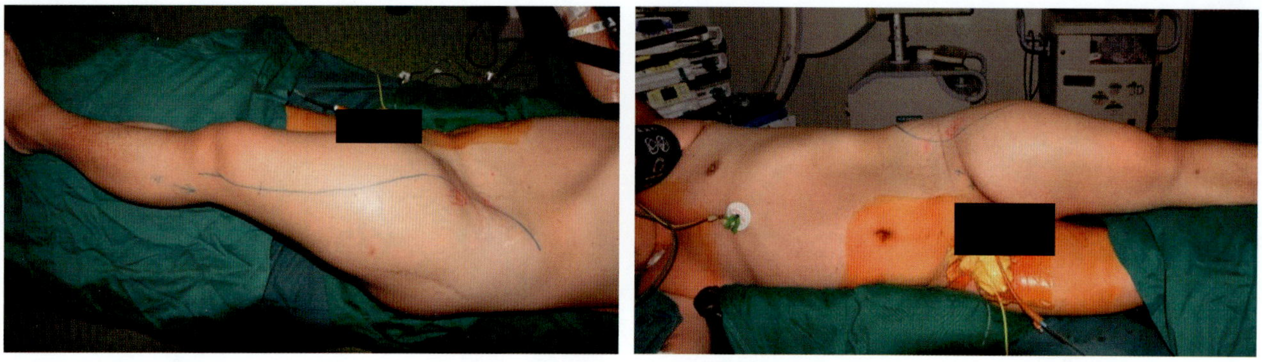

图 14-13 体位及手术切口情况

假体及装配钢板所需专用器械。假体与患者股骨同框拍摄 X 线片做最后确认。此外最好预先准备一套常规全股骨假体，以备不时之需（图 14-12）。

六、术中情况

体位：患者侧卧位，术前留置腹主动脉球囊（图 14-13）。

取左大腿外侧弧形手术切口，切开皮肤、皮下组织、筋膜，向两侧剥离筋膜皮瓣，自外侧肌间隙分离股四头肌，显露股骨，完整切除肿瘤（图 14-14，图 14-15，图 14-16）。

假体安装：将假体远端与残存股骨远端复位，使得截骨平面完美贴合，调整下肢力线，将预弯的内、外侧钢板固定于假体上，再经钢板向股骨远端拧入螺钉加强固定。检查假体牢固，力线正确，复位双动髋关节假体，检查各向活动不受影响。充分止血后常规关闭伤口（图 14-17，图 14-18）。

术后复查 X 线片示假体位置良好，3D 打印面对合满意，钢板固定牢固（图 14-18）。

七、术后恢复

术后静脉滴注广谱抗生素（第三代头孢菌素）至引流管拔除，之后口服第二代头孢菌素 1 周。术区适当加压包扎以减少引流量。术后早期尽量抬高患肢以减少肿胀。手术后立即开始股四头肌等长收缩训练，术后早期可在支具保护下适当被动活动膝关节。术后 4 周患肢可部分负重，术后 8 ~ 12 周可完全负重。

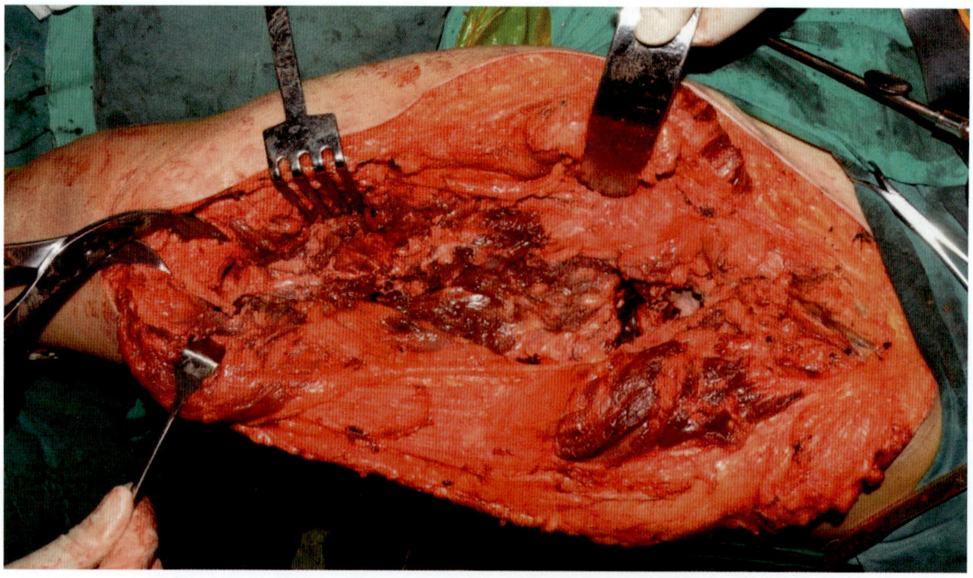

图 14-14 术中所见，切除肿瘤后术野

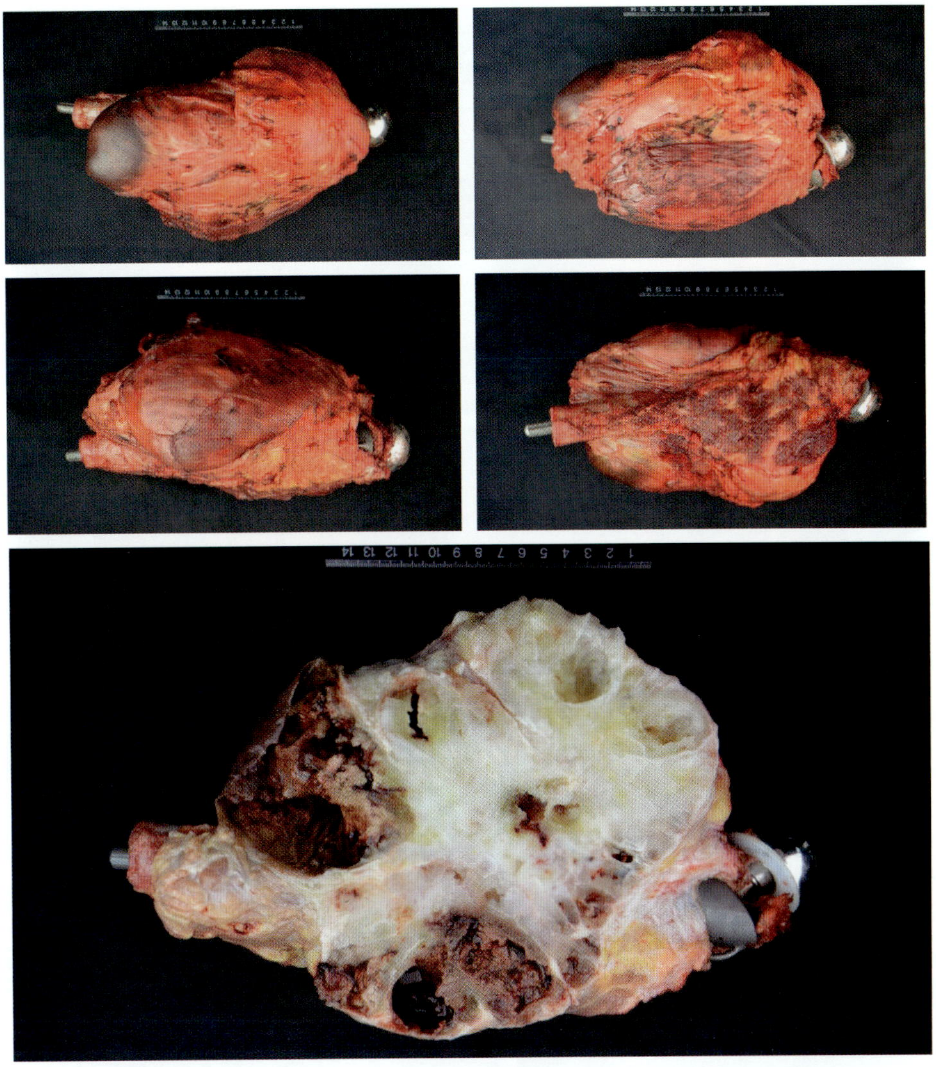

图 14-15 标本大体像，完整切除肿瘤，剖面符合软骨肉瘤表现

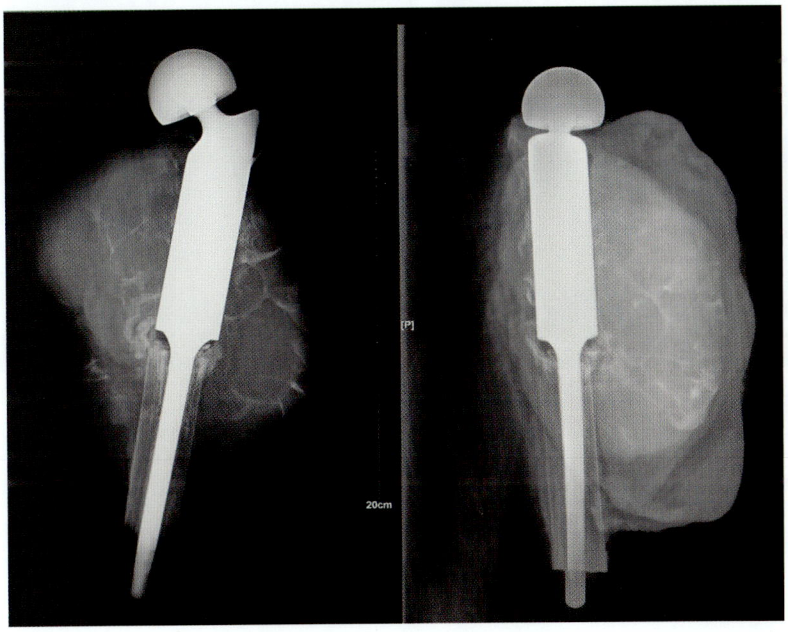

图 14-16 标本术后 X 线片

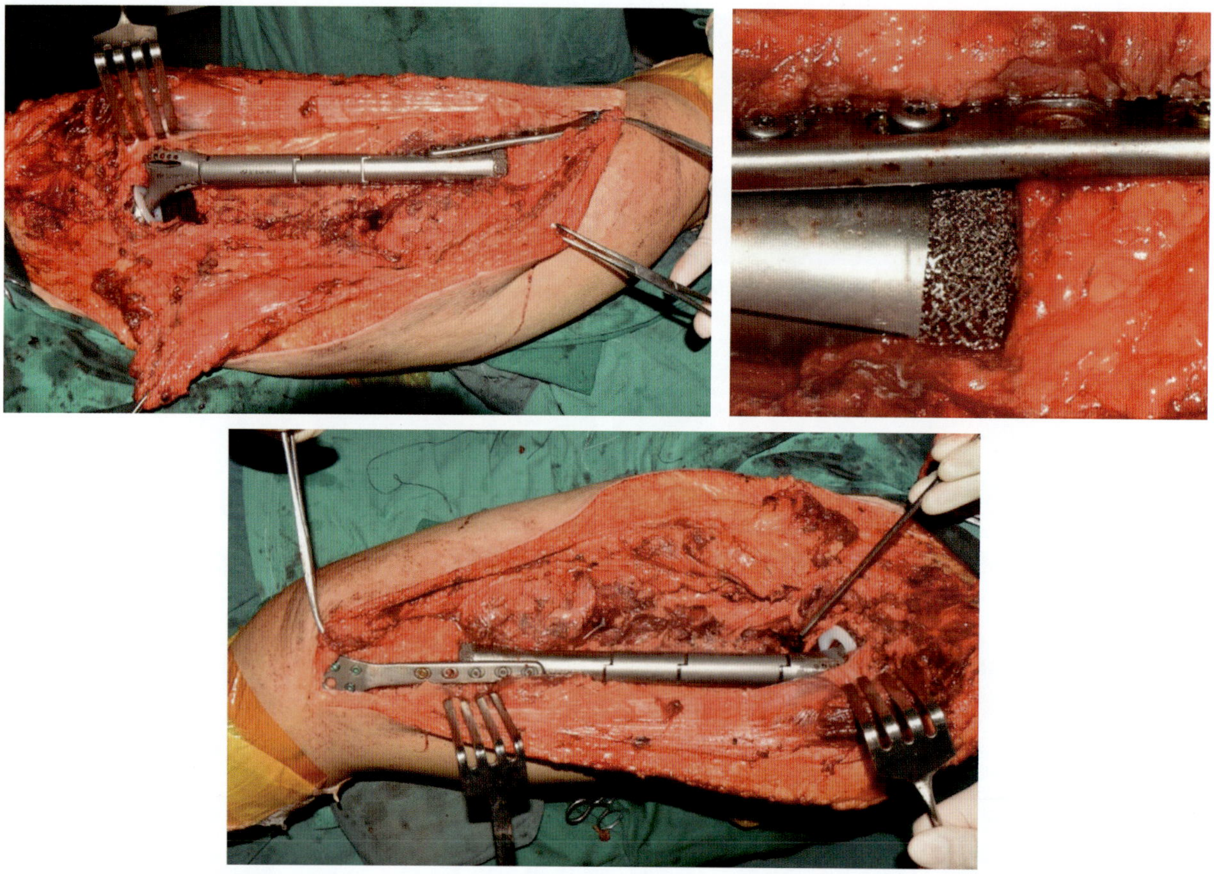

图 14-17 双动假体及钢板安装情况

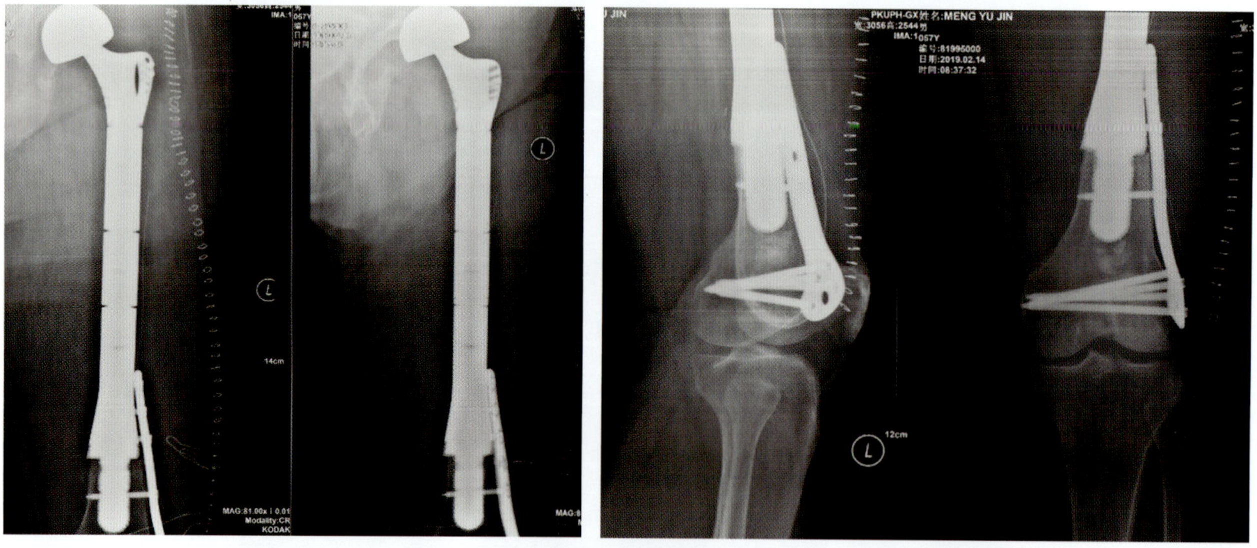

图 14-18 术后 X 线片

八、随访

术后 3 个月复查 X 线片可见 3D 打印骨小梁明显骨长入（图 14–19）。患者术后半年可扶手杖行走，无须支具保护，可驾车（图 14–20）。

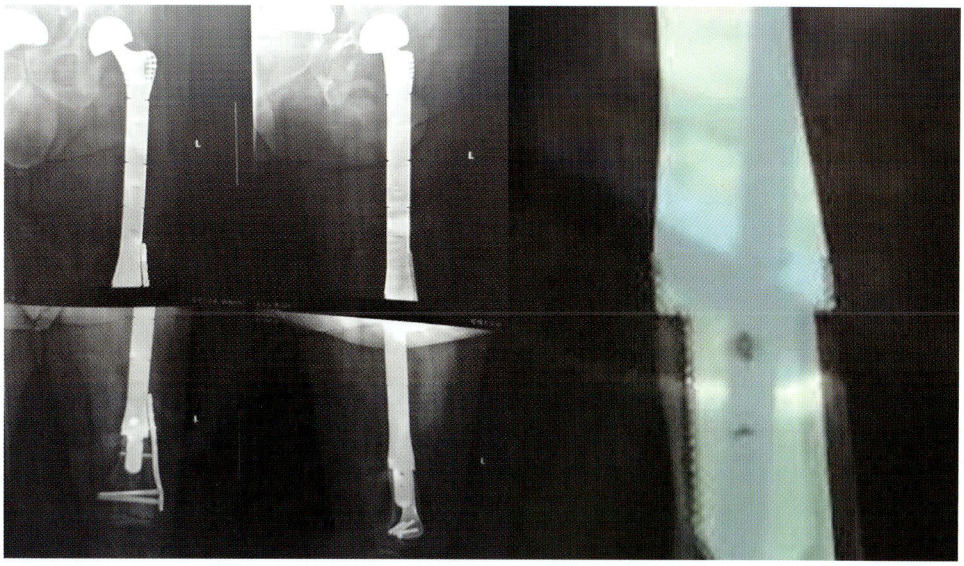

图 14–19　术后 3 个月复查 X 线片

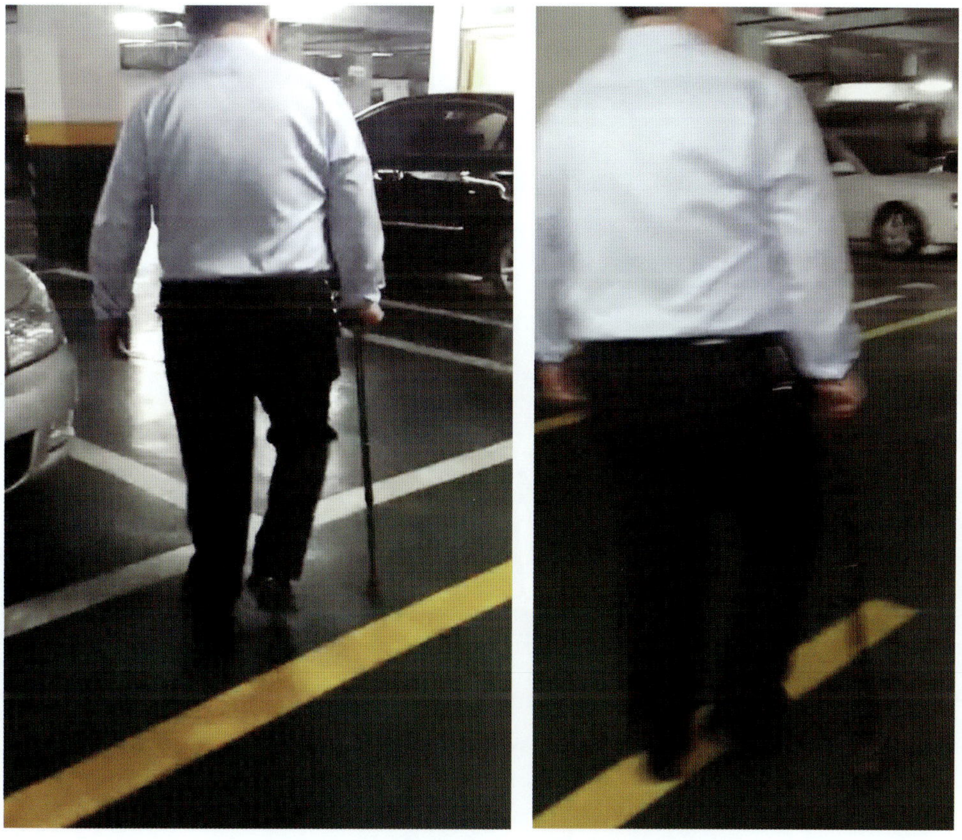

图 14–20　术后半年扶手杖行走，无须佩戴支具

病例三　右股骨骨肉瘤术后假体周围骨折

一、病史

男性患者，5 岁，13 个月前外伤后发现右大腿疼痛肿胀，于当地医院行影像学检查考虑右股骨病理性骨折，行穿刺活检，病理提示为骨肉瘤，给予 APMI 化疗。于 10 个月前行右股骨肿瘤切除假体重建术。术后病理证实为骨肉瘤，继续给予术后化疗。1 个月前外伤后出现右膝关节疼痛，活动受限，行影像学检查，考虑假体周围骨折。

二、影像学检查

行股骨 X 线片（图 14–21）双下肢 CT 检查，可见右股骨远端假体移位，假体柄远端的骨皮质部分缺损。

三、手术计划

患者为股骨近端假体固定失败，出现假体移位，假体周围骨折。手术需要解决两个问题：

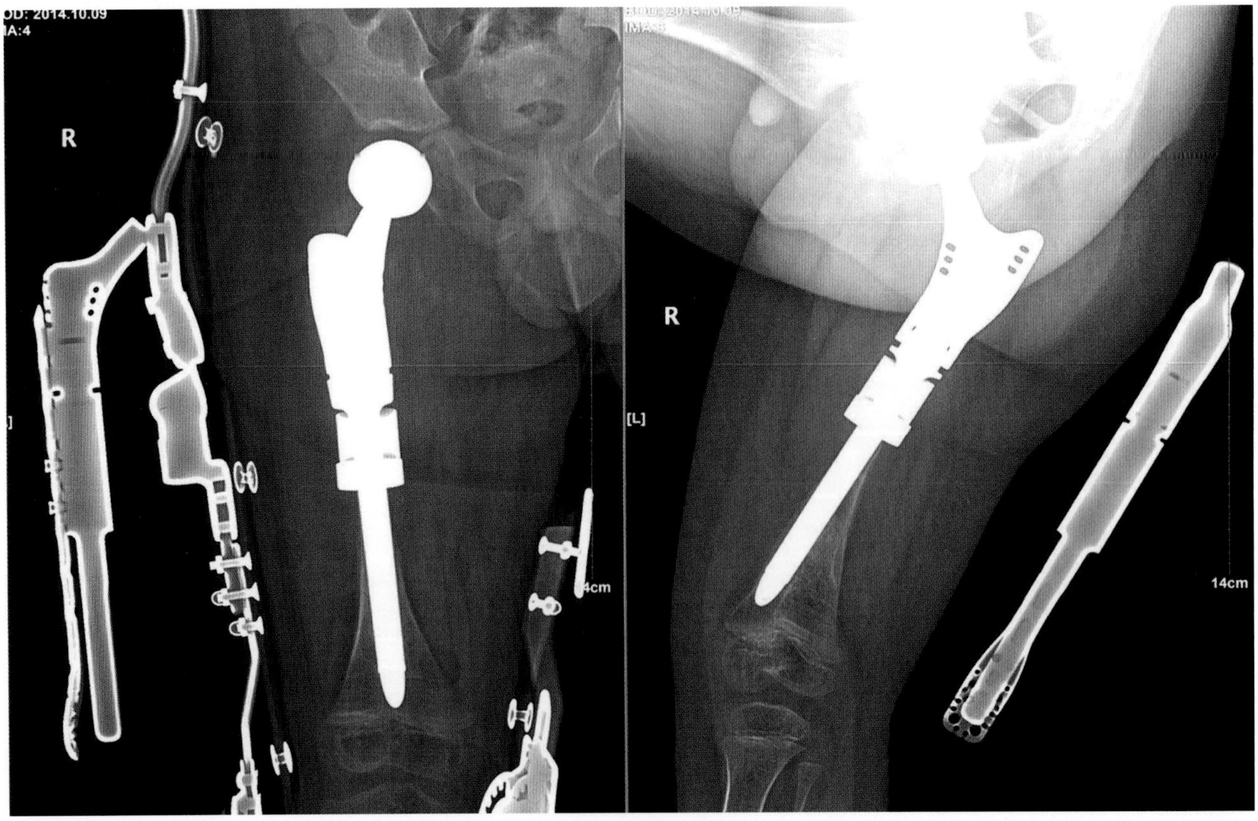

图 14–21 术前 X 线片

一是实现假体的有效固定；二是修补骨皮质缺损。股骨远端的髓腔呈“喇叭口”形，髓内固定失败率较高。因此术者希望通过 3D 打印假体柄，表面设计骨小梁结构，通过骨长入达到远期的固定效果。同时配合髓外钉板固定，通过皮质固定的方式增加假体的固定效果。为修补骨缺损，单纯局部植骨很难固定，术者采取了在患者自身股骨外套上异体骨，达到修补骨缺损的目的。

四、假体设计

1. 行左右双侧股骨 CT 扫描，数据发送工厂建模。

2. 打印出残留股骨远端的模型，根据它选择合适的钢板，调整钢板的长度和弧度，实现钢板和残留股骨理想贴附。

3. 柄的设计：远端髓内柄也选择 3D 打印结构，表面的金属骨小梁结构可以促进骨长入，实现远期稳定。假体柄可以与缺损段进行锥接，有利于术中调整长度（图 14–22）。

五、术前准备

术前准备异体股骨、软轴式扩髓器、摆锯、不可吸收缝线、钉板系统、引流管。假体与患者股骨同框拍摄 X 线片做最后确认。

六、术中情况

1. 体位：患者取左侧卧位，对侧大腿根部，整个会阴区，患侧大腿至小腿中部，都要按照无菌原则的要求消毒、铺巾。

2. 假体重建：沿原大腿外侧切口切开皮肤、皮下组织，切开阔筋膜，自外侧肌间隙向前游离股外侧肌，游离假体至远端残余股骨，切开关节囊，脱位假体。探查可见远端残余股骨前方皮质突出变薄，可见骨折线，考虑假体不稳。取出假体，可见残余股骨前方纵向骨质缺损 1cm × 4cm 大小。用刮匙刮除股骨内松质骨，使

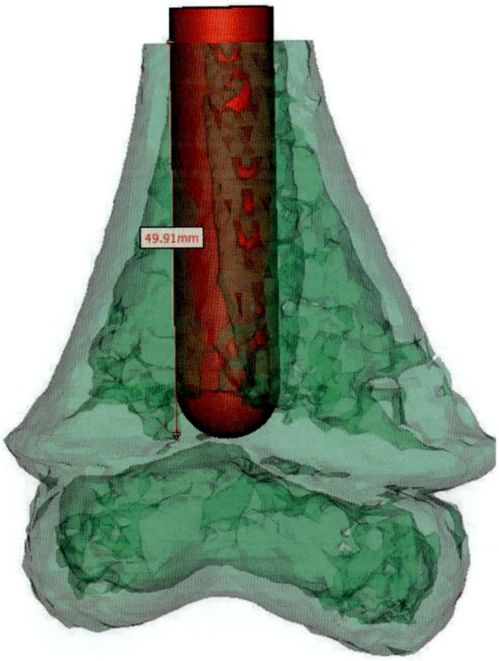

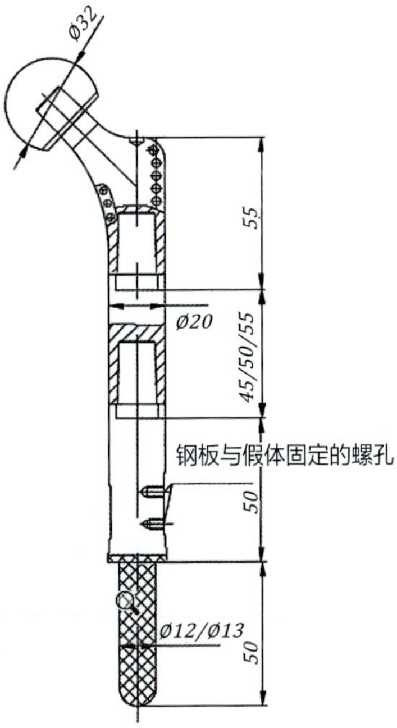

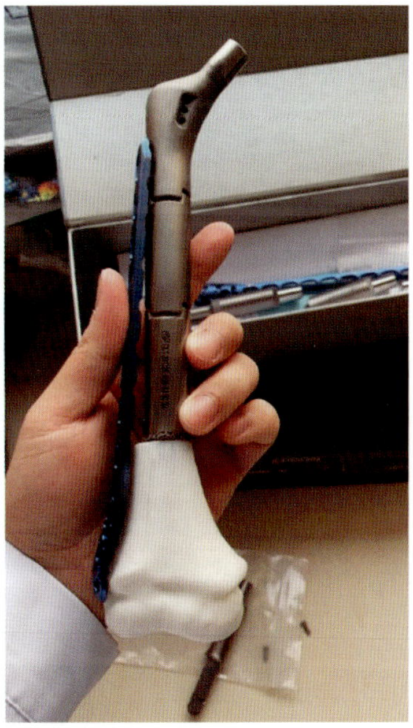

图 14–22　假体模拟和设计图，体外假体模拟组配
设计图中 Ø 代表直径；数值单位为 mm

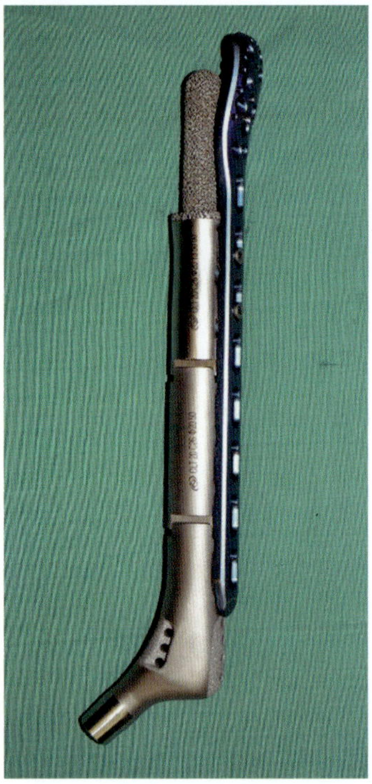

图 14-23 3D 打印股骨上段假体

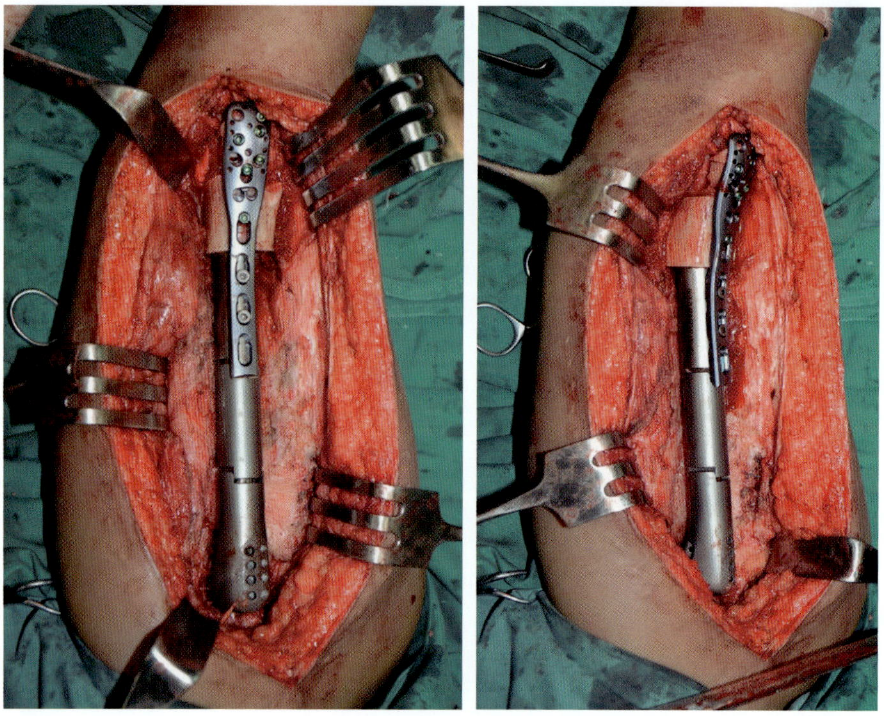

图 14-24 术中所见

用软轴式扩髓器扩大髓腔，使髓腔中置，摆锯修平截骨端。取大段异体骨，使用庆大霉素盐水溶液复温 20 分钟，锯除股骨干骺端长 3cm 骨质，刮除髓腔，将异体骨套在残余股骨近端。组装定制股骨近端假体，使用压配固定将假体直接打入髓腔内，透视见固定满意。复位髋关节。取PHILOS锁定钛板置于假体及股骨远端外侧，使用 2 枚螺钉固定假体与钛板，再经钛板向股骨远端骨质拧入锁定螺钉 5 枚，注意螺钉不要穿过骺板，透视下见假体及内固定物位置、长度均满意。将术中锯除的自体骨质置入股骨前方骨缺损处并打压夯实，取部分异体骨植入钛板与股骨之间隙，打压夯实。紧缩缝合髋关节囊，重建外展肌附着，将股外侧肌缝合至外侧肌间隔上以包裹假体，逐层密闭缝合伤口（图 14-23，图 14-24）。

术后复查 X 线片，可见假体位置良好，3D 打印面对合满意，钛板固定牢固（图 14-25）。

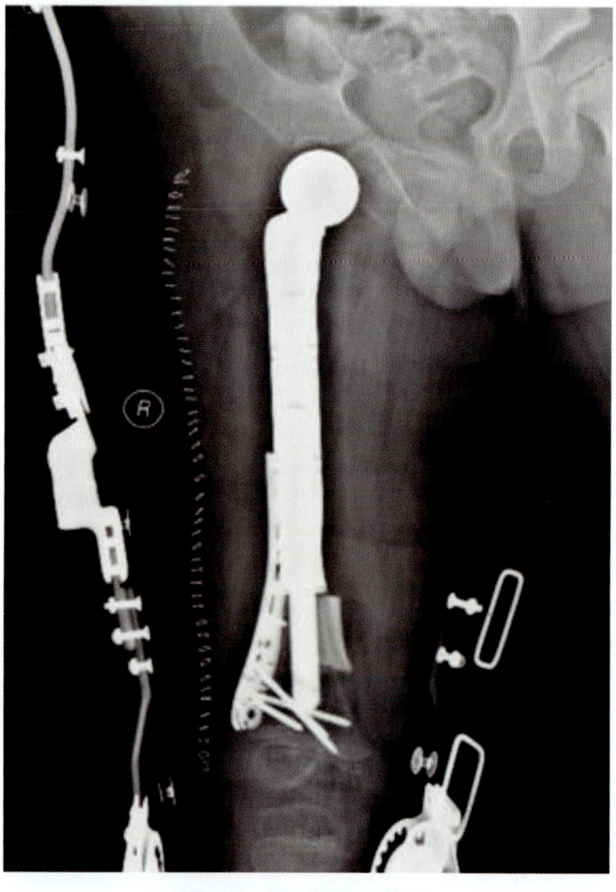

图 14-25 术后 X 线片

七、术后恢复

1. 术后第 1 ~ 2 周：这一时期，主要锻炼小腿肌肉力量，踝关节活动度，大腿肌肉力量。注意锻炼强度，尽快拔除引流管，使切口尽快愈合，减少锻炼过程中对切口的牵拉。锻炼过程中，要保持患肢脚尖朝上，避免出现脱位，可以穿矫正鞋。

2. 术后第 3 ~ 4 周：这一时期与术后第 1 ~ 2 周相同，主要锻炼小腿肌肉力量，踝关节活动度，大腿肌肉力量。以卧床运动为主，活动过程中足以保持脚尖朝上，避免髋关节脱位。

3. 术后第 5 ~ 6 周：这一时期，肌肉和髋关节囊开始慢慢愈合，要开始练习膝关节和髋关节的力量和活动度。锻炼过程中一定注意脚尖朝上，避免髋关节脱位。

4. 术后第 7 周：这一时期，开始佩戴支具试着下床活动。逐渐增加患肢负重，从 1/4 体重起，逐渐增加，到 12 周时可增加到 1/2 体重，12 周后逐渐完全负重。

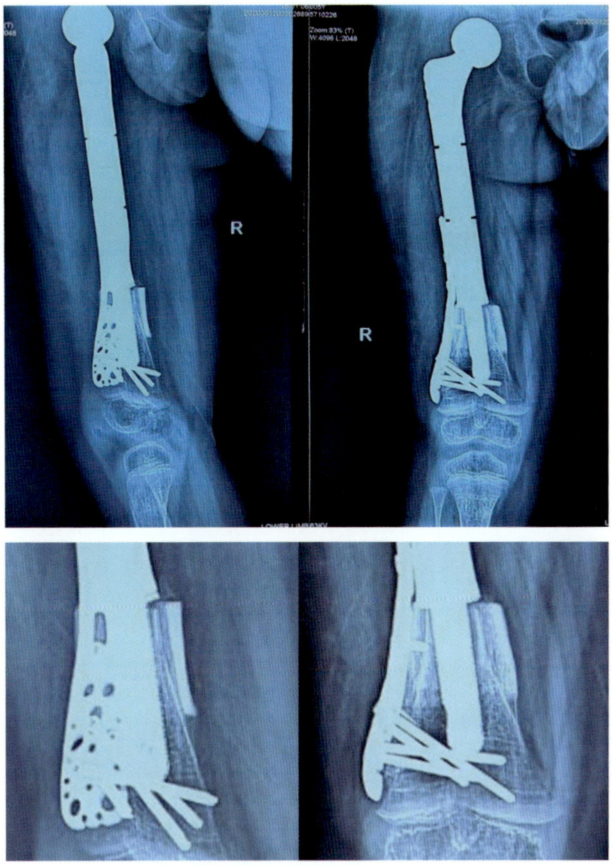

图 14-26　术后半年随访可见“望远镜”异体骨已经完全融合，并与 3D 打印骨小梁形成骨性愈合

八、随访

患者术后半年随访可见“望远镜”异体骨已经完全融合，并与 3D 打印骨小梁形成骨性愈合（图 14-26）。

病例四　右胫骨上段骨肉瘤术后假体下

一、病史

患者男性，25 岁，12 年前因右胫骨上段骨肉瘤于我院行肿瘤型假体置换术，术前术后完成化疗，定期复查未见肿瘤复发。

3 年前外伤后出现右下肢短缩。复查 X 线发现假体下沉（图 14–27）。

体格检查：局部无明显红肿，无压痛及叩痛。右下肢短缩 10cm（图 14–28）。

二、影像学检查

双下肢全长片提示右下肢短缩 10cm，胫骨上段假体下沉，假体柄插入腓骨和距骨之间（图 14–29）。

三、手术计划

患者肿瘤切除术后 12 年，局部无复发，目前肢体短缩，行走站立会出现踝关节剧烈疼痛。

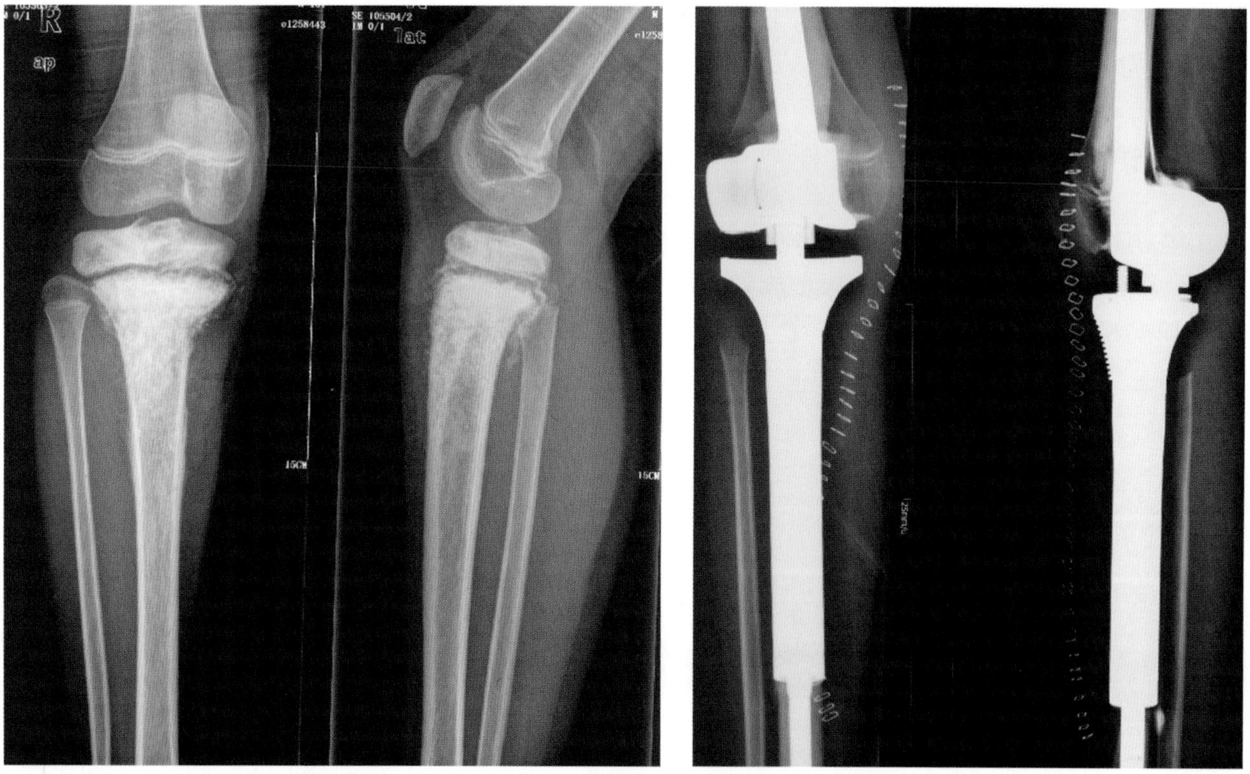

A　　　　　　　　　　B

图 14–27 术前影像学资料

A. 胫骨上段骨肉瘤术前 X 线片（12 年前初诊骨肉瘤术前）；B. 胫骨上段骨肉瘤术后 X 线片（12 年前初诊骨肉瘤术后），胫骨上段定制旋转铰链肿瘤型关节假体

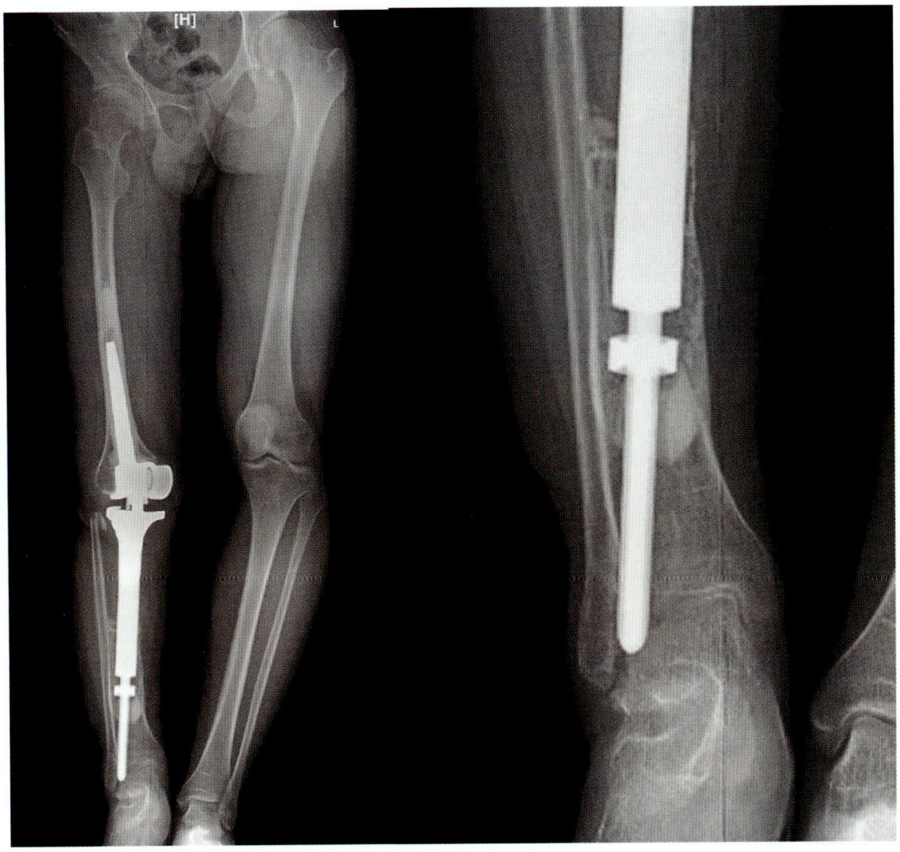

C

图 14-27（续） 术前影像学资料

C. 假体置换术后 9 年 X 线片，外伤后出现假体松动下沉

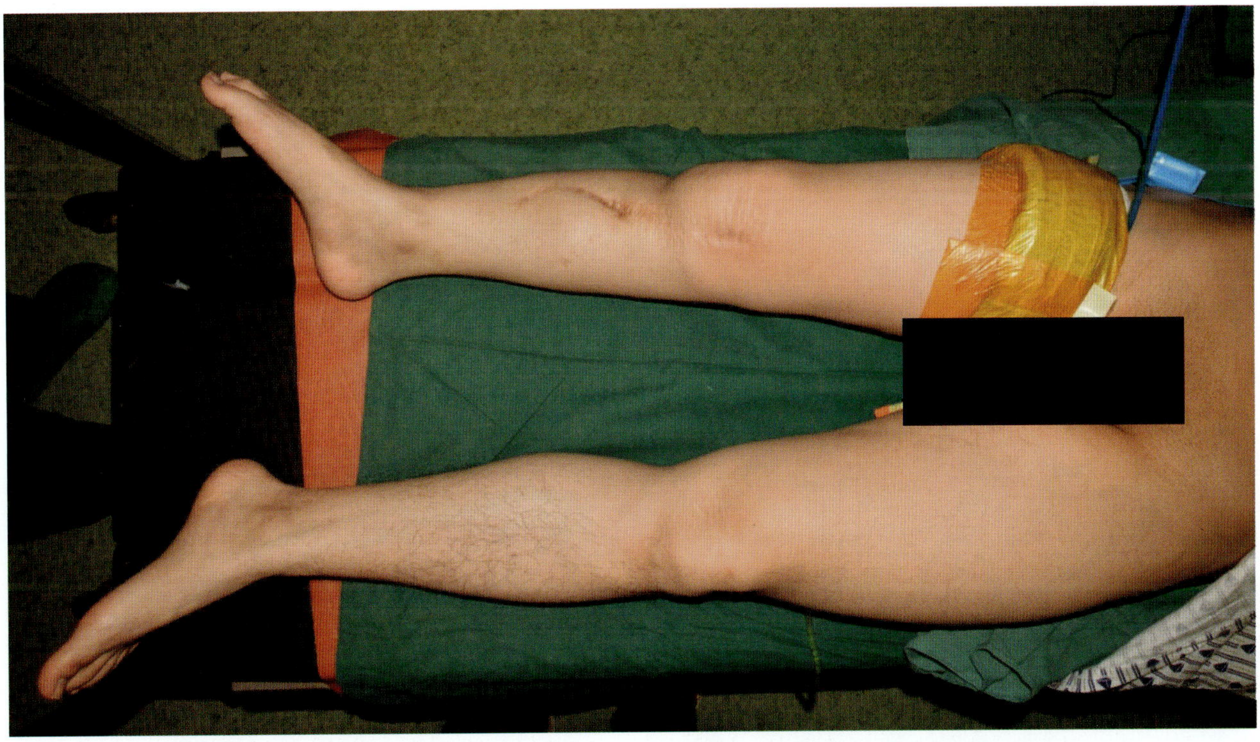

图 14-28 假体置换术后 12 年体位像，外伤后出现假体松动下沉，右下肢短缩 10cm

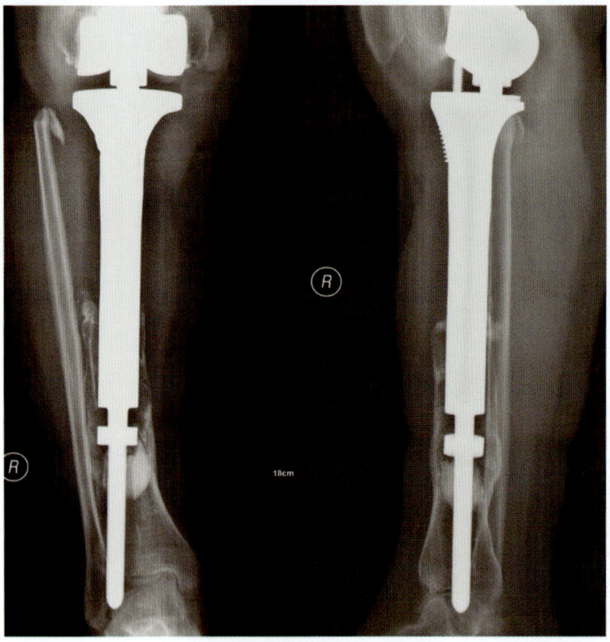

图 14-29 外伤后出现假体松动下沉

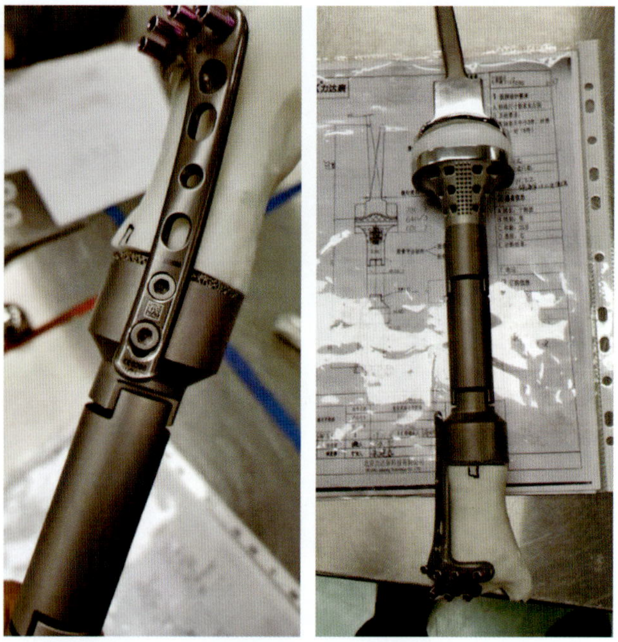

图 14-31 3D 打印胫骨上段辅助组配式肿瘤型假体

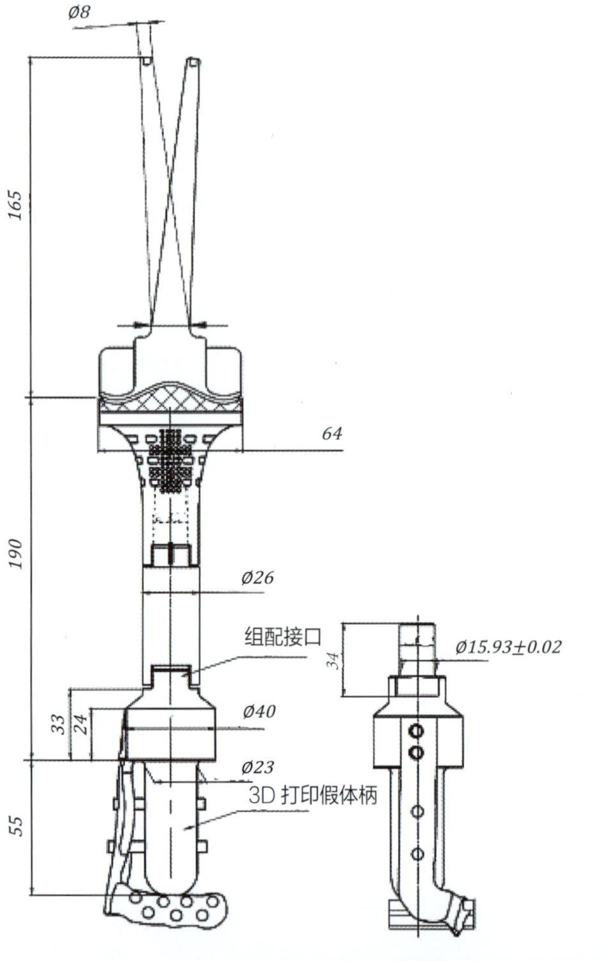

图 14-30 3D 打印胫骨上段辅助组配式肿瘤型假体设计图，胫骨平台组件锻造成型与原股骨假体匹配（避免股骨部分翻修）

设计图中 Ø 代表直径；数值单位为 mm

术前计划需考虑的问题包括：

1. 外科手术需尽可能解决短缩问题，同时避免假体下沉再次发生。

2. 避免翻修股骨侧假体。

3. 固定方式以生物固定为宜。

4. 重建方式：确定远端残余髓腔结构定制 3D 骨小梁孔隙的生物型短柄；胫骨上段部分与股骨侧以原有旋转铰链方式连接；缺损段以锥接方式连接，不同组配节段在术中控制假体长度。

四、假体设计

1. 行胫腓骨 CT 扫描，DICOM 数据发送工厂建模。

2. 调取原假体数据设计胫骨上段组件，机械加工的钴铬钼合金制作。

3. 远端假体及假体柄使用钛合金进行 3D 打印，保留患者自身踝关节。

4. 远端假体为生物固定，抗旋转能力弱，故在假体外侧使用钢板辅助固定。假体缺损段上留有钉孔用于固定钢板，远端假体柄设计一个钉孔用于钢板交锁（图 14-30，图 14-31）。

五、术前准备

术前准备摆锯、线锯、不可吸收缝合线和引流管。假体与患者胫腓骨同框拍摄 X 线片做最后确认。此外最好预先准备髓内钉 + 骨水泥，可制备临时假体，以备不时之需（图 14–32）。

六、术中情况

1. 体位：患者取仰卧位，使用无菌止血带控制出血。大腿上段一直到足趾，都要按照无菌原则消毒、铺巾。

2. 原切口进入，术中可以保留髌韧带的连续性。取出原有胫骨假体，清理胫骨髓腔内残留

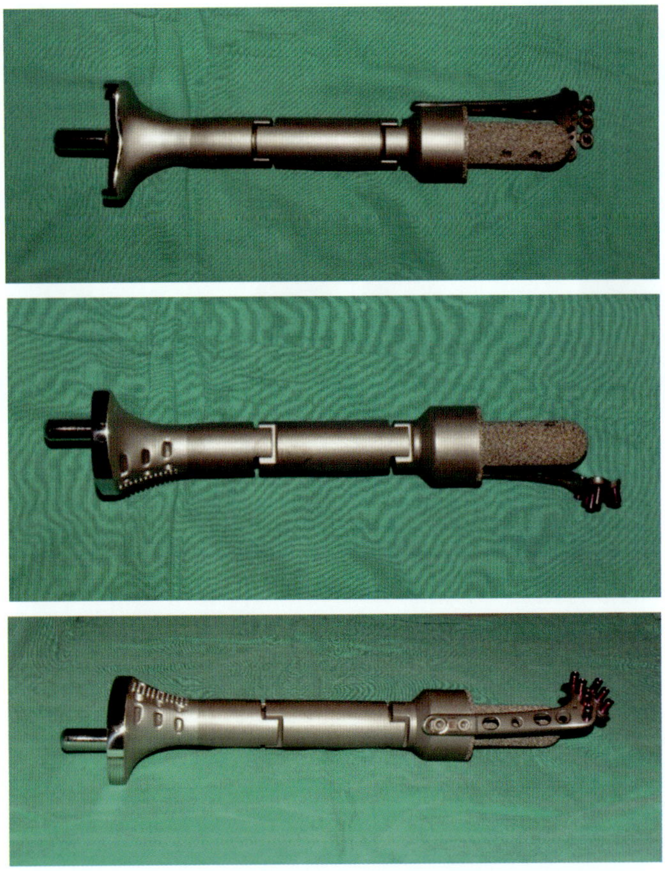

图 14–32　3D 打印胫骨上段辅助组配式肿瘤型假体

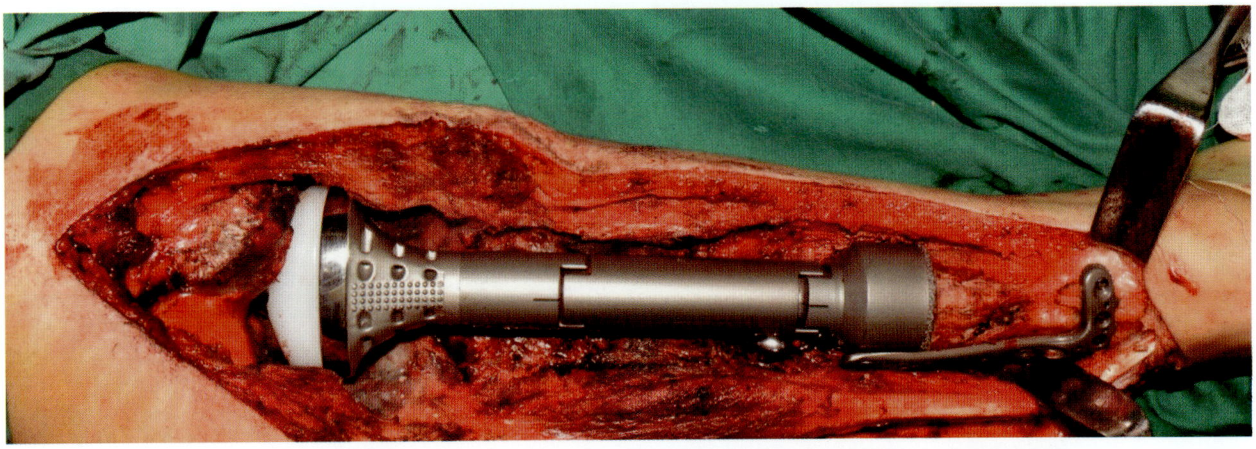

图 14–33　术中情况，3D 打印胫骨上段辅助组配式肿瘤型假体置换，钢板辅助固定

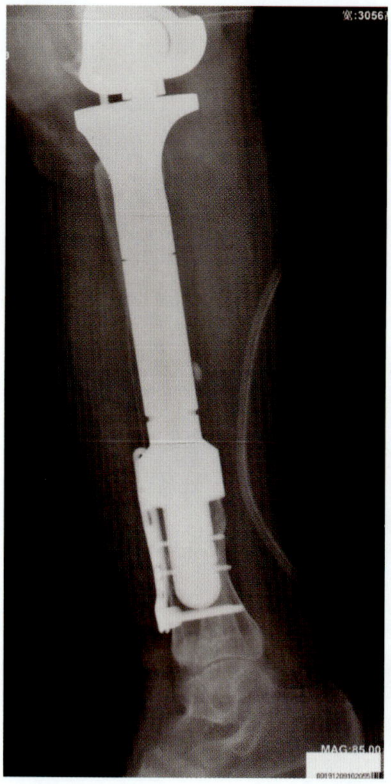
图 14-34 术后 X 线片，关节对位良好

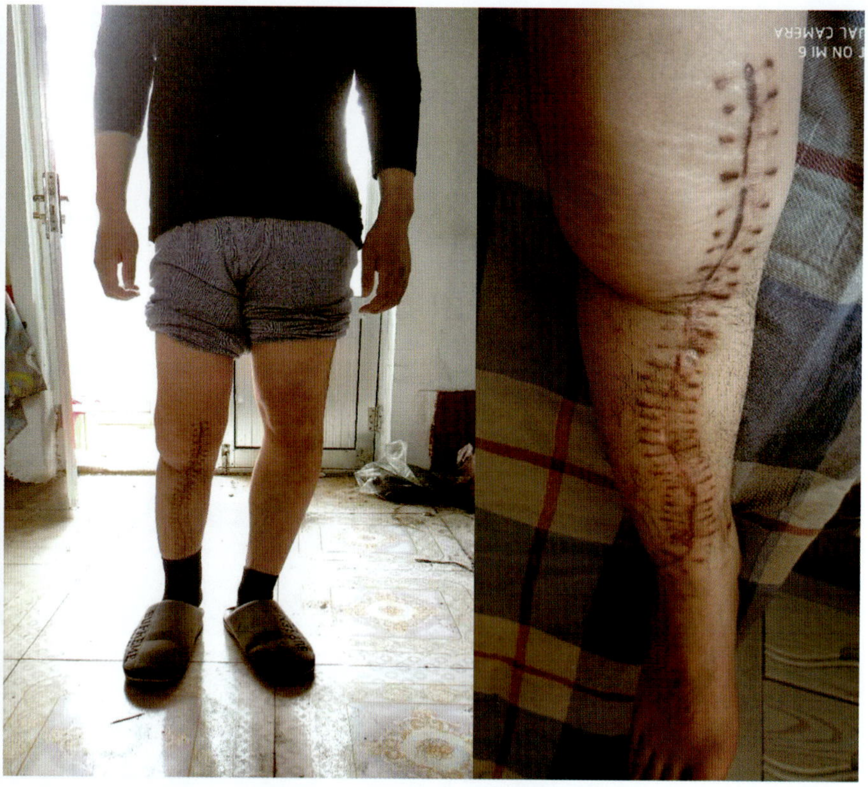
图 14-35 术后体位像，下肢基本等长

骨水泥。截骨至预先设计的截骨面。

3. 假体重建：胫骨假体组配完毕，髓腔内插入粗大的 3D 打印假体柄，调整角度。复位膝关节。

4. 钢板加固（图 14-33）。

5. 术后 X 线片示关节对位良好（图 14-34）。

七、术后恢复

弹力绷带轻度加压包扎。患者肢体抬高 3 ~ 4 天。引流管在 3 ~ 4 天后拔除。膝关节支具固定。3 周膝关节弯曲 30° 以内，6 周弯曲 60° 以内，9 周弯曲 90°。3 个月后去除支具行走。

八、随访

伤口一期愈合，术后 6 个月复查 X 线片，关节对位良好。患者关节功能良好，下肢基本等长（图 14-35）。

诊疗体会

（1）由于肿瘤型假体翻修操作复杂，存在各种不可预期的因素，因此术前应和患者及家属充分沟通，术前准备多种器械和多种方案（包括骨水泥旷置等临时处理应急预案）。

（2）在准备实施肿瘤型假体翻修前一定完成全身和局部的详细影像学检查，确定有无肿瘤复发，一旦存在肿瘤复发，可能导致一切肢体功能重建的努力付之东流。

（3）在设计翻修方案和手术操作过程中，尽量保留自体骨质和原有假体组件。3D 打印的设计仅仅应用于骨接触面的金属骨小梁结构，3D 打印组件尽可能实现与标准组配式假体的匹配接合，这将非常有助于增加假体整体的可调节性和适应性，同时降低 3D 打印成本。

（4）当髓腔有效固定长度非常短的时候，可以通过应用异体骨“望远镜”技术，外套筒或增加钛缆、钢板等方法辅助实现早期稳定。对于 3D 打印假体来说，早期稳定是实现金属骨小梁骨整合至关重要的因素。

（5）假体与骨的接触面、截骨线应进行清晰准确的标记，在靠近关节附近截骨时，应提前设计截骨导板，以保证假体长度、力线和旋转角度的完美匹配。假体制备完成后一定在术前与患肢同框拍摄 X 线片做最后确认。

（6）术后充分引流，早期开展负重锻炼。

第十五章 3D 打印假体置换术后的翻修病例——金属骨小梁骨整合的直接证据

3D 打印假体技术的主要优势包括适型匹配和骨整合功能。前文章节已充分证明了 3D 打印假体的适型匹配的可行性和优越性，而对于骨整合功能，虽然术后的影像学检查能显示骨长入的征象，但仍需要组织病理学的证据来证实。本章将分享 1 例 3D 打印骨盆假体、1 例 3D 打印股骨中段假体、1 例 3D 打印融合型肩关节假体置换术后行翻修或截肢手术的病例。这些病例所取出的假体标本，通过硬组织切片分析均可见良好的骨长入表现，这些证据首次在人体证实了 3D 打印多孔骨小梁结构的骨长入能力。

病例一　左骨盆肌成纤维细胞瘤术后复发

一、病史

患者女性，26岁，因“左骨盆恶性肿瘤术后2年，复发5个月”入院。2年前因左骨盆复发肌纤维母细胞肉瘤于我科行左骨盆 II/III 区肿瘤切除、3D 打印组配式标准型半骨盆假体置换术（GPS™ II 型）。术后病理符合低度恶性肌成纤维细胞瘤。术后无辅助治疗。5 个月余前活动后再次出现左髋部疼痛，复查局部 CT 发现肿瘤复发（图 15–1）。全身检查提示左肺孤立微小钙化灶。术前予以阿帕替尼每天 500mg 口服及 IE 方案化疗共 4 周期。

二、影像学检查

化疗 4 周期后复查 CT 增强扫描可见肿瘤肿瘤包块明显缩小（图 15–2），全身检查未见明确远处转移。

三、手术计划

（1）肿瘤切除方式：该病例为骨盆恶性肿

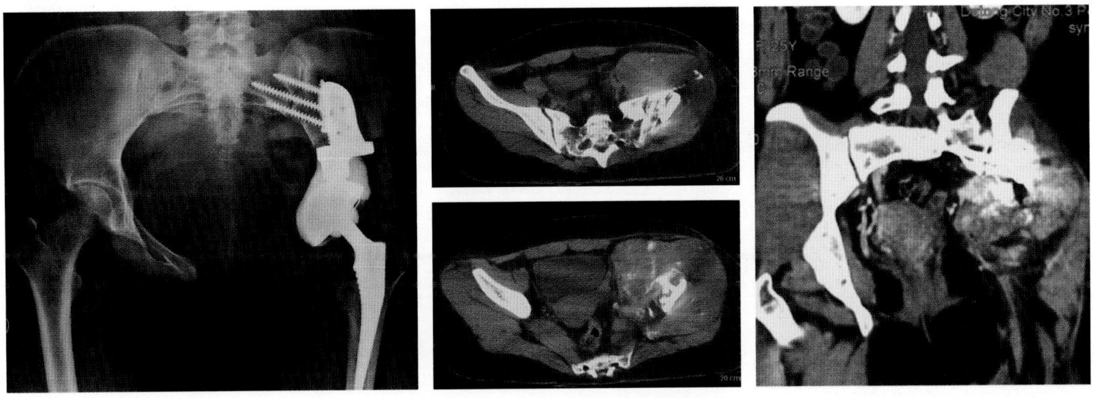

图 15–1　化疗前影像学检查

X 线片提示左骨盆假体置换术后。CT 可见左骨盆假体周围巨大软组织包块

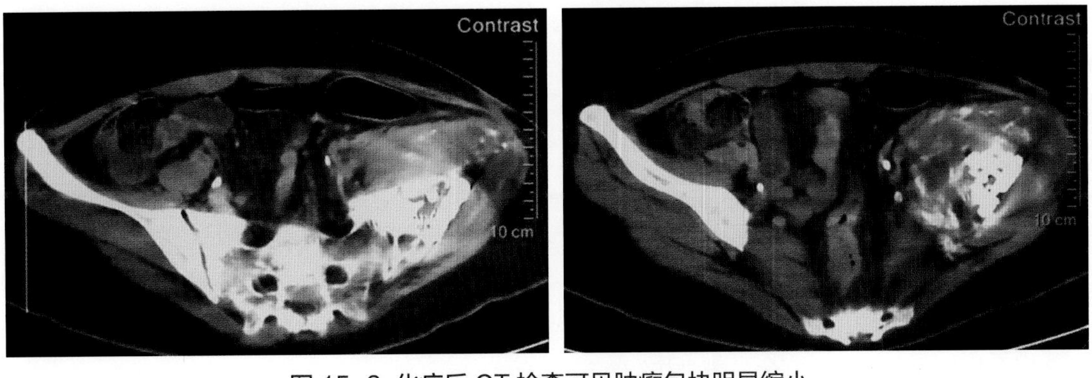

图 15–2　化疗后 CT 检查可见肿瘤包块明显缩小

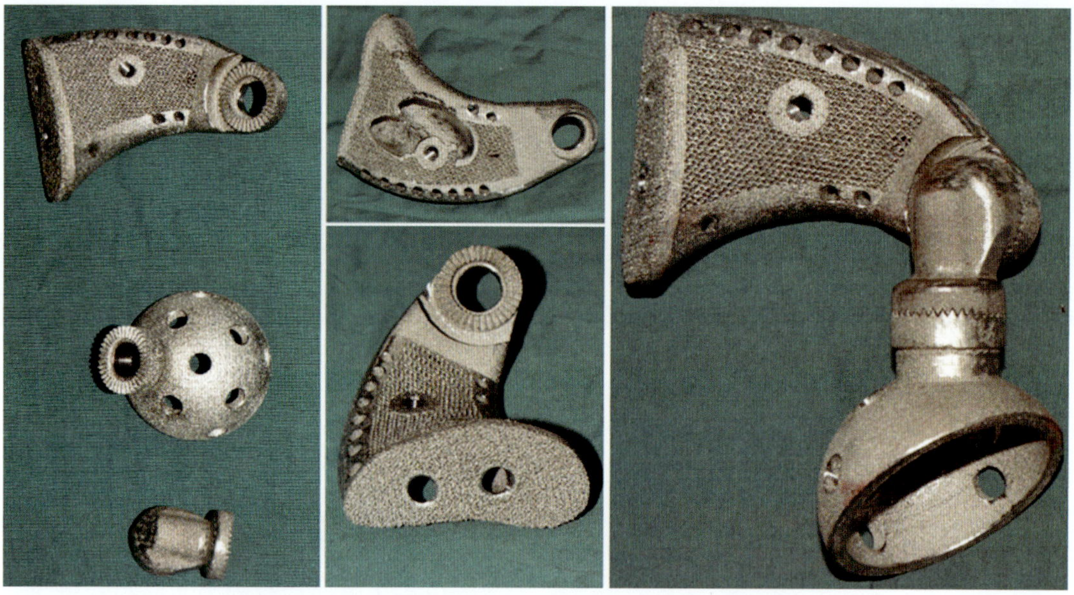

图 15-3 GPS™ III 型 3D 打印组配式钉棒半骨盆假体

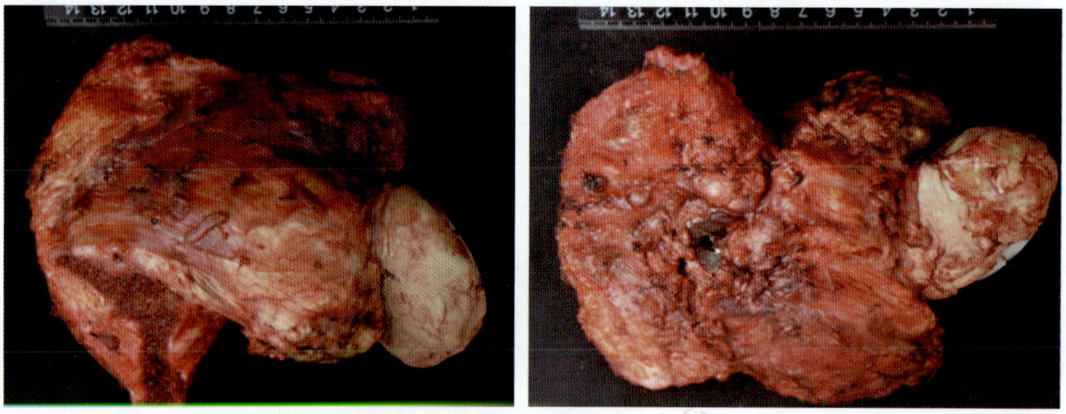

图 15-4 标本情况

瘤复发，经术前靶向 + 化疗后肿瘤反应良好，肿瘤明显缩小，经评估有再次保肢手术可能。肿瘤累及左骨盆 I+II 区切除，行前、后入路 I+II+IV 区切除可获得良好的肿瘤切除边界。

（2）重建方式：原假体股骨柄可保留，骨盆缺损可选用 3D 打印钉棒半骨盆假体 (GPS™ III 型) 进行重建。

四、假体设计

该假体为新型的组配式钉棒半骨盆假体，通过腰椎椎弓根及拧入骶骨的螺钉进行假体固定，适合包含骨盆 I+II 区的骨缺损重建。假体存在两个旋转轴，用于调节金属臼杯的内翻角和前倾角。骶骨接触面设计成多孔骨小梁结构，利于骨长入（图 15-3）。

五、术前准备

术前准备软轴式扩髓器、电钻、摆锯、线锯、假体安装所需专用器械。

六、术中情况

术前选择性动脉栓塞，留置腹主动脉球囊。

体位：患者先俯卧位，分离后方肿瘤，预置腰椎椎弓根钉，确定骶髂关节截骨线。然后改为侧卧位切除肿瘤，安装假体，重建软组织（图 15-4）。术后复查 X 线片显示内固定位置良好，无移位、松动、折断（图 15-5）。

七、术后恢复

术后静脉滴注广谱抗生素（第三代头孢菌素）2 周，之后口服第二代头孢菌素 1 周。术区适当加压包扎以减少引流量。术后肢体外展中立位，早期尽量抬高患肢以减少肿胀。手术后立即开始股四头肌收缩训练，术后 6 ~ 8 周可在支具保护下下地负重活动。

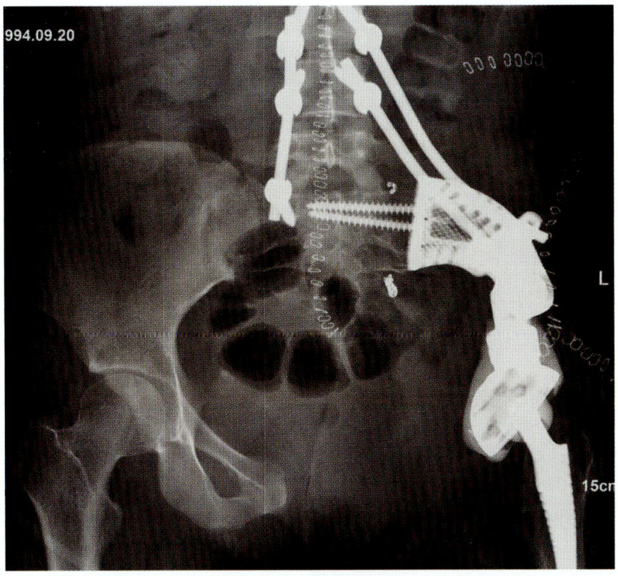

图 15-5 术后 X 线片

八、随访

患者术后 3 个月复查，无瘤生存，患者需扶手杖行走。

九、标本研究

该患者第一次手术使用的是 3D 打印组配式标准型半骨盆假体（GPS™ Ⅱ型）。为证实该假体的多孔界面在骨整合方面的作用，我们将假体连同髂骨一同取出，大体可见假体与髂骨结合紧密，标本切割后大体照片可见新生骨长入金属骨小梁结构内（图 15-6）。Micro CT 及硬组织切片染色均可见新生骨长入假体的多孔界面中（图 15-7）。上述证据充分证明了该假体能实现骨整合的设想。

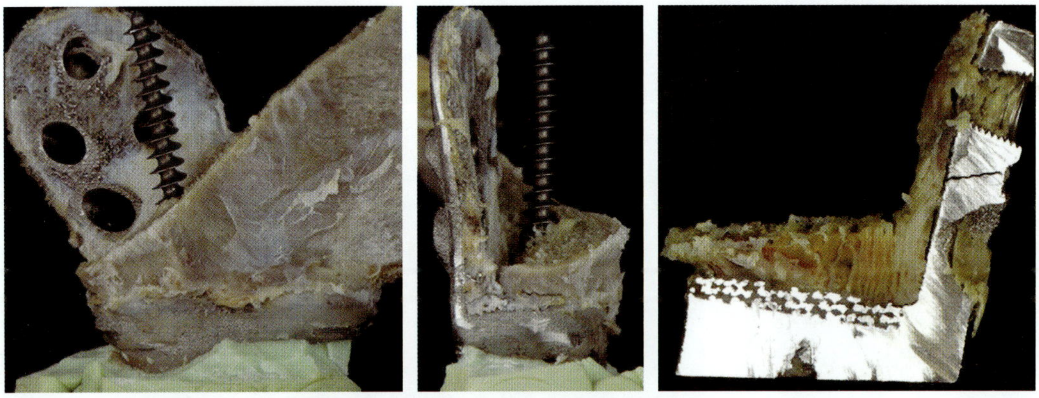

图 15-6 3D 打印半骨盆假体标本照片

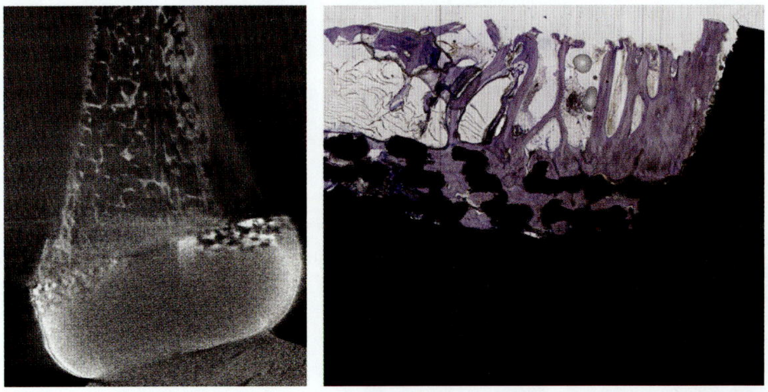

图 15-7 Micro CT 及硬组织切片染色均可见新生骨长入 3D 打印的金属骨小梁结构中

病例二　左股骨中段骨肉瘤术后复发

一、病史

患者男性，12 岁，因“左股骨中段骨肉瘤术后 9 个月，复发 1 个月”入院。患者 9 个月前因左股骨中段骨肉瘤，在我院行股骨中段肿瘤瘤段截除 +3D 打印股骨中段假体置换术。此次手术近端使用骨水泥柄复合股骨近端解剖钛板固定，远端使用 3D 打印多孔小柱压配固定并复合内、外侧钛板加强固定（图 15–8）。术后患者恢复良好，能自主行走。术后规律行 APMI 术后化疗，1 个月前发现术区广泛复发。

二、影像学检查

X 线片可见假体固定良好。MRI 可见假体周围多发软组织影，考虑复发（图 15–8）。

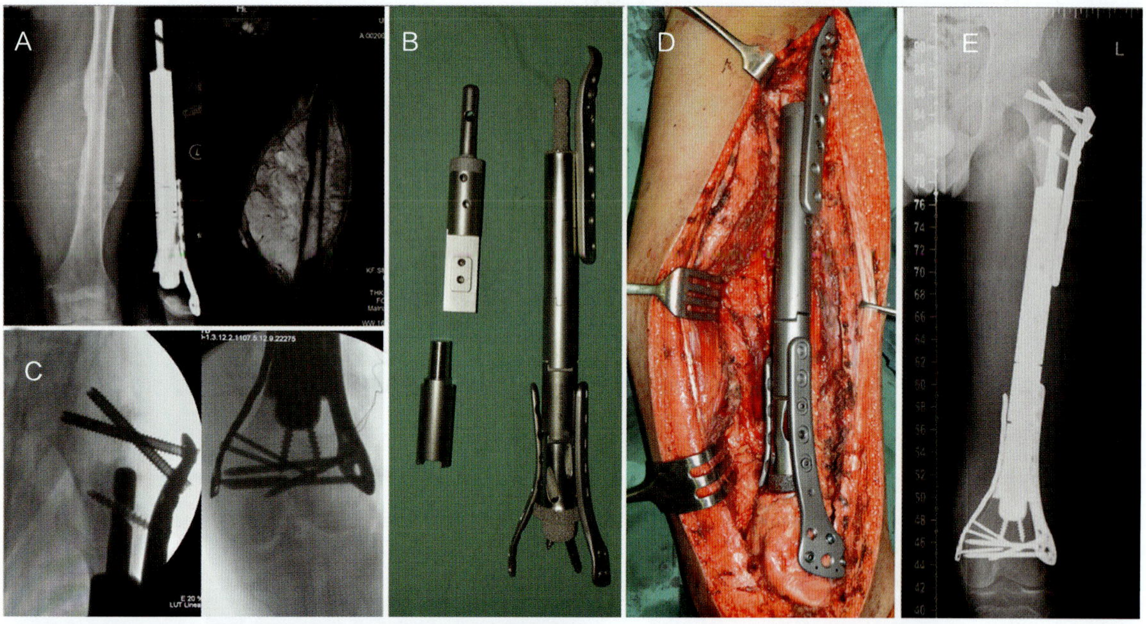

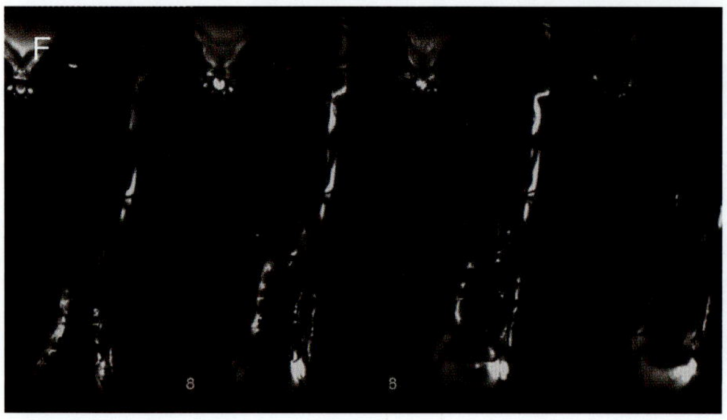

图 15–8 3D 打印股骨中段假体置换术后复发病例

A. 初次手术术前影像学检查显示股骨中段巨大肿瘤；B. 使用 3D 打印技术制作了组配式中段假体，近端备有水泥固定及压配固定两种选择，远端为带有多孔骨长入面的金属小柱。近端配用股骨近端解剖钛板，远端配用内、外侧锁定钛板；C. 术中透视见假体近端及远端固定良好；D. 假体安装完成后的术中照片；E. 术后 9 个月复查 X 线片，可见假体位置良好，无松动或断裂表现；F. 复查 MRI 可见假体周围软组织影，考虑复发

三、手术方案

由于复发病灶广泛，已无保肢机会，故行左侧髋关节离断术。

四、术后恢复

术后静脉滴注广谱抗生素（第三代头孢菌素）2 周，之后口服第二代头孢菌素 1 周。术区适当加压包扎以减少引流量。术后 3 周使用助行器练习下地。

五、标本研究

该假体与剩余股骨一同取出。大体可见远端假体的界面已与股骨髁完美骨整合，标本切开后可见新生骨长入假体的 3D 打印多孔骨小梁结构中（图 15-9）。

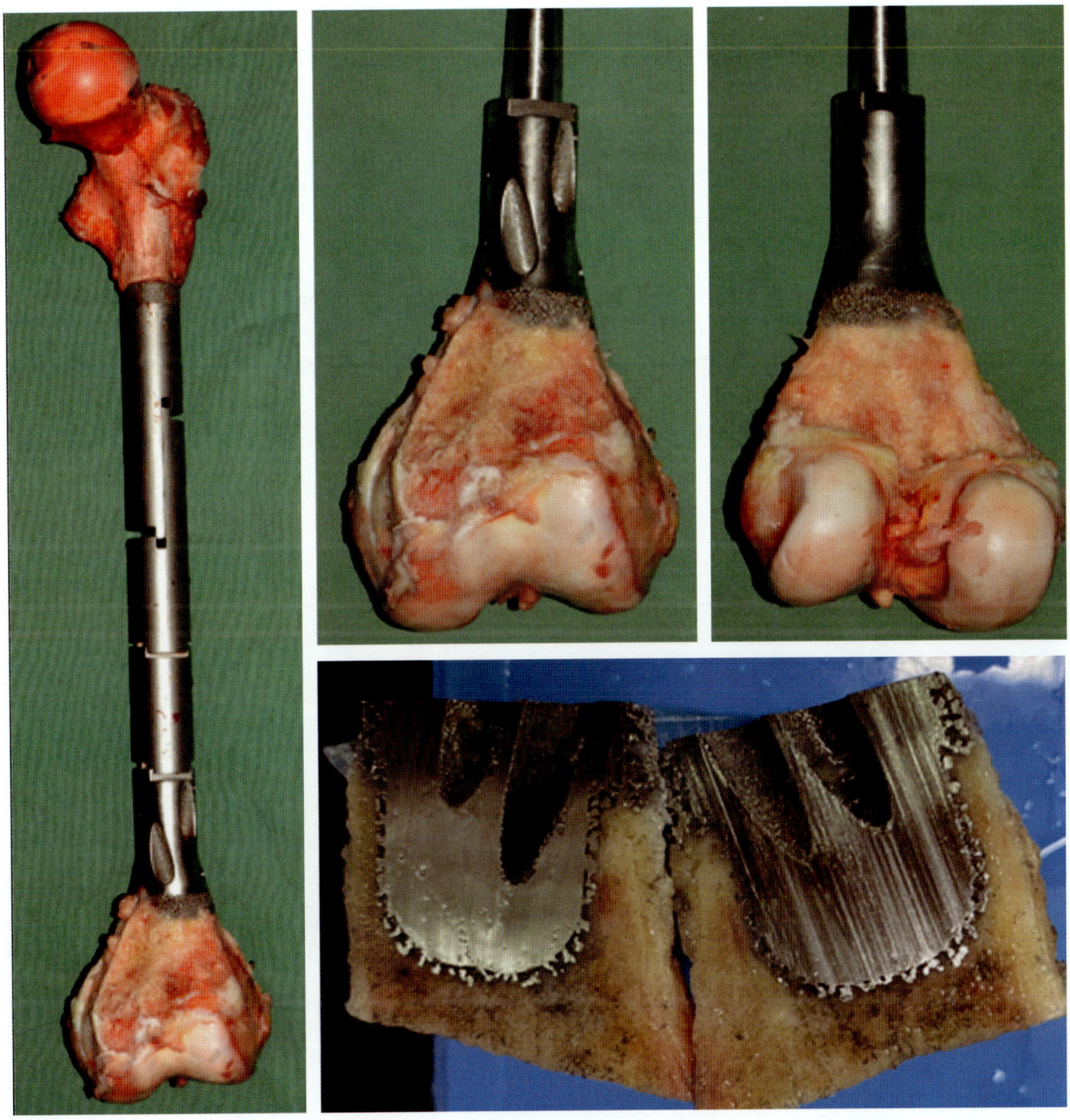

图 15-9　3D 打印股骨中段假体标本照片

大体可见假体与股骨髁融合良好，标本切开后可见假体表面多孔结构均有新生骨长入

病例三　右肱骨近端软骨肉瘤术后复发

一、病史

患者男性，52 岁，因“右肱骨近端软骨肉瘤术后 15 个月，复发 1 个月”入院。患者 15 个月前因右肱骨近端软骨肉瘤，在我院行肱骨近端瘤段截除＋融合型肩关节假体置换术。术后患者恢复良好，患肢前屈约 75°，外展 75°。术后规律复查，1 个月前发现肩关节肿瘤复发。

二、影像学检查

X 线片可见假体固定良好。MRI 可见假体周围软组织影，考虑复发（图 15–10）。

三、手术方案

由于复发病灶广泛，已无保肢机会，故行右肩胛带离断术。

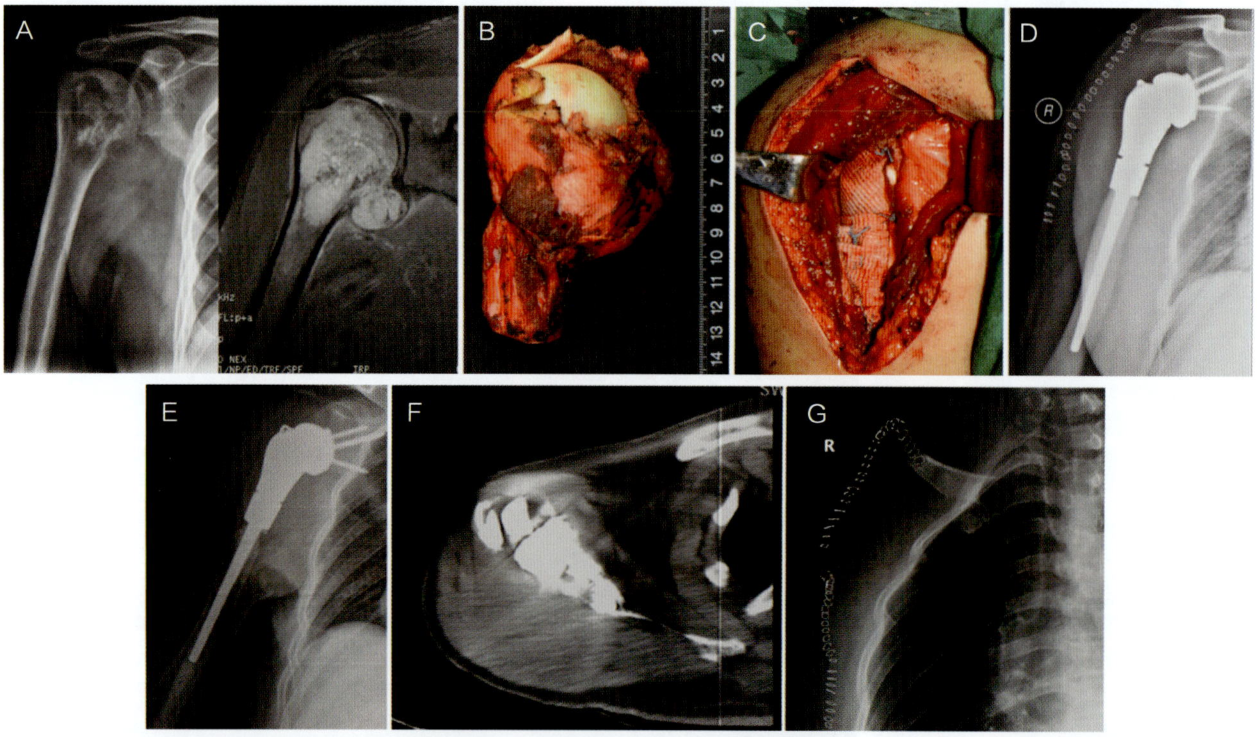

图 15–10　融合型置换术后复发病例

A. 初次手术术前影像学检查显示肱骨近端肿瘤；B. 手术标本照片；C. 假体安装完成后的术中照片。D. 术后 X 线片见假体固定良好；E. 术后 15 个月复查 X 线片，可见假体位置良好，无松动或断裂表现；F. 复查 CT 可见假体周围软组织影，考虑复发；G. 肩胛带离断术后 X 线片

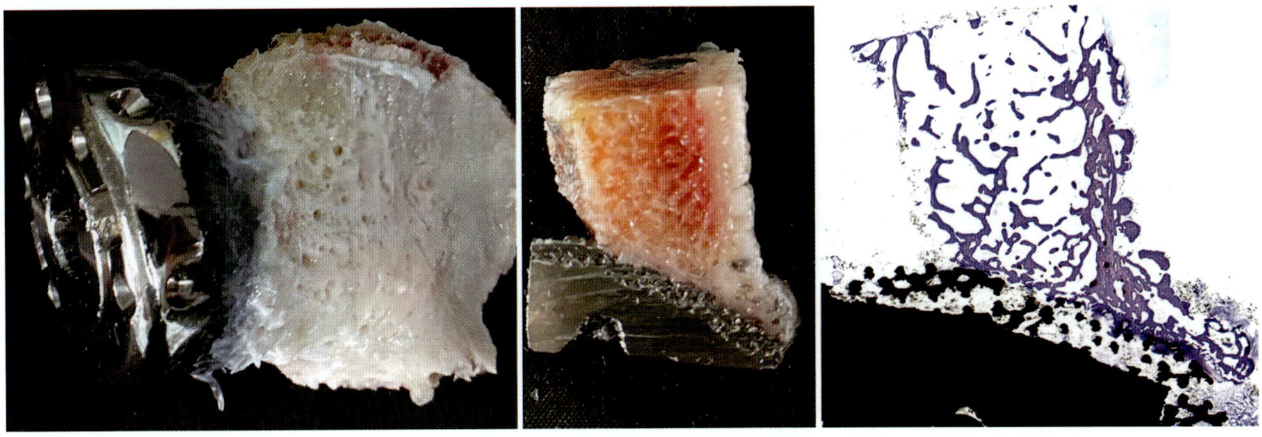

图 15-11　融合型肩关节假体取出

大体可见假体与肩胛盂融合良好，标本切开后可见假体表面多孔结构均有新生骨长入，硬组织切片染色证实骨长入

四、术后恢复

术后静脉滴注广谱抗生素（第三代头孢菌素）1 周，之后口服第二代头孢菌素 1 周。术区适当加压包扎以减少引流量。

五、标本研究

肩胛盂假体部件与肩胛骨一同取出。大体可见假体的界面已与肩胛盂完美骨整合，标本切开后可见新生骨长入假体的 3D 打印多孔骨小梁结构中，硬组织切片显示新生骨长入金属骨小梁中（图 15-11）。